Neurogene Blasenfunktionsstörung
Neurogene Sexualstörung

Springer
*Berlin
Heidelberg
New York
Barcelona
Budapest
Hongkong
London
Mailand
Paris
Santa Clara
Singapur
Tokio*

M. Stöhrer   H. Madersbacher   H. Palmtag   (Hrsg.)

Neurogene Blasenfunktionsstörung
Neurogene Sexualstörung

Mit 100 Abbildungen und 48 Tabellen

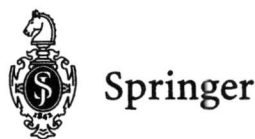
Springer

Priv.-Doz. Dr. med. M. Stöhrer
Berufsgenossenschaftliche Unfallklinik Murnau
Urologische Abteilung
Prof.-Küntscher-Straße 8
82418 Murnau
Deutschland

Prof. Dr. med. H. Madersbacher
Neuro-Urologische Ambulanz
Universtitätsklinik Innsbruck
Anichstraße 35
6020 Innsbruck
Österreich

Prof. Dr. med. H. Palmtag
Urologische Abteilung
Städtisches Krankenhaus Sindelfingen
Arthur-Gruber-Straße 70
71065 Sindelfingen
Deutschland

ISBN-13: 978-3-642-64407-8 e-ISBN-13: 978-3-642-60440-9
DOI: 10.1007/978-3-642-60440-9

Die Deutsche Bibliothek - CIP-Einheitsaufnahme
Neurogene Blasenfunktionsstörung, neurogene Sexualstörung/
M. Stöhrer ... (Hrsg.). - Berlin; Heidelberg; New York;
Barcelona; Budapest; Hongkong; London; Mailand; Paris;
Santa Clara; Singapur; Tokio; Springer, 1997

NE: Stöhrer, Manfred [Hrsg.]

Dieses Werk ist urheberrechtlich geschützt. Die dadurch begründeten Rechte, insbesondere die der Übersetzung, des Nachdrucks, des Vortrags, der Entnahme von Abbildungen und Tabellen, der Funksendung, der Mikroverfilmung oder der Vervielfältigung auf anderen Wegen und der Speicherung in Datenverarbeitungsanlagen, bleiben auch bei nur auszugsweiser Verwertung, vorbehalten. Eine Vervielfältigung des Werkes oder von Teilen dieses Werkes ist auch im Einzelfall nur in den Grenzen der gesetzlichen Bestimmungen des Urheberrechtsgesetzes der Bundesrepublik Deutschland vom 9. September 1965 in der jeweils geltenden Fassung zulässig. Sie ist grundsätzlich vergütungspflichtig. Zuwiderhandlungen unterliegen den Strafbestimmungen des Urheberrechtsgesetzes.

© Springer-Verlag Berlin Heidelberg 1997
Softcover reprint of the hardcover 1st edition 1997

Die Wiedergabe von Gebrauchsnamen, Handelsnamen, Warenbezeichnungen usw. in diesem Werk berechtigt auch ohne besondere Kennzeichnung nicht zu der Annahme, daß solche Namen im Sinne der Warenzeichen- und Markenschutz-Gesetzgebung als frei zu betrachten wären und daher von jedermann benutzt werden dürften.

Produkthaftung: Für Angaben über Dosierungsanweisungen und Applikationsformen kann vom Verlag Keine Gewähr übernommen werden. Derartige Angaben müssen vom jeweiligen Anwender im Einzelfall anhand anderer Literaturstellen auf ihre Richtigkeit überprüft werden.

Umschlaggestaltung: Design & Production GmbH, Heidelberg

Satz: Scientific Publishing Services (P) Ltd, Madras

SPIN: 10484808   21/3133/SPS - 5 4 3 2 1 0 - Gedruckt auf säurefreiem Papier

Geleitwort

Neurogene Harnblasen- und Sexualfunktionsstörungen sind eine häufige Folge zentral- und peripher-nervöser Läsionen, chirurgischer Interventionen im kleinen Becken sowie entzündlicher und degenerativer Erkrankungen.

Oft werden neurogene Blasenentleerungsstörungen fehlinterpretiert und verspätet einer Diagnostik und einer läsionsorientierten Therapie zugeführt.

Gerade bei der Frührehabilitation von Verletzungen des Zentralnervensystems, z.B. der traumatischen Querschnittläsion, ist eine entsprechende Diagnostik und Therapie der neurogenen Blasenentleerungsstörung unerläßlich.

Die funktionellen Auswirkungen von Steuerungsproblemen des unteren Harntrakts und der Sexualfunktionen erfordern bei erworbenen und angeborenen Ursachen differentialdiagnostisches und -therapeutisches Fachwissen innerhalb der Urologie.

Das vorliegende Lehrbuch, das von den Gründungsmitgliedern des „Arbeitskreises Neurourologie und Rehabilitation Querschnittgelähmter", den Kollegen Stöhrer, Palmtag und Madersbacher, herausgegeben wird, deckt das gesamte Spektrum der neurologischen Blasen- und Sexualfunktionsstörungen diagnostisch und therapeutisch ab. Es stellt daher nicht nur für die mit der urologischen Betreuung querschnittgelähmter Patienten befaßten Kollegen ein unverzichtbares Standardwerk dar.

Den Herausgebern ist es zusammen mit den Autoren gelungen, die rasante Entwicklung dieses Spezialgebiets zusammenzufassen und auf dem international aktuellen Stand zu präsentieren.

Aufgrund der hohen Aktualität und der gelungenen Präsentation wird dieses Standardwerk eine breite Akzeptanz nicht nur bei den neurourologisch tätigen Kollegen finden.

Prof. Dr. H. Rübben
Direktor der Urologischen Universitätsklinik Essen

Vorwort

Innervationsstörungen mit Beeinträchtigung der Blasen- und Sexualfunktion sind weit häufiger als gemeinhin angenommen; die Dunkelziffer ist sehr hoch, da sie je nach Lokalisation und Grunderkrankung eine sehr unterschiedlich ausgeprägte Symptomatik aufweisen können. Neurogene Störungen führen kurzfristig zu einer Reduzierung der Lebensqualität, z.B. durch das Auftreten einer Harninkontinenz oder Impotenz. Mittel- und langfristig können daraus lebensbedrohliche und lebensverkürzende Funktionsstörungen entstehen, die in früheren Jahren, wenn sie nicht behandelt wurden, oft zum terminalen Nierenversagen führten.

Therapeutische Maßnahmen sind wegen ihrer unterschiedlichen Bedeutung für die Lebenserwartung und Lebensqualität unter individuellen und funktionellen Gesichtspunkten anzusetzen. Dies ist jedoch nur möglich, wenn die pathophysiologischen Zusammenhänge erkannt werden und ein ausreichend breites therapeutisches Spektrum verfügbar ist.

In den letzten 20 Jahren konnten neue Erkenntnisse für die Diagnostik und Therapie neurogener Funktionsstörungen gewonnen werden; sie ermöglichen es uns heute, die früher stark eingeschränkte Lebenserwartung und die Lebensqualität der Betroffenen entscheidend zu verbessern.

Das Eingehen auf das, was der chronisch kranke Patient als Individuum unter Lebensqualität versteht, erfordert, mit ihm partnerschaftlich umzugehen und kompromißbereit zu sein, soweit dies die neurogenen Funktionsausfälle erlauben. Wir sollten diese Aspekte als Anforderung an unser ärztliches Handeln verstehen und gerade bei chronisch Kranken und Behinderten eine hohe Kompromißbereitschaft entwickeln.

Im vorliegenden Buch wird deshalb versucht, die diagnostischen und therapeutischen Möglichkeiten nach dem neuesten Kenntnisstand darzulegen. Wir danken den Autoren, die alle seit Jahren auf diesem speziellen Gebiet der Neurourologie arbeiten, für das Einbringen ihrer besonderen Kenntnisse und Erfahrungen, um ein Gesamtkonzept zu entwickeln für alle, die auf diesem Gebiet arbeiten und forschen.

Murnau	M. Stöhrer
Innsbruck	M. Madersbacher
Sindelfingen, im Sommer 1996	H. Palmtag

Inhaltsverzeichnis

Pathophysiologie und Diagnostik der neurogenen Blasenstörung

Kommentar
H. Palmtag 3

Kapitel 1
Die Pathophysiologie der neurogenen Blasenstörungen
E.J. McGuire, D.A. Ohl und F. Noll 5

Kapitel 2
Neurogene Systemerkrankungen – Ursachen und Auswirkungen
auf die Blasenfunktion
D. Schultz-Lampel und J.W. Thüroff 18

Kapitel 3
Klassifikation neurogener Blasenfunktionsstörungen
H. Heidler 34

Kapitel 4
Zur Urodynamik neurogener Blasenfunktionsstörungen
bei Querschnittlähmung. Richtlinien und Nomenklatur
zur Vereinheitlichung
D. Sauerwein, H. Madersbacher, M. Stöhrer und H. Palmtag 44

Kapitel 5
Urologische Untersuchung und urogenitaler Reflexstatus
beim Querschnittgelähmten
F. Strasser 56

Kapitel 6
Klinische Neurophysiologie
B.L.H. Bemelmans 60

Kapitel 7
Urodynamische Untersuchungen am unteren Harntrakt
G. Kramer, W. Schäfer und K. Höfner 73

Kapitel 8
Spezielle technische Aspekte bei der urodynamischen Untersuchung
hyperreflexiver Blasen
H. Ippisch, G. Kramer und M. Stöhrer 84

Kapitel 9
Die Bedeutung der Druckmessung der hinteren Harnröhre
bei neurogener Detrusor-Blasenhals-Dysfunktion und Hyperreflexie
B. Schurch und A.B. Rossier 93

Kapitel 10
Ultraschalldiagnostik
P.H. Petritsch 103

Kapitel 11
Medikamentöse und mechanische Provokationstests
bei neurogener Blasenfunktionsstörung
P. de Geeter und H. Löhmer 113

Konservative Therapie bei neurogener Blasenfunktionsstörung

Kommentar
M. Stöhrer 127

Kapitel 12
Medikamentöse Therapie neurogener Blasenfunktionsstörungen
J. Hannappel 129

Kapitel 13
Der intermittierende Katheterismus
M. Stöhrer, H. Burgdörfer und M. Goepel 141

Kapitel 14
Hilfsmittel zur Versorgung der neurogenen Harninkontinenz
H. Burgdörfer 149

Operative Therapie

Kommentar
M. Stöhrer 159

Kapitel 15
Neuromodulation bei neurogener Blasenfunktionsstörung –
Möglichkeiten und Grenzen
V. Grünewald, W.F. Thon und U. Jonas 163

Kapitel 16
Deafferentierung der Harnblase und Implantation
eines sakralen Vorderwurzelstimulators zur Behandlung
der Reflexblase
H. Madersbacher und D. Sauerwein 175

Kapitel 17
Sonstige operative Behandlungsmethoden
M. Stöhrer und H. Burgdörfer 186

Kapitel 18
Blasenaugmentation durch Darm und kontinente Harnableitung
bei neurogenen Blasenfunktionsstörungen
M. Hohenfellner, A. Lampel, S. Müller und J.W. Thüroff 199

Kapitel 19
Der artefizielle Sphinkter bei neurogener Blasenentleerung
F. Noll, F. Schreiter und M. Goepel 204

Neurogene Blasenentleerungsstörung beim Kind

Kommentar
H. Madersbacher 215

Kapitel 20
Ätiologie und Pathomorphologie
neurogener Blasenfunktionsstörungen beim Kind
B. Schönberger 217

Kapitel 21
Normale und neurogen gestörte Funktion des unteren Harntraktes
bei Kindern mit Myelomeningozele
und posttraumatischer Querschnittlähmung:
die urodynamisch orientierte Behandlung
D.A. Bloom 225

Kapitel 22
Spezielle Aspekte neurogener Blasenentleerungsstörungen
bei Kindern
H. Madersbacher 232

Kapitel 23
Urologische Versorgung bei Myelomeningozele
M. Goepel und F. Noll 240

Monitoring und Follow-up bei neurogener Blasenstörung

Kommentar
H. Palmtag 251

Kapitel 24
Monitoring und Follow-up in der Frühphase der Querschnittlähmung
U. Bersch 253

Kapitel 25
Ambulantes Monitoring als Langzeitkonzept
R. Richter und H. Palmtag 259

Neurogene Sexualstörung

Kommentar
D. Löchner-Ernst 265

Kapitel 26
Neuroanatomie der Sexualfunktion und Pathophysiologie
der Sexualstörung
L. Nusselt und C.G. Stief 267

Kapitel 27
Diagnostik der erektilen Dysfunktion – allgemeine Aspekte
C.G. Stief 275

Kapitel 28
Nichtoperative Therapie der neurogenen Erektionsstörung
D. Löchner-Ernst 281

Kapitel 29
Behandlung der erektilen Dysfunktion mit alloplastischen Implantaten
F. Noll, J. Kutzenberger, D. Löchner-Ernst und M. Stöhrer 286

Kapitel 30
Fertilität bei neurogener Funktionsstörung des Mannes
H.-J. Vogt 297

Kapitel 31
Der Einfluß von Antibiotika auf die Fertilität
D.E. Neal 302

Kapitel 32
Elektroejakulation bei neurogenen Samentransportstörungen
J. Denil und D.A. Ohl 307

Kapitel 33
Fertilitätsprogramm für querschnittgelähmte Männer –
Übersicht und Ergebnisse
D. Löchner-Ernst und B. Mandalka 315

Kapitel 34
Schwangerschaft und Entbindung nach traumatischer Verletzung
des Rückenmarks
M. Westgren, C. Hultling, R. Levi und N. Westgren 325

Kapitel 35
Ärztliche Gesprächsführung bei neurogener Sexualstörung
B. Winter-Klemm 332

Kapitel 36
Konzept zur integrierten Sexual- und Familientherapie
A. Bühren 336

Sachverzeichnis 341

Mitarbeiterverzeichnis

Bemelmans, B.L.H., M.D. Ph.D.,
St. Maartens Gasthuis, Chirurg.
Abteilung, NL-5900 BX Venlo

Bersch, U., Dr.,
Paraplegikerzentrum Nottwil,
CH-6207 Nottwil

Bloom, D.A., Prof. M.D.,
Section of Urology, Pediatric Urology,
University of Michigan,
Ann Arbor, MI 48105-0330, USA

Bühren, A., Dr.,
Psychotherapeutin, BG-Unfallklinik Murnau,
Prof.-Küntscher-Str. 8, 82418 Murnau

Burgdörfer, H., Dr.,
BG-Unfallkrankenhaus Hamburg,
Querschnittgelähmten-Zentrum,
Bergedorfer Str. 10, 21033 Hamburg

Denil, J., Dr.,
Urolog. Klinik und Poliklinik,
Medizinische Hochschule Hannover,
Konstanty-Gutschow-Str. 8, 30625 Hannover

de Geeter, P., Priv.-Doz. Dr.,
Klinik für Urologie, Städt. Kliniken Kassel,
Mönchebergstr. 41-43, 34125 Kassel

Goepel, M., Dr.,
Urolog. Klinik und Poliklinik,
Medizinische Einrichtungen der Universitäts-GHS Essen,
Hufelandstr. 55, 45147 Essen

Grünewald, V., Dr.,
Urolog. Klinik und Poliklinik,
Medizinische Hochschule Hannover,
Konstanty-Gutschow-Str. 8, 30625 Hannover

Hannappel, J., Prof. Dr.,
Urolog. Abteilung, Heilig-Geist-Krankenhaus,
Grasegger-Str. 105, 50737 Köln

Heidler, H., Univ.-Doz., Dr.,
Abteilung für Urologie,
Allgemeines Krankenhaus Linz,
Krankenhausstr. 9, A-4020 Linz

Höfner, K., Prof. Dr.,
Urolog. Klinik und Poliklinik,
Medizinische Hochschule Hannover,
Konstanty-Gutschow-Str. 8, 30625 Hannover

Hohenfellner, M., Priv.-Doz. Dr.,
Urolog. Klinik der Stadt Wuppertal,
Klinikum Barmen, Heusnerstr. 40, 42283 Wuppertal

Ippisch, H., Dr.,
Urologische Abteilung,
Berufsgenossenschaftliche Unfallklinik Murnau,
Prof.-Küntscher-Str. 8, 82418 Murnau

Jonas, U., Prof. Dr.,
Urologische Klinik und Poliklinik,
Medizinische Hochschule Hannover,
Konstanty-Gutschow-Str. 8, 30625 Hannover

Kramer, G., Dipl. Klin. Phys.,
Urodynamisches Labor der Urologischen Abteilung
der Berufsgenossenschaftlichen Unfallklinik Murnau,
Prof.-Küntscher-Str. 8, 82418 Murnau

Kutzenberger, J., Dr.,
Urologische Abteilung, Schwerpunktklinik,
Werner-Wicker-Klinik, 34537 Bad Wildungen

Lampel, A., Dr.,
Urologische Klinik der Stadt Wuppertal,
Klinikum Barmen, Heusnerstr. 40, 42283 Wuppertal

Löchner-Ernst, D., Dr.,
Urologische Abteilung,
Berufsgenossenschaftliche Unfallklinik Murnau,
Prof.-Küntscher-Str. 8, 82418 Murnau

Löhmer, H., Dr.,
Klinik für Urologie, Städt. Kliniken Kassel,
Möncheberbgstr. 41–43, 34125 Kassel

Madersbacher, H., Hofrat, Prof. Dr.,
Ärztlicher Leiter der Neuro-Urologischen Ambulanz,
Universitätskliniken Innsbruck,
Anichstr. 35, A-5020 Innsbruck

Mandalka, B., Dr.,
Urologische Abteilung,
Berufsgenossenschaftliche Unfallklinik Murnau,
Prof.-Küntscher-Str. 8, 82418 Murnau

McGuire, E.J., Prof. M.D.,
University of Texas,
6431 Fannin Street, Suite 6018,
Houston, TX 77030, USA

Müller, S., Prof. Dr.,
Klinik und Poliklinik für Urologie,
Rheinische Friedrich-Wilhelms-Universität,
Siegmund-Freud-Str. 25, 53127 Bonn

Neal, D.E., Jr., M.D.,
Division of Urology,
University of Texas, Medical Branch,
Galveston, TX 77555-0540, USA

Noll, F., Priv.-Doz. Dr.,
Urologische Abteilung,
Knappschaftskrankenhaus Bardenberg, 52146 Würselen

Nusselt, L., Dr.,
Neurologische Abteilung,
Berufsgenossenschaftliche Unfallklinik Murnau,
Prof.-Küntscher-Str. 8, 82418 Murnau

Ohl, D.A., M.D.,
Department of Urology, Box 0330,
Ann Arbor, Mi 48106, USA

Palmtag, H., Prof. Dr.,
Urolog. Abteilung,
Städt. Krankenhaus Sindelfingen,
Arthur-Gruber-Str. 70, 71065 Sindelfingen

Petritsch, P., Prof.,
Department für Urologie,
Univ.-Klinik für Chirurgie,
Auenbruggerplatz 29, A-8036 Graz

Richter, R., Dr.,
Bavaria Klinik Kreischa,
An der Wolfschlucht 1-2, 01731 Kreischa

Rossier, A.B., Prof. Dr.,
32 Quai Gustave Ador, CH-1207 Genève

Sauerwein, D., Dr.,
Urolog. Abteilung, Schwerpunktklinik,
Werner-Wicker-Klinik, 34537 Bad Wildungen

Schäfer, W., Dipl.-Ing.,
Urodynamisches Labor, Urolog. Klinik,
Med. Fakultät der RWTH Aachen,
Pauwelsstr., 52074 Aachen

Schönberger, B., Prof. Dr.
Klinik für Urologie der Charité,
Humboldt-Universität,
Schumannstr. 20/21, 10117 Berlin

Schreiter F., Prof. Dr.,
Allgemeines Krankenhaus Harburg,
Eißendorfer Pferdeweg 52, 21075 Hamburg

Schultz-Lampel, D., Dr.,
Urolog. Klinik der Stadt Wuppertal,
Klinikum Barmen, Heusnerstr. 40, 42283 Wuppertal

Schurch, B., Dr.,
Paraplegikerzentrum Balgrist der Universität Zürich,
CH-8008 Zürich

Stief, C.G., Priv.-Doz. Dr.,
Urologische Klinik und Poliklinik,
Medizinische Hochschule Hannover,
Konstanty-Gutschow-Str. 8, 30625 Hannover

Stöhrer, M., P.D. Dr.
Urologische Abteilung,
Berufsgenossenschaftliche Unfallklinik Murnau,
Prof.-Küntscher-Str. 8, 82418 Murnau

Strasser, F., Dr.,
Urolog. Abteilung, Reha-Zentrum Bad Häring,
A-6323 Bad Häring

Thon, W.F., Priv.-Doz. Dr.,
Urologische Klinik und Poliklinik,
Medizinische Hochschule Hannover,
Konstanty-Gutschow-Str. 8, 30626 Hannover

Thüroff, J.W., Prof. Dr.,
Urologische Klinik der Stadt Wuppertal,
Klinikum Barmen, Heusnerstr. 40, 42283 Wuppertal

Vogt, H.-J., Prof. Dr.,
Dermatolog. Klinik und Poliklinik
der Technischen Universität München,
Biedersteiner Str. 29, 80802 München

Westgren, M., Prof. Dr. Dr.,
Huddinge Sjukhus Dept. of Gynecology,
University of Stockholm, S-14186 Huddinge

Winter-Klemm, B., Dr.,
Konsiliarpsychologin,
BG-Unfallklinik Frankfurt, Friedberger Landstr. 430, 60389 Frankfurt

Pathophysiologie und Diagnostik der neurogenen Blasenstörung

Kommentar

H. Palmtag

Die Pathophysiologie und Pathoanatomie der neurogenen Störungen am Urogenitaltrakt weist noch viele Fragen auf. Bewußt wurden gesicherte und hypothetische Argumente in den einzelnen Beiträgen dargelegt und aufgenommen, um zukünftige Untersuchungsergebnisse kritisch beurteilen zu können. Die funktionelle Zuordnung neurologischer Störungen zu zentralen, spinalen oder peripheren neuralen Läsionen ist in ihrer Erforschung sicherlich noch nicht abgeschlossen, hat jedoch bereits einen Wissensstand erreicht, der für die Interpretation urodynamischer und urophysiologischer Untersuchungsergebnisse hilfreich ist.

Klinisch bedeutsam war die pathophysiologische Erkenntnis, daß die Drucksituation am unteren Harntrakt wichtiger ist für die prognostische Einschätzung als die Feststellung von Harnwegsinfekten oder Restharnbildung. Diese Drucksituation bezieht sich sowohl auf die Speicher- als auch auf die Entleerungsphase, so daß Compliance und Reflexie bzw. Kontraktilität gleichermaßen bedeutsam werden. Die ergänzende Diagnostik durch elektrophysiologische Untersuchungen, wie Prüfung von Reflexlatenzzeiten, evozierten Potentialen oder auch Druckmessungen im Blasenhalsbereich unter videourodynamischen Untersuchungsbedingungen, ist teilweise bereits klinisch standardisiert, andererseits noch in der Entwicklung.

Die enge Verknüpfung zwischen Blasenfunktion und Sexualfunktion hat glücklicherweise zu einer Intensivierung der Forschung auf dem Gebiet neurogener Sexualfunktionsstörungen geführt. Obwohl die anatomische Verknüpfung beider Funktionen sehr eng zu sein scheint, sind beide Funktionen teilweise streng getrennt und Innervation und Physiologie völlig unterschiedlich, so daß von der Klassifikation der Blasenfunktionsstörung nicht zwangsläufig auch eine Klassifikation der Sexualfunktionsstörung abgeleitet werden kann. Auch auf dem Gebiet der neurogenen Sexualfunktionsstörungen ergeben sich jedoch aus dem besseren Verständnis von Pathophysiologie und Pathoanatomie neue Ansätze zur Therapie, die teilweise bereits klinisch relevant geworden sind (z. B. SKAT-Therapie oder Neurostimulation der Erektion bzw. Ejakulation).

KAPITEL 1

Die Pathophysiologie der neurogenen Blasenstörungen

E.J. McGuire, D.A. Ohl und F. Noll

Eine neurogene Blasenfunktionsstörung kann schädigende Auswirkungen auf den oberen Harntrakt auslösen, sie kann kombiniert sein mit einer Harnwegsinfektion, einer Harnsteinbildung, mit Inkontinenz und kann letztendlich zum Nierenversagen führen. Zusätzlich zu diesen Folgeerscheinungen der Blasendysfunktion wird bei Patienten mit einer neurogenen Blasenstörung, die durch Katheter behandelt werden, Blasenkrebs weit häufiger gefunden als bei gleichaltrigen normalen Kontrollpersonen [2]. Leider wird der Blasenkrebs bei diesen Patienten auch noch spät diagnostiziert und ist deshalb oft unbehandelbar. Daß neurogene Ausfälle eine Blasenfunktionsstörung auslösen und diese wiederum Komplikationen hervorruft, ist bekannt, weniger bekannt ist jedoch die genaue Pathophysiologie dieser Funktionsstörung.

Nach dem 2. Weltkrieg gab es eine große Diskussion unter Experten, wie die urologische Versorgung von Patienten mit einer Rückenmarkverletzung aussehen sollte. Damals wurde die Katheterableitung angewandt, um die Inzidenz der Urosepsis zu senken [3]. Die Befürworter dieser Behandlungsmethode sahen vornehmlich im Blasendruck und im Restharn die Ursache für die Komplikationen, die im Rahmen einer Querschnittlähmung zu beobachten waren. Demgegenüber gab es Untersucher, die den Katheter selbst als ein Instrument ansahen, das ganz spezifische urologische Komplikationen auslösen kann. Deshalb versuchten sie, die Dauerkatheterableitung möglichst zu vermeiden und favorisierten den intermittierenden Katheterismus als Behandlungsregime, um eine „ausgeglichene Blasenfunktion" zu erreichen [4, 5]. Obwohl der Begriff „ausgeglichene Blasenfunktion" unterschiedlich definiert wurde, beinhalten alle Definitionen Begriffe wie Blasenkapazität und Restharn, die meisten jedoch nicht den Begriff Blasendruck. Tatsächlich erreichten auch viele Patienten mit einer ausgeglichenen Blasenfunktion, wenn diese definiert wurde als spontane Entleerung mit wenig oder ohne Restharn, eine sehr ausgeglichene Situation bei Langzeituntersuchungen, insbesondere, wenn sie verglichen wurden mit Patienten, die diese ausgeglichene Blasenfunktion nach einer Rückenmarklähmung nicht erreichten. Jene Patienten, die diese ausgeglichene Blasenfunktion nicht erreichten, wurden dann einer Dauerkatheterbehandlung oder anderen Methoden der Harnableitung zugeführt, teilweise auch einer supravesikalen Harnableitung. Insgesamt waren die Ergebnisse jedoch nicht zufriedenstellend, denn 50 % der Patienten, die mit oder ohne Kathetersystem behandelt wurden, entwickelten schwere Komplikationen wie Urosepsis, Pyelonephritis, Nierenfunktionsstörung, Fistelbildung, Harnsteine,

Hochdruck, Nierenversagen, Amyloidose und andere schwerwiegende Komplikationen. Diese schweren Komplikationen führten dann zur Einschränkung der Lebenserwartung bei Patienten mit Querschnittlähmung [6, 7]. Aus der Tatsache, daß einige amerikanische Zentren zur Behandlung von Querschnittgelähmten ihre eigene Dialyseeinheit betrieben, um Patienten mit terminaler Niereninsuffizienz zu behandeln, läßt sich ableiten, wie ernst und groß die Probleme damals waren.

Ende der 60er Jahre und zu Beginn der 70er Jahre berichteten die ersten urologischen Autoren über die Möglichkeit, durch eine externe Sphinkterotomie eine ausgeglichene Blasenfunktion herzustellen. Diese neue Behandlungsmethode führte sowohl in England, Irland, den US-Staaten sowie in Europa insgesamt zu verbesserten Kurz- wie Langzeitergebnissen in der Behandlung der männlichen Querschnittgelähmten, die in der Mehrzahl nach Sphinkterotomie einen katheterfreien Zustand erreichten [8, 9, 10]. Wird der Restharn als alleiniger Parameter zur Beurteilung des Behandlungserfolgs nach Sphinkterotomie herangezogen, so erreichten etwa nur 30 % der männlichen Patienten keine ausgeglichene Blasenentleerung bzw. einen katheterfreien Zustand. Diese Patienten wurden dann durch einen 2. chirurgischen Eingriff am inneren Sphinkter (Blasenhalsregion), gelegentlich auch durch die Einlage eines suprapubischen Katheters oder durch eine supravesikale Harnableitung, behandelt. Die transurethrale oder suprapubische Dauerkatheterbehandlung sowie die supravesikale Harnableitung wurden Standardmethoden im Sinne einer Ultima ratio in den Vereinigten Staaten für diejenigen Patienten, die nach einer Sphinkterotomie keine ausgeglichene Blasenfunktion oder einen geringen Restharn erreichten. Leider wurden diese Methoden auch gelegentlich in den Vereinigten Staaten angewandt, um Komplikationen in der Frühphase nach einer Verletzung vorzubeugen, anstatt frühzeitig eine ausgeglichene Blasenfunktion anzustreben.

Während die Sphinkterotomie im äußeren Schließmuskelbereich zu einer Verbesserung der urologischen Gesamtfunktion führen konnte, hatte sie bestimmte Nachteile, die vornehmlich in der Entwicklung einer Harninkontinenz zu sehen waren, die die Behandlung mit einem Kondomurinal notwendig machte. Da Erfolg oder Mißerfolg dieser Behandlungsmethode durch die Restharnmenge definiert wurde, gab es keine guten prognostischen Parameter, um das Ergebnis einer Sphinkterotomie frühzeitig vorherzusagen, so daß lediglich die Beobachtung der Patienten, die urologische Komplikationen entwickelten, den Erfolg der Behandlungsmethode einschätzen ließ. Tatsächlich führt auch die Sphinkterotomie generell nicht zu einer vollständigen und restharnfreien Blasenentleerung. Obwohl im Rahmen einer neurogenen Blasenstörung kurzzeitig hoher Blasendruck entsteht, ist die Kontraktionskraft solcher Blasen oft verringert [11]. So ist es z. B. relativ einfach, die Reflexkontraktion bei Patienten mit Querschnittlähmung durch geringe Dosen von Anticholinergika zu unterdrücken. Diese geringe Dosis von Anticholinergika würde bei gesunden Probanden niemals eine Reflexkontraktion der Blase unterdrücken können.

Das Zusammenspiel zwischen Blase und äußerem Sphinktermechanismus im Rahmen einer neurogenen Störung ist ziemlich komplex. Es hat den Anschein, als ob der hohe Blasendruck bei Patienten mit einer Querschnittlähmung durch einen erhöhten urethralen Widerstand ausgelöst wird, der dadurch entsteht, daß dieser Widerstand, zumindest während einiger Phasen mit erhöhter Reflexaktivität im Bereich des unteren Harntraktes gegen eine Blasenkontraktion gerichtet ist. Die Beziehung zwischen Blase und äußerem Schließmuskel ist jedoch eher dysphasisch als antagonistisch. In den meisten Fällen ist demnach eher ein Mangel an einer sauberen zeitlichen Abstimmung der Aktivitäten am unteren Harntrakt festzustellen und weniger ein echter Antagonismus zwischen Blase und Urethra. Bei querschnittgelähmten Patienten fehlt in der Regel die reguläre Überwachungsfunktion des externen urethralen Sphinkters auf eine zunehmende Blasenfüllung, so daß dieser Sphinkter nur noch auf eine Blasenkontraktion während der Füllungsphase reagiert. Während sich der Sphinkter zusammenzieht, wird die Blase ähnlich dem Normalzustand kurzzeitig gehemmt. Diese Hemmung wird jedoch nicht längere Zeit aufrechterhalten, so daß die verkürzte Blasenhemmung wiederum zu einer Verminderung der Sphinkteraktivität führt und danach die Blase sich kontrahiert und dies wiederum in einem stetigen Zyklus sich wiederholt [12, 13] (Abb. 1.1).

Diese Art der unregelmäßigen dysphasischen Aktivität kann in hohen intravesikalen Blasendrucken resultieren und im Laufe der Zeit zu Komplikationen an der Blase führen sowie zur Minderung der Compliance und zur Entwicklung von sekundären Störungen am oberen Harntrakt. Hoher Blasendruck kann jedoch auch einen vesikoureteralen Reflux auslösen oder einen Reflux in Prostata oder Samenblase (Abb. 1.2).

Beim Mann beinhaltet die Zone des maximalen urethralen Widerstandes, die sog. distale Sphinkterzone, sowohl intrinsische wie auch extrinsische Elemente von quergestreifter Muskulatur. Videourodynamische Untersuchungen konnten zeigen, daß in manchen Fällen der Dyssynergie nur 1 Element des sog. distalen Sphinktermechanismus beteiligt ist. Normalerweise ist die Funktion

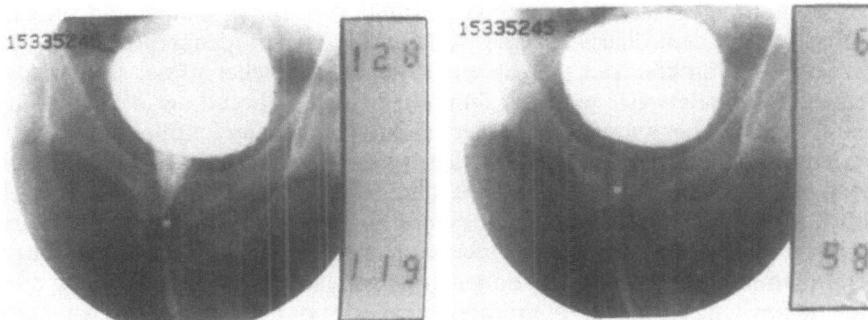

Abb. 1.1. Zwei videographische Abbildungen einer dyssynergen Kontraktion bei einem 26 Jahre alten männlichen Paraplegiker. Die Öffnung des Blasenausgangs wird von einer Kontraktion begleitet (*links*), sofort steigt die Aktivität im externen Sphinkterbereich an, die Blasenkontraktion fällt ab, und dies löst eine Reduzierung der externen Sphinkteraktivität aus (*rechts*). Dieser Ablauf wiederholt sich

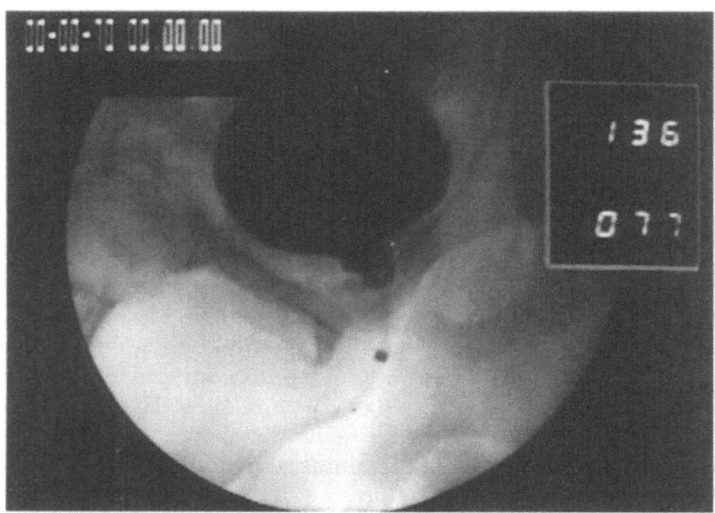

Abb. 1.2. Detrusor-Sphinkter-Dyssynergie bei einem 30 Jahre alten männlichen Paraplegiker. Festzuhalten ist der hohe Blasendruck (136) und der Efflux von Urin in beide Vasa. Der urethrale Drucksensor liegt distal der höchsten urethralen Druckzone und zeigt einen Wert von „77". Man beachte die enorme Weitung des inneren Sphinktermechanismus und die erhebliche Länge des verschlossenen urethralen Segmentes

des inneren Sphinkters direkt gekoppelt an den Funktionszustand des Detrusors und öffnet sich mit einer Blasenkontraktion, bzw. ist während der Blasenfüllung geschlossen. Dieser Reaktionstyp bleibt auch nach einer suprasakralen Querschnittlähmung erhalten. Noch nicht ganz eindeutig geklärt sind die Mechanismen, die die innere Sphinkterfunktion beim Gesunden regulieren. Einige Fakten lassen sich jedoch durch Untersuchung von Patienten mit einer suprasakralen Querschnittlähmung ableiten. Nach einer Querschnittlähmung ist die Detrusorkontraktilität von kurzer Dauer und oftmals episodisch mit dem Charakter eines An/Aus-Typs. Die Videographie zeigt, daß der innere Sphinkter sich bei diesen Patienten schneller öffnet und wieder schließt. Normalerweise wird der Sphinkterschluß während der Blasenfüllung hauptsächlich über sympathische Nervenaktivität reguliert. Außerdem löst die Blasenfüllung eine sympathische Reflexantwort aus, die wahrscheinlich zu einem gering erhöhten urethralen Verschlußdruck in jenem urethralen Bereich führt, der durch glatte Muskulatur verschlossen wird und außerdem eine partielle Relaxation des glatten Blasenmuskels bewirkt. Nach einer Querschnittlähmung sind diese Reaktionen gesteigert, so daß die Blasenfüllung oder eine Reflexkontraktion zum Erscheinungsbild einer symptomatischen autonomen Dysreflexie führen können [14]. Auch beim gesunden Menschen führt eine volle Blase zu einer Steigerung des Sympathikotonus mit Blutdrucksteigerung und gesteigerter Pulsfrequenz. Das Syndrom der autonomen Dysreflexien kann deshalb auch als eine nicht modulierte Antwort im Rahmen einer Blasenfüllung angesehen werden, beim querschnittgelähmten Patienten ist sie jedoch quantitativ übermäßig stark ausgeprägt. Da einerseits die Genese der sympathischen Reflexantwort beim Querschnittgelähmten abnormal sein kann, andererseits der Einfluß des Hirnstamms auf die sympathische Antwort wegen der vorliegenden Rückenmarksläsion verloren ist, überrascht es nicht, daß Quadriplegiker, die eine Läsion oberhalb des thorakolumbalen sympathischen Bereichs aufweisen, eine erhöhte Reflexantwort entwickeln. Dennoch tritt eine echte Dyssynergie zwischen dem inneren Sphinkter und der Blase selbst bei quadriplegischen Patienten mit einer symptomatischen autonomen Dysreflexie eher selten auf. Paraplegiker zeigen in der Regel niemals eine Blasenhalsdyssynergie, ebenso öffnet sich bei den meisten Quadriplegikern der Blasenausgang, obwohl eine autonome Dysreflexie vorliegt. Diese Beobachtungen erlauben den Schluß, daß die Detrusor-Blasenhals-Region in irgendeiner Art und Weise von der sympathischen Reflexentladung abgeschirmt sein muß. Außerdem läßt sich daraus ableiten, daß das Zusammenwirken von Blase und Blasenhals peripher, vermutlich durch pelvine Ganglien kontrolliert wird. Diese Feststellung geht auch konform mit der Beobachtung, die bei Primaten und anderen Tieren gemacht werden konnte und die feststellte, daß eine Reflexkontraktion der Blase und die gleichzeitige Relaxation der Urethra durch eine parasympathische (cholinerge) Entladung bewirkt wird, die wiederum den urethralen Verschluß durch einen Mechanismus beeinflußt, in den postganglionäre Fasern einbezogen sind.

Für jene 30 % der Männer, die nach einer Sphinkterotomie keine ausgeglichene Blasenfunktion erreichen, wird oft in einem 2. Schritt eine Behandlung am Blasenhals empfohlen. Grund für dieses Vorgehen ist die Annahme, daß dort eine zusätzliche relative Obstruktion vorliegt. Ein überzeugender Nachweis für diese These läßt sich jedoch urodynamisch nicht führen. Wenn eine Harnröhrendruckprofilmessung während der Blasenentleerung bei querschnittgelähmten Patienten vor und nach einer Sphinkterotomie durchgeführt wird, so läßt sich kein Druckabfall am Blasenhalsbereich feststellen. Häufig findet man jedoch bei diesen Patienten postoperativ den Befund einer Detrusorareflexie oder einer Hyporeflexie auch dann, wenn präoperativ eine ausgeprägte Detrusor-Sphinkter-Dyssynergie mit Detrusorhyperreflexie vorgelegen hat. Die Detrusorareflexie oder auch Hyporeflexie ist meist nur vorübergehend und kann erfolgreich durch intermittierenden Katheterismus behandelt werden. Möglicherweise ist der Verlust der Reflexdetrusorkontraktilität auf die erhöhte elektrische Aktivität im Sphinkterbereich während der Operation zurückzuführen, da nämlich eine erhöhte elektrische Aktivität im Sphinkterbereich eine Inhibition des Detrusors über sakrale Reflexbahnen bewirkt. Die meisten quadriplegischen Patienten, die nach einer Sphinkterotomie eine Detrusorareflexie oder -hyporeflexie entwickeln, zeigen gleichzeitig auch einen gedämpften Detrusor und einen gleichermaßen gedämpften Sphinkter. Es ist jedoch nach wie vor nicht genau bekannt, warum eine abnormale Detrusorreaktion nach einer Sphinkterotomie auftritt. Es könnte auch sein, daß der Widerstand, der durch einen intakten Sphinkter aufgebaut wird, eine Bedeutung für die Entwicklung des Detrusordruckes hat, da sowohl gesunde wie querschnittgelähmte Patienten nach Korrektur einer Obstruktion sowohl eine Verbesserung der Blasenirritation als auch der Blasencompliance aufweisen.

Was immer der Mechanismus sein mag, erreichen trotzdem nicht alle Patienten nach Sphinkterotomie eine zufriedenstellende und ausgeglichene Blasenfunktion, wenn man diese Begriffe nur auf den Restharn bezieht. Hier zeigt sich ein Teil des Problems, wenn man ausgeglichene Blasenfunktion nur auf Restharn bezieht. Restharn kann nämlich sowohl die Folge eines erhöhten Auslaßwiderstandes sein, aber auch Folge einer veränderten Dauer oder Kraft der Detrusorkontraktion – beim querschnittgelähmten Patienten ist meist beides vorhanden. So muß man davon ausgehen, daß der vom externen Sphinkter aufgebaute Widerstand einen wesentlichen Teil des „Antriebs" darstellt, um eine Hochdrucksituation nach Querschnittlähmung im Bereich der Blase auszulösen. Wenn man den Widerstand senkt, entwickelt sich eine relativ ruhige Blase, die sich jedoch dann eventuell nicht mehr gut entleert. *Eine* Möglichkeit diese Situation zu verbessern, besteht darin, den Auslaßwiderstand weiter zu verringern und eine Entleerung bei sehr geringen Drucken zu ermöglichen. Genau dies wird auch bei der sog. „totalen Sphinkterotomie" durchgeführt. Dabei ist jedoch das Problem bei diesen Patienten mehr in der Blase und nicht im Blasenauslaß zu sehen, obwohl dies in der Literatur unterschiedlich diskutiert wird. Wird der innere Sphinktermechanismus zerstört, so wird die Schwerkraft wesentlicher Faktor für die Urinaustreibung und die Restharnverminderung ist ein Ergebnis dieses Geschehens.

Führt auch eine 2. oder 3. operative Maßnahme am Sphinkter nicht zu einer Restharnverminderung, so glauben viele Urologen, daß der Patient unverändert eine obstruktive Komponente aufweisen muß. Die Messung desjenigen Blasendruckes, der benötigt wird um den Urin durch einen resezierten Sphinkter zu treiben, ist ein ausgezeichneter Indikator um festzustellen, ob tatsächlich noch eine Obstruktion vorliegt [13]. Als tolerierbare Obergrenze akzeptieren wir einen Miktionsdruck von 25 cm H_2O bei Paraplegikern und 15 cm H_2O bei Quadriplegikern. Um eine „ausgeglichene Blasenfunktion" zu definieren, achten wir mehr auf den urethralen Widerstand, der sich dem Blasendruck entgegensetzt, und weniger auf die gemessene Restharnmenge. Während der vergangenen 15 Jahre sahen wir keinen Patienten (n = 264) der bei einem Blasendruck von weniger als 25 cm H_2O Komplikationen am oberen Harntrakt entwickelte.

Obwohl die Sphinkterotomie eine sehr effektive Methode darstellt, um den Blasendruck zu senken, hat diese Behandlung einige Nachteile und kann vor allem bei Frauen nicht durchgeführt werden, bei denen die Erhaltung der Kontinenz äußerst wichtig ist. Allerdings entwickeln weibliche querschnittgelähmte Patienten auch selten hohe intravesikale Drucke, so daß wir bei ihnen mit einer sehr aggressiven anticholinergen Therapie in Ergänzung zum intermittierenden Selbstkatheterismus seit 1970 übergegangen sind (Abb. 1.3). Dies geschah vornehmlich, um die Kontinenz bei diesen Patientinnen zu erhalten. Derzeit werden 96 % unserer weiblichen Patienten mit diesem Therapieregime behandelt. Nach der erfolgreichen Behandlung bei Frauen begannen wir auch, den intermittierenden Selbstkatheterismus mit zusätzlicher medikamentöser Therapie bei männlichen Patienten anzuwenden unter der Vorstellung, bei diesen Patienten ebenfalls eine Harnkontrolle ohne Beutel und Katheter zu

Die Pathophysiologie der neurogenen Blasenstörungen

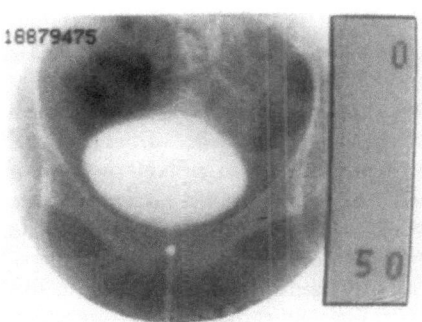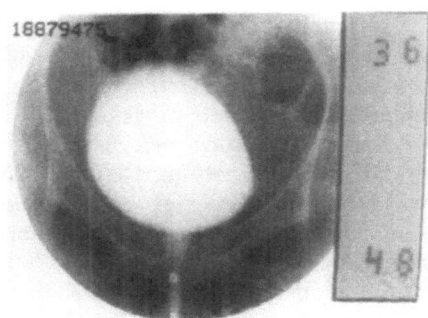

Abb. 1.3. Detrusor-Sphinkter-Dyssynergie bei einer 29 Jahre alten Frau mit einer hohen spinalen Läsion. Man beachte den offenen Blasenausgang, den hohen Blasen- und Sphinkterdruck und den unkontrollierten Urinabgang. Dieser Zustand konnte gut durch eine geringe Dosis mit einem Anticholinergikum beherrscht werden (Dridase 5 mg 3mal tgl.)

erreichen und fanden, daß diese Behandlungsmethode ebensogut funktioniert wie bei Frauen. Unter der Voraussetzung, daß der Blasendruck zum Zeitpunkt des Volumens, bei dem der Katheterismus durchgeführt wird, nicht 20–37 cm H_2O überschreitet, ist diese Behandlung eine sichere Methode, insbesondere unter dem Aspekt der Konservierung der oberen Harnwege.

Pathophysiologie typischer Komplikationen bei Querschnittlähmung

Autonome Dysreflexie

Dieses Syndrom ist durch eine massive sympathische Überreaktion charakterisiert und kann durch verschiedene viszerale oder somatische Reize ausgelöst werden, am häufigsten durch eine Blasenfüllung, eine Blasenkontraktion, eine rektale Untersuchung oder Analsphinkterdehnung, aber auch durch eine Instrumentation im Bereich der Blase oder Harnröhre. Im Allgemeinen tritt dieses Syndrom nur bei tetraplegischen Patienten auf, obwohl es auch bei allen Patienten entstehen kann, bei denen die Läsion oberhalb von T 5 gelegen ist. Eine Läsion, die in dieser Höhe oder darüber gelegen ist, trennt so viele sympathische Neurone von supraspinalen neuralen Einflüssen ab, daß eine massive sympathische Überreaktion auf vesikale oder somatische Stimuli entstehen kann. Patienten, die eine autonome Dysreflexie in Verbindung mit einer Dysfunktion des unteren Harntraktes entwickeln, sollten dahingehend untersucht werden, ob dies als Folge eines großen Blasenvolumens oder als Folge einer Detrusorreflexkontraktion auftritt, da die Behandlung zwischen diesen beiden Formen der Syndromentstehung unterschiedlich ist. So werden Patienten, bei denen die Dysreflexie durch ein großes Blasenvolumen ausgelöst wird – und dies ist meist bei quadriplegischen Patienten der Fall, wenn eine starke Urinproduktion in kurzer Zeit auftritt – durch einen angepaßten intermittierenden Katheterismus behandelt, der an die Blasenfüllung angepaßt ist. Gleichzeitig wird hier ein α-Blocker eingesetzt (z. B. 1 mg Prazosin 3mal tgl.). Als Alternative könnte auch der Blasenauslaßwiderstand durch eine totale Sphinkterotomie reduziert werden, um große Blasenfüllungsvolumina zu vermeiden. Bei Patienten hingegen, bei denen die autonome Dysreflexie durch eine Reflexkontraktion der Blase bewirkt wird, werden Anticholinergika angewandt und der intermittierende Katheterismus an das Auftreten der Reflexkontraktion (Reflexievolumen) angepaßt. Auch hier kann alternativ eine totale Sphinkterotomie vorgenommen werden. Eine autonome Dysreflexie kann jedoch auch periodisch bei Patienten auftreten, die mit einem suprapubischen oder transurethralen Katheter versorgt sind, so daß hier, wenn das Syndrom sich anders nicht beherrschen läßt, eine Blasenaugmentation erforderlich sein kann mit Entfernung des Katheters und Übergang zum intermittierenden Katheterismus, um die autonome Dysreflexie zu beherrschen.

Eine autonome Dysreflexie kann jedoch akut nach einer Sphinkterotomie auftreten. In diesen Fällen ist es notwendig, die sympathische Reflexantwort medikamentös zumindest über eine kürzere Zeit zu behandeln, da der auslösende Stimulus, nämlich der Operationssitus, nicht zusätzlich effektiv behandelt werden kann. Bei diesen Patienten überprüfen wir primär die Katheterdurchgängigkeit und die Rektumfüllung und geben dann intravenös einen Bolus von 5 mg Phentolamin, zusammen mit kleinen Mengen von Chlorpromazin (1–2 mg), bis sich der Blutdruck langsam auf akzeptable Werte einstellt. Starke vasodilatatorische Medikamente sollten nicht angewandt werden, da diese zu erheblichen Blutdruckschwankungen führen können, die wiederum mit ernsthaften myokardialen und zerebralen Schädigungen einhergehen können.

Quadriplegische Patienten, die beim Katheterwechsel oder bei der Elektrokoagulation, bzw. bei urethralen Instrumentierungen eine autonome Dysreflexie entwickeln, können gegen diese Reaktion durch die orale Anwendung von Chlorpromazin 25 mg Q.I.D. über 2 Tage vor einem solchen Ereignis abgeschirmt werden, ebenso könnte man sublingual Nifedipin verabreichen, bzw. ein Nitropflaster anwenden.

Pathophysiologie des oberen Harntraktes während der Urinspeicherung im Rahmen einer neurogenen Blasenstörung

Eine wesentliche Voraussetzung für eine ungestörte Funktion des unteren Harntraktes ist die Entwicklung von geringem Blasendruck (Niederdrucksystem) während der Blasenfüllung. Unter dieser Voraussetzung kann der Urin trotz zunehmender Blasenfüllungsvolumina aus dem Ureter in die Blase entleert werden. Es gibt eine lineare Beziehung zwischen Blasendruck und Ureteraktivität, die offensichtlich hydrodynamisch gesteuert wird. Diese Beziehung ist unabhängig von der Tatsache, ob ein vesikoureteraler Reflux vorliegt. Wir konnten 156 Kinder mit einer Myelodysplasie untersuchen, die eine Areflexie der Blase mit einem konstanten Auslaßwiderstand oder eine reflektorische Detrusorfunktion mit Detrusor-Sphinkter-Dyssynergie aufwiesen (Abb. 1.4). Wenn diese Kinder nicht behandelt waren, so zeigten sie alle eine Inkontinenz.

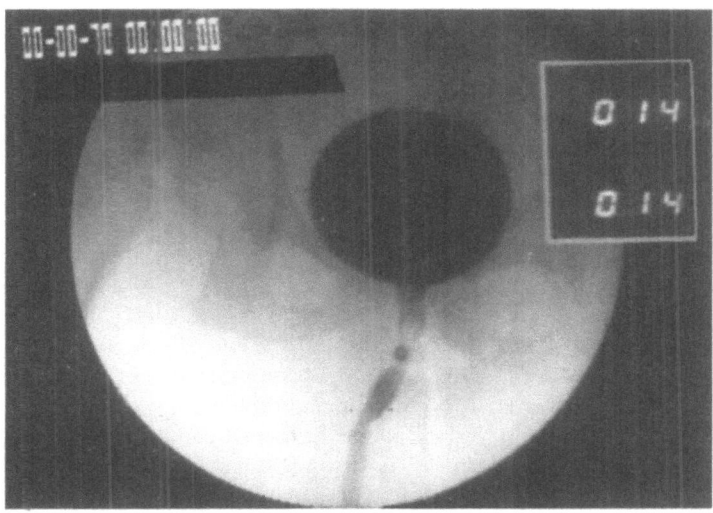

Abb. 1.4. Typischer Befund einer in aufrechter Position angefertigten Zystographie bei einem Kind mit Myelodysplasie. Es findet sich ein fixierter externer Sphinkterwiderstand bei einem offenen Blasenhals und einer Blase mit einer reduzierten Compliance

15 % der myelodysplastischen Kinder zeigten eine echte Detrusor-Sphinkter-Dyssynergie, obwohl sie eine areflexive Blase hatten. 34 % hatten einen erhöhten Auslaßwiderstand und benötigten einen Blasendruck von mehr als 40 cm H_2O, um Urin über die Sphinkterzone zu entleeren. Zum Zeitpunkt der Untersuchung hatten die meisten Kinder bereits eine reduzierte Blasencompliance oder entwickelten diese im Laufe der Zeit. Zu Beginn behandelten wir die reduzierte Blasenkapazität oder einen erhöhten Austreibungswiderstand durch den intermittierenden Katheterismus bei gleichzeitiger Medikamentenapplikation und waren nur bei 13 Kindern aus dem Gesamtkollektiv nicht erfolgreich. Zwei dieser 13 Kinder wurden durch eine Vesikostomie behandelt, 11 wurden einer urethralen Dilatation unterzogen, um den Auslaßwiderstand zu verringern und damit ihren „leak-point pressure" zu senken. Dies konnte im Schnitt auch erreicht werden, so daß nach der Dilatation ein Druck von 20 cm H_2O postoperativ im Vergleich zu 52 cm H_2O präoperativ festzustellen war. Die Funktion des oberen Harntraktes und ein vesikoureteraler Reflux besserten sich rapide, ebenso waren wir überrascht festzustellen, daß sich innerhalb von 18 Monaten nach der Dilatation eine Besserung der Blasencompliance entwickelte. So lag der Blasendruck vor Behandlung bei einem Füllungsvolumen von 100 ml bei 60 cm H_2O, nach der Behandlung nur noch bei 13,5 cm H_2O.

Diese Beobachtungen zeigen, daß die Blasencompliance irgendwie vom Auslaßwiderstand gesteuert wird und daß die Reservoirfunktion der Blase, die zwischen Ureter und Urethra wirksam ist, auf einen erhöhten urethralen Widerstand mit einem langsamen Verlust der Compliance reagiert. In einigen Fällen kann dieses Phänomen durch Medikamente oder durch periodisches Füllen der Blase behandelt werden. Wenn dies jedoch nicht erfolgreich ist, kann die Compliance auch durch eine Reduktion des Auslaßwiderstandes verbessert werden. Eine Bestätigung dieser Information stellt die Beobachtung dar, daß operative Behandlungsmethoden, die den urethralen Widerstand erhöhen, sekundär eine Funktionsstörung am oberen Harntrakt und eine gleichzeitige Veränderung der Compliance bewirken. Aus diesem Grund haben auch manche Patienten, bei denen ein artefizieller Sphinkter implantiert wird, ein erhöhtes Risiko für die Entwicklung einer reduzierten Blasencompliance.

Urologische Komplikationen

Urologische Komplikationen nach einer Querschnittlähmung können eine Folge der Querschnittlähmung selbst oder deren Behandlung sein. Das grundlegende Prinzip der Behandlung ist die Erhaltung einer Niederdruckblase, wie auch immer dies erreicht wird. Im Katzenmodell untersuchten wir die obstruktive Uropathie und fanden, daß ein erhöhter Auslaßwiderstand zuerst die Blasencompliance progressiv verringert und als Folge darauf die ureterale Arbeitsleistung zunimmt. Der Ureter konnte einen anhaltenden innervesikalen Druck von 35–40 cm H_2O nicht kompensieren. Dieses Druckniveau in der Blase verursachte einen kompletten ureteralen Rückstau und eine direkte Übertragung des Blasendrucks in die Nierenpapillen. Studien, die mittels Mikropunktur durchgeführt wurden, zeigten, daß eine direkte Beziehung zwischen einem erhöhten papillären Druck und dem Verlust der tubulären Funktion besteht. Diese Reaktionsweise, evtl. sogar noch kombiniert mit Infektion und Steinbildung, ist letztendlich Folge überhöhter intravesikaler Drucke.

Zu Zeiten, als die Urologen noch versuchten, die Dysfunktion des unteren Harntraktes im Rahmen einer Querschnittlähmung mittels Katheterableitung oder Ileumkonduit zu behandeln, waren sie nur in etwa 50 % der Fälle erfolgreich (Abb. 1.5, 1.6). Bei den restlichen 50 % war das Ergebnis der Behandlung bedrückend und die Möglichkeit einer Verbesserung des Behandlungserfolges schlecht, insbesondere dann, wenn eine supravesikale Harnableitung zur „Vorbeugung von urologischen Komplikationen" angewandt wurde. Aufgrund unserer heutigen Erkenntnisse können die meisten bekannten Komplikationen einer neurogenen Blasenstörung im Rahmen einer Querschnittlähmung vermieden werden durch Behandlungsmethoden, die eine Niederdrucksituation während der Harnspeicherung herstellen oder die Entwicklung von erhöhtem intravesikalen Druck durch effektive Entleerungsmechanismen verhindern.

Sexualfunktion und Fertilität bei querschnittgelähmten Patienten

Praktisch gibt es eine normale oder annähernd normale Sexualfunktion nur bei solchen Patienten, die eine sehr inkomplette Verletzung aufweisen. Die meisten Patienten mit einer oberen motorischen Neuroläsion entwickeln zwar eine reflektorische Erektion, die jedoch nur kurz anhält, nicht gezielt auslösbar und

Abb. 1.5. Kontrastdarstellung eines Ileumkonduits. Die linke Niere wurde wegen einer Steinerkrankung entfernt. Zu beachten ist die Schlängelung des Ureters und der große Ausgußstein auf der rechten Seite. Die extrakorporale Stoßwellenlithotripsie kann vielleicht die rechte Niere steinfrei bekommen, aber sie wird nicht die Pathophysiologie des Krankheitsprozesses beeinflussen

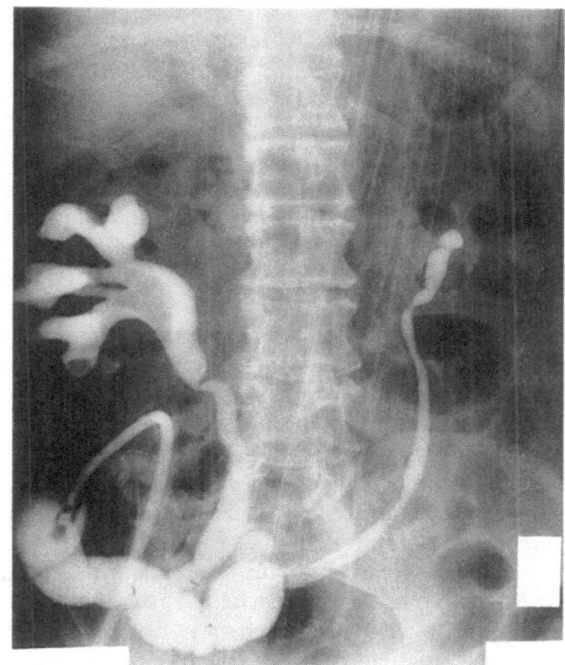

Abb. 1.6. Harnröhrenfistel im Penoskrotalwinkel, die zu einer großen Hautmazeration führte. Trotz suprapubischem Katheter war der Patient weiter über das Perineum inkontinent. Der Zustand wurde behandelt durch Verschluß der Harnröhre im Bereich des Beckenbodens und durch eine Blasenaugmentation mit einem kontinenten Bauchstoma für die spätere intermittierende Selbstkatheterisierung

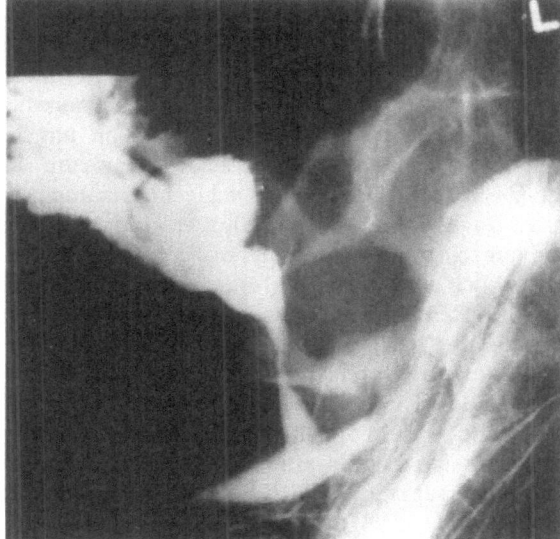

für den Geschlechtsverkehr unbefriedigend ist. Etwa 85–90 % aller querschnittgelähmten Männer entwickeln einen Ejakulationsverlust [19, 20]. Als spinale Zentren sind sowohl beim Mann wie bei der Frau für die Sexualfunktion das Sakralmark und dessen Wurzeln sowie das Thorakal- und Lumbalmark bedeutsam, wenn man supraspinale neurale Funktionen außer Betracht läßt. In einer Reihe von Untersuchungen an Primaten konnten wir zeigen, daß eine elektrische Stimulation des am Rektum anliegenden neuralen Plexus eine Peniserektion sowie eine Ejakulation herbeiführte, wenn auch eine ungeordnete Ejakulation, d. h., daß das Ejakulat in die Blase oder in die bulbäre Harnröhre ergossen wurde. Diese Feststellung konnte unabhängig von der Lokalisation und dem Ausmaß der Querschnittlähmung getroffen werden und fand sich sowohl bei thorakalen Läsionen wie auch bei Läsionen, bei denen das Sakralmark und dessen Wurzeln durchtrennt waren. Die Hodengröße und Funktion zeigten bei diesen Untersuchungen an Primaten keine Abhängigkeit von der Querschnittlähmung, eine Feststellung, die wir dahingehend interpretieren, daß Berichte, die eine Hodenfunktionsstörung als Folge einer neurogenen Abnormalität interpretierten, wohl falsch sind und die Ursache einer Hodendysfunktion sich eher aus den urologischen Komplikationen der Querschnittlähmung ableitet.

Aufgrund dieser Erkenntnisse aus der Primatenforschung haben wir vor etwa 6 Jahren mit der klinischen Erprobung der Elektroejakulation angefangen. Wir sind heute in der Lage, mit dieser Methode bei fast allen männlichen Querschnittpatienten Ejakulat zu gewinnen, das bei etwa 70 % unserer Patienten lebensfähige Spermien enthält. Die Samengewinnung gelingt besser bei Patienten mit einem thorakalen Querschnitt und bei Patienten, die nicht mit Dauerkatheter oder durch Sphinkterotomie behandelt wurden. Obwohl es uns gelingt, Samen zu gewinnen und damit eine nicht geringe Anzahl von Schwangerschaften durch künstliche Insemination oder In-vitro-Fertilisation auszulösen, gibt es noch eine Unzahl an ungelösten Problemen auf diesem Gebiet. So können wir nicht erklären, warum die Samenqualität im Rahmen einer Elektroejakulation oft schlecht ist, und wir wissen auch nicht, ob dies nicht doch evtl. Folge wiederholter klinisch oder subklinisch ablaufender Epididymorchitiden oder anderer Probleme ist. Es stellt sich die Frage, ob es tatsächlich eine „neurogen" ausgelöste testikuläre Dysfunktion gibt. Verursacht eine Rückenmarkläsion auch einen unkoordinierten Samentransport? Mehrfach fanden wir bei einer Vielzahl von Patienten mit normaler Hodenbiopsie und eindeutig durchgängigen Vasa deferentia im Ejakulat nach Elektroejakulation nur wenige oder keine Spermatozoen. Offensichtlich muß auf diesem Gebiet noch viel Forschung durchgeführt werden. Trotz dieser Probleme wird jedoch heute bereits eine erfolgreiche Samengewinnung in 70 % und eine Schwangerschaftsrate nach künstlicher Insemination in etwa 35 % erreicht.

Danksagung. Die Autoren bedanken sich bei Irene McDonald für die sprachliche Überarbeitung des vorliegenden Kapitels.

Literatur

1. Barber KE, Cross RR (1952) The urinary tract as a cause of death in paraplegia. J Urol 67: 494
2. Bors E, Comar AE (1960) Neurologic disturbance of sexual function with special reference to 529 patients with spinal cord injury. J Urol 10: 191
3. Bors E, Comar AE (1971) Urological methods of treatment. In: Bors E, Cormar AE (eds) Neurological urology. Univ Park Press, Baltimore, pp 223–261
4. Comar AE (1979) Sexual function among patients with spinal cord injury. Urol Int 25: 134
5. Damanski M, Gibbon NOK (1956) The upper urinary tract in a paraplegic – a long term study. Brit J Urol 28: 24
6. Gibbon NOK (1974) Neurogenic bladder in spinal cord injury. Urol Clinics NA 1: 147
7. Guttman L, Frankel H (1966) The value of intermittent catheterization in the early management of traumatic tetraplegia and paraplegia. Paraplegia 4: 63
8. Hackler RH (1977) A 25 year prospective mortality study in the spinal cord injured patient: comparison with the long term living paraplegic. J Urol 117: 486
9. McGuire EJ, Savastano JA (1983) Long term follow up of spinal cord injured patients managed by intermittent catheterization. J Urol 129: 775
10. McGuire EJ, Brady S (1979) Detrusor-sphincter dyssynergia. J Urol 121: 774
11. McGuire EJ, Savastano JA (1985) Urodynamics and management of the neuropathic bladder in spinal cord injury patients. J Am Paraplegia Soc 8: 28–32
12. McGuire EJ, Wagner FC, Weiss RM (1976) Treatment of autonomic dysreflexia with phenoxybenzamine. J Urol 115: 53
13. McGuire EJ, Savastano JA (1986) Comparative urological outcome in females with spinal cord injury. J Urol 135: 730
14. McGuire EJ, Savastano JA (1983) Urodynamic findings and clinical status following vesical denervation procedures for control of incontinence. J Urol 129: 1185
15. McGuire EJ, Rossier AB (1983) Treatment of acute autonomic dysreflexia. J Urol 129: 1185
16. Melzak J (1966) The incidence of bladder cancer in paraplegia. J Urol 4: 85
17. O'Flynn JD (1972) External sphincterotomy for the relief of outlet obstruction in neurogenic bladder. Paraplegia 10: 29
18. Perkash I (1980) Detrusor-sphincter dyssynergia responses. J Urol 124: 249
19. Rossier AB (1974) Neurogenic bladder in spinal cord injury. Urol Clinics NA 1: 125
20. Sperling KB (1978) Intermittent catheterization to obtain catheter-free bladder function in spinal cord injury. Arch Phys Med Rehabil 59: 4

KAPITEL 2

Neurogene Systemerkrankungen – Ursachen und Auswirkungen auf die Blasenfunktion

D. Schultz-Lampel und J.W. Thüroff

Neurologische Systemerkrankungen können sich auch an Blase und urethralem Sphinkter manifestieren und je nach Lokalisation der Läsion zu einem unterschiedlichen urologischen Beschwerdebild führen (Blaivas 1988; Bradley 1979; Hald u. Bradley 1982; McGuire 1984).

Zerebrale Läsionen und Rückenmarkläsionen oberhalb des sakralen Miktionszentrums (obere motorische Läsion), wie sie bei Zerebralsklerose, nach Apoplex, bei M. Parkinson oder auch bei Multipler Sklerose vorliegen, können mit dem Untergang zerebraler Regelkreise einhergehen, die den Miktionsreflex inhibieren. Folge ist eine Detrusorhyperreflexie mit typischer Symptomatik wie imperativem Harndrang, Pollakisurie, Nykturie, Harninkontinenz aber auch Miktionserschwerung. Gleichzeitig kann eine Tonuserhöhung des Sphinkter urethrae externus und des Beckenbodens vorliegen (Detrusor-Sphincter-externus-Dyssynergie).

Läsionen des sakralen Miktionszentrums (S 2-S 4) oder von Spinalnerven oder peripheren Nerven können Störungen der sensorischen und/oder motorischen Innervation der Blase verursachen (untere motorische/sensorische Läsionen) mit der Folge eines hypokontraktilen oder akontraktilen Detrusors. Hinweise auf eine neurogene Detrusorhypokontraktilität ergeben sich aus dem Vorliegen einer peripheren Neuropathie (z. B. bei Diabetes mellitus) oder einer Erkrankung von Spinalnerven oder Rückenmark (Myelopathie, Tabes dorsalis, Herpes zoster, spinale multiple Sklerose).

Die Differentialdiagnose zu urologischen Erkrankungen mit gleichen oder ähnlichen Symptome ist oft schwierig. Eine umfassende neurourologische und urodynamische Abklärung mit Zystomanometrie, Beckenboden-EMG und Druck-Fluß-Messung, vorzugsweise als Videourodynamik durchgeführt, und die zusätzliche Messung des Urethradruckprofil unter Ruhe- und Streßbedingungen dient der Klassifikation von Blasen- oder Sphinkterdysfunktionen, zur Etablierung eines rationalen Behandlungsschemas und dessen Erfolgskontrolle (Madersbacher 1993; Schultz-Lampel u. Thüroff 1993 a-c).

Vor allem vor einer geplanten Prostataoperation ist die Diagnostik signifikanter neurologischer Grunderkrankungen von entscheidender Konsequenz. In einer Studie von 107 Patienten mit Postprostatektomieinkontinenz zeigte sich bei 2/3 der Patienten eine Detrusorhyperaktivität und/oder Low-compliance-Blase für die Inkontinenz verantwortlich. Bei 20 % dieser Patienten lagen zusätzliche neurologische Faktoren wie Polyneuropathie tbei Diabetes mellitus, Z. n.-Apoplex oder ein M. Parkinson vor (Leach u. Yun 1992).

Vergleichende urodynamische Studien an insgesamt 2526 Patienten, darunter 76 Patienten mit M. Parkinson, 58 Patienten mit Demenz, 161 Patienten mit Z. n. Apoplex und neurologisch unauffälligen Patienten gleicher Altersgruppen, zeigten, daß sowohl Detrusorinstabilität und Restharnbildung als auch reduzierte Blasenkapazität in allen Gruppen mit zunehmendem Alter häufiger auftraten. Da keine krankheitsspezifischen Blasenfunktionsstörungen gefunden wurden, wurden diese einem Alterungsprozeß der Blase zugeschrieben (Malone-Lee et al. 1993).

Zerebrale Erkrankungen

Zerebralsklerose/Apoplex

Die akute oder chronische zerebrovaskuläre Insuffizienz geht in der Regel mit dem Untergang hemmender zerebraler Regelkreise im kortikoretikulären System einher (Griffith et al. 1992). Auch unilaterale Prozesse können zu einem Verlust der Blasenkontrolle führen. Bisher gibt es keine Studien zur Frage, ob eine Blasenfunktionsstörung von der Lokalisation einer Läsion in der dominanten oder nichtdominanten Hemisphäre abhängt oder ob sich die Auswirkungen einer unilateralen Läsion von denen einer bilateralen unterscheiden (Blaivas 1988). Nach Apoplex treten in 30–40 % der Fälle Blasenfunktionsstörungen auf. Typische Symptome sind Pollakisurie, Harndrang und Dranginkontinenz. Urodynamisch finden sich eine Detrusorhyperreflexie und eine kleine funktionelle Blasenkapazität. Die Willkürkontrolle über den Sphinkter kann bei einigen Patienten erhalten sein (Khan et al. 1981). Das therapeutische Ziel ist die Unterdrückung unwillkürlicher Detrusorkontraktionen und eine Vergrößerung der Blasenkapazität durch Anticholinergika oder Spasmolytika (Tabelle 2.1). Da die Blasensymptome nach Apoplex meist nur temporär und reversibel sind, sollte die Indikation zu einer operativen Intervention (z. B. TUR-Prostata) sehr zurückhaltend gestellt werden. Auf jeden Fall sollte eine Operation in den ersten 6 Monaten nach frischem Apoplex vermieden werden.

Demenz

Verschiedene neurologische Erkrankungen können zu einem Intelligenzverlust, Merk- und Konzentrationsstörungen bis hin zur Demenz führen (Bradley 1979):

Ätiologie dementieller Syndrome

- Hirnatrophische Prozesse
- M. Alzheimer
- Jakob-Kreutzfeld-Erkrankung
- Neurolues
- Friedreich-Heredoataxie
- Normaldruckhydrozephalus

Tabelle 2.1. Medikamente zur Detrusordämpfung

Anticholinergika	
Sekundäre Amine (Absorption ~ 100 %)	
Terodilin (Mictrol)	1–2× 12,5 mg[a]
Tertiäre Amine (Absorption ~ 100 %)	
Oxybutynin (Dridase)	2–3 × 5 mg
Propiverin (Mictonorm)	2–3 × 15 mg
Quarternäre Amine (Absorption ~ 10 %)	
N-butyl-Scopolamin (Buscopan)	3–5 × 10–20 mg
Methanthelin (Vagantin)	3–4 × 50–100 mg
Propanthelin (Corrigast)	3–4 × 15–30 mg
Emepronium (Uro-Ripirin)	3 × 200 mg
Trospium (Spasmex)	3 × 5–15 mg
Myotrope Spasmolytika	
Flavoxat (Spasuret)	3–4 × 200 mg
Kalzium-Antagonisten	
Terodilin (Mictrol)	1–2 × 12,5 mg[a]
Nifedipin (Adalat)	3 × 5–10 mg
Verapamil (Isoptin)	3 × 40–80 mg
β_2-Agonisten	
Isoprenalin (Aludrin)	4 × 0, 1–0, 2 mg
Salbutamol (Sultanol)	3–4 × 2–4 mg
Terbutaline (Bricanyl)	2–3 × 2, 5 mg
Clenbuterol (Spiropent)	1–3 × 0, 01 mg
Trizyklische Antidepressiva	
Imipramin (Tofranil)	10 mg–50 mg
Aponal (Doxetin)	25 mg–0–50 mg
Prostaglandinsynthesehemmer	
Indometacin (Amuno)	2–3 × 25 mg
Flurbiprofen (Froben)	3–4 × 50 mg
Diclofenac (Voltaren)	2–3 × 50 mg

[a]Seit August 1991 aus dem Handel gezogen

Eine Harndrangsymptomatik oder Dranginkontinenz ist bei diesen Erkrankungen Folge eines Verlustes der supraspinalen Miktionskontrolle. Urodynamische Befunde sind, je nach Ätiologie der Demenz, Detrusorhyperreflexie oder auch Detrusorareflexie. Bei diesem Patientengut ist allerdings eine umfassende urodynamische Diagnostik oft nicht durchführbar und auch nicht sinnvoll. Eine besondere Rolle nimmt der Normaldruck-Hydrozephalus ein, dem eine gestörte Liquordynamik ursächlich zugrunde liegt. Er ist gekennzeichnet durch die Symptomtrias Gangstörung, Demenz und Harninkontinenz bei Hirnventrikelerweiterung und normalem intraventrikulären Druck (Primus u. Schmidt 1994). Bei diesen Patienten kann die Blasenfunktionsstörung durch Einlage eines ventrikuloatrialen Shunts komplett normalisiert werden. Bei den anderen Formen einer durch Demenz bedingten Harninkontinenz bleibt meist nur bei Versorgung mit Inkontinenzhilfsmitteln (Windeln, Vorlagen) oder Dauerkatheter. Bei Männern sollte ein Kondomurinal benutzt werden.

M. Parkinson

Beim M. Parkinson liegt pathogenetisch eine degenerative Veränderung der Substantia nigra mit Untergang der melaninpigmentierten Neurone zugrunde. Daraus resultiert ein Defizit an dopaminergen Synapsen sowie ein Überwiegen cholinerger Aktivität im Corpus striatum. Die Inzidenz von Blasenfunktionsstörungen bei M. Parkinson wird mit 25-98 % angegeben (Berger et al. 1987; Fitzmaurice et al. 1985; Jünemann u. Melchior 1990; Raz 1976). Typische urologische Beschwerden sind imperativer Harndrang mit oder ohne Harninkontinenz, Pollakisurie, Nykturie oder aber auch Miktionserschwerung. In diesem Zusammenhang sind prinzipiell 3 mögliche Ursachen einer Blasenfunktionsstörung bei M. Parkinson zu unterscheiden:

1. Neurologische Ausfälle infolge M. Parkinson;
2. urologische Erkrankungen (z. B. subvesikale Obstruktion bei BPH, Blasenhalsenge, Harnröhrenstriktur);
3. Nebenwirkungen einer medikamentösen Therapie des M. Parkinson (Anticholinergika, L-Dopa).

Da der Effekt der Basalganglien auf den Miktionsreflex inhibitorischer Natur ist (Lewin et al. 1967), erwartet man beim M. Parkinson eine enthemmte Blase, die sich urodynamisch in einer Detrusorhyperreflexie darstellt und die auch bei 45-98 % der Parkinsonpatienten gefunden wird (Andersen 1985; Berger et al. 1987; Fitzmaurice et al. 1985; Jünemann u. Melchior 1990; Raz 1976). Daneben beobachtet man urodynamisch eine Reduktion der Blasendehnbarkeit im Sinne einer Low-compliance-Blase. Eine Detrusorakontraktilität mit Restharnbildung ist meist Folge der anticholinergen Antiparkinsonmedikation (Aranda u. Cramer 1993; Murdock et al. 1975). Als urethrale Manifestation der Bradykinesie bzw. des Tremors wurden bei 11 % der Patienten eine Sphinkterbradykinesie (Pavlakis et al. 1983) bzw. ein Sphinktertremor (Galloway 1983) gefunden. Sowohl bei irritativer Symptomatik als auch bei Blasenentleerungsstörungen mit Restharnbildung sollte beim älteren Mann mit M. Parkinson differentialdiagnostisch die subvesikale Obstruktion bei benigner Prosatatahypertrophie (BPH) in Betracht gezogen werden, da beide Erkrankungen mit den gleichen Symptomen einhergehen können.

Die differentialdiagnostische Abklärung kann infolge der gleichen Altersstruktur von Parkinson- und BPH-Patienten schwierig sein. Die anamnestische Angabe einer Harninkontinenz muß bei fehlenden oder insignifikanten Restharnmengen als dringend verdächtig für eine neurogene Komponente der Symptomatik angesehen werden. Die Therapie der Blasenfunktionsstörung bei M. Parkinson sollte in Übereinstimmung mit der medikamentösen Therapie des Grundleidens und sonstiger Begleiterkrankungen erfolgen. Die genaue Diagnosestellung ist jedoch von entscheidender therapeutischer Konsequenz. Denn während bei Patienten mit M. Parkinson und fehlender Hyperreflexie die Beseitigung der Obstruktion z. B. durch transurethrale Prostataresektion zur weitgehenden Reduktion der irritativen Symptomatik führt, droht bei bestehender Hyperreflexie die Reflexinkontinenz. Die Indikation zu einer operativen Therapie der Prostata beim Parkinsonpatienten sollte daher in jedem Fall erst nach Durchführung einer urodynamischen Untersuchung mit Druck-Fluß-Messung gestellt werden. Ebenso sollte die Sphinkterfunktion durch Urethradruckprofil und Latenzzeitbestimmungen der Beckenbodenmuskulatur abgeklärt werden, da die globale Inzidenz von 20 % für die Entwicklung einer Postprostatektomieinkontinenz bei Parkinsonpatienten bei schwacher Sphinkterfunktion auf 83 % ansteigt, während sie bei normaler Sphinkterfunktion nur bei 4 % liegt (Staskin et al. 1988; Vardi et al. 1986).

Eine eindeutige Obstruktion ohne Detrusorhyperaktivität kann ohne erhöhtes Inkontinenzrisiko operativ saniert werden. Bei Drangsymptomatik oder Inkontinenz ohne subvesikale Obstruktion und Restharnbildung sollte konservativ mit Anticholinergika behandelt werden. Schwierig ist die Therapie der Kombination von subvesikaler Obstruktion und Detrusorhyperaktivität. Hier kann eine Differenzierung zwischen Detrusorinstabilität aufgrund der Obstruktion und Detrusorhyperreflexie aufgrund der neurogenen Erkrankung unmöglich sein. Bei neurogener Ätiologie der Detrusorhyperaktivität (Detrusorhyperreflexie) droht nach Beseitigung der Obstruktion die Reflexinkontinenz. Hier ist daher die operative Therapie der BPH kontraindiziert. Vielmehr sollte Ruhigstellung des Detrusors mit Anticholinergika und ggf. die Blasenentleerung über intermittierenden Selbst- oder Fremdkatheterismus angezeigt (Schultz-Lampel u. Thüroff 1993b).

Zerebrale und/oder spinale Erkrankungen

Multiple Sklerose

Die Multiple Sklerose ist eine primär entzündliche Autoimmunerkrankung des zentralen Nervensystems, bei der es zu herdförmigen Entmarkungszonen in Gehirn und Rückenmark kommt. Folge ist eine Gliafaserbildung mit fibröser Verhärtung und einer Verzögerung der Nervenleitgeschwindigkeit. Vorwiegende Manifestationslokalisationen sind die periventrikulären Marklager, Hirnstamm, Kleinhirn, die vordere Sehbahn sowie die Hinter- und Seitenstränge des zervikalen Rückenmarkes. Da in 33–97 % die an Blaseninnervation beteiligten Nervenbahnen mitbetroffen sind, gehören Blasenfunktionsstörungen zu den Hauptsymptomen der MS (Blaivas et al. 1979; Blaivas u. Barbalias 1984; Goldstein et al. 1982). In 9 % der Fälle stellen sie das Erstsymptom der MS dar; in etwa 2 % aller MS-Fälle bleiben sie einziges Symptom. Charakteristisch für die MS ist das Auftreten verschiedener Formen neurogener Blasendysfunktionen interindividuell und intraindividuell in unterschiedlicher und inkonstanter Ausprägung und ein zeitlich unvorhersehbarer intraindividueller „Typenwechsel" von der einen in die andere Form. Wegen der typischen Prädilektionslokalisationen – das zervikale Rückenmark ist zu nahezu 100 % das lumbale zu 40 % und das sakrale nur zu 18 % befallen (Awad et al. 1984) – weist die Mehrzahl der Patienten Symptome einer oberen motorischen Läsion wie Pollakisurie, imperativen Harndrang und Nykturie bzw. Enuresis auf (Fog 1950; Oppenheimer 1978). Symptome einer unteren motorischen Läsion wie Detrusorareflexie mit Restharnbildung finden sich initial seltener.

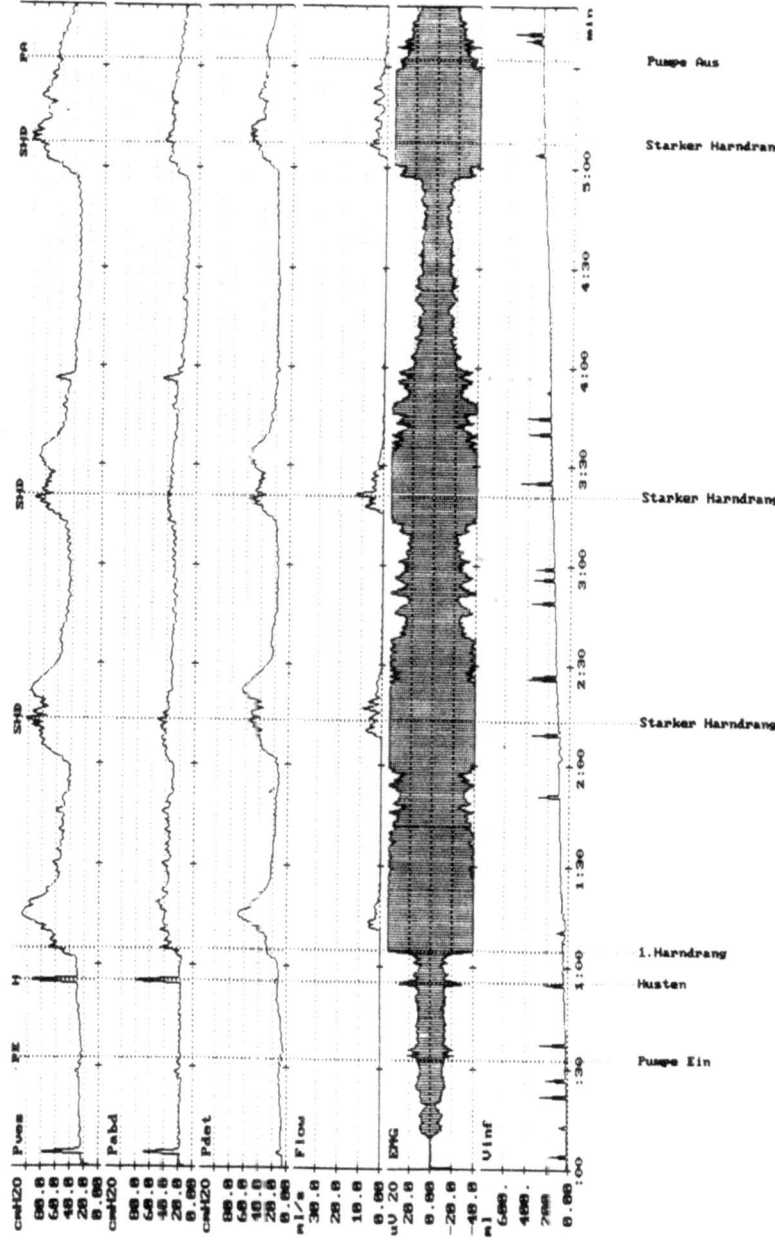

Abb. 2.1. Detrusor-Sphincter-externus-Dyssnergie. Zystomanometrie: intermittierendes Auftreten von autonomen Detrusorkontraktionen und simultaner Aktivitätsvermehrung im Beckenboden-EMG

Zystomanometrisch findet sich in 24–66 % eine Detrusorhyperreflexie, die sich in 40 % im Krankheitsverlauf mit einer Detrusor-Sphinkter-Dyssynergie kombiniert und in 11 % in eine Areflexie übergeht. Bei 21 % der Patienten zeigt sich bei der Primäruntersuchung eine Detrusorareflexie, die im weiteren Verlauf in 57 % in eine Hyperreflexie übergeht und in 75 % eine zusätzliche Dyssynergie aufweist (Abb. 2.1). Bei der Kombination von Detrusorhyperreflexie und Detrusor-Sphinkter-Dyssynergie wird praktisch nie ein Wechsel in eine andere Befundkonstellation beobachtet, so daß diese Funktionsstörung als terminale Blasenfunktionsstörung bei MS angesehen wird (Wheeler et al. 1983). Die Folgen sind morphologische Veränderungen des Detrusor mit Trabekelbildung, Pseudodivertikelbildung und Christbaumblasenkonfiguration sowie eine Schädigung des oberen Harntraktes durch Reflux und Stauungsnieren (Abb. 2.2).

Die Kombination von Detrusorhyperreflexie mit gleichzeitiger Detrusorhypokontraktilität scheint für das Hauptbeschwerdebild mit Drangsymptomatik und inkompletter Entleerung verantwortlich zu sein (Mayo u. Chetner 1992). Bei 52 % der asymptomatischen Patienten fanden sich urodynamische Veränderungen als Hinweis auf eine bereits im frühen Krankheitsstadium aufgetretene Blasenbeteiligung noch einer evidenten urologischen Symptomatik (Bemelmans et al. 1992). Nur 7 % aller untersuchten Patienten zeigten eine unauffällige Zystometrie.

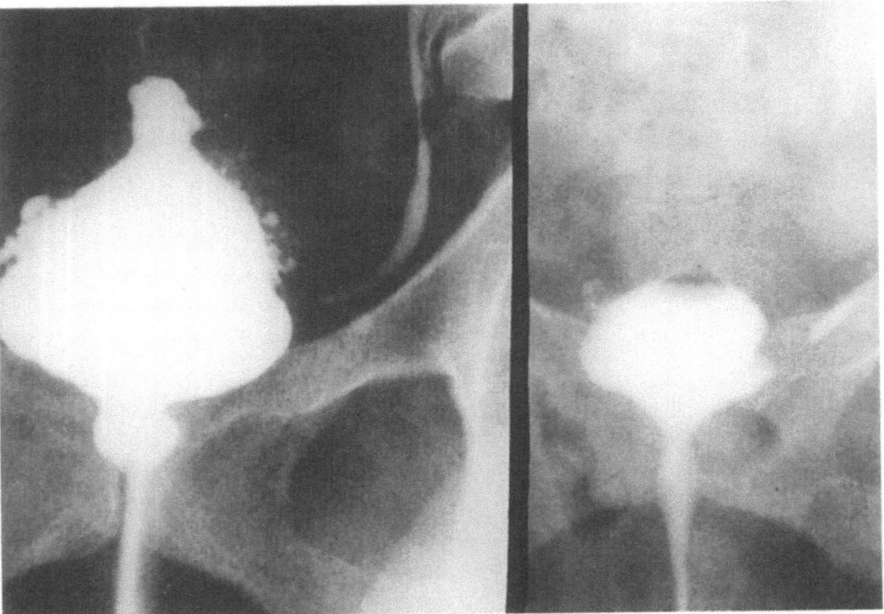

Abb. 2.2. Detrusor-Sphincter-externus-Dyssynergie: Miktionszystourethrogramm (MCU): intermittierend geschlossener (links) und geöffneter Sphinkter externus (rechts) mit Stakkatomiktion and vesikorenalem Reflux II° links; beginnende neurogene "Christbaumblase" mit Pseudodivertikelbildung

Eine frühzeitige urologische Mitbetreuung der MS-Patienten ist daher wichtig, um urologische Komplikationsraten von 15–55 % zu senken (McGuire 1984; Blaivas u. Barbalias, 1984). Aufgrund der Vielschichtigkeit neuromuskulärer Dysfunktionen bei MS gibt es kein einheitliches Therapieschema. Eine präoperative urodynamische Diagnostik scheint für die Einleitung eines adäquaten Therapieschemas unabdingbar. Der Therapieerfolg ohne Urodynamik von 27 % läßt sich durch vorgeschaltete Urodynamik auf 83 % steigern (Blaivas et al. 1979). In Anbetracht des fluktuierenden Verlaufes der Blasenstörungen sollten therapeutische Interventionen reversibel und nicht definitiv oder ablativ sein. Der Schwerpunkt der Therapie liegt daher in der medikamentösen Therapie. Anticholinergika (z. B. Oxybutynin, Trospiumchlorid) und evtl. die sakrale Neuromodulation werden zur Reduktion der Detrusorhyperreflexie eingesetzt. Zur Reduktion des Auslaßwiderstandes können α-Rezeptorenblocker (Phenoxybenzamin) eingesetzt werden. Bei Detrusor-Sphinkter-Dyssynergie kann die Spastik durch orale oder intrathekale Gabe von Baclofen reduziert werden (Tabelle 2.2). Bei Restharnbildung kommt der intermittierende Selbstkatheterismus zum Einsatz.

Amyotrophe Lateralskleose (ALS)

Die ALS ist die häufigste aller Systematrophien des Nervensystems. Sie tritt häufiger bei Männern als bei Frauen auf und beginnt zwischen dem 40. und 60. Lebensjahr bevorzugt mit einer Atrophie der kleinen Handmuskeln. Es finden, sich sowohl eine nukleäre Atrophie (Vorderhornzellen und motorische Hirnnervenkerne) als auch eine Pyramidenbahndegeneration. Hochgradige Lähmungsbilder mit einem Nebeneinander von schweren Muskelatrophien, bulbärparalytischen Erscheinungen und spastischen Symptomen ohne Sensibilitätsstörungen kennzeichnen den Endzustand (Delank, 1981). Urologische Symptome können Pollakisurie und Drangsymptomatik bis hin zu Dranginkontinenz sein. Urodynamisch findet sich eine Detrusorhyperreflexie. Da der N. pudendus und damit die Innervation des Beckenbodens in der Regel nicht beteiligt ist, läuft die Miktion koordiniert ab (Hald u. Bradley, 1982). Therapeutisch kommt eine medikamentöse Detrusordämpfung in Betracht (vgl. Tabelle 2.1).

Tabelle 2.2. Medikamente zur Senkung des Blasenauslaßwiderstandes

α-Rezeptoren-Blocker	
α$_1$, α$_2$ Blocker	
Phenoxybenzamin (Dibenzyran)	2–3 × 5–10 mg
α$_1$ Blocker	
Prazosin (Minipress)	2–3 × 1–4 mg
Terazosin (Heitrin)	1 × 1–5 mg
Antispastika	
Baclofen (Lioresal)	15–75 mg/Tag
Dantrolen (Dantamacrin)	50–400 mg/Tag

Shy-Drager-Syndrom

Das Shy-Drager-Syndrom ist eine seltene degenerative Erkrankung mit Atrophie von Kleinhirn, Hirnstamm, peripherer autonomer Ganglien und thorakolumbaler präganglionärer sympathischer Neuronen. Die Symptome sind ein progressiver Parkinsonismus (atypisches Parkinsonsyndrom) mit orthostatischer Hypotonie und erektiler Impotenz (Bannister u. Oppenheimer 1972). Während beim klassischen M. Parkinson die Läsionen ausschließlich im extrapyramidalen System lokalisiert sind, liegt beim Shy-Drager-Syndrom zusätzlich ein Beteiligung des autonomen Nervensystems vor, besonders der Kerne des N. pudendus und pelvicus im sakralen Rückenmark. Die Blasensymptome sind meist uncharakteristisch und ähneln denen des M. Parkinson. Urodynamische Studien beim Shy-Drager-Syndrom sind selten und zeigen kontroverse Befunde. Einerseits finden sich Detrusorhyperreflexie, andererseits Sphinkterinkompetenz mit Streßinkontinenz und weiterhin Detrusorakontraktilität mit inkompletter Blasenentleerung (Salinas et al. 1986). Die Mitbeteiligung des Sympathikus manifestiert sich als offener Blasenhals und niedrige Compliance, Involvierung des Parasympathikus als Detrusorhyperreflexie, Befall der Onuf-Kerne des N. pudendus als Schwäche des externen urethralen Sphinkters. Im Vergleich zum M. Parkinson zeigte sich beim Shy-Drager-Syndrom bei allen Patienten ein offener Blasenhals und eine schwache Sphinkterfunktion (Berger et al. 1990). Andere Autoren beschreiben Restharnbildung infolge Blasenhalsobstruktion und Postprostatektomieinkontinenz nach Blasenhalsresektion (Singh u. Fahn 1980). Als therapeutische Konsequenz sollte bei diesen Patienten auf eine operative Therapie am Blasenhals verzichtet werden. Bei Restharnbildung kommt der intermittierende Einmalkatheterismus in Betracht. Bei persistierender Inkontinenz trotz medikamentöser Detrusordämpfung bleibt meist nur die Möglichkeit einer Dauerharnableitung z. B. über einen suprapubischen Katheter.

Spinale und periphere Nervenerkrankungen

Vaskuläre und nichtvaskuläre Myelopathien

Myelopathien und Neuropathien unterschiedlicher Ätiologie können die Blasenfunktion beeinträchtigen (Tabelle 2.3). Symptome sind eine langsam progressive Schwäche, Gangunsicherheit und sensorische Beeinträchtigung der unteren Extremitäten. Je nach Ort und Ausdehnung der neurologischen Läsion unterscheidet man segmentale transversale Myelitis, extensive nekrotisierende Myelopathie, periphere Neuropathie oder eine Kombination dieser Befunde. Ebenso sind die Folgen auf den unteren Harntrakt unterschiedlich (Hald u. Bradley 1982). Urodynamisch finden sich sowohl eine Detrusorhyperreflexie als auch eine Detrusorareflexie und eine Detrusor-Sphinkter-Dyssynergie. Die Therapie besteht je nach Blasenfunktionsstörung in einer medikamentösen Detrusorrelaxation (Tabelle 2.1) oder dem intermittierenden Katheterismus.

Tabelle 2.3. Ätiologie peripherer Polyneuropathien und Myelopathien

	Hereditär	Familiäre spastische Paraplegie M. Strümpell Neurale Muskelatrophien
	Alimentär	Vitamin-B_1 oder B_{12}-Mangel (funikuläre Myelose)
	Infektiös	Poliomyelitis Mononukleose Borreliose Herpes zoster Neurolues Tuberkulose Mykosen
	Allergisch	Guillain-Barré-Syndrom
	Idiopathisch Endokrin	Guillain-Barré-Syndrom Diabetes mellitus
	Toxisch	Alkohol Bleivergiftung Arsenvergiftung Heroinabusus
	Aktinisch Vaskulär	Radiatio Lupus erythematosus Panarteriitis nodosa
	Paraneoplastisch	Maligne Tumoren M. Hodgkin Plasmozytom Leukosen

Bei fehlender Spontanremission oder therapieresistenten Fällen sollte die sakrale Neuromodulation getestet werden (Hohenfellner et al. 1992).

Polyneuropathien

Tabes dorsalis

Die klassischen Bilder der Neurolues sind heute selten geworden. Die Tabes dorsalis und die progressive Paralyse sind Manifestationsformen der Lues im Quartärstadium und treten 8–10 Jahre nach Krankheitsausbruch in Erscheinung. Pathologisch-anatomisch liegt eine fortschreitende entzündliche Degeneration der Hinterwurzeln und der Hinterstränge des Rückenmarkes mit Piabeteiligung vor. Das morphologische Bild entsteht infolge der dorsalen Meningoradikulitis und einer aszendierenden Waller-Degeneration der Hinterstränge. Zu den klinischen Kardinalsymptomen gehören neben Hypo-/Atonie, Hypo-/Areflexie der Skelettmuskulatur Störungen des Vibrations-, Lage- und Bewegungsempfindens (Hinterstrangataxie), Störung der Oberflächensensibilität sowie trophischen Störungen an Haut und Gelenken und vor allem die Störung der Blasenfunktion. Durch den meist progredienten Ausfall der Hinterwurzelganglien mit ihren afferenten Bahnen sowie der Hinterstränge des Rückenmarkes wird bei Tabes dorsalis die sensorische Blaseninnervation partiell oder vollständig unterbrochen. Im Rahmen dieses Prozesses geht auch die sensible Kontrolle anderer viszeraler Funktionen verloren: Verlust von Harn- und Stuhldrang, von Libido sowie Erektions- und Orgasmusfähigkeit. Außerdem kann es zu motorischen Innervationsstörungen kommen, da durch die Hinterwurzeln auch efferente Neurone ohne Synapsen austreten (Melchior 1981).

Die klinische Symptomatik der Blasendysfunktion bei Tabes dorsalis ist inkonstant und vom Krankheitsstadium abhängig. Mit Progredienz der Erkrankung fällt die Blasensensibilität zunehmend aus. Folge ist eine oft asymptomatische Restharnbildung. Restharnvolumina bis zu 1,0-1,5 l sind beschrieben worden. Zystometrisch findet sich eine reduzierte Blasensensibilität während der Füllphase bis zum vollständigen Verlust des Harndranggefühls. In der Regel finden sich Detrusorareflexie und zunehmende Restharnbildung. Die Beckenbodenaktivität ist meist normal, da die kortikospinalen Bahnen nicht betroffen sind. Eine Detrusor-Sphinkter-Dyssynergie kann jedoch vorkommen. Der Eiswassertest ist meist negativ. Der Bulbocavernosusreflex ist inkonstant. Die urologische Therapie ist in der Regel konservativ im Sinne eines Miktionstrainings mit Miktion nach der Uhr und Mehrfachmiktionen. Unterstützend können Cholinergika (z. B. Myocholine, Ubretid) zur Detrusortonisierung, α-Rezeptorenblocker (z. B. Phenoxybenzamin) zur Relaxierung des Blasenauslaßwiderstandes oder Muskelrelaxantien (Baclofen) zur Reduktion der Aktivität der quergestreiften Beckenbodenmuskulatur eingesetzt werden. Gelingt dadurch die Reduktion des Restharnes nicht in ausreichendem Maße, so kommt der intermittierende Selbstkatheterismus zur Anwendung. Die operative Senkung des Blasenauslaßwiderstandes durch Blasenhalsinzision oder TUR-Prostata kann bei strenger Indikationsstellung in Einzelfällen indiziert sein.

Herpes zoster

Der Zoster ist eine Viruserkrankung, hervorgerufen durch das mit dem Varizellenvirus identischen Herpes-zoster-Virus. Er tritt als Zweiterkrankung nach vorausgegangener Sensibilisierung durch Varizellen auf. Der Krankheitsprozeß spielt sich fast ausschließlich in den Spinalganglien als hämorrhagisch nekrotisierende Ganglionitis ab (Hald et al. 1982). Bei Befall der sakralen Nervenwurzeln kann es zur Blasenbeteiligung kommen. Die Symptome sind von der Lokalisation der Läsion abhängig. Veränderungen der Hinterwurzeln führen zu irritativen Symptomen, bei Befall der Vorderwurzeln tritt eine Harnretention ein. Urodynamisch findet sich beim Befall der Segmente S 2-S 4 eine Detrusorakontraktilität (Persson u. Melchior 1986). Zystoskopisch lassen sich meist Herpesbläschen in der Blasenschleimhaut verfizieren. Da sich die Symtomatik nach 1-2 Monaten meist spontan zurückbildet, ist außer der antiviralen Therapie keine spezielle Therapie erforderlich. Es sollte lediglich der

Restharn durch intermittierenden Selbstkatheterismus entleert werden oder eine temporäre Harnableitung über einen suprapubischen Katheter erfolgen.

Guillain-Barré-Syndrom

Neben einer idiopathischen Ätiologie können verschiedene entzündliche Erkrankungen des peripheren Nervensystems oder auch internistische Systemerkrankungen zu dem Bild einer Polyneuritis vom Typ Guillain-Barré führen (Tabelle 2.3). Histopathologisch finden sich mononukleäre, vorwiegend perivenöse Zellinfiltrate im Endoneurium des peripheren Nervensystems, aber auch Demyelinisierungen bis hin zum Axonuntergang der Vorderwurzeln und auch der Hinterwurzeln. Wesentliche Kennzeichen sind die subakute bis akute Entwicklung eines monophasischen klinischen Bildes nach Art eines symmetrischen Polyneuropathiesyndroms. Das typische klinische Bild beginnt meist nach kurz vorausgegangen Symptomen eines unspezifischen Infektes mit Parästhesien und Schmerzen an den Füßen, seltener auch an den Händen, gefolgt von einer motorischen Schwäche der Beine. Diese schlaffen Paresen steigen in wenigen Tagen auf und können zum Vollbild einer Tetraparese mit Blasen- und Sphinkterlähmung führen. Eine Beteiligung des Harntraktes wird bis zu 40 % angegeben. Urologische Symptome sind Restharnbildung bis zum Harnverhalt. Urodynamisch finden sich die Zeichen einer unteren motorischen Läsion mit Detrusorareflexie, Blasenhyposensitivität und positivem Carbacholtest (Blaivas 1988).

Da sich in der Regel alle Krankheitserscheinungen in der umgekehrten Reihenfolge ihres Auftretens allmählich innerhalb von 8–12 Wochen komplett zurückbilden, ist keine spezifische Therapie der Blasensymtome indiziert. Restharn sollte intermittierend abkatheterisiert werden.

Diabetes mellitus

Polyneuropathien des peripheren und autonomen Nervensystems sind bekannte Komplikationen bei Diabetes mellitus. Die Ätiologie ist multifaktoriell. Postuliert werden zum einen sekundäre Nervendegenerationen infolge Mikroangiopathie der Vasa nervorum, zum anderen metabolische Störungen in der Schwann-Scheide, die zu einer segmentalen Demyelinisierung mit Axonverlust in den Hintersträngen des Rückenmarkes und in den peripheren Nerven sowie zur neurogenen Atrophie der Muskulatur führen (Faerman et al. 1973). Ist der untere Harntrakt bei der diabetischen Neuropathie beteiligt, so spricht man von der „diabetogenen Zystopathie" (Frimodt-Møller 1976 a, b, c). In 27–85 % der Fälle kommt es beim D. mellitus zur Beteiligung der an der Blaseninnervation beteiligten Nerven und somit zu einer Blasenentleerungsstörung (Alloussi et al. 1985; Fagerberg et al. 1967; Frimodt-Møller 1976 a, b, c; Kahan et al. 1970). Symptome sind Beeinträchtigung der Blasensensorik mit verlängerten Miktionsintervallen, vergrößerter Blasenkapazität und unvollständiger Blasenentleerung mit Restharnbildung. Bei Dekompensation des

Detrusor kommt es zum Harnverhalt mit Überlaufinkontinenz. Urodynamisch finden sich eine große Blasenkapazität bei niedrigen intravesikalen Drücken, ein verspäteter oder aufgehobener erster Harndrang, reduzierte Detrusorkontraktilität bis hin zur Detrusorakontraktilität, abgeschwächter Uroflow und Restharnbildung. Wichtigste Differentialdiagnose ist die subvesikale Obstruktion bei BPH, da sie die Symptome der diabetogenen Zystopathie imitieren kann. Eine zusätzliche obstruktive Komponente liegt bei 40 % aller Diabetiker über 50 Jahre vor und macht die genaue ursächliche Abklärung der Blasenentleerungsstörung schwierig. Bei 61 % der Diabetiker finden sich urodynamisch unwillkürliche Detrusorkontraktionen, die allerdings eher nicht durch die Grunderkrankung, sondern durch die hohe Zahl konkomitanter Erkrankungen wie Zerebralsklerose, subvesikale Obstruktion und Blasensteine hervorgerufen sind.

Ziel der Therapie ist die frühzeitige Wiederherstellung einer balancierten Blasenentleerung. Therapeutisch sind Begleiterkrankungen primär anzugehen (Infektsanierung, Prostataresektion). Zur Reduktion einer symptomatischen Detrusorhyperaktivität sind Anticholinergika indiziert (vgl. Tabelle 1). Bei der Kombination von D. mellitus, Prostataadenom und Detrusorakontraktilität mit Überlaufinkontinenz ist der urodynamische Nachweis einer subvesikalen Obstruktion bei fehlender Detrusorkontraktion unmöglich und die Differenzierung zwischen neurogener und myogener Detrusorakontraktilität infolge sekundärer Detrusordekompensation schwierig. Hilfreich zur Differenzierung ist hier der Denervierungshypersensibilitätstest nach Lapides, wobei sich bei neurogener Ätiologie urodynamisch nach subkutaner Injektion von 0,25 mg Carbachol ein intravesikaler Druckanstieg von mehr als 25 cm H_2O als Zeichen der Denervierungshypersensibilität verifizieren läßt (Abb. 2.3). Bei asymptomatischen Patienten werden die Miktion nach der Uhr (alle 3-4 h) und Mehrfachmiktionen ("double-voiding" oder "triple-voiding") zunächst versucht, alternativ der intermittierende Katheterismus. Bei Patienten mit diabetischer Zystopathie und rezidivierenden Harnwegsinfekten ist das Hauptziel die Beseitigung des Restharns. Dies kann zunächst eine Dauerableitung (z. B. durch suprapubischen Katheter) notwendig machen. Vorzuziehen ist der intermittierende Katheterismus. Parasympathomimetika (Carbachol, Betanechol) sind meist nur wenig effektiv. α-Rezeptorenblocker (Phenoxybenzamin, Prazosin, Terazosin) werden zur Herabsetzung des Blasenauslaßwiderstandes zumeist in Kombination mit Cholinergika empfohlen. Ist die konservative Therapie nicht erfolgreich, kommen operative Methoden wie Blasenhalsinzision oder TUR-Prostata zur Senkung des Blasenauslaßwiderstandes in Betracht, die eine Verbesserung der Blasenentleerung mittels Bauchpresse und damit eine Beseitigung der Überlaufinkontinenz anstreben. Wenn nach Prostataresektion infolge der Detrusorakontraktilität Restharnbildung oder der Harnverhalt fortbesteht, werden der intermittierende Katheterismus oder die suprapubische Katheterableitung erforderlich (Schultz-Lampel u. Thüroff 1993b).

Neurogene Systemerkrankungen – Ursachen und Auswirkungen auf die Blasenfunktion

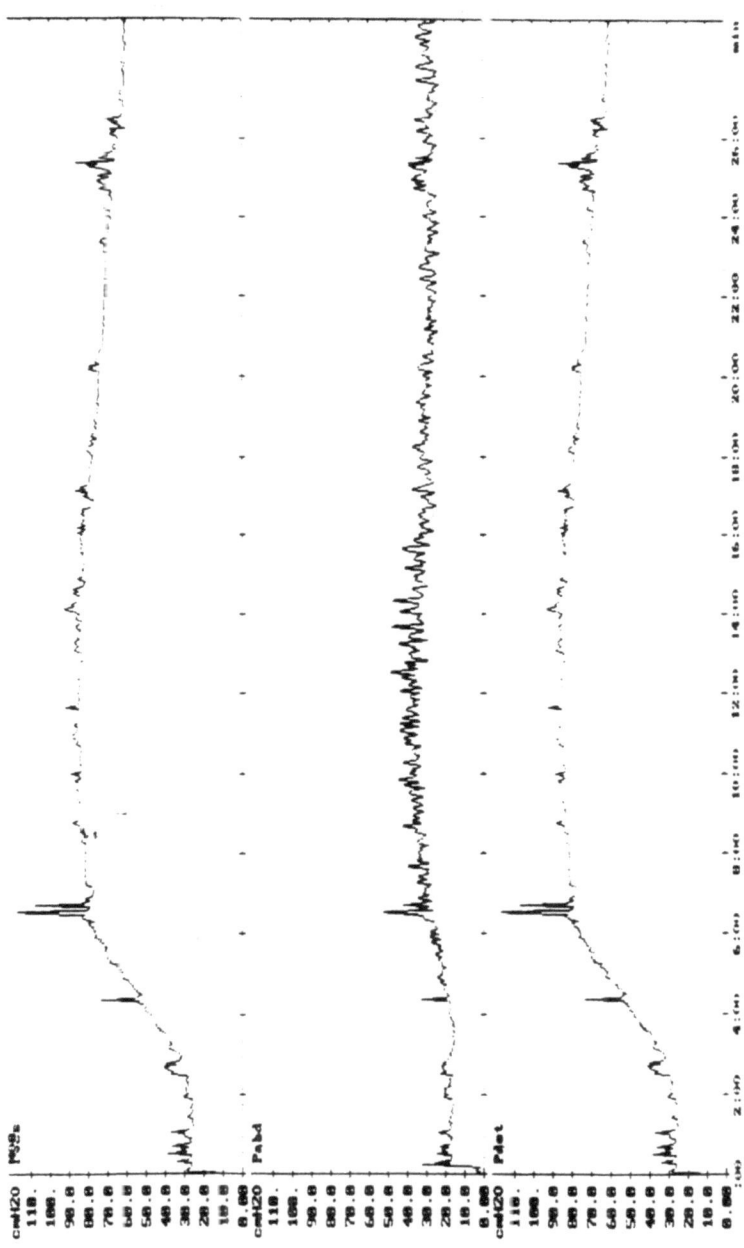

Abb. 2.3. Positiver Carbacholtest bei peripher denervierter Blase. Vier Minuten nach subkutaner Injektion von 25 mg Carbachol tritt ein intravesikaler Druckanstieg von > 25 cm H_2O auf

Literatur

Alloussi S, Mast GJ, Kopper B, Ziegler M (1985) Harnblasenentleerungsstörungen als Folge einer sakralen autonomen diabetischen Neuropathie. Urologe [A] 24: 291-295

Andersen JT (1985) Disturbances of bladder and urethral function in Parkinson's disease. Int Urol Nephrol 17: 35-41

Aranda B, Cramer P (1993) Effects of Apomorphine and L-Dopa on the Parkinsonian Bladder. Neurourol Urodyn 12: 203-209

Awad SA, Gajewski JB, Sogbein SK, Murray TJ, Field CA (1984) Relationship between neurourological and urological status in patients with multiple sclerosis. J Urol 132: 499-502

Bannister R, Oppenheimer DR (1972) Degenerative diseases of the nervous system associated with autonomic failure. Brain 95: 457

Bemelmans BLH, Hommes OR, van Kerrebroeck PEV, Lemmens WAJG, Doesburg WH, Debruyne FMJ (1991) Evidence for early lower urinary tract dysfunction in clinically silent multiple sclerosis. J Urol 145: 1219

Berger Y, Blaivas JG, de la Rocha ER, Salinas JM (1987) Urodynamic findings in Parkinson's disease. J Urol 138: 836-838

Berger Y, Salinas JN, Blaivas JG (1990) Urodynamic differentiation of Parkinson Disease and the Shy Drager Syndrome. Neurourol Urodyn 9: 117-121

Blaivas JG (1988) Neurologic dysfunctions. In: Yalla SV, McGuire EJ, Bradley WE (eds), Neurourology and urodynamics. Principles and practice. Little, Brown, Boston, pp 245-255

Blaivas JG, Barbalias GA (1984) Detrusor-external sphincter dyssynergia in men with multiple sclerosis: an ominous urologic condition. J Urol 131: 91-94

Blaivas JG, Bhimani G, Labib KB (1979) Vesicourethral dysfunction in multiple sclerosis. J Urol 122: 342-347

Delank H-W (1981) Krankheiten und Schäden des Nervensystems. In: Delank H-W (Hrsg) Neurologie. Enke, Stuttgart, S 120-279

Elbadawi A, Blaivas JG (Hrsg) (1988) Macmillan, New York, pp 343-357

Faerman I, Glocer L, Celener D et al. (1973) Autonomic nervous system and diabetes. Histological and histochemical study of the autonomic nerve fibers of the urinary bladder in diabetic patients. Diabetes 22: 225-236

Fagerberg SE, Kock NG, Petersen I, Stener I (1967) Urinary bladder disturbance in diabetics. Scand J Urol Nephrol 1: 19-27

Fitzmaurice H, Fowler CJ, Rickards D et al. (1985) Micturition disturbances in Parkinson's disease. Br J Urol 57: 652-656

Fog T (1950) Topographic distribution of plaques in the spinal cord in multiple sclerosis. Arch Neurol Psychiat 63: 382

Frimodt-Møller C (1976a) Diabetic cystopathy I. Dan Med Bull 23: 267-278

Frimodt-Møller C (1976b) Diabetic cystopathy II. Dan Med Bull 23: 279-286

Fromodt-Møller C (1976c) Diabetic cystopathy III. Dan Med Bull 23: 287-294

Galloway NTM (1983) Urethral Sphincter abnormalities in parkinsonism. Br J Urol 55: 691-693

Goldstein I, Siroky MB, Sax DS, Krane RJ (1982) Neurourologic abnormalities in multiple sclerosis J Urol 128: 541-545

Griffiths DJ, McCracken PN, Moore K et al. (1992) Location of cerebral lesions responsible for geriatric urge incontinence. Neurourol Urodyn 422-423

Hald T, Bradley WE (1982) The urinary bladder. Neurology and dynamics. Chap 15. In: Hald T, Bradley WE (eds) Neurological Diseases and the urinary bladder. Williams & Wilkins, Baltimore London, pp 156-174

Hohenfellner M, Thüroff JW, Schultz-Lampel D, Schmidt RA, Tanagho EA (1992) Sakrale Neuromodulation zur Therapie von Miktionsstörungen. Akt Urol 23: I-X

Jünemann K-P, Melchior H (1990) Blasenfunktionstörungen bei Parkinson-Syndrom. Urologe [A] 29: 170-175

Kahan M, Goldberg PG, Mandel EE (1970) Neurogenic vesical dysfunction and diabetes mellitus. NY State J Med 2448-2455

Khan Z, Hertanu J, Yang WC, Melman A, Leiter E (1981) Predictive correlation of urodynamic dysfunction in brain injury after cerebrovascular accident. J Urol 126: 86

Leach GE, Yun SK (1992) Post-prostatectomy incontinence Part I. The urodynamic findings in 107 men. Neurourol Urodyn 11: 91-97

Lewin RJ, Dillard GV, Porter RW (1967) Extrapyramidal inhibition of the urinary bladder. Brain Res 4: 301-307

Madersbacher H (1993) Neurogene Blasenentleerungstörungen. In: Hertle L, Pohl J (Hrsg), Urologische Therapie, Urban & Schwarzenberg, München Wien Baltimore S 187-198

Malone-Lee JG, Saàdu A, Lieu PK (1993) Evidence against the existence of a specific Parkinsonian Bladder. Neurourol Urodyn 12: 341-343

Mayo ME, Chetner P (1992) Lower urinary tract dysfunction in multiple sclerosis. Urology 39: 67-70

McGuire EJ (1984) Miscellaneous disorders: obstruction, supraspinal disease, multiple sclerosis. In: McGuire EJ (ed) Clinical evaluation and treatment of neurogenic vesical dysfunction, Williams & Wilkins, Baltimore London, 57-68

Melchior H (1981) Dysfunktionen des unteren Harntraktes. In: Melchior H (Hrsg) Urologische Funktionsdiagnostik Lehrbuch und Atlas der Urodynamik, Thieme, Stuttgart New York, S 138-173

Murdock MI, Olsson CA, Sax DS, Krane RJ (1975) Effects of Levodopa on the bladder outlet. J Urol 113: 803-805

Oppenheimer DR (1978) The cervical cord in multiple sclerosis. Neuropathol Appl Neurobiol 4: 151

Pavlakis AJ, Siroky MB, Goldstein I, Krane RJ (1983) Neurourologic findings in Parkinson's disease. J Urol 129: 80-83

Persson C, Melchior H (1986) Harnverhalt bei Herpes zoster. Urologe [A] 25: 286-287

Primus G, Schmidt R (1994) Normaldruckhydrozephalus als Ursache von Urgency und Urgeinkontinenz. Vortrag auf dem 5. Arbeitstreffen des Forum Urodynamicum, Hannover, 10. - 12.3.1994

Raz S (1976) Parkinsonism and neurogenic bladder. Urol Res 4: 133-138

Salinas JM, Berger Y, de la Rocha RE, Blaivas JG (1986) Urological evaluation in the Shy drager syndrome. J Urol 135: 741

Singh N, Fahn S (1980) Electrophysiologic studies in the Shy Drager syndrome. Neurology 30: 394

Schultz-Lampel D, Thüroff JW (1993a) Dranginkontinenz. In: Hertle L, Pohl J (Hrsg) Urologische Therapie. Urban & Schwarzenberg, München Wien Baltimore, S 174-183

Schultz-Lampel D, Thüroff JW (1993b) Mischformen von Harninkontinenz. In: Hertle L, Pohl J (Hrsg) Urologische Therapie. Urban & Schwarzenberg, München Wien Baltimore S 183-187

Schultz-Lampel D, Thüroff JW (1993c) Inkontinenzprobleme im Alter. Urologe [B] 33 [Suppl]: S 13-18

Staskin DS, Vardi Y, Siroky MB (1988) Postprostatectomy Continence in the parkinsonian patient: the significance of poor voluntary sphincter control. J Urol 140: 117-119

Vardi Y, Siroky MB, Staskin D (1986) Role of voluntary sphincter control in postprostatectomy incontinence in the parkinsonian patient. Neurourol Urodyn: 105-107

Wheeler JS Jr, Siroky MB, Pavlakis AJ, Goldstein I, Krane RJ (1983) The changing neurourologic pattern of multiple sclerosis. J Urol 130: 1123-1126

KAPITEL 3

Klassifikation neurogener Blasenfunktionsstörungen

H. Heidler

Die Harnblase hat sowohl eine *Speicher-* als auch eine *Entleerungsfunktion* zu erfüllen, d. h., den Harn zu sammeln und ihn unter Willkürkontrolle in größeren Portionen auszuscheiden.

Demnach können neurogene Funktionsstörungen unterteilt werden in

1) die *neurogene Blasenverschlußinsuffizienz* mit Harnverlust bei körperlicher Anstrengung mit intraabdomineller Druckerhöhung (Streßinkontinenz) und in
2) die *neurogene Blasenfunktionsstörung* mit detrusorbedingtem Speicher- und Harnverlust sowie neurogen enthemmter Blase, Reflexinkontinenz mit und ohne Dyssynergie oder Überlaufinkontinenz

Diese Defekte manifestieren sich *urodynamisch* in Befundmustern wie hypotone oder hyporeaktive Verschlußinsuffizienz, Hyposensitivität, Asensitivität, Detrusorhyperaktivität, Detrusorhypokontraktilität, Akontraktilität, Hyperreflexie, Detrusor-Sphinkter-Dyssynergie und Detrusor-Blasenhals-Dyssynergie (Tabelle 3.1).

Daraus ist klar ersichtlich, daß bei der Harnblasenfunktionsstörung die *neurogene Problematik* im Vordergrund steht.

Klassifikation von Funktionsstörungen

Sie bedeutet Einteilung in Gruppen, um dadurch bei der Vielfalt von Funktionsstörungen eine Übersicht zu erhalten.

Das Wesen einer Klassifikation ergibt sich aus der Fragestellung, wozu sie zu dienen hat. Dabei kommt noch erschwerend dazu, daß jede neurologische Blasenfunktionsstörung als individuelle Erkrankung anzusehen ist.

Ziele einer Klassifikation

Sie bestehen in folgendem: Die Definition von Funktionsstörungen ermöglicht eine *eindeutige Unterscheidung* zwischen Erkrankten und Nichterkrankten. Empirisch ermittelte Werte der urodynamischen Untersuchung, Untersuchungsbefunde und auch die Klinik bestimmen die *Therapiebedürftigkeit*. Als drittes soll die Klassifikation dem *Management* der individuellen Situation dienen. Zusammanfassend ergibt sich folgende Übersicht:

Tabelle 3.1. Neurogene Blasenfunktionsstörung

	Klinisch-symptomatisch	Urodynamische Befundmuster
Neurogene Blasenverschlußinsuffizienz	Streßinkontinenz	Harnröhrenhypotonie, fehlende oder verminderte aktive Drucktransmission (Hyporeaktivität)
Neurogene Blasenspeicher- und Entleerungsstörung	Neurogen enthemmte Blase Reflexinkontinenz Überlaufinkontinenz	Hyposensitivität Asensitivität Detrusorhyperaktivität Detrusorhypokontraktilität Detrusorakontraktilität Detrusohyperreflexie Detrusorareflexie Detrusor-Sphinkter-Dyssynergie Detrusor-Blasenhals-Dyssynergie

Ziel der Klassifikation von Funktionsstörungen

1) Definition von Funktionsstörungen
2) Beurteilung der Therapiebedürftigkeit
3) Management der individuellen Situation

Die *Form* jeglichen Klassifikationssystems hängt von Fragestellung, Untersuchungskriterien und erhobenen Befunden ab. Naturgemäß ist dabei die Fragestellung des Betrachters entscheidend für die Art der Klassifikation. Der *Neurologe* wird die Blasenfunktionsstörungen anhand neurologischer Kriterien nach Ursache und Lokalisation einer Schädigung des Nervensystems unterscheiden, für den *Urologen* werden hingegen Art und Ausmaß der Blasenfunktionsstörung und sekundäre Folgen für den unteren und oberen Harntrakt im Vordergrund stehen.

Bestehende Klassifikationssysteme

Die *frühesten Einteilungen* stützten sich mangels diagnostischer Möglichkeiten ganz auf die Symptomatik wie Harninkontinenz und Miktionsstörungen. Später trat die wissenschaftliche Fragestellung in den Vordergrund, den Zusammenhang zwischen Ursache und Lokalisation einer Schädigung des Nervsystems und der daraus resultierenden Blasenfunktionsstörung aufzudecken.

Das *Klassifikationssystem von Bors u. Comarr* [1] ist ein neurologisch ausgerichtetes Einteilungsschema. Grundlage der Klassifikation ist die Lokalisation der neurologischen Schädigung am peripheren Nerven (infranukleär) oder am Zentralnervsystem (supranukleär) sowie der Grad der neurologischen Ausfallserscheinungen (komplett/inkomplett) mit der Folge eines schlaffen oder spastischen Lähmungstyps. Zusätzlich wird die Funktion des unteren Harntraktes insofern berücksichtigt, als zwischen restharnfreier/restharnarmer Blasenentleerung und erheblichen Restharnmengen (balancierte/unbalancierte

Blasenentleerung) unterschieden wird. Sämtliche Läsionen oberhalb des sakralen Miktionszentrums (S 2–S 4) im Bereich des Rückenmarkes und Gehirnes führen demnach bei Intaktheit des peripheren Reflexbogens zu einer Läsion des oberen motorischen Neurons, die einen spastischen Lähmungstyp zur Folge hat. Ob solche Läsionen komplett oder inkomplett sind, wird durch die neurologische Untersuchung festgelegt. Dabei bleibt unberücksichtigt, wie der Modus der Blasenentleerung und was die Ursache der Entleerungsstörung im einzelnen ist. Trotzdem handelt es sich hier um ein Einteilungsschema, das bis heute grundlegende Bedeutung hat und als Basis für weitere Modifikationen dient, die dem praktischen Verständnis der Beurteilung der für den Patienten relevanten klinischen Situation entgegenkommt.

Ein vereinfachtes, daraus abgeleitetes neurologisches Klassifikationsschema stammt von Gibbon [4], wobei im wesentlichen die Gradeinteilung der neurologischen Schädigung (komplett/inkomplett) und die Effektivität der Blasenentleerung (balancierte/unbalancierte Blasenentleerung) weggelassen wurde.

Ebenfalls auf der Einteilung von Bors u. Comarr aufbauend stellte Burgdörfer [3] ein Schema der Inkontinenz bei neurogener Blase zusammen, das die jeweilige Funktion von Detrusor und Sphinkter den neurologischen Läsionstypen zuordnet und von klinischer Seite her den Restharn berücksichtigt (Tabelle 3.2).

Das Klassifikationsschema von Lapides [6] enthält 5 charakteristische neurogene Blasenfunktionsstörungen. Dabei erfolgt die Zuordnung zu diesen spezifischen Krankheitsbildern auf der Grundlage urodynamischer und pharmakologischer Funktionstestung unter gleichzeitiger Berücksichtigung von Symptomatologie und neurologischem Status. Er unterscheidet dabei die sensorisch-neurogene Blase, die motorisch-paralytische Blase, die ungehemmte neurogene Blase, die neurogene Reflexblase und die autonome neurogene Blase.

Ein jüngeres Klassifikationssystem vom Krane u. Siroky [5] beruht ausschließlich auf der Beschreibung der Funktionsstörung des unteren Harntrakts mit Hilfe einer detaillierten urodynamischen Abklärung, allerdings ohne Beurteilung der Miktionsphase und ohne Einbeziehung der Symptome.

Aus diesem Grund schuf Thüroff [8] eine *problemorientierte* Klassifikation, die der Tatsache Rechnung trägt, daß eine Störung der Speicher- oder Entleerungsfunktion sich in unterschiedlicher Symptomatologie äußert und urodynamisch unterscheidbar sein sollte. Bei den oft komplexen neurogenen Funktionsstörungen gehen aber die Speicherstörung und die Entleerungsstörung ineinander über, so daß keine scharfe Grenze gezogen werden kann und die Brauchbarkeit dieser Klassifikation eingeschränkt ist.

Die urodynamische Einteilung der Blasen-Sphinkter-Reaktion nach Madersbacher [7] unterscheidet einerseits einen spastischen und schlaffen Detrusor und andererseits einen spastischen und schlaffen Sphinkter, woraus sich aus der Kombination 4 Reaktionstypen ergeben, von denen sich gut überschaubare Therapiekonzepte ableiten lassen.

Die von Bradley [2] erarbeiteten Funktionskreise – Loops – der Blasenfunktion brachten eine erweiterte, über das anatomische hinausgehende physiologische Betrachtungsweise der Blasenfunktion, die für das Verständnis und

Tabelle 3.2. Schema der Inkontinenz bei neurogener Blase (Nach Burgdörfer [3] auf der Basis der Einteilung von Bors u. Comarr [1])

Läsion	Inkontinenz	Detrusor	Sphinkter	Restharn
Supranukleär				
Inkomplett				
Viszeromotorisch	Urgeinkontinenz	++	+	0
Viszeromotorisch, somatomotrisch	Urgeinkontinenz	+++	++	+
Komplett				
Viszeromotorisch, somatomotorisch, viszerosensibel	Reflexinkontinenz	+++	++	+
Infranukleär				
Inkomplett				
Viszerosensibel	Überlaufinkontinenz	0	+	++
viszeromotorisch	Überlaufinkontinenz	0	+	++
somatomotorisch	„Streß"-Inkontinenz	+	0	0
Komplett				
viszeromotorisch, somatomotorisch, Viszerosensibel	Überlaufinkontinenz/ „Streß"-Inkontinenz	0	0	++
Gemischt				
Supranukleär Viszeromotorisch, Infranukleär somatomotorisch	Urgeinkontinenz/ „Streß"-Inkontinenz	++	0	0/(+)
Supranukleär viszeromotorisch, infranukleär somatomotorisch, viszerosensibel	Reflexinkontinenz „Streß"-Inkontinenz	++	0	0/(+)
Infranukleär viszeromotorisch, supranukleär somatomotorisch	Keine Inkontinenz (evtl. Überlaufinkontinenz)	0	++	++

den *Ort der komplexen Vorgänge* sehr zutreffend und hilfreich ist, und uns in die Lage versetzt, Defektmechanismen besser interpretieren zu können.

Wenn es also richtig ist, daß die unauffällige normale Blasenfunktion mit den Funktionskreisen nach Bradley dem heutigen Wissen entsprechend beschrieben wird, dann liegt es nahe, auch die *gestörte Blasenfunktion* zu diesen *Funktionskreisen* in Beziehung zu bringen.

Der Funktionskreis 1 besteht aus Bahnen zwischen dem Frontalhirn und dem Hirnstamm. Eine entsprechende Anzahl von afferenten Impulsen löst im

Großhirn das Gefühl des Harndranges aus. Durch Modulation und Regulation der vom Hirnstamm aus dem Funktionskreis 2 kommenden Impulse ist die Willkürsteuerung der Miktion möglich. Die hemmende Wirkung des Kortex ist normalerweise so groß, daß der Funktionskreis 2, die spinale und pontine Steuerung der Blasenentleerung, außer Funktion gesetzt werden kann.

Der Funktionskreis 2 setzt sich aus den Verbindungen zwischen dem Hirnstamm und der Peripherie zusammen. Er besteht also aus einer spinalen und einer peripheren Komponente. Er beinhaltet den Hauptweg der Blasenentleerung, den Detrusorreflex, über die peripheren und spinalen Bahnen. Von den parasympathischen Dehnungsrezeptoren laufen die afferenten Impulse über den N. pelvicus, die Hinterwurzel und das Rückenmark zum Hirnstamm zur vorderen Brückenregion und Formatio reticularis. Hier erfolgt die Umschaltung auf efferente präganglionäre parasympathische Neurone, die die Impulse zurückleiten über das Rückenmark, die Kerne des N. pelvicus im Sakralmark, über den N. pelvicus an den Plexus vesicalis zum peripheren Neuron.

Funktionskreis 3: Der Ablauf dieses langes Reflexbogens über den Hirnstamm garantiert die Koordination zwischen Detrusor und Beckenboden-Sphinkter externus, die Synergie während der Speicher- und Entleerungsphase.

Der Funktionskreis 4 stellt die direkte Verbindung zwischen Motorkortex und dem Beckenboden mit Sphinkter externus über die Pyramidenbahn und den N. pudendus her. Die abrupte Unterbrechung der Miktion durch Kneifen des Beckenbodens ist nur dann möglich, wenn die entsprechenden Impulse vom Motorkortex über Pyramidenbahn zum Nucleus pudendus und von dort in die Peripherie gelangen (s. Abb. 3.1).

Entsprechend den eingangs erwähnten Zielen einer Klassifikation bringt die *Klassifikation nach gestörten Funktionskreisen* in der Zusammenschau von Symptomen, klinischer und neurologischer Untersuchung und urodynamischer Untersuchung u. a. die gewünschte Information über Therapiebedürftigkeit und individuelles Management, somit eine Kombination von subjektiven Angaben und objektiven Daten.

Klassifikation nach Störungen der Funktionskreise

Bei Störung im Funktionskreis 1 (s. Abb. 3.2) entwickelt sich in charakteristischer Weise die neurogen enthemmte Blase. Dabei ist der Kortex aufgrund einer Hirnleistungsstörung wie z.B bei Zerebralsklerose nicht mehr in der Lage, eine adäquate Hemmung auf den Detrusorreflex auszuüben. Bei Auftreten des Harndranges ist der Patient nicht in der Lage, den Harndrang bis zum Aufsuchen der Toilette zu unterdrücken. Es kommt zur unwillkürlichen Blasenentleerung.

Bei Störung im Funktionskreis 2, dem langen Miktionsreflexbogen, können je nach Höhe der Läsion infranukleäre und supranukleäre Störungen mit und ohne Detrusor-Sphincter-externus-Dyssynergie, somit 3 Erscheinungsformen vorliegen.

Abb. 3.1. Funktionskreise nach Bradley: *Funktionskreis 1*: Sensorische und motorische Bahnen zwischen dem Frontalhirn und dem Zwischenhirn; *Funktionskreis 2*: Sensorische und motorische Bahnen zwischen der Peripherie und dem Hirnstamm; *Funktionskreis 3*: Spinale Bahnen für die Interaktion zwischen Detrusor und quergestreifter Sphinktermuskulatur; *Funktionskreis 4*: Motorische Bahnen zwischen Motorcortex und quergestreifter Sphinktermuskulatur

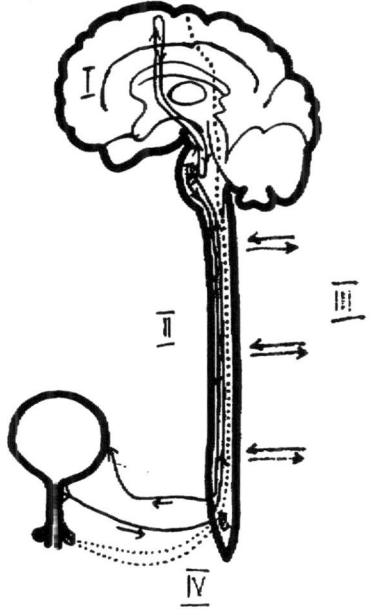

Abb. 3.2. Störung im Funktionskreis 1: Neurogen enthemmte Blase

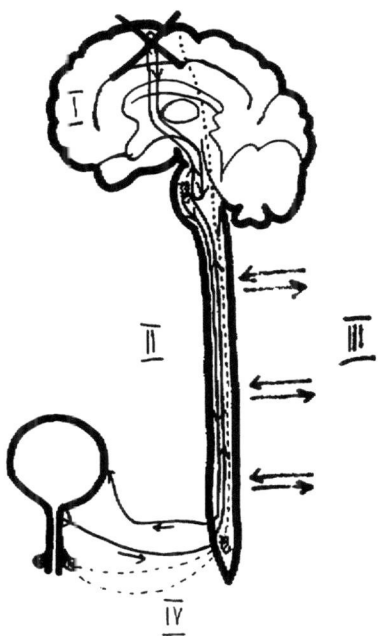

Abb. 3.3. Störung im Funktionskreis 2, peripher oder sakral: mangelhafte oder fehlende Sensitivität und/oder Kontraktilität der Blase

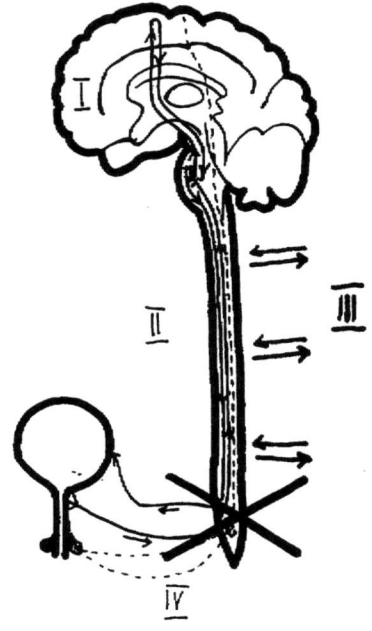

Bei Störungen im sakralen und peripheren Nervenbereich (Abb. 3.3) resultiert eine Hypo- bzw. Asensitivität der Blase sowie eine Hypo- bzw. Akontraktilität. Dieser Läsionstyp entspricht der infranukleären kompletten oder inkompletten Läsion. Bei Störung der afferenten und/oder efferenten Bahnen des N. pelvicus kommt kein Detrusorreflex in Gang. Ursächlich sind in erster Linie iatrogene Schädigungen dieser Nerven im Rahmen von Operationen im kleinen Becken, periphere Polyneuropathien sowie Kaudaläsionen zu nennen.

Bei Störung mit tiefer Läsion suprasakral (Abb. 3.4) fällt ein Großteil der Interaktionsmöglichkeiten zwischen Detrusor und quergestreifter Sphinktermuskulatur weg, und es resultiert bei Störung im *Funktionskreis 3* in typischer Weise eine Detrusor-Sphincter-externus-Dyssynergie bei gleichzeitig bestehender Reflexblase.

Bei höherer suprasakraler Störung (Abb. 3.5) entwickelt sich charakteristischerweise die Reflexblase, einer supranukleären Läsion entsprechend. Hier sind somit Teile des Funktionskreises 3 funktionstüchtig, so daß dadurch die Interaktion zwischen Detrusor und quergestreifter Sphinktermuskulatur funktioniert und eine Dyssynergie nur gering ausgeprägt ist.

Bei Störung im Funktionskreis 4 (s. Abb. 3.6) besteht keine Möglichkeit der Willkürsteuerung der quergestreiften Sphinktermuskulatur. Ist diese Störung im Funktionskreis 4 im Bereich des peripheren Nerven gelegen, besteht auch keine Möglichkeit der reflektorischen Kontraktion der quergestreiften Sphinktermuskulatur im Rahmen des Hustenreflexes, so daß bei intraabdomineller Druckerhöhung klinisch eine Streßinkontinenz resultieren kann.

Abb. 3.4. Störung im Funktionskreis 3: bei tieferer Rückenmarksläsion suprasakral tritt nun zusätzlich eine Detrusor-Sphincter-externus-Dyssynergie auf

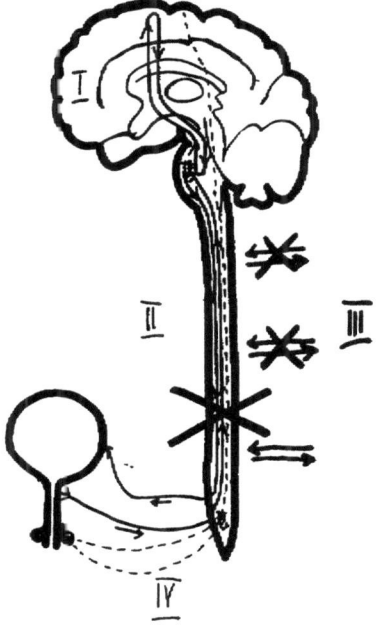

Abb. 3.5. Störung im Funktionskreis 2 suprasakral: Reflexblase, bei hoher Läsion mit weitgehend erhaltener Koordination von Detrusor und Sphinktermuskulatur

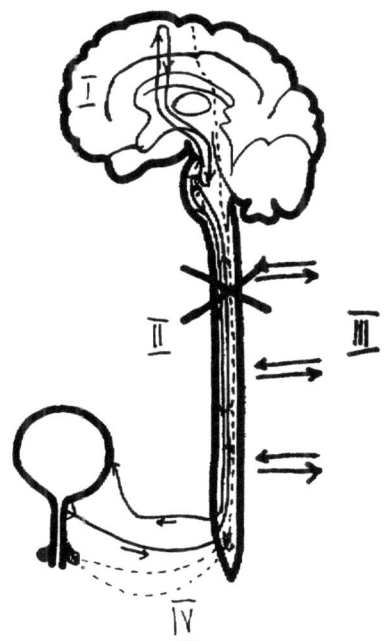

Abb. 3.6. Störung im Funktionskreis 4: bei peripherer Läsion Streßinkontinenz, bei zentraler Läsion fehlende Willkürsteuerung der quergestreiften Sphinktermuskulatur.

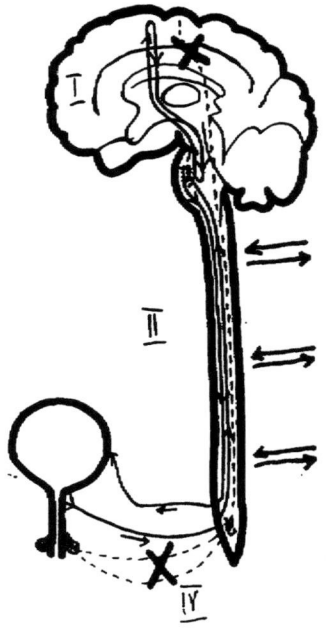

Zurückgreifend auf die grundlegende Einteilung nach Bors u. Comarr ist es aus neurologischer Sicht klar, daß alle oben beschriebenen Funktionsstörungen sowohl komplett als auch inkomplett vorliegen können.

Die hier dargestellten neurogenen Störungen beziehen sich vorwiegend auf die *Blasenspeicherung und Blasenentleerung*.

Die *neurogene Blasenverschlußinsuffizienz* jedoch kann durch 2 Ursachen bedingt sein:

1) Die bereits beschriebene Störung im Funktionskreis 4 mit peripherer Läsion des N. pudendus kann dazu führen, daß bei intraabdomineller Druckerhöhung keine reflektorische Kontraktion der quergestreiften Beckenbodensphinktermuskulatur und somit keine aktive Drucktransmission stattfindet, wodurch eine sog. hyporeaktive Verschlußinsuffizienz resultieren kann.

2) Der Sympathikus beeinflußt über den N. hypogastricus die glatte Muskulatur der proximalen und mittleren Harnröhre und ist so für den Harnröhrentonus (Harnröhrenverschlußdruck) in Ruhe mitverantwortlich. Bei peripherer Nervenläsion resultiert eine Tonusverminderung der glatten Harnröhrenmuskulatur mit Entwicklung einer Harnröhrenhypotonie, die ebenfalls zum Harnverlust unter Belastung (Streßinkontinenz) im Sinne einer sog. hypotonen Verschlußinsuffizienz führen kann.

Zusammenfassung

Eine Klassifikation von Funktionsstörungen dient zur Definition der Funktionsstörung, zur Beurteilung der Therapiebedürftigkeit der jeweiligen Situation nach allgemeingültigen Kriterien und zum maximalen Management der individuellen Situation. Zweifelsohne stellt jeder Patient seine eigene Situation dar, wofür die Klassifikation jedoch eine wesentliche Entscheidungshilfe bringt.

Somit bestehen seit Jahrzehnten Versuche der reinen Beurteilung des neurologischen Status sowie mit fortschreitenden Techniken der urodynamischen Klassifikation von Funktionsstörungen. Die problemorientierte Klassifikation nach Speicherstörung und Entleerungsstörung erlaubt bei neurologisch unauffälligen Patienten meist eine exakte Grenzziehung zwischen diesen beiden Problemen. Bei den komplexen neurogenen Funktionsstörungen jedoch ist ein Ineinanderübergehen dieser beiden Probleme üblich und somit eine scharfe Grenze nicht zu ziehen.

Aus der Zusammenschau von allen diesen Teilaspekten wie Symptomen, klinischer und neurologischer Untersuchung einerseits und urodynamischer Untersuchung der Blasen-Sphinkter-Reaktion andererseits kann eine Einteilung nach gestörten Funktionen erfolgen, die sich an den 4 Funktionskreisen nach Bradley orientiert und die uns in die Lage versetzt, die Therapiebedürftigkeit festzustellen und dem Management der individuellen Situation zu dienen.

Literatur

1. Bors EA, Comarr E (1971) Neurological Urology. Karger, Basel
2. Bradley WE, Timm GW, Scott FB (1974) Innervation of the detrusor muscle and urethra. Urol Clin N Am 1: 3
3. Burgdörfer H (1988) Harninkontinenz bei neurogenen Blasenentleerungsstörungen. In: Proceedings of 2nd Urological Workshop, Wiesbaden
4. Gibbon NOK (1976) Nomenclature of neurogenic bladder. Urology 8: 423
5. Krane RJ, Siroky MB (1979) Classification of neuro-urologic disorders. In: Clinical Neuro-Urology. Little Brown, Boston, p 143
6. Lapides J (1970) Neuromuscular vesical and urethral dysfunction. In: Campbell MFJ, Harrison H (eds) Urology, 3rd edn, vol 2. Saunders, Philadelphia, p 1343
7. Madersbacher H (1984) Blasenentleerung ohne Hilfsinstrumente In: Stöhrer M, Palmtag H, Madersbacher H (Hrsg) Blasenlähmung. Thieme, Stuttgart, S 50
8. Thüroff JW (1984) Klassifikation von Blasenfunktionsstörungen In: Stöhrer M, Palmtag H, Madersbacher H (Hrsg) Blasenlähmung. Thieme, Stuttgart, S 50

KAPITEL 4

Zur Urodynamik neurogener Blasenfunktionsstörungen bei Querschnittlähmung. Richtlinien und Nomenklatur zur Vereinheitlichung

D. Sauerwein, H. Madersbacher, M. Stöhrer und H. Palmtag

Vorbemerkung

Die urologische Versorgung Querschnittgelähmter erfordert die Zusammenarbeit von klinischen Abteilungen für Neurourologie, die speziell auf die Bedürfnisse der urodynamischen Untersuchungen dieser Patienten eingerichtet sind, mit allgemeinen urologischen Kliniken und niedergelassenen Urologen. Wünschenswert ist auch die Zusammenarbeit mit Allgemeinärzten. Durch verschiedene Ursachen steigt die Zahl der Querschnittgelähmten um ca. 1000 pro Jahr. Dank der erfreulichen Fortschritte in der Rehabilitation dieser Patienten, nicht zuletzt im Bereich der Neurourologie, ist die Lebenserwartung der Betroffenen gestiegen. Die neurourologischen Zentren können die Versorgung der Patienten am Heimatort allein nicht gewährleisten.

Für die Kommunikation der ärztlichen Betreuung dieser Patienten ist auch auf urologischem Gebiet eine einheitliche Sprachregelung über die veränderte Funktion des unteren Harntraktes Querschnittgelähmter notwendig.

Unter Berücksichtigung der Richtlinien zur Klassifikation von Funktionsstörungen des unteren Harntraktes, ausgegeben von der International Continence Society (ICS), hat der Arbeitskreis „Urologische Versorgung Querschnittgelähmter" seit seiner Gründung 1978 durch Manfred Stöhrer versucht, die Terminologie für urodynamische Untersuchungen an diesen Patienten zu vereinheitlichen. In mehreren Tagungen sind die hier vorgestellten Richtlinien entstanden, die nunmehr nach Erprobung in den neurourologischen Zentren der ärztlichen Öffentlichkeit vorgestellt werden.

Die Richtlinien zur urodynamischen Untersuchung und Klassifikation der Blasenlähmungen Querschnittgelähmter sind eingeteilt in anamnestische Daten, die zwingend vor der Untersuchung am Meßplatz erhoben werden müssen, und in solche, die nur durch Meßergebnisse aus dem Urodynamikgerät abgelesen werden können. Die Routineuntersuchung besteht in der Videourodynamik. Am Ende der Untersuchung werden Richtlinien für die Beurteilung der Blasenlähmung, basierend auf den erhobenen Befunden, dargestellt.

Vor der urodynamischen Untersuchung zu erhebende Daten

Blasenvolumina
Funktionelle Blasenkapazität
Totale Blasenkapazität
Restharn

Blassenentleerung
Art der Miktion:
N, R, P, SP, SIC, CIC, IK, SPF, DK

Art der Hilfsmittel
Windel, Kondomurinal, Einlage, Katheter

Die Untersuchung am urodynamischen Meßplatz, vor allem bei der Durchführung einer Videourodynamik, bedeutet für die meisten Patienten eine Ausnahmesituation. Die größere Zahl der hier beschriebenen Patienten hat im sensiblen Bereich keine physiologischen Meldungen der Empfindungen aus dem gelähmten Bereich in das Bewußtsein. So können zum Beispiel bei Querschnittgelähmten über das meist wenig gestörte vegetative Nervensystem des Sympathikus Meldungen in das Gehirn gelangen, die Einfluß auf den unteren Harntrakt auch bei kompletter Lähmung nehmen können.

Blasenvolumina

Funktionelle Blasenkapazität

Die funktionelle Blasenkapazität ist das mittlere Miktionsvolumen, welches in einem Miktionsprotokoll durch den Patienten ermittelt wird. Das Protokoll sollte über mehr als einen Tag geführt werden. Es ist darauf zu achten, daß während dieser Zeit ein Harnwegsinfekt ausgeschlossen ist. Auch sollten die Tage, an denen der Patient das Protokoll führt, keine außergewöhnlichen Trinkereignisse einschließen.

Totale Blasenkapazität

Die totale Blasenkapazität bezeichnet das Blasenvolumen bei eintretender Miktion. Die funktionelle Blasenkapaziät, ermittelt durch das Mikitionsprotokoll, addiert mit dem Restharn, ergibt diesen Wert. Hierzu sollten mehrfache Restharnbestimmungen herangezogen werden und der Mittelwert in die Bestimmung eingehen.

Restharn

Grundsätzlich ist der Restharn bei Blasenlähmungen außerhalb von urodynamischen Untersuchungen zu bestimmen. Die verwendete Methode, abgeschätzt durch Ultraschall oder gemessen durch Katheterismus, sollte angegeben werden. Bei Bestimmung des Restharn, abgeschätzt oder gemessen, muß der Zeitpunkt in Abhängigkeit von der Miktion berücksichtigt werden.

Blasenentleerung

Die anamnestisch zu erhebende Art der Blasenentleerung des Patienten vor der urodynamischen Untersuchung soll dokumentiert werden. Abkürzungen für die Art der Blasenentleerung dieser Patienten haben sich als nützlich erwiesen, wie sie seit den 70er Jahren in den Zentren praktiziert werden.

Art und Anzahl der Blasenentleerung

N: Willentliche, ohne jede Hilfsmittel steuerbare Miktion (N = normale Miktion).
R: Durch Auslösung des Detrusorreflexes mittels triggern ausgelöste Miktion. Hierbei ist unberücksichtigt, ob die Miktion synerg oder dyssynerg (z. B. Detrusor-Sphinkter-Dyssynergie) erfolgt (R = Reflex-, eigentlich Spastik-Miktion).
SP: Spontane, willentlich unbeeinflußte Miktion. Dies ist die unkalkulierbare Inkontinenz bei Ausfall der Blasensteuerung (SP = spontane Miktion).
P: Entleerung der Harnblase durch Pressen mit der Hand (Credé-Handgriff) oder mit der Bauchpresse (P = Preßmiktion).
SIC: Entleerung der Harnblase durch den vom Patienten selbst durchgeführten, sterilen, intermittierenden Katheterismus. Verwendet werden Kathetersets mit sterilen Handschuhen, Desinfektionsmittel, Tupfer und Katheter, der entweder mit einer Pinzette oder bei doppelt verpacktem Katheter mit Hilfe der Innentüte gefaßt wird. Beim Schieben aus der Katheterhülle entfallen die sterilen Handschuhe (SIC = sterile intermittent catheterisation).
CIC: Sauberer intermittierender Selbstkatheterismus. Nach täglicher exakter Hygiene im Genitalbereich erfolgt dieser Katheterismus nach mindestens 3 min Händewaschen unter fließendem Wasser. Auf sterile Utensilien wird bis auf die Verwendung sterilen Gleitmittels und den sterilen Katheter verzichtet. Es ist dies die Routineentleerung der Harnblase bei areflexiver Blasenlähmung mit physiologischer Speicherfunktion im häuslichen Bereich und bei Kindern, soweit gewährleistet ist, daß immer die gleiche Person (meist die Mutter) den Katheterismus ausführt und der untere Harntrakt keine gravierenden Sekundärveränderungen aufweist (CIC = clean intermittent catheterisation).
IK: Intermittierender steriler Katheterismus zur Harnblasenentleerung, durchgeführt von einer oder mehreren Fremdpersonen. Dies ist die häufigste instrumentelle Blasenentleerung bei Blasenlähmungen im klinischen Bereich (IK = intermittierender Katheterismus).

SPF: Entleeren der Harnblase durch einen suprapubischen Blasenfistelkatheter.
DK: Transurethraler Dauerkatheter, die schlechteste der Möglichkeiten einer langfristigen Harnblasenentleerung bei Blasenlähmungen. Obsolet bis auf wenige Einzelfälle.

Art der Hilfsmittel

Wird bei männlicher Inkontinenz ein Kondomurinal benutzt, so soll angegeben werden, ob es tags und/oder nachts getragen wird. Bei Frauen sollen Art und Menge der täglich verbrauchten Windeln und Einlagen notiert werden. Bei instrumenteller Blasenentleerung soll die Art und Größe des verwendeten Katheters notiert sein. Gleiches gilt analog bei Verwendung eines suprapubischen oder transurethralen Dauerkatheters.

Kontinenzzeiten

Nach der zuvor beschriebenen Art der Blasenentleerung soll bezeichnet werden, ob der Patient harnkontinent ist, oder wie lang sichere Kontinenzzeiten nach Entleerung der Blase sind. Vor allem eine unkalkulierbare Inkontinenz muß registriert werden.

Konditionen der urodynamischen Untersuchung

Konditionen der Messung
Transurethral oder suprapubisch, liegende oder sitzende Position, Wasser- oder Gasfüllung, Füllgeschwindigkeit

Simultane Registrierung
Druck in der Blase und in Rektum, Harnröhrendruck, Füllvolumen, Miktionsbeginn und -ende, EMG, Rö-Video-MCU, Ultraschall-MCU, RR-Registrierung

Dauer der Messung
Kurzzeit (Akutmessung), Langzeit

Technik der Messung

Auch bei Querschnittgelähmten kann die Technik der Messung Einfluß auf die gefundenen urodynamischen Befunde haben. Um reproduzierbare Ergebnisse zu erzielen, ist es erforderlich und im Sinne der Qualitätskontrolle notwendig, die Bedingungen der Messung zu registrieren. Für die Beurteilung der Meßergebnisse bei Querschnittgelähmten sind die Unterschiede zwischen Messungen in liegender oder sitzender Position unerheblich. Die Ergebnisse bei transurethralen Untersuchungen weichen evtl. von denen durch suprapubischen Zugang ab. Die Füllgeschwindigkeit und die Temperatur der verwendeten Flüssigkeit haben einen ganz erheblichen Einfluß auf die urodynamischen Meßdaten, vor allem bei der Beurteilung der Speicherfunktion der Harnblase.

Simultane Registrierung

Zur Klassifizierung einer Blasenlähmung ist die kombinierte Untersuchung mit gleichzeitiger Registrierung von Blasendruck, Rektumdruck, Differenzdruck unter Einsatz der Bildverstärkerfernsehkette dringend erforderlich. Hilfreich ist die zusätzliche Ableitung eines EMG vom Beckenboden oder der Gegend des Sphincter externus urethrae. Bei bestimmten Fragestellungen können die einzelnen Befunde aus Röntgen und Zystometrie auch unabhängig voneinander erhoben werden. Im Gegensatz zu Nichtgelähmten hat das Urethradruckprofil eine untergeordnete Bedeutung. Die Registrierung von Beginn und Ende der Miktion ist wichtig bei der Beurteilung von Koordinationsstörungen der Blasenentleerung. Die simultane Messung des Blutdruckes ist zur Beurteilung der vegetativen Dysreflexie nicht nur hilfreich, sondern macht auch das Risiko dieser Komplikation besser einschätzbar.

Dauer der Messung

Die konventionelle Methode der Zystometrie ist die Kurzzeituntersuchung. Sie wird auf einem Untersuchungstisch, am sog. großen Meßplatz, unter Einsatz der Bildverstärkerfernsehkette oder Ultraschalluntersuchung als bildgebendem Verfahren, durchgeführt. Bei Fragestellungen der instabilen Blase hat sich die Langzeitzystometrie als hilfreich erwiesen. Ähnlich dem Langzeit-EKG können vor allem bei suprapubischer Druckregistrierung Erkenntnisse über die Speicherfunktion erhoben werden, die mit der Untersuchung am Meßplatz nicht erfaßbar sind. Charakterisiert ist die Langzeitmessung dadurch, daß Informationen über den Blasen- und Rektumdruck, das Inkontinenzverhalten und die sensiblen Empfindungen über festlegbare Ereignistasten und Sensoren kombiniert erfaßt werden können.

Urodynamikdaten der Speicherfunktion

Motorik
Compliance, Breakvolumen, stabile oder unstabile Speicherfunktion, Reflexievolumen, „leakpointpressure"

Sensorik
Füllungsgefühl, Blasenkontraktionsgefühl, vegetative Sensationen

Morphologie
Blasenkontur, Blasenhals kompetent oder inkompetent,
Reflux, Influx

Detrusormotorik in der Speicherfunktion

Compliance ist das Maß für die Akkomodation des Detrusors an verschiedene Füllungsvolumina in der Speicherphase vor der Kontraktion des Detrusors. Sie gibt das Verhältnis der Änderung des Füllungsvolumens zum Druckanstieg an (ml/mbar). Eine niedrige Compliance kann Ausdruck einer veränderten Dehnungs- oder Anpassungsfähigkeit der Detrusormuskulatur, aber auch Zeichen einer neurogenen Dysfunktion infolge Fehlsteuerung in den spinalen Schaltstellen sein.

Stabile Speicherfunktion ist das Prädikat für eine Blase mit hoher Compliance mit spät eintretender Reflexie.

Unstabile Speicherfunktion bedeutet entweder eine niedrige Compliance oder eine hohe Compliance mit früh einsetzender Reflexie. Hierbei ist unwesentlich, wie hoch die Blasendrücke während der reflektorisch ausgelösten Detrusorkontraktion sind. In diesen Begriff geht nicht ein, ob unfreiwilliger Urinverlust der Detrusoraktion kombiniert ist oder ob dabei Harnkontinenz besteht.

Der Begriff „unstabile Blase" nach der Nomenklatur der International Continence Society (ICS) beschreibt nachweisbare, nicht unterdrückbare oder nicht willentlich eingeleitete Detrusoraktivität in der Speicherphase der Harnblase, unabhängig von einem evtl. vorliegenden neurologischem Korrelat. Somit haben alle Patienten mit einer suprakonalen Blasenlähmung eine unstabile Blase. Dieser Begriff steht damit für die Differenzierung verschiedener Speicherfunktionszustände bei spastischen Blasenlähmungen nicht zur Verfügung.

Die Begriffe „stabile" oder „unstabile Speicherfunktion" ermöglichen bei allen Blasenlähmungstypen eine genauere und die klinische Situation bestimmende Beschreibung der Speicherphase.

Breakvolumen ist das Volumen in der Speicherphase der Harnblase, nachdem sich die Compliance verschlechtert. Die Entleerung der Blase sollte spätestens vor dem Erreichen dieses Volumens erfolgen. Solche pathologischen Befunde der Speicherphase werden bei beginnender oder nicht regelrecht entwickelter Reflexie, auch bei nicht ausreichender anticholinerger Therapie der spastischen Blase gesehen. Bei morphologischen Veränderungen in Zusammenhang mit der interstitiellen Zystitis bedeutet die zunehmende Erniedrigung des Breakvolumens ein prognostisches Zeichen für eine Progression des Krankheitsprozesses.

Reflexievolumen bezeichnet dasjenige Blasenfüllungsvolumen, bei dem die erste reflektorische Detrusorkontraktion eintritt. Dabei ist gleichgültig, ob die Reflexaktivität von einer Miktion begleitet wird. Die Technik der Messung hat auf diesen Wert einen erheblichen Einfluß. Transurethrale Messung mit Füllgeschwindigkeit über 20 ml/min und Flüssigkeitstemperaturen unter 37 °C können das Reflexievolumen untersuchungsbedingt erniedrigen. Die Langzeitzystometrie über einen suprapubischen Katheter (z. B. Cystofix®) durchgeführt, ermöglicht eher eine reale Bestimmung des Reflexievolumens als wenn diese Messung transurethral durchgeführt wird.

„*Leakpointpressure*" ist der Blaseninnendruck nachdem Harninkontinenz auftritt. Die transurethrale Messung ist zur genauen Bestimmung dieses Druckes weniger geeignet. Die Messung über einen suprapubisch gelegten Meßkatheter ergibt auch hier genauere Befunde. Nach McGuire ist ein „leakpoint-pressure" infolge erniedrigter Compliance über 40 mbar (gemessen an Kindern mit MMC) ein prognostisch ungünstiger Befund für die Nierenfunktion.

Sensorische Meldungen aus der gelähmten Blase

Geleitet über den Sympathikus oder das Peritoneum sind neurale Wege denkbar, auf denen diese Meldungen in das Bewußtsein mancher querschnittgelähmter Patienten auch bei kompletter suprakonaler Lähmung gelangen können.

Füllungsgefühl ist die sensorische Meldung aus der gelähmten Blase vor der ersten Detrusorkontraktion. Dieses Gefühl ist vergleichbar mit dem Harndranggefühl Nichtgelähmter.

Blasenkontraktionsgefühl wird die Meldung bezeichnet, die der Querschnittgelähmte bei reflektorischer Detrusorkontraktion registriert.

Vegetative Sensationen werden vor allem bei vegetativer Dysreflexie registriert. Gänsehaut, Schwitzen, Kopfdruck und Kopfschmerz sind Warnsymptome, die anzeigen können, daß die Speicherphase begrenzt wird durch Detrusorkontraktionen mit Detrusor-Sphinkter-Dyssynergie ohne oder mit zu später Miktion. Besteht Kopfdruck oder Kopfschmerz ist es notwendig, den Blutdruck zu messen, da diese Form der vegetativen Dysreflexie bei spastischer Blasenlähmung zu lebensbedrohlichen Bluthochdruckkrisen führen kann.

Urodynamikdaten der Sphinkterfunktion

Um den Unterschied der Untersuchung von Nichtgelähmten zu Querschnittgelähmten besser darzustellen, werden die entsprechenden Begriffe der Nomenklatur gegenübergestellt. Für die Messung des Druckes im Sphinkterapparat der hinteren Harnröhre und des Beckenbodens ohne Kontraktion ist die Kombination von retrograder Infusionsurethrographie mit gleichzeitiger Druckmessung hilfreich.

Begriffe ohne neurologisches Korrelat
Sphinkterruhedruck, Sphinkterhyperaktivität,
Sphinkterhypoaktivität, Blasenöffnungsdruck

Begriffe mit neurologischem Korrelat
Sphinkterpassagedruck, Sphinkterareflexie,
Sphinkterhyperreflexie, „leakpointpressure"

Begriffe ohne bekanntes neurologisches Korrelat

Als Sphinkterruhedruck wird der Druck bezeichnet, der im Bereich der urethralen Sphinkterzone ohne jede Provokation und ohne willkürliche Kontraktion von Sphinkter oder Beckenboden gemessen wird. Die gleichzeitige Ableitung eines EMG vom Beckenboden erleichtert die reelle Bestimmung dieses Druckes.

Sphinkterhyperaktivität ist zu befunden, wenn eine übermäßige Drucksituation in der urethralen Sphinkterzone nachzuweisen ist, aber nicht unterdrückt werden kann, auch wenn diese Aktivität in der Sphinkterzone willentlich eingeleitet ist. Im EMG werden unkontrollierte Aktivitätszunahmen sichtbar, die nicht unterdrückt werden können.

Sphinkterhypoaktivität ist die Bezeichnung für mangelhafte Sphinkterfunktion zur Kompensation des intravesikalen Druckes ohne Detrusoraktion in der Speicherphase der Harnblase. Dieser Befund ist typisch für eine Schädigung der Sphinkterfunktion im Rahmen einer transurethralen Resektion des Blasenhalses. Bei vermuteten Rückenmarksschädigungen im Bereich des thorakolumbalen Überganges der Wirbelsäule kann das EMG aus dem Sphincterexternus-Bereich hilfreich eine Sphinkterhypoaktivität diagnostzieren helfen.

Sphinkteröffnungsdruck ist derjenige Druck, bei dem der erste Tropfen Urin die Sphinkterzone der Harnröhre im Rahmen einer Miktion passiert.

Begriffe bei bekanntem neurologischem Korrelat

Sphinkterareflexie ist die fehlende Sphinkterkontraktion nach Ausfall des spinalen Reflexbogens. Analreflex und Bulbocavernosusreflex sollten vor und während der Messung geprüft werden, eine reflektorische Sphinkterkontraktion sollte dabei nicht auslösbar sein.

Sphinkterhyperreflexie wird die unkontrollierte, spontan oder durch Provokation auftretende reflektorische Sphinkteraktivität bei suprakonaler Lähmung genannt. Meist, aber nicht notwendigerweise, ist sie vergesellschaftet mit der Hyperreflexie des Detrusors mit DSD bei Ausbildung der spastischen Blasenlähmung.

Sphinkterpassagedruck, SPP, entspricht dem Druck, der überwunden werden muß bei der Passage durch den urethralen Sphinkterapparat während der retrograden Füllung der Harnröhre bei leerer Blase. Er entspricht dem Sphinkterruhedruck bei Nichtgelähmten. Er dient als einfache Untersuchung zur Beurteilung bei der Indikationsstellung vor und der Effektivität nach Sphinkterotomie bei spastischer Blasenlähmung.

„Leakpointpressure", LPP, entspricht dem intravesikal gemessenen Druck, der zu dem Zeitpunkt herrscht, bei dem unkontrolliert Urin abgeht. Bei Druckwerten ab 40 mbar muß mit einer Nierenfunktionsschädigung gerechnet werden. Zur Beurteilung des LPP ist die kombinierte Untersuchung mit Videourodynamik Voraussetzung.

Urodynamikdaten der Entleerungsfunktion

Die folgenden Begriffe beschreiben die verschiedenen Formen der Kontraktilität der Blasenaustreibungsmuskulatur. Um den Unterschied zur Blasenlähmung zu verdeutlichen, werden Begriffe bei unbekanntem beziehungsweise nicht nachgewiesenem neurologischem Korrelat vorangestellt.

Begriffe ohne neurologisches Korrelat
Akontraktiler Detrusor, Detrusorkontraktilität,
Detrusorhyperkontraktilität,

Begriffe mit neurologischem Korrelat
Areflexie, Hyperreflexie

Morphologie
Blasenkontur, Reflux, Influx, Ballonierung hintere
Harnröhre, Blasendeszensus

Koordination
Ausgeglichene Entleerung,
Detrusor-Sphinkter-Dyssynergie,
Detrusor-Blasenhals-Dyssynergie

Begriffe ohne bekanntes neurologisches Korrelat

Akontraktiler Detrusor ist ein Blasenmuskel, bei dem unter keinen Umständen eine Kontraktion nachweisbar ist. Die Speicherfunktion kann dabei ungestört sein.

Detrusorkontraktilität beschreibt das in der Urodynamik gefundene Druckmuster bei Kontraktion des Detrusors. Druckhöhe, Dauer des Druckes und Form der Druckkurve sollen beschrieben werden.

Detrusorhyperkontraktilität liegt vor, wenn die Kontraktion des Detrusors unkontrolliert eintritt oder bei willkürlichem Einleiten nicht unterdrückt werden kann und mit einem übermäßig hohen Detrusordruck einhergeht. Es ist dies häufig die Detrusoraktion bei der motorischen Urge-Inkontinenz und bei der instabilen Blase.

Begriffe bei bekanntem neurologischen Korrelat

Areflexie heißt die fehlende Detrusorkontraktion bei Ausfall des spinalen Reflexbogens infolge bekannter Schädigung des Conus medullaris. Der früher gebrauchte Begriff „Dezentralisierter Detrusor" entspricht der Areflexie. Bei vorübergehendem Ausfall des spinalen Blasenzentrums im sog. „spinalen Schock" oder bei Zerstörung des Conus medullaris S 2 bis S 5 ist dies ein typischer Befund. Es ist dies auch der vorübergehende Zustand des Destrusors, den wir bei der Spinalanaesthesie und manchmal durch anticholinerge Therapie erreichen können.

Hyperreflexie ist die reflektorische Detrusorkontraktion, die spontan oder nach Triggern des Reflexbogens ausgelöst werden kann, wenn die zerebralen Blasenzentren nachgewiesenermaßen vollständig oder teilweise ausgefallen sind. Nicht notwendigerweise, aber meist, ist die Detrusorhyperreflexie kombiniert mit einer Detrusor-Sphinkter-Dyssynergie. Diese Blasenaktivität wird ausgelöst allein durch spinale Nervenzellverbände und daher folgerichtig als spastische Blasenlähmung bezeichnet. Höhe, Dauer und Form der Detrusordruckkurve unter der Reflexkontraktion bestimmen zusammen mit der Reduzierung des Reflexievolumens die klinisch wirksame Aggressivität für eine mögliche Schädigung des Harntraktes im Rahmen einer spastischen Blasenlähmung.

Morphologie

Auch bei der Entleerungsfunktion der Harnblase zeigen Veränderungen der Blasenwand, wie Trabekel- und Divertikelbildung, Reflux in die oberen ableitenden Harnwege oder Influx in die Adnexe, inwieweit die Funktionsstörung zu morphologischen Schäden geführt hat. Solche Schäden sind meist die Folge länger bestehender Fehlsteuerungen des unteren Harntraktes. Morphologische Untersuchungen, ohne Urodynamik durchgeführt, eignen sich daher nicht zur rechtzeitigen Diagnose neurogener Funktionsstörungen des Harntraktes. Die Ballonierung der hinteren Harnröhre im Miktionszystourethrogramm ist dagegen ein früher Befund bei Ausbildung einer spastischen Blasenlähmung.

Bei tiefen Lähmungen mit Ausfall der spinalen Reflexschaltstellen der Harnblase und gleichzeitigem Ausfall der spinalen Zentren des Beckenbodens kann der Befund eines Blasendeszensus mit einem sog. Abquetschphänomen der Harnröhre unter einer Preßmiktion das Ausmaß einer potentiellen Schädigung von Blase und Beckenboden bei Fortführen dieser Entleerungsart abschätzen helfen. Ebenso wichtig für diese Einschätzung ist der in der Blase gemessene Druck während einer passiven Entleerung.

Koordination der Entleerung

Ausgeglichene Entleerung ist der Begriff für eine tolerierbare vesikourethrale Dyskoordination während der Entleerungsphase der Harnblase. Der aufgewendete Blasendruck, zu Beginn der Miktion, vor Erreichen des Druckgipfels der Detrusorkontraktion und zu Ende der Teilmiktion sind die wichtigsten Parameter für eine ausgeglichene Reflexentleerung bei spastischer Blasenlähmung.

Beginn und Ende der Miktion sind am Urinfluß oder exakter mit der Bildverstärkerfernsehkette erkennbar. Die suprapubische Messung ist auch hier der transurethralen überlegen. Das Miktionsvolumen und der Restharn sind zusätzliche Daten für die Beurteilung einer ausgeglichenen Entleerung. Restharnfreiheit ist keine zwingende Voraussetzung für die Bezeichnung „ausgeglichene Entleerung".

Detrusor-Sphinkter Dyssynergie, DSD, ist die typische Koordinationsstörung des unteren Harntraktes bei Entleerung mit spastischer Blasenlähmung. Immer, wenn eine Kommunikationsstörung zwischen dem spinalen Reflexzentrum und den zerebralen Blasenzentren vorliegt, ist dieser Befund zu erwarten. Die Definition einer DSD ist eine Sphinkterkontraktion im quergestreiften muskulären Bereich des Beckenbodens, die bei nachgewiesenem neurologischen Substrat gegen eine Detrusorkontraktion gerichtet ist.

Miktionsbeginn erfolgt im typischen Bild nach Ballonierung der hinteren Harnröhre nach Erlahmung der Muskelaktivität im Beckenboden (EKG) im absteigenden Druckschenkel der Detrusoraktion. Die Miktion erfolgt röntgenologisch dargestellt als enger Durchtritt durch den Sphincter externus und den Beckenbodenbereich. Die späte Umwandlung des Blasendruckes in Urinfluß zeigt die Progressivität der Organschädigung des unteren Harntraktes an. Häufig auftretende und mit hohen Druckwerten einhergehende reflektorische Detrusorkontraktionen mit unausgeglichener Entleerung führen zur Nierenschädigung bei spastischer Blasenlähmung.

Detrusor-Blasenhals-Dyssynergie, DBhD, ist die Koordinationsstörung zwischen Detrusor- und Blasenhalsmuskulatur in der Entleerungsphase. Definiert ist diese Störung als eine Blasenhalskontraktion, die gegen die Detursorkontraktion gerichtet ist bei einem nachgewiesenem neurologischem Substrat.

Bei inkompletter Schädigung des spinalen Reflexbogens und erhaltener Funktion des Sympathikus kann diese Koordinationsstörung gefunden werden. Die oft beschriebene morphologische „Blasenhalsbarre" bzw. „Blasenhalssklerose" ist bei querschnittgelähmten Patienten sehr selten.

Beurteilung der Blasenlähmung

Nach der Befunderhebung und dessen Beschreibung sollten die Befunde der Urodynamik zusammengefaßt und beurteilt werden

Neurologisches Korrelat
Art, Dauer, Höhe der Lähmung

Speicherfunktion
Kontinenz, Art und Anzahl der Hilfsmittel, funktionelle Blasenkapazität, totale Blasenkapazität, Compliance,

Stabilität, Sensorik, Reflexievolumen, Morphologie

Entleerungsfunktion
Art und Anzahl der Entleerungen, Reflexie, Druckhöhe
-dauer und -form. Detrusor-Sphinkter-Koordination,
Morphologie

Schlußbemerkung

Die urodynamische Untersuchung ist die zwingende Voraussetzung zur Beurteilung der Funktion des unteren Harntraktes bei allen Blasenlähmungen. Sie liefert, standardisiert durchgeführt, reproduzierbare Ergebnisse. Die Standarduntersuchung zur Klassifizierung der Lähmung ist die kombinierte Untersuchung aus Zystometrie und Röntgen unter Bildwandlerkontrolle, die sog. videourodynamische Untersuchung. Zur Beurteilung des Harntraktes liefert die alleinige Röntgenuntersuchung ungenügende Informationen und häufig erst spät Zeichen abgelaufener Schädigungen.

Der rezidivierende Infekt ist ein sicheres Symptom für die unausgeglichene Funktion des unteren Harntraktes Querschnittgelähmter. Trabekelbildung, Pseudodivertikel, Reflux und Influx sind die Beweise länger andauernder Fehlfunktionen, die durch die Urodynamik, vor allem wenn sie als Videourodynamik durchgeführt wird, früher erkannt werden können.

Die moderne Neurourologie kann heute in den meisten Fällen solche Spätschäden als Komplikation der Querschnittlähmung, ob erworben oder angeboren, verhindern. Ein stabiler unterer Harntrakt ohne morphologische Schäden zusammen mit erhaltener Nierenfunktion kann durch geeignete, der Lähmung angepaßte Therapie erreicht und die Morbidität dieser Patienten reduziert werden. Die Lebensqualität kann dadurch positiv beeinflußt werden. Nach dem Urteil der Betroffenen hat die Wiederherstellung der vegetativen Funktionen höchste Priorität. Lebenslange urologische Kontrolle muß jedoch gefordert werden. Die Behandlung von Blasenlähmungen stellt eine Herausforderung an unser Fach dar.

KAPITEL 5

Urologische Untersuchung und urogenitaler Reflexstatus beim Querschnittgelähmten

F. Strasser

Neben der ausführlichen Anamnese kommt der Erhebung des urologischen und neurourologischen Status gerade bei querschnittgelähmten Patienten grundlegende Bedeutung zu.

Untersuchungsposition

Im allgemeinen genügt die Untersuchung im Bett oder auf der Liege, zunächst in Rückenlage, dann in seitlicher Position mit angewinkelten Beinen. Für spezielle Fragestellungen und bei Untersuchungen von Frauen wird die Steinschnittlage bevorzugt.

Allgemeiner urologischer Status

Die Inspektion und Palpation von Abdomen und Nierenlagern gibt Auskunft über evtl. vorangegangene Operationen, verschafft u. U. auch bereits einen ersten Überblick über die Spastizitätssituation des Patienten und erste Eindrücke über die noch vorhandene Sensibilität.

Die Untersuchung des äußeren Genitale beim Mann beurteilt Präputium, Glans und Meatus urethrae externus. Anschließend folgt die Palpation von Hoden und Nebenhoden sowie der Ausschluß einer Varikozele, Hydrozele oder Hernie. Schließlich folgt die rektale Palpation der Prostata.

Bei der Frau muß evtl. ein Deszensus, ein Urethralkarunkel o. ä. ausgeschlossen werden.

Erhebung des neurourologischen Status

Grundbegriffe

Was bedeutet neurologische Lähmungshöhe?

Dieser Begriff bezieht sich auf das am weitesten distal gelegene Segment des Rückenmarks mit normalen sensiblen und motorischen Funktionen. Der Begriff der sensiblen bzw. der motorischen Lähmungshöhe bezieht sich demnach auf das distale Segment, das auf jeder Seite noch normale Sensibilität oder Motorik aufweist.

Wann kann von einer inkompletten Lähmung gesprochen werden? Diese liegt dann vor, wenn eine teilweise Erhaltung von sensiblen und/oder motorischen Funktionen unterhalb des neurologischen Niveaus gefunden werden und das unterste sakrale Segment eingeschlossen ist. Hierbei sei erwähnt, daß sakrales Gefühl sowohl das Berührungsempfinden an der analen Haut-Schleimhaut-Grenze einschließt als auch eine tiefe anale Gefühlsempfindung. Der Test für die diesbezügliche distalste motorische Funktion ist das Vorhandensein einer willkürlichen Kontraktion des externen Analsphinkters bei digitaler Untersuchung.

Von der echten inkompletten Lähmung nach obigen Kriterien zu unterscheiden ist die komplette Lähmung mit Zonen teilweiser Erhaltung motorischer oder sensibler Funktionen. Dieses Kriterium ist gesondert anzuführen. Subsumiert jedoch wird auch dieser Lähmungstyp unter den kompletten Lähmungen.

Sensible Untersuchung

Im folgenden werden nur die Dermatome unterhalb D 12 besprochen, da die darüberliegenden Segmente ja aus urologischer Sicht von geringerer direkter Relevanz sind.

Die Untersuchung der einzelnen Dermatome rechts und links berücksichtigt 2 Aspekte der Gefühlsempfindung: einerseits die Sensibilität für einen Nadelstich, andererseits für leichte Berührung (Finger, Wattebausch).

Das Bemerken der 2 Kriterien muß dann jeweils nach 3 Stufen klassifiziert werden, wobei

- Stufe 0 fehlend,
- Stufe 1 geschädigt (teilweise vorhanden oder veränderte Empfindung) und
- Stufe 2 normal

bedeutet.

Im übrigen wird bei Prüfung des Nadelstichempfindens die Unfähigkeit, spitz und stumpf zu unterscheiden, als 0 bewertet.

Geprüft werden die einzelnen Dermatome an Kennpunkten. Diese sind:

T 12 Mittelpunkt des Leistenbands
L 1 Halber Abstand zwischen T 12 und L 2
L 2 Mitte der Oberschenkelvorderseite
L 3 Medialer Oberschenkelkondylus
L 4 Innenknöchel
L 5 Fußrücken über dem Grundgelenk der 3. Zehe
S 1 Außenferse
S 2 Kniekehle in der Mittellinie; in diesem Bereich: Glans penis – Klitoris

S 3   Sitzbeinhöcker
S 4–5 Perianal (wird als eine Stufe genommen).

Zusätzlich zum beidseitigen Test dieser Kennpunkte sollte der äußere Analschließmuskel durch Einführung des Untersuchungsfingers geprüft werden. Empfundenes Gefühl sollte als vorhanden oder nicht vorhanden bewertet werden (s. oben: vollständige oder unvollständige Läsion?).

Motorische Untersuchung

Hier interessiert den urologischen Untersucher in 1. Linie der Nachweis der Kontraktion einzelner Kennmuskeln. Erst in 2. Linie ist in dieser Hinsicht, wenn auch für den Patienten insgesamt hochbedeutend, die Klassifizierung der Muskelkraft nach der sog. Sechspunktskala (0–5) von Interesse.

Myotome und ihre Kennmuskeln:

L 2   Hüftbeuger (Iliopsoas)
L 3   Kniestrecker (Quadrizeps)
L 4   Fußheber (Tibialis anterior)
L 5   Lange Zehenstrecker (Extensor hallucis longus)
S 1   Fußsenker (Gastrocnemius, Triceps surae)
S 2–4 Beckenboden

Ergänzend zu Sensibilität und Motorik muß der Untersucher sich natürlich in jedem Fall einen Überblick über die gesamte motorische und sensible Situation des Patienten verschaffen, um einzelne Behandlungsschritte auf die Gesamtbehinderung abstimmen zu können (z. B. intermittierender Selbstkatheterismus: ja oder nein?).

Urogenitaler Reflexstatus

Bulbocavernosusreflex (S 2–3)

- Druckstimulation der Glans penis verursacht eine
- Kontraktion des M. bulbocavernosus

Bulboanalreflex (S 3–4)

- Druckstimulation der Glans penis (Klitoris) verursacht eine
- Kontraktion des Analsphinkters

Kutaner Analreflex (S 4–5)

- Nadelstich in der Umgebung des Anus verursacht eine Kontraktion des Sphinkters

Zusätzlich wird durch Einführen des Untersuchungsfingers der anale Sphinktertonus überprüft.

Zusammenfassend kann gesagt werden, daß in der Zusammenschau von motorischer und sensibler Situation und ergänzender Berücksichtigung des Reflexstatus, einerseits in der Frühphase die Entwicklung aus dem spinalen Schock beobachtet werden kann und andererseits bereits aus der klinischen Untersuchung die grundlegenden Aufschlüsse über die Blasen-, Sexual- und Mastdarmfunktion gewonnen werden können.

KAPITEL 6

Klinische Neurophysiologie

B.L.H. Bemelmans

Neurogene Dysfunktion des Urogenitaltraktes

Eine neurologische Erkrankung ist oft mit einer Dysfunktion des Urogenitaltraktes verknüpft und umgekehrt. Viele Patienten mit einer neurologischen Erkrankung oder mit einer metabolischen Störung, die eine Neuropathie verursacht, weisen Störungen der Blasenentleerung, eine Harninkontinenz oder eine erektile Dysfunktion auf. Die Inzidenz von Blasenfunktionsstörungen bei Patienten mit einer multiplen Sklerose schwankt zwischen 50 % [4] und 97 % [26]. Eine erektile Dysfunktion bei Patienten mit einem Diabetes mellitus wurden in 25 % der 30jährigen und 54 % der über 50jährigen Patienten beobachtet [44]. Erkrankungen, die häufig mit neurogenen Störungen am Urogenitaltrakt einhergehen, sind in Tabelle 1 aufgeführt.

In den letzten 2 Jahrzehnten hat sich das Verständnis neurogener Urogenitalstörungen wesentlich geändert. Bis in die frühen 70er Jahre reichten eine neurologische Anamnese, eine chirurgische Operation im kleinen Becken oder die Feststellung von metabolischen Störungen bei einem Patienten aus, um zu folgern, daß eine neurogene Dysfunktion am Urogenitaltrakt vorliegen muß. Die Einführung differenzierter neurophysiologischer Untersuchungstechniken in die klinische Praxis bereitete den Weg für eine genauere und detailliertere neurologische Untersuchung der Funktion des Urogenitaltraktes.

Diese neueren Untersuchungstechniken bestätigten nur teilweise die älteren pathophysiologischen Konzepte. So konnte sich durch neurophysiologische Untersuchungen manchmal nicht nur bei Patienten mit einer offensichtlichen neurologischen Erkrankung ein Normalbefund ergeben und damit die Bedeutung einer multikausalen und interdisziplinären Untersuchung unterstrichen werden, sondern man entdeckte auch ganz eindeutige Abnormalitäten bei Patienten, bei denen dies nicht zu vermuten war [6]. Gerade die letztere Feststellung eröffnete neue Erkenntnisse in der Pathophysiologie des Urogenitaltraktes. Ebenso zeigten diese Untersuchungen, daß keine Korrelation zwischen den subjektiven Beschwerden und dem objektiven Ergebnis einer neurophysiologischen Untersuchung herzustellen war [7]. Deshalb ist heute die Bedeutung zuverlässiger und praktikabler Untersuchungstechniken im Rahmen einer neurogenen urogenitalen Dysfunktion unumstritten. Zur Zeit stehen für die objektive Befundung (neurogen) bei Blasenstörungen folgende Untersuchungsmethoden zur Verfügung:

Tabelle 6.1. Erkrankungen mit neurogenen urogenitalen Störungen

Neurologische Erkrankungen	Multiple Sklerose M. Parkinson, Traumatische Rückenmarkverletzung Bandscheibenvorfall (Okkulte) spinale Dysraphie Tethered-cord-Syndrom
Läsion der Beckennerven	Proktokolektomie Radikale Prostatektomie Vaginale Entbindung Hysterektomie Strahlentherapie Trauma
Metabolische Erkrankungen	Diabetes mellitus Alkoholabusus Niereninsuffizienz

Urodynamische Untersuchung (z. B. Urethradruckprofilmessung, Zystometrie und Druck-Fluß-Studien), wie sie auch vom Standardisierungskomitee der International Continence Society empfohlen werden [1], die videourodynamische Untersuchung und neurophysiologische Untersuchungen. Der heutige Wissensstand und die neuesten Entwicklungen auf diesem Gebiet sollen Gegenstand dieses Kapitels sein.

Historische Übersicht

Elektromyographie (EMG) und Nervenleitgeschwindigkeit

Der erste Bericht über die Tatsache, daß eine Muskelkontraktion eine elektrische Aktivität auslöst, stammt von Galvani aus dem Jahre 1791. Die erste klinische Anwendung mit Messung dieser elektrischen Aktivität wurde von Wertheim-Salomonsen 1920 durchgeführt, aber erst die Einführung von konzentrischen Nadelelektroden durch Adrian u. Bronk 1929 brachten den wirklichen Durchbruch für die klinische Anwendung der Elektromyographie [43]. Diese Technik ermöglichte eine artefaktfreie EMG-Registrierung am Menschen und führte zu der Entdeckung von elektromyographischen Befunden, die pathognomonisch für eine neuromuskuläre Störung waren (z. B. die Feststellung von Fibrillationspotentialen). Ebenso mußte die Einführung der Messung der Nervenleitgeschwindigkeit als Meilenstein für die Weiterentwicklung der klinischen Neurophysiologie angesehen werden. Was von Dawson u. Scott 1949 erstmals eingesetzt wurde, wurde später durch Bradley für die Neurourologie Anfang der 70er Jahre zur Einführung der Latenzzeitmessung des sakralen Reflexbogens am Analsphinkter nach Stimulation der Nn. pudendi und pelvici gemessen [11, 21]. Galloway benannte die Prüfung der Sakralreflexe als „Reflexhammer des Urologen" [24].

Kortikal evozierte Potentiale

Caton hat 1875 als erster über die Aufzeichnung spontaner elektrischer Aktivität über dem Gehirn des Kaninchens und des Affen berichtet [15]. Für seine Experimente benutzte er ein einfaches Galvanometer. Etwa 50 Jahre später registrierte Berger das Elektroenzephalogramm bei Menschen [9]. Er stellte auch deutliche Veränderungen in der Spontanaktivität des Gehirns nach einer sensorischen Stimulation fest [10]. Für die klinische Anwendung haben diese Reaktionen nur eine eingeschränkte Bedeutung. 1944 schrieb Adrian: „Für die heutigen Untersuchungsmethoden steht die Kopfhaut und der Schädel im Wege und wir müssen nach neuen physiologischen Untersuchungsmethoden suchen, um durch sie hindurch zu lesen" [2]. Dawsons Technik der photographischen Überlagerung [16] war eine Antwort auf Adrians Frage und inspirierte die Technik, kortikal evozierter Potentiale als Reizantwort auf eine periphere sensorische Nervenstimulation zu mitteln [17, 18]. Kern dieser Meßmethode mit Herstellung eines Mittelwertes („everyging") ist eine genaue zeitgesteuerte oszilloskopische Aufzeichnung durch den Reiz selbst. Dawson zeigte, daß die kurze Latenzantwort, die durch eine Stimulation der peripheren sensorischen Nerven ausgelöst wurde, über der kontralateralen Seite des Roland-Großhirnanteils lokalisiert war und damit der bekannten kontralateralen Repräsentation des Körpers im sensorischen Kortex folgte. Der große Vorteil von Dawsons Untersuchungsmethode war, daß sie die Bewertung sehr kleiner Potentiale ermöglichte, nachteilig war, daß eine Vielzahl von reizgesteuerten Aufzeichnungen benötigt wurde [30]. Ein wirklicher Durchbruch der Technik der Auslösung und Registrierung kortikal evozierter Potentiale wurde erst kürzlich erreicht durch den explosiven Fortschritt auf dem Gebiet der Computertechnologie mit der Möglichkeit der Kalkulation und der Datenspeicherung und der dadurch hergestellten schnellen und genauen Meßtechnik kortikaler elektrischer Aktivitäten, die durch wiederholte Aktivierung somatosensorischer Nerven ausgelöst wurde. In der Urologie führte dies 1982 zur Einführung der Messung kortikal evozierter Potentiale nach einer elektrischen Stimulation der Pundendalnerven, beschrieben von Haldeman et al. [28].

Neuroanatomie des Urogenitaltraktes

Die Neuroanatomie des Urogenitaltraktes kann beschrieben werden durch Unterscheidung zwischen Zentralregionen und Bahnen und peripheren Nerven. Innerhalb dieser zentralen und peripheren Nervenbahnen kann wiederum unterschieden werden zwischen autonomen und somatischen Bahnen. Funktionell sind diese autonomen und somatischen Bahnen eng miteinander verbunden. Vom neuroanatomischen Aspekt her sind sie jedoch deutlich voneinander zu unterscheiden und trennbar. Der Urogenitaltrakt ist eine funktionelle Einheit des menschlichen Körpers, für die die direkte Interaktion und Kommunikation zwischen autonomen und somatischem Nervensystem besonders wichtig ist. Die reziproke Anregung und Hemmung zentral autonomer und somatischer Nuklei durch periphere und zentrale Neurone ist von vorrangiger Bedeutung für Miktion und Urinspeicherung sowie für die Erektion. Aus diesem Grunde konzentrieren sich neurophysiologische diagnostische Untersuchungsmethoden auf diese autonomen und somatischen Zentren und Nerven.

Neuroanatomie der Miktion und Urinspeicherung

Hirnareale, die für die Steuerung der Blasenentleerung verantwortlich sind, liegen im Zentralhirn anterior (motorisch) und posterior (sensorisch) des zentralen Gyrus [5, 12, 29]. Außerdem spielt der Thalamus eine zentrale Rolle als Relaisstation für autonome und somatische, sensorische und motorische Impulse zur Blase. Das limbische System und die Basalganglien haben einen modulatorischen Einfluß auf den Detrusormuskel und auf den urethralen Sphinkter [13]. Im Hirnstamm finden sich motorische und sensorische Zellpopulationen mit einem regulierenden Einfluß auf die Blasenkontraktion [14, 48]. Die Nuklei des Kleinhirns sind von wesentlicher Bedeutung für die Koordination von Blasenentleerung und Urinspeicherung. Diese Kerne koordinieren die muskuläre Tonuserhöhung im Beckenbodenbereich bei einem steigenden Blasenvolumen sowie die Unterdrückung von Detrusorkontraktionen während der Speicherphase. Während der Entleerungsphase regulieren diese Kleinhirnareale die Beckenbodenrelaxation mit der Detrusorkontraktion. Spinale Rückenmarksbahnen zu diesen Nuklei vom Detrusor und vom Beckenboden bestehen aus aszendierenden (sensorischen) und deszendierenden (motorischen) Anteilen [41, 42]. Diese Bahnen stellen die Verbindung zwichen den autonomen Detrusor- und den somatomotorischen Beckenbodennuklei her, deren Zellkluster im sakralen Segment S 1–S 4 konzentriert sind [19, 36]. (sog. spinales Miktionszentrum). Die periphere autonome motorische und sensorische Innervation des Detrusormuskels und der Blasenschleimhaut verläuft über parasympathische Nerven, die von den Sakralsegmenten kommen, und über sympathische Nerven aus der thorakolumbalen Übergangsregion und über die hypogastrischen Nerven [27]. Sowohl parasympathische wie auch sympathische Nerven münden in den Plexus pelvicus ein, der den Detrusormuskel, das Blasentrigonum, die Schleimhaut und den glattmuskulären Anteil der Harnröhre und Prostata innerviert [22, 23]. Die periphere Innervation des Beckenbodens läuft über den somatischen N. pudendalis [47].

Die beste funktionelle Beschreibung der Innervation des unteren Harntraktes wurde durch die Einführung des Schleifenkonzeptes durch Bradley [12] hergestellt. Bradley unterscheidet 4 solche Schleifen. Schleife 1 ist die Verbindung zwischen Hirnstamm, Thalamus, Basalganglien und den frontalen Großhirnarealen. Schleife 2 besteht aus den aszendierenden und deszendierenden Bahnen zwischen Hirnstamm und Harnblase. Diese Schleife beinhaltet sowohl autonome Rückenmarksbahnen wie auch sakrale Kerne. Der periphere Teil der Schleife 2 besteht aus motorischen und sensorischen parasympathischen Nerven des Plexus pelvicus. Schleife 3 wird durch sakrale autonome und somatomotorisch sensorische und motorische Nerven gebildet und besteht aus dem sakralen autonomen und somatomotorischen Zentrum sowie aus den Interneuronen, die diese Zentren verbinden. Schleife 3 repräsentiert den autonomen und somatomotorischen Reflexbogen. Schleife 4 besteht aus sakralen und suprasakralen Kernen und Bahnen, die mit der Funktion des motorischen N. pudendus verbunden sind. Sie beinhaltet demnach Areale im zentralen motorischen Kortex, in den Pyramidenbahnen, im sakralen motorischen Neuron und in pudendalen Nerven.

Neuroanatomie der penilen Erektion

Neurophysiologisch ist das zentrale Nervensystem für die Entstehung und Aufrechterhaltung der penilen Erektion durch Integration sexueller Stimuli verantwortlich (z. B. taktil, autovisuell, geschmacklich oder akustisch) und durch mechanische und reflektorische Reizung der Genitalorgane [35, 51]. Im Gehirn spielen Hypothalamus und das limbische System eine Schlüsselrolle für die Erektion [20]. Von hier aus laufen efferente Bahnen über das mittlere Großhirnbündel zur Substantia nigra, zum Pons und zur Medulla. In Tierstudien konnte nachgewiesen werden, daß hypothalamische Informationen durch den lateralen Funiculus laufen und in thorakolumbalen sympathischen, in lumbosakralen parasympathischen und sakralsomatischen Zentren enden. Sympathische präganglionäre Fasern zum Penis gehen von der intermediolateralen grauen Substanz der Wirbelsäulensegmente Th 11 bis L 2 aus [40]. Sympathische Nervenfasern laufen über die ventralen Wurzeln zu den weißen Rami der paravertebralen sympathischen Kettenganglien. Weiter distal vermischen sich diese Nervenfasern mit pelvinen, kavernösen und pudendalen Nerven. Außerdem laufen präganglionäre Fasern zu den prävertebralen Ganglien, um den oberen hypogastrischen Plexus zu bilden, von dem aus postganglionäre Fasern die Zwischenverbindung zum hypogastrischen Nervensystem herstellen mit dem pelvinen parasympathischen Nervensystem, um den Plexus pelvicus zu bilden. Aus diesem Grunde ist der Plexus pelvicus eine wichtige Größe für die Integration des Nerveninputs in den Penis. Die bedeutendsten parasympathischen efferenten Nerven kommen aus den Segmenten S 2-S 4. Als Nn. erigenti verlaufen sie im Plexus pelvicus und münden im Penis als kavernöse Nerven [38, 39].

Die autonomen lumbosakralen Zentren liegen im intermediolateralen Nukleus, der die parasympathischen präganglionären Neurone der pelvinen Nerven beinhaltet und seinen afferenten Zufluß durch eine interneurale Projektion vom medialen dorsalen Horn und der dorsalen Kommissur empfängt [33]. Diese Regionen wiederum werden aktiviert durch somatische Afferenzen aus den dorsalen Penisnerven. Deshalb spielt der N. dorsalis penis eine wichtige Rolle bei der reflektorischen Anregung der penilen Erektion [32]. Die somatischen lumbosakralen Zentren sind konzentriert im Vorderhorn der Segmente S 2 und S 3 (Onuf nucleus) [45]. Hier liegen auch die motorischen Neurone der Nn. pudendi, die den Beckenboden und den Levatormuskel innervieren. Letztere sind an der penilen Erektion beteiligt [37, 52].

Neurourophysiologische Untersuchung (NUPHU)

Für die Untersuchung neurologischer Störungen am Urogenitaltrakt benutzen wir eine Vielzahl von Tests. Diese bestehen aus der Latenzzeitmessung der tibial evozierten Potentiale (TEP), der pudendal evozierten Potentiale (PEP), des Bulbocavernosusreflexes (BCR) und des urethroanalen Reflexes (UAR). Die Kombination dieser 4 Tests nannten wir neurourophysiologische Untersuchung (NUPHU) („neuro-urophysiological investigation": NUPHI). Die neurophysiologischen Aspekte dieser Untersuchungstechniken sollen näher beschrieben werden.

Einführung

Die neurourophysiologischen Untersuchungen werden mit einem kommerziell erhältlichen Stimulations- und Registriergerät (Nicolet Compact-4, Nicolet Pathfinder) durchgeführt. Während der Untersuchung befindet sich der Patient in liegender Position und in einem Raum mit einer konstanten Temperatur von 25 °C. Bevor diese Untersuchungen vorgenommen werden, wird der Patient ausführlich über die Art der Untersuchung sowie über die Art und Schwere der subjektiven Belastung informiert, die durch eine elektrische Nervenstimulation durch das Legen eines Blasenkatheters und das Setzen elektromyographischer Nadeln hervorgerufen wird. Nach unserer Erfahrung trägt eine ausgiebige Erläuterung der Untersuchungsmethode wesentlich zum Erfolg der Untersuchung bei.

Zur Vorbereitung ist es notwendig, die Kopfhaut in dem Bereich zu reinigen, wo die Registrierelektroden aufgebracht werden sollen. Hierzu wird ein spezielles Ablösungsmittel verwendet (OmniPrep). Entsprechend dem 10–20-EEG-System (Abb. 6.1) werden Silberschalen-Elektroden an den Stellen C_z-2 (2 cm hinter C_z; aktive Elektrode), F_{pz} (passive Elektrode) und F_z (Erdelektrode) angebracht. Die Elektroden werden mit einer EEG-Lösung fixiert (Meditrace), die nach der Untersuchung leicht mit einem feuchten Tuch abgewischt werden kann. Der Elektrodenwiderstand wird unterhalb 1,5 kΩ gehalten.

Außerdem wird ein Ballonkatheter (MTC-Medical) mit 2 Ringelektroden 10 und 20 mm vom Ballon entfernt in die Blase eingelegt. Nach Kathetereinlage und Auffüllen des Ballons wird der Katheter zurückgezogen, um eine direkte elektrische Schleimhautstimulation der proximalen Urethra vornehmen zu können. Zusätzlich wird eine konzentrische Nadelelektrode (Dantec) im rechten ventralen Quadranten des äußeren Analsphinkters zur Registrierung der elektromyographischen Aktivität unter Ruhebedingungen und unter einer willentlichen Kontraktion eingebracht, sie dient außerdem der Messung des Bulbocavernosusreflexes und der urethroanalen Reflexlatenzzeit. Wir benützen Nadelelektroden anstatt Oberflächenelektroden, da sie eine Analyse der elektromyographischen Denervationssignale, wie z. B. Fibrillationspotentiale, positive scharfe Wellen und polyphasische Potentiale ermöglichen. Aus technischen Gründen wird die Anwendung von Nadelelektroden auch bevorzugt eingesetzt zur Messung der sakralen Reflexlatenzzeit [31].

Abb. 6.1. Anordnung der Elektroden im 10–20-EEG-System. (Nach Jasper 1958)

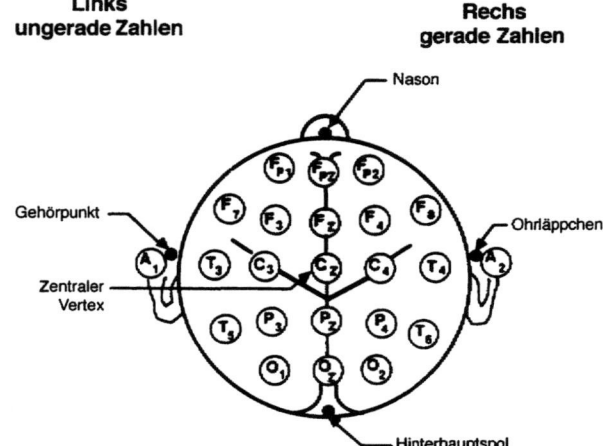

Die Vorbereitung des Patienten wird vervollständigt durch das Umwickeln des rechten Oberschenkels mit einem selbstklebenden Elektrodenband, das zuvor in eine Salzlösung getaucht wurde.

Um normale und abnormale neurophysiologische Ergebnisse unterscheiden zu können, benutzten wir Werte, die wir an 86 gesunden, freiwilligen Probanden erhalten hatten (50 Männer, 36 Frauen) [3]. Wird bei einem Patienten eine Latenzzeit über dem normalen Bereich gemessen, so interpretieren wir diesen Befund als „abnormal".

Lassen sich somatosensorisch evozierte Potentiale oder die sakrale Reflexzeit nicht provozieren und messen, so betrachten wir dies als einen pathologischen Befund, da wir ein solches Phänomen bei Gesunden niemals feststellen konnten. Referenzwerte sind in Tabelle 6.2 dargestellt.

Tibial evozierte Potentiale (TEP)

Tibial evozierte Potentiale beziehen sich auf die sensorische Bahn, deren Fasern vom medianen Malleolus des Fußgelenkes über den N. tibialis und ischiaticus verlaufen und im sakralen Konus in Höhe von L 5/S 1 einmünden. Von dort werden die sensorischen Informationen zum sensorischen Kortex

Tabelle 6.2. Referenzwerte

Reiz	Reizantwort Normalbereich (Durchschnittswert ± 2 SD) [ms]
Tibial evozierte Potentiale (TEP)	35–46
Pudendal evozierte Potentiale (PEP)	36–47
Bulbocavernosusreflex (BCR)	20–40
Urethroanalreflex (UAR)	36–75

über die Hinterstränge des Rückenmarks, den Hirnstamm und über den Thalamus weitergeleitet. Die bedeutenden Großhirnzellpopulationen liegen oberflächlich in der mittleren Zwischenhirnfalte, 2 cm hinter dem zentralen Gyrus; dieser Ort entspricht C_z-2.

Das tibial evozierte Potential wird mit einer bipolaren perkutanen Reizelektrode über den N. tibialis am Fußgelenk ausgelöst, dabei liegt die Kathode proximal zur Anode. Der N. tibialis ist von gemischter Natur (motorisch und sensorisch); deshalb wird die Reizintensität als ausreichend angesehen, wenn sich eine klare, sichtbare motorische Reizantwort feststellen läßt (diese besteht in einer rhythmischen Plantarflexion der Zehe). Wir wenden in der Regel 2 konsekutive Serien von etwa 200 Stimuli an; die Reizdauer beträgt 0,2 ms mit einer Stimulusfrequenz von etwa 2,7 Hz. Das evozierte Potential wird mit versilberten Schalenelektroden über C_z-2 abgeleitet. Wir mitteln etwa 200 Reize mit einem Hochfrequenzfilter bei etwa 1500 Hz und einem Niederfrequenzfilter von etwa 50 Hz. Die Verstärkerempfindlichkeit beträgt 100 µV. Die Latenzzeit wird definiert als P_1 zum Zeitpunkt des 1. positiven (nach unten gerichteten) Ausschlags einer gemittelten Kurve. Alle Kurven werden zumindest 2fach gemessen, um die Reproduzierbarkeit zu überprüfen. Kurven, die eine kortikale Antwort nicht identifizieren können, werden als „nicht evozierbar" eingestuft.

Pudendal evozierte Potentiale (PEP)

Pudendal evozierte Potentiale beziehen sich auf die sensorischen Bahnen, deren Fasern vom dorsalen Penisschaft oder der Klitoris über die dorsalen Penis- oder Klitorisnerven und aufwärts über den N. pudendalis verlaufen; sie münden im sakralen Konus in Höhe S 2–S 4 ein. Von dort wird der sensorische Input durch die dorsalen Rückenmarksbahnen über den Hirnstamm und Thalamus auf den sensorischen Kortexbereich übertragen. Die bedeutenden kortikalen Zellpopulationen liegen tief in der mittleren Zwischenhirnhälfte 2 cm hinter dem zentralen Gyrus (C_z-2). Wegen der spezifischen neuroanatomischen Unterschiede (Unterschiede in Länge und Zusammensetzung des peripheren Teils der evozierten Potentiale, Unterschiede in der Höhe des Eintrittsbereiches der peripheren Nerven in das Rückmark) erlaubt die Kombination von tibialevozierten Potentialen und pudendalevozierten Potentialen nicht nur eine Unterscheidung zwischen peripheren und zentralen Neuropathien, sondern kann auch unterscheiden zwischen sakralen (S 2–S 4) und suprasakralen Schädigungen der Nervenbahnen. Die Technik der pudendal evozierten Potentialmessung ist ähnlich derjenigen der tibial evozierten Potentialmessung mit dem Unterschied, daß an einer anderen Stelle gereizt wird. Für die Messung der pudendal evozierten Potentiale wird die Reizintensität so gewählt, daß sie doppelt so stark ist wie derjenige Reizstrom, der gerade noch im Penisschaftbereich oder im Klitorisbereich wahrgenommen werden kann.

Bulbo-cavernosus-Reflexe (BCR)

Der Bulbo-cavernosus-Reflex spiegelt einen somatischen Reflexbogen wider. Seine afferenten Impulse laufen über die sensorischen Nervenendigungen in der Haut des Penisschaftes durch die dorsalen Penisnerven über die Pudendalnerven und enden im Sakralkonus in Höhe S 2–S 4. Über die sakralen Interneurone und über die motorischen Neurone im Onuf-Nukleus wandert der efferente Output durch die Pudendalnerven, die den Bulbo-cavernosus- und Ischio-cavernosus-Muskel innervieren sowie den äußeren Analsphinkter.
Die Bulbo-cavernosus-Reflexlatenzzeit wird durch Stimulation im Penisschaftbereich unter Verwendung einzelner Stimuli gemessen. Die Impulsregistrierung wird im rechten ventralen Quadranten des externen analen Sphinkters mit einer konzentrischen Nadelelektrode (Dantec) abgeleitet. Acht einzelne Latenzzeitmessungen werden in der Regel unter Verwendung von supramaximalen Rechteckstimuli von 60 mA (Stimulusdauer 0,2 ms) vorgenommen. Auf diese Weise lassen sich stetige und wiederholbare Messungen vornehmen. Zeigt sich bei der Bulbo-cavernosus-Reflexmessung eine verzögerte oder fehlende Antwort, wird die EMG-Nadel im linken ventralen Quadranten eingestochen und die Messung wiederholt. Unter diesen Bedingungen wird die kürzeste Latenzzeit für die weitere Untersuchung verwendet. Bei uns wird die Bulbocavernosus-Reflexmessung als abnormal betrachtet, wenn wiederholte Messungen eine verzögerte oder nicht nachweisbare Reflexantwort ergeben.

Urethroanalreflex (UAR)

Der Urethroanalreflex setzt sich aus einem autonomen und somatischen Reflexbogen zusammen. Seine afferenten Fasern bestehen aus sensorischen Nervenfasern in der urethralen Mukosa, die nach zentral über die autonomen Nn. pelvici laufen, die in den sakralen Konus vornehmlich in Höhe S 2–S 4 einmünden. Sakrale Interneurone aktivieren daraufhin somatische Motorneurone (Onuf-Kern) des N. pudendus. Die efferenten Anteile des Urethroanalreflexes sind dieselben wie beim Bulbocavernosusreflex, d. h., der N. pudendus innerviert sowohl den Bulbocavernosus- als auch den Ischio-cavernosus-Muskel, ebenso den äußeren Analsphinkter.
Der technische Ablauf für die Urethroanalreflexlatenzzeitmessung ist ähnlich wie bei der Bulbo-cavernosus-Reflexmessung mit der Ausnahme, daß der Reiz im Bereich der Mukosa des Blasenhalses gesetzt wird. Wegen der unterschiedlichen sensorischen Innervation des Blasenhalses spiegelt der Urethroanalreflex die autonome sensorische Nervenfunktion wider. Für die Stimulation des Blasenhalses wird der oben beschriebene Ballonkatheter mit bipolaren Reizelektroden verwendet. Die Reizantwort wird im rechten ventralen Quadranten des äußeren Analsphinkters abgeleitet, 8 getrennte Latenzzeitmessungen werden in der Regel aufgezeichnet unter Verwendung von supramaximalen Rechteckstimuli mit 60 mA (Stimulusdauer 0,2 ms). Wie bei der Bulbocavernosusreflexmessung ist es notwendig, reproduzierbare Meßergeb-

nisse abzuleiten. Wenn die urethroanale Messung eine verzögerte oder fehlende Reflexantwort aufweist, wird die EMG-Nadel erneut in den linken ventralen Quadraten eingestochen und die Messung wiederholt. Für die Auswertung ist die kürzeste Latenzzeit entscheidend. Bei dieser Messung werden nur solche urethroanalen Reflexmessungen als abnormal betrachtet, die wiederholt eine verzögerte oder nichtevozierbare Antwort ergeben.

Neurourophysiologische Meßtechniken und entsprechende neuroanatomische Bahnen sind in Abb. 6.2 dargestellt.

Ergänzende neurourophysiologische Untersuchungsmethoden

Penis-EMG

Zur Erweiterung der neurourophysiologischen Diagnostik zur Überprüfung der autonomen motorischen Innervation des Urogenitaltraktes hat Wagner die Registrierung eines Cavernosus-Elektromyogramms (Penis-EMG) erfolgreich vorgenommen [49]: Mittels Nadelelektroden, die in das Corpus cavernosum eingestochen werden, kann eine Basisaktivität abgeleitet werden. Nach einer autovisuellen, sexuellen oder Pharmakostimulation wird eine Abnahme dieser glattmuskulären Cavernosusaktivität registriert mit zunehmender Tumeszenz und Rigidität. Erst kürzlich wurde die Einzelpotentialableitung aus dem Corpus cavernosum beschrieben (SPACE), vornehmlich zur Diagnose der Funk-

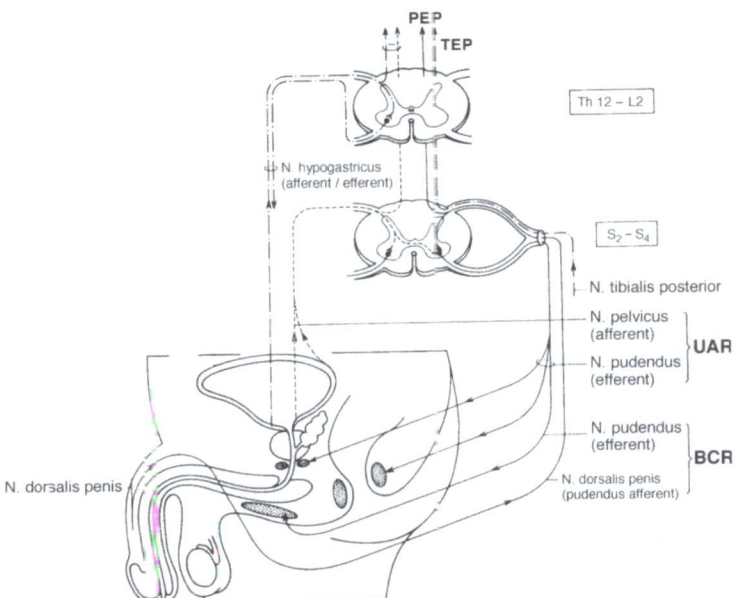

Abb. 6.2. Neurourophysiologische Untersuchungen

tion der kavernösen autonomen Nervenversorgung und der Funktion des M. cavernosus [46]. Offensichtlich sind jedoch beide Untersuchungstechniken noch in der Entwicklung und bedürfen weiterer Verfeinerung.

Motorisch evozierte Potentiale der Blase

In der Entwicklung befinden sich die Anwendung von motorisch evozierten Potentialen nach magnetischer Stimulation des zerebralen Kortex und des sakralen Rückenmarks zur Untersuchung der urogenitalen motorischen Nervenbahnen. Die Anwendung eines starken, zeitlich variierten Magnetfeldes an bestimmten Stellen des zentralen Nervensystems (Kortex, sakraler Konus) ermöglicht die Messung evozierter Reizantworten in quergestreiften und glatten Muskeln [8].

Bestimmung der urethralen (penilen) sensorischen Schwelle

In Ergänzung zu den oben beschriebenen neurophysiologischen Untersuchungen wenden wir bei einigen Patienten eine Messung zur Bestimmung der urethralen sensorischen Schwelle an, wobei wir die zuvor genannten Elektroden benutzen, die an einem Ballonkatheter aufgebracht sind. Die urethrale sensorische Schwelle wird definiert als der niedrigste Wert (in mA), bei dem der Patient Rechteckimpulse (Stimulusdauer 0,2 ms; Frequenz 1,2 Hz) spürt, wenn diese über Katheterelektroden eingebracht werden, wobei er ein zuckendes oder brennendes Gefühl angeben sollte. Diese Messung wird zumindest 3mal wiederholt und der niedrigste sensorische Schwellenwert für die Auswertung herangezogen. Die penile Vibration wird über Biothesiometrie der Glans penis und des Penisschaftes gemessen. Im weiteren Verlauf empfindet der Patient die Vibration, wenn man die Amplitude des Vibrationsreizes langsam erhöht [25].

Literatur

1. Abrams P, Blaivas JG, Stanton SL, Andersen JT (1980) The standardization of terminology of lower urinary tract function. Scand J Urol Nephrol [Suppl 114]
2. Adrain ED (1944) Brain rhythms. Nature 153: 360
3. Anten HWM, van Waalwijk van Doorn ESC, Debruyne FMJ (1986) Clarification of neurogenic lesions in the urogenital system of EMG and evoked responses. Proc ICS, Boston, 1098
4. Awad SA, Gajewski JB, Sogbein SK, Murray TJ, Field CA (1984) Relationship between neurological and urological status in patients with multiple sclerosis. J Urol 132: 499
5. Badr G, Carlsson DA, Fall M et al. (1982) Cortical evoked potential following stimulation of the urinary bladder in man. Electroencephal Clin Neurophysiol 54: 494
6. Bemelmans BLH, Meuleman EJH, Anten BWM et al. (1991) Penile sensory disorders in erectile dysfunction: Results of a comprehensive neuro-urophysiological diagnostic work up in 123 patients. J Urol 146: 777

7. Bemelmans BLH, Hommes OR, van Kerrebroeck PEV et al. (1991) Evidence for early lower urinary tract dysfunction in clinically silent multiple sclerosis. J Urol 145: 1219
8. Bemelmans BLH, van Kerrebroeck PEV, Notermans SLH, Wijkstra H, Debruyne FMJ (1992) Motor evoked potentials from the urinary bladder after magnetic stimulation of the sacral spinal cord. J Urol 147: 658
9. Berger H (1929) On the electroencephalogram of man. Electroencephal Clin Neurophysiol [Suppl 28]: 37
10. Berger H (1936) On the electroencephalogram of man: second report. Electroencephal Clin Neurophysiol, [Suppl 28]: 75
11. Bradley WE (1972) Urethral electromyelography. J Urol 108: 563
12. Bradley WE (1980) Cerebro-cortical innervation of the urinary bladder. Tohoku J Exp Med 113: 7
13. Bradley WE (1986) Physiology of the urinary bladder. In: Walsh PC, Gittes RF, Perlmutter AD, Stamey TA (eds), Campbell's Urology. Saunders, Philadelphia, pp 129-163
14. Bradley WE, Conway CJ (1966) Bladder representation in the pontine mesencephalic reticular formation. Exp Neurol 16: 237
15. Caton R (1875) The electrical currents of the brain. Br Med J 2: 278
16. Dawson GD (1947) Cerebral responses to electrical stimulation of peripheral nerve in man. J Neurol Neurosurg Psychiat 10: 134
17. Dawson GD (1951) A summation technique for detecting small signals in a large irregular background J Physiol 115: 2
18. Dawson GD (1954) A summation technique for the detection of small evoked potentials. Electroencephal Clin Neurophysiol 6: 65
19. DeGroat WC, Nadelhaft I, Nulne RJ et al. (1981) Organization of the sacral parasympathetic reflex pathways to the urinary bladder and large intestine. J Auton Nerv Syst 3: 135
20. DeGroat WC, Steers WD (1988) Neuroanatomy and neurophysiology of penile erection. In: Tanagho EA, Lue TF, McLure RD (eds), Contemporary management of impotence and infertility. Williams & Wilkins, Baltimore, pp 3-27
21. Dick HC, Bradley WE, Scott FB and Timm GW (1974). Pudendal sexual reflexes. Urology 3: 376
22. El-Badawi A, Schenk EA (1966) Dual innervation of the mammalian urinary bladder. Am J Anat 119: 405
23. Fletcher TF, Bradley WE (1978) Neuroanatomy of the bladder-urethra. J Urol 119: 153
24. Galloway NTM, Chisholm GD, McInnes A (1985) Patterns and significance of the sacral evoked response (the Urologist's Knee Jerk). Br J Urol 57: 145
25. Goldstein I (1938) Evaluation of penile nerves. In: Tanagho EA, Lue TF, McClure RD (eds) Contemporary management of impotence and infertility. Williams & Wilkins, Baltimore, pp 70-83
26. Goldstein I, Siroky MB, Sax DS, Krane RJ (1982) Neurologic abnormalities in multiple sclerosis. J Urol 128: 541
27. Gomes de Araujo C, Schmidt RA, Tanagho EA (1982) Neural pathways to lower urinary tract identified by retrograde axonal transport of horseradish peroxidase. Urology 19: 290
28. Haldeman S, Bradley WE, Bhatia NN, Johnson BK (1982) Pudendal evoked responses. Arch Neurol 39: 280
29. Haldeman S, Bradley WE, Bhatia NN (1982) Evoked responses from pudendal nerve. J Urol 128: 974
30. Halliday AM (1980) Evoked brain potentials: How far have we come since 1875. In: Barber C (ed) Evoked potentials. MTP Press, Lancaster, pp 3-18
31. Hassouna M, Lebel M, Abdel-Rahman M, Elhilali M (1986) Evoked potential of the sacral arc reflex: Technical aspects. Neurourol Urodyn 5: 543
32. Herbert J (1973) The role of the dorsal nerves of the penis in the sexual behaviour of the male rhesus monkey. Physiol Behav 10: 293
33. Honda CN (1985) Visceral and somatic afferent convergence onto neurons near the central canal in the spinal cord of the cat. J Neurophysiol 53: 1059
34. Jasper HH (1958) The ten twenty electrode system of the International Federation. Electroencephal Clin Neurophysiol 10: 371

35. Krane RJ (1986) Sexual function and dysfunction. In: Walsh P, Gittes RF, Perlmutter AD, Stamey TA (eds) Campbell's Urology. Saunders, Philadelphia, p 700
36. Kuzhara S, Kanazawa I, Nadanishi T (1980) Topographical localization of the Onuf's nuclear neurons innervating the rectal and vesical striated sphincter muscle. Neurosci Lett 16: 125
37. Lavoisier P, Proulx J, Courtois F, De Carufel F, Durand L-G (1988) Relationship between perineal muscle contractions, penile tumescence, and penile rigidity during nocturnal erections. J Urol 139: 176
38. Lepor H, Gregerman M, Crosby R, Mostofi FR, Walsh PC (1985) Precise localization of the autonomic nerves from the pelvic plexus to the corpora cavernosa: A detailed anatomical study of the adult male pelvis. J Urol 133: 207
39. Lue TF, Zeineh SJ, Schmidt RA, Tanagho EA (1984) Neuroanatomy of penile erection: Its relevance to iatrogenic impotence. J Urol 131: 273
40. Mitchell GA, Learmonth J (1953) Anatomy of the autonomic nervous system. Livingstone, London, p 190
41. Nathan PW, Smith MC (1958) The centripetal pathway from the bladder and urethra within the spinal cord. J Neurol Neurosurg Psychiatr 24: 262
42. Nathan PW, Smith MC (1958) The centrifugal pathway for micturition within the spinal cord. J Neurol Neurosurg Psychiatr 21: 177
43. Notermans SLH (1984) Introduction to the clinical application of electromyography. In: Notermans SLH (ed), Current practice of clinical electromyography, Elsevier, Amsterdam, pp 1-7
44. Rubin A, Babbot D (1958) Impotence and diabetes mellitus. JAMA 168: 498
45. Schroder HD (1981) Onuf's nucleus X: A morphological study of a human spinal nucleus. Anat Embryol 162: 443
46. Stief CG, Thon WF, Djamilian M, Schaebsdam F, Jonas U (1990) SPACE (Single potential analysis of cavernous electric activity) - a possible diagnosis of autonomic cavernous dysfunction and of cavernous smooth muscle degeneration. J Impot Res 2 [Suppl 2]: 91
47. Tanagho EA, Schmidt RA, Gomes de Araujo C (1982) Urinary striated sphincter: What is its nerve supply? Urology 20: 415
48. Tohayama M, Satoh K, Sakaumoto T (1987) Organization and projections of the neurons in the dorsal tegmental area of the rat. J Hirnforsch 19: 165
49. Wagner G, Gerstenberg TC, Levin RJ (1989) Electrical activity of corpus cavernosum during flaccidity and erection of the human penis: A new diagnostic method? J Urol 142: 723
50. Webster GD, Older RA (1980) Video urodynamics. Urology 16: 106
51. Weis HD (1980) The physiology of human penile erection. Ann Int Med 76: 793
52. Wespes E, Nogueira MC, Herbaut AG, Caufriez M, Schulman CC (1990) Role of the bulbocavernosus muscle on the mechanism of human erection. Eur Urol 18: 45

… KAPITEL 7

Urodynamische Untersuchungen am unteren Harntrakt

G. Kramer, W. Schäfer und K. Höfner

Die Urodynamik definiert sich als die Funktionslehre der für den Harntransport zuständigen Prozesse sowie deren treibende Kräfte, Energieversorgung und Steuerung [6]. Ziel der urodynamischen Untersuchungen ist es, auf Grund von vollständigen anatomischen und neurophysiologischen Daten eine quantitative Darstellung des Harntransportes und der Funktionen der daran beteiligten Organe – sowohl bei physiologischen als auch pathologischen Verhältnissen – darlegen zu können. Leider ist die Urodynamik heutzutage noch weit von diesem Ziel entfernt, einerseits wegen der fehlenden Voraussetzung vollständiger Kenntnisse der Anatomie und Neurophysiologie [20], andererseits wegen des mangelhaften physikalischen Wissens über Druckerzeugung und Flüssigkeitstransporte in schlaffen dickwandigen Behältern und Röhren [11].

Sinngemäß wird die Urodynamik i. allg. zweigeteilt: die Urodynamik des oberen Harntraktes (Niere, Nierenbecken und Ureter) und die des unteren Harntraktes (Blase und Urethra) [6]. Obwohl die Urodynamik des oberen Harntraktes keine unwichtigen Schlußfolgerungen auf die (Patho)Physiologie von Niere und Ureter ermöglicht, ist ihre Durchführung als Teil der Diagnostik meist erheblich invasiver und mit mehr technischem Aufwand belastet als die Urodynamik des unteren Harntraktes. In vielen Fällen beeinflußt die Funktion des unteren Harntraktes zusätzlich die des oberen Harntraktes, so daß ohne urodynamische Untersuchung des unteren Harntraktes keine endgültigen Aussagen über die Funktion des oberen Harntraktes gemacht werden können.

Gegenstand dieses Kapitels ist deswegen die für den Kliniker und den Patienten an erster Stelle stehende funktionelle Untersuchung des unteren Harntraktes, nämlich die der Harnspeicherung und -austreibung. Eine urodynamische Untersuchung ist i. allg. dann indiziert, wenn auf Grund von Beschwerden seitens des Patienten – oder primär auf Grund von Erkrankungen, die die Funktion von Blase und/oder Urethra beeinträchtigen können – der Verdacht auf eine Blasenentleerungsstörung vorliegt. Weiterhin kann die Urodynamik zur Dokumentation von Veränderungen dienen, die nach einer Behandlung eingetreten sind. Eine Reihe von Untersuchungstechniken ist in den letzten Jahrzehnten entwickelt worden, um sowohl die allgemeine Funktion von Blase und Urethra als auch spezifische Funktionen diagnostisch beschreiben und womöglich auch quantifizieren zu können [30] (s. auch [1, 17,

23]). Wegen des eingangs erwähnten Mangels an Basiswissen sind manche dieser Untersuchungen aber - zumindest in ihrer Quantifizierung - nur valide, wenn ein bestimmtes Modell unterstellt wird, und somit eher dürftig, wenn das Modell falsch sein würde.

Nachfolgend werden die wichtigsten einzelnen urodynamischen Untersuchungen vorgestellt und kurz diskutiert. Das Ziel der klinischen urodynamischen Untersuchung ist eine Objektivierung von Typ und Schweregrad der vorliegenden Pathologie und eine möglichst genaue Diagnostik der Ursachen. Eine wichtige Voraussetzung ist, wie bei jeder diagnostischen Untersuchung, daß die Patientenbelastung der Fragestellung angemessen ist. Weiterhin muß beachtet werden, daß eine größere urodynamische Untersuchung für den Patienten generell psychisch belastend ist durch den technischen Aufwand und durch die Ermittlung von Daten im Intimbereich, so daß die natürlichen Vorgänge während der Urodynamik leicht einen gestörten Ablauf zeigen können [24]. Solchen Artefakten wird am besten dadurch vorgebeugt, daß man den Patienten schon vorher ausreichend mit den Untersuchungskonditionen vertraut macht und zusätzlich eine möglichst angenehme und streßfreie Umgebung schafft (Ruhe und womöglich eine Miktion ohne Beobachter).

Nichtinvasive Urodynamik

Symptomfragebogen

Verschiedene Fragebögen sind entwickelt worden, um in konsistenter Weise die mit der Blasenentleerungsstörung zusammenhängenden Symptome zu erfassen. Obwohl ein Fragebogen keine definitive Diagnostik zuläßt, können mit Hilfe einer solchen strukturierten Befragung die zugrundeliegenden Symptome und Beschwerden einwandfrei aufgezeichnet und somit Anhaltspunkte für eine gezieltere Diagnostik gewonnen werden. Auch Veränderungen z. B. nach einer Behandlung können so verdeutlicht werden [9, 28].

Miktionsprotokoll

Das Miktionsprotokoll (oder Miktionstagebuch) wird vom Patienten selbst zu Hause geführt. Im Protokoll werden sowohl die willkürlichen Blasenentleerungen mit Zeitpunkt und Volumen erfaßt als auch die Zeitpunkte unwillkürlicher Harnabgänge oder drohenden Harndranges. Bei Patienten mit Harninkontinenz kann zusätzlich die Anzahl der verbrauchten Windeln angegeben werden, evtl. auch ihr Gewicht. Ergänzend kann bei allen Patienten auch die Flüssigkeitsaufnahme aufgezeichnet werden [37].

Das Miktionsprotokoll sollte über wenigstens 1 Woche geführt werden. Es ermöglicht Aussagen über die vorhandene Blasensensibilität, Miktionsfrequenz (Tag und Nacht), Miktionsvolumen (funktionelles Volumen) sowie Häufigkeit und Zeitpunkte möglicher Inkontinenzepisoden [38].

Gegenwärtig wird von verschiedenen Firmen ein sog. „Home-flow-Gerät" angeboten: Der Patient hat zu Hause ein Flowmeter, das die willkürlichen Miktionen aufzeichnet und speichert mit Datum und Zeitangabe zur späteren Auswertung. Über Markiertasten können weitere Mitteilungen, wie z. B. Harndrang oder Inkontinenz, ebenfalls mit Datum und Zeit versehen und gespeichert werden. Auf diese Weise entsteht das Miktionstagebuch im Speicher des Geräts. Die einzelnen Miktionsvorgänge können als Uroflowmetrie zusätzlich ausgewertet werden. [26].

Uroflowmetrie und Restharnmessung

Nach der Bestimmung des Miktionsvolumens ist die Harnflußmessung wohl die älteste und auch die einfachste urodynamische Messung [8]. Sie wird meist in einer mit einem Meßgerät versehenen Toilette durchgeführt, wobei der Patient ungestört in gewohnter Weise seine Miktion durchführen kann (sitzend, stehend, evtl. im Liegen: Meßumgebung und Position müssen vermerkt werden). Miktionsvolumen, maximale und mittlere Harnflußrate, Anstiegszeit (Zeitverlauf vom Anfang der Miktion bis zum maximalen Harnfluß) und Miktionsdauer (Zeit von Anfang bis Ende der Miktion), bzw. Flußdauer (Miktionsdauer minus Perioden ohne Harnfluß bei *intermittierender Miktion*) werden bestimmt. Die Harnflußmessung kann durch eine nichtbelastende Restharnbestimmung (z. B. Ultraschall) ergänzt werden [7].

Eine einzelne Harnflußmessung (sowie eine einzelne Restharnbestimmung) ist nicht aussagekräftig: Durch zufällige Einflüsse können größere Unterschiede zwischen mehreren Harnflußmessungen am gleichen Patienten zutage treten. Empfehlenswert ist eine 3malige Messung, in Ausnahmefällen genügen 2 vergleichbare Ergebnisse.

Nomogramme nach Geschlecht und Alter sind verfügbar [14, 35], die Normalwerte für Harnflußraten in Abhängigkeit zum Miktionsvolumen darstellen. Eine erhöhte Harnflußrate kann klinisch nicht interpretiert werden; eine erniedrigte Harnflußrate deutet auf eine Funktionsstörung hin, die weiter abgeklärt werden muß. Bei einem älteren Patienten mit Prostatabeschwerden ist ein erniedrigter Harnfluß als Nachweis für eine Obstruktion nicht ausreichend [33].

Obwohl bestimmte Blasenentleerungsstörungen zu bestimmten Flußmustern führen können (intermittierend, wellenartig, langsamer Anstieg, dreieckig), erlaubt das Flußmuster keine Rückschlüsse auf eine eindeutige ursächliche Pathologie [15].

Elektromyogramm mit Oberflächenelektroden

Das EMG mit Oberflächenelektroden, meist abgeleitet am analen Sphinkter, eignet sich im wesentlichen dazu, ein fehlerhaftes Miktionsverhalten aufzudecken. Normalerweise sollte sich der komplette Beckenboden während der Blasenfüllung langsam anspannen, um dem wachsenden Blasenvolumen und somit dem steigenden Blasendruck standzuhalten. Am Anfang der Miktion sollte er sich komplett entspannen und während der Miktion entspannt bleiben. Anhand der EMG-Aufzeichnung kann dies kontrolliert werden. Bei einer Verhaltenstherapie zum Erlernen eines korrekten Miktionsverhaltens hat sich eine Flow-EMG-Registrierung vor allem bei Kindern bewährt [12].

Messung unwillkürlicher Harnabgänge (Pad-Test)

Bei inkontinenten Patienten sind der Grad der Inkontinenz sowie die auslösende Situation häufig entscheidend für die Therapie. Aus diesen Gründen wurden Protokolle entwickelt, die den Patienten bei möglichst voller Blase über eine Reihe von inkontinenzprovozierenden Ereignissen in eine inkontinente Situation versetzen, wobei die Menge der Inkontinenz gemessen wird [39]. Das folgende Protokoll ist Beispiel dafür: Der Patient kommt mit voller Blase und erhält eine Windel mit bekanntem Gewicht. Danach trinkt er/sie 1/2-1 l Wasser; er bleibt für 1/2 h in Bewegung, wobei auch eine Treppe (1 Stockwerk) bewältigt werden muß. Danach wird er aufgefordert, 10mal aus dem Sitzen aufzustehen, 10mal kräftig zu husten, 1 min auf der Stelle zu laufen, sich 5mal zu bücken, um ein kleines Objekt vom Boden aufzuheben, und 1 min die Hände in fließendem Wasser zu waschen. Die Windel wird dann abgenommen und erneut gewogen (der Gewichtsunterschied in Gramm steht für das Ausmaß der Inkontinenz). Anschließend entleert der Patient die Blase in ein Flowmeter.

Invasive Urodynamik

Zystometrie (Zystomanometrie)

Die Zystometrie ist die Aufzeichnung des Blaseninnendruckes während der Füllung, abhängig vom Füllvolumen. Ein in die Blase gelegter Katheter ist entweder an der Spitze mit einem Miniaturdruckwandler versehen oder verbindet das Blasenfüllmedium mit einem externen Druckwandler. Die Messung wird meist als Füllungszystometrie durchgeführt, weil dann auch das aktuelle Blasenvolumen erfaßt werden kann. Die Füllung der Blase erfolgt über den gleichen (Doppellumen) oder einen separaten Katheter. Ziel der Messung ist die Erfassung der Detrusoreigenleistung während der Füllung. Daher muß der Abdominaldruck vom in der Blase gemessenen Druck subtrahiert werden: Die Differenz ergibt den Detrusordruck.

Der Abdominaldruck wird gewöhnlich im Rektum gemessen. Die Meßdaten aus der Zystometrie beziehen sich auf Detrusoraktivität, Blasensensibilität, -kapazität und -dehnbarkeit (Compliance [10]). Bei der Bestimmung der Detrusoraktivität sind vor allem ungehemmte Detrusorwellen zu berücksichtigen, definiert entweder als Blasenhyperreflexie bei neurogenen Blasenstörungen oder als Blaseninstabilität bei nichtneurogenen Blasenstörungen. Die Blasensensibilität läßt sich in der Zystometrie nur ansatzweise bestimmen als Volumen bei erstem Harndrang (Spüren der Blasenfüllung), normalem Harndrang (Miktion kann noch ausgesetzt werden), ausgeprägtem Harndrang = maximale zystometrische Kapazität (Miktion soll unverzüglich stattfinden), „urgency" (akuter Miktionswunsch mit Inkontinenz- oder Schmerzgefahr), Schmerzen. Die Detrusorcompliance wird errechnet als Volumenzunahme in ml, dividiert durch Detrusordruckzunahme in cm H_2O. Obwohl die Compliance sich ebenfalls mit der Füllung verändern kann (grundsätzlich ist sie ein Differentialquotient), wird sie in der Klinik meist zwischen Füllungsbeginn und maximaler zystometrischer Kapazität berechnet.

Hohe Füllgeschwindigkeit und niedrige Temperatur des Füllmediums können die Ergebnisse beeinflussen, unwillkürliche Detrusorkontraktionen auslösen und die Blasensensationen verfrühen. Deshalb ist das Füllungsmedium CO_2, das noch vielerorts in den Vereinigten Staaten eingesetzt wird, wegen der benötigten hohen Füllgeschwindigkeit ungeeignet.

Druck-Fluß-Messung

Wird nach der Zystometrie der Druckmeßkatheter in der Blase belassen, kann während der nachfolgenden Miktion die Uroflowmetrie mit der synchronen Druckmessung verglichen werden (*cave*: Meßverzögerung im Uroflowmeter). Damit wird auch eine quantitative und qualitative Aussage über eine evtl. Obstruktion möglich [13].

Auch bei dieser Messung werden alle Drücke als Detrusordruck angegeben. Prämiktionsdruck ist der Druck am Ende der Füllungsphase, direkt vor Beginn der Detrusorkontraktion; Öffnungdruck ist der Druck bei Beginn des Harnflusses; maximaler Druck und Druck beim maximalen Harnfluß sind klar; als Kontraktionsdruck bezeichnet man den Unterschied zwischen absolutem Druck an einem beliebigen Zeitpunkt und dem Prämiktionsdruck.

In den verschiedenen Druck-Fluß-Analysen wird aus den Druck-Zeit-und Harnfluß-Zeit-Relationen die Zeit eliminiert und somit eine graphische Wiedergabe von Druck und Harnfluß gestaltet. In der einfachsten Form dieser Graphik [21], in der maximaler Harnfluß und dazugehöriger Druck gegeneinander eingetragen werden, können 3 Klassen unterschieden werden: nicht obstruiert (hoher Harnfluß, niedriger Druck); obstruiert (niedriger Harnfluß, hoher Druck) und unbestimmt (niedriger Harnfluß, niedriger Druck). In den komplizierteren Modellen [16, 22, 34, 36] werden größere Teile der Harnfluß- und Druckkurven benutzt in der Hoffnung, auf dieser Weise die Trennung zwischen obstruiert und nichtobstruiert zu verkleinern bzw. eine feinere Graduierung der Obstruktion nachzuweisen oder aber den Unterschied zwischen anatomischer und funktioneller (durch Muskelverspannung bedingter) Obstruktion aufzudecken. Unter bestimmten Voraussetzungen ist auch die Kontraktilität des Detrusors zu ermitteln [29, 32].

Der alleinige Einfluß des erhöhten Bauchdruckes auf die Harnflußrate wird z. Z. kontrovers diskutiert: Es ist unklar, ob es möglich ist, z. B. eine Obstruktion mit Bauchdruckerhöhung während der Miktion teilweise zu überwinden [27]. Dies nur als Beispiel dafür, wie vorsichtig man sich der Druck-

Fluß-Messung und der auf noch immer einfachen Modellen basierenden Druck-Fluß-Analysen bedienen sollte.

Urethradruckmessung

Während der Füllphase sollte die Urethra ständig verschlossen bleiben. Auf Grund von hydrodynamischen Überlegungen müßte dann der Urethradruck immer höher sein als der Blasendruck. In der Hoffnung, hier einen Schlüssel für Inkontinenz zu finden, wurde die Messung des *Urethradruckprofils* eingeführt [5]. Zur Bestimmung eines *Ruhedruckprofils* wird ein Druckmeßpunkt (entweder Druckwandler oder Katheteröffnung beim externen Druckwandler) langsam durch die Urethra gezogen, der den Druck im Verlauf der Urethra aufzeichnet. Beim *Streßdruckprofil* hustet oder preßt der Patient regelmäßig während dieses Vorganges [3]. In beiden Verfahren werden maximaler Druck, maximaler Verschlußdruck (abzüglich Blasendruck) und funktionelle Länge (Urethradruck über Blasendruck) bestimmt. Beim Streßprofil wird zusätzlich noch eine Drucktransmission ermittelt: das Verhältnis zwischen Urethradruckanstieg und Blasendruckanstieg unter Belastung.

Als diagnostisches Verfahren ist die Messung des Urethradruckprofils den Erwartungen nicht gerecht geworden. Zum einen war kein wesentlicher Unterschied nachweisbar zwischen inkontinenten und kontinenten Patienten, zum anderen war nach erfolgreichen Inkontinenzoperationen nicht selten postoperativ keine wesentliche Veränderung im Urethradruckprofil nachweisbar [40]. Bei Männern ermöglicht das Urethradruckprofil keine Aussage über eine mögliche Obstruktion. Ein Grund dafür ist, daß die Urethra offensichtlich nicht immer eine schlichte Verschlußfunktion während der Füllung hat.

Als Alternative zu den Urethradruckprofilmessungen sind jene Urethradruckmessungen zu bezeichnen, die an einem oder mehreren Punkten in der Urethra die Druckveränderungen während der Füllphase registrieren [18, 19, 25]. Mit diesen *kontinuierlichen Urethradruckmessungen* konnte gezeigt werden, daß bei vielen Patienten – vor allem solchen mit Drangsymptomatik – die Urethra öfter während der Füllungsphase einen Druckverlust zeigte, manchmal als Vorbote einer Inkontinenz- oder Drangepisode.

Kombinierte urodynamische Messungen

Allgemein wird eine Einzeluntersuchung in Form einer Zystometrie kaum mehr stattfinden, da ohne weiteren Aufwand sofort anschließend eine Druck-Fluß-Studie gemacht werden kann. Zusätzlich kann der gleiche Katheter nochmal verwendet werden, um die Urethradruckprofilmessung durchzuführen. Bei Verwendung von Kathetern mit eingebautem Druckwandler sind dazu keine weiteren Maßnahmen erforderlich.

Videourodynamik

Zur Verbesserung der Aussagekraft der Urodynamik können die angeführten kombinierten Messungen unter gleichzeitiger Aufzeichnung der Organstrukturen mittels bildgebender Verfahren durchgeführt werden [41, 44]. Meist wird hierfür noch die Röntgendurchleuchtung benutzt; mittels digitalem Röntgen kann mit erheblich weniger Strahlenbelastung der Ablauf kontinuierlich verfolgt werden. Mit den neuen Ultraschallmöglichkeiten kann auch ohne Strahlenbelastung eine Videourodynamik durchgeführt werden, wobei die Aussagekraft bezüglich der morphologischen Veränderungen geringer ist als mit der Röntgendarstellung. Der große Vorteil der Videourodynamik liegt in der direkten Verbindung zwischen den Meßwerten und den aktuellen anatomischen Bildern der beteiligten Organe.

Miktionsurethradruckprofil

Das Miktionsurethradruckprofil [45] gehört zur Gruppe der Druck-Fluß-Messungen. Ein Urethradruckprofil wird während der Plateauphase der Miktion gemessen. Liegt eine Obstruktion vor, kann deren Lokalisation durch einen erheblichen Druckabfall vor und nach der obstruierten Stelle bestimmt werden.

Diurese- und ambulante Urodynamik

Eine weniger mit Artefakten behaftete urodynamische Untersuchung verspricht man sich von einer Urodynamik mit natürlicher Füllung durch (evtl. gesteigerte) Diurese oder von der ambulanten Urodynamik. Erstere wird im Labor durchgeführt [42], letztere ähnlich wie beim Langzeit-EKG auf einen Recorder am Patienten aufgezeichnet [43]. Die Meßkatheter werden gelegt, und der Patient kann sich dann entweder in der Ambulanz oder sogar zu Hause frei bewegen. Er kann über eine Markertaste verschiedene Ereignisse wie Harndrang, Inkontinenz usw. markieren. Mit Zuschaltung eines feuchtempfindlichen elektronischen Windels und über Ankopplung eines Flowmeters können auch Inkontinenzvolumen und Druck-Fluß-Messungen in der ambulanten Urodynamik erfolgen.

Neurophysiologische Messungen

Eine EMG-Untersuchung, die darauf zielt, mögliche myogene oder neurogene Schäden aufzudecken, sollte grundsätzlich als neurophysiologisches und nicht als urodynamisches Verfahren eingesetzt werden. Für die notwendige Auswertung einzelner Aktionspotentiale sind nur Nadelelektroden geeignet. Für die Bestimmung von „recruitment patterns" können zwar auch Oberflächenelektroden zum Einsatz kommen, in beiden Fällen verhindern jedoch die mit einer urodynamischen Untersuchung notwendigerweise verbundenen Artefaktquellen eine saubere Interpretation der Ergebnisse.

Fast das komplette neurophysiologische Armentarium kommt heutzutage auch in der Urodynamik zum Einsatz. *Reflexlatenzzeitmessungen, evozierte Potentiale* sowohl zentral als auch peripher und ihre Latenzzeiten und *sensorische Schwellwertmessungen* werden im Kapitel von *Bemelmans* [4] ausführlich behandelt. Diese speziellen Untersuchungstechniken sollten aber noch in den Händen von Spezialisten bleiben. Sie sind bis jetzt in der normalen oder erweiterten urodynamischen Routinediagnostik noch nicht einsetzbar.

Klassifikation der Blasenentleerungsstörung

Die International Continence Society hat in ihren Standardisierungsempfehlungen [2] auch eine Einteilung der Blasenentleerungsstörungen vorgeschlagen. Da diese standardisierte Einteilung einen Großteil der Mißverständnisse bei den Beschreibungen urodynamischer Ergebnisse aus dem Wege räumen kann, empfiehlt es sich, diesen Empfehlungen so weit wie möglich zu folgen. Darüber hinaus sind weitergehende Vorschläge des Arbeitskreises „Urologische Rehabilitation Querschnittgelähmter" erarbeitet worden (s. Sauerwein [31]).

Detrusor und Urethra bilden eine funktionelle Einheit, sind aber separate Organe mit unterschiedlichen Funktionen: Speicherung und Entleerung bzw. Kontrolle und Weiterleitung. Blasenentleerungsstörungen können als Folge von Störungen im nervalen oder psychologischen Kontrollsystem, Störungen der Muskelfunktion oder strukturellen Abweichungen auftreten.

In der *Speicherphase* (Füllphase) kann

- die *Detrusoraktivität* normal oder hyper- bzw. hypokontraktil (unwillkürliche Kontraktionen: instabil bzw. hyperreflexiv oder areflexiv bei neurogenem Substrat) sein;
- die *Blasensensibilität* normal, gesteigert (hypersensitiv), verringert (hyposensitiv) oder abwesend sein;
- die *Blasenkapazität* normal, gesteigert oder verringert sein;
- die *Compliance* normal (kaum Druckzunahme bei Füllung) oder verringert („low compliance") sein;
- die *Urethra* normal (keine Inkontinenz, auch nicht bei Provokation) oder inkompetent (Inkontinenz ohne Detrusorkontraktion) sein.

Harninkontinenz wird definiert als unwillkürlicher Harnverlust, objektivierbar und ein soziales oder hygienisches Problem. Harninkontinenz kann urethral oder extraurethral auftreten. Harninkontinenz ist zu beschreiben als *Symptom:* Patientenangabe; als *Zeichen:* objektiv wahrnehmbarer Harnverlust und als *Zustand:* urodynamischer Nachweis von Harnverlust.

Symptome der Harninkontinenz sind:
Dranginkontinenz: unwillkürlicher Harnverlust mit Drangsymptomatik (Urgency). Letztere kann Folge zweier verschiedener Störungen sein: einem

überaktiven Detrusor (motorischer Drang) oder einer Hypersensitivität (sensorischer Drang);
Streßinkontinenz: unwillkürlicher Harnverlust während körperlicher Anstrengung;
Unbewußte Inkontinenz: Harnverlust ohne Drang und möglicherweise ohne bewußte Wahrnehmung;
Enuresis: Harnverlust allgemein; wenn Bettnässen gemeint ist, ist die richtige Terminologie: nächtliche Enuresis bzw. Enuresis nocturna;
auch *Nachtröpfeln* und *Dauereinnässen* sind symptomatische Inkontinenzformen.

Als *Streßinkontinenz* bezeichnet man einen urethralen Harnverlust bei körperlicher Anstrengung (z. B. Husten). Auch ohne körperliche Anstrengung ist Inkontinenz möglich, z. B. als *Nachtröpfeln* und *Dauereinnässen*.

Die Ursache der Inkontinenz kann häufig nicht allein auf Grund dieser Symptome und Zeichen geklärt werden. Eine genaue Diagnose benötigt meist eine zusätzliche urodynamische Untersuchung.

Die Zustände der Inkontinenz, die mit einer urodynamische Untersuchung aufgedeckt werden können, sind:
Echte Streßinkontinenz: unwillkürlicher Harnverlust ohne Detrusorkontraktion, wenn der Blasendruck den maximalen urethralen Druck übersteigt.
Reflexinkontinenz: Harnverlust durch Detrusorhyperreflexie und/oder unwillkürlicher Urethrarelaxation ohne normalen Miktionsdrang. Dieser Zustand besteht allein bei neurogenen Patienten.
Überlaufinkontinenz: Harnverlust durch Blasenüberdehnung.

In der *Entleerungsphase* (Miktionsphase) kann

- die Detrusoraktivität normal (willkürlich, inhibierbar, komplette Entleerung, wenn keine Obstruktion vorliegt), hypokontraktil (Ausmaß oder Dauer der Kontraktion ungenügend) oder akontraktil (fehlende Kontraktion; bei neurogenen Patienten: *areflexiv*) sein – die Terminologien aton, hypoton, autonom und schlaff sollten nicht weiter verwendet werden;
- die Urethra normal oder obstruktiv (durch Überaktivität oder mechanisch) sein. Eine mechanische Obstruktion hat meist eine anatomische Ursache. Bei einer urethralen Hyperaktivität kann es sich um eine nichtrelaxierende Urethra, eine Detrusor-Urethra-Dyssynergie, wenn gleichzeitig eine Kontraktion von Detrusor und Urethra auftreten, und eine Detrusor-Sphinkter-Dyssynergie handeln, wenn Detrusor und Sphinkter gleichzeitig kontrahieren (bei Erwachsenen Zeichen einer neurogenen Blasenstörung).

Literatur

1. Abrams PH, Feneley RC, Torrens MJ (1987) Urodynamik für Klinik und Praxis, Springer, Berlin Heidelberg New York Tokyo
2. Abrams P, Blaivas JG, Stanton SL, Anderson JT (1988) The standardisation of terminology of lower urinary tract function. Scand J Urol Nephrol 114: 5–19
3. Asmussen M, Ulmsten U (1975) Simultaneous urethrocystometry and urethral pressure profile measurement with a new technique. Acta Obstet Gynecol Scand 54: 385–386

4. Bemelmans BLH (1997) Klinische Neurophysiologie. In: Stöhrer M, Palmtag H, Madersbacher H (Hrsg) Neurogene Blasenfunktionsstörung. Neurogene Sexualstörung. Springer, Berlin Heidelberg New York Tokyo, S 60-72
5. Brown M, Wickham JEA (1969) The urethral pressure profile. Br J Urol 41: 211-217
6. Churchill BM, Gilmour PE, Williot P (1987) Urodynamics. Ped Clin North Am 34: 1133-1157
7. Coombes GM, Millard RJ (1994) The accuracy of portable ultrasound scanning in the measurement of residual urine volume. J Urol 152: 2083-2085
8. Garrelts B von (1956) Analysis of micturition. A new method of recording of the voiding of the bladder. Acta Chir Scand 112: 326-340
9. Gaudenz R (1979) Der Inkontinenz-Fragebogen mit dem neuen Urge-Score und Stress-Score. Geburtshilfe Frauenheilkd 39 784-792
10. Gilmour RF, Churchill BM, Steckler RE, Houle AM, Khoury AE, McLorie GA (1993) A new technique for dynamic analysis of bladder compliance. J Urol 150: 1200-1203
11. Glemain P, Buzelin JM, Cordonnier JP (1993) New urodynamic model to explain micturition disorders in benign prostatic hyperplasia patients. Pressure-flow relationships in collapsable tubes, hydraulic analysis of the urethra and evaluation of urethral resistance. Eur Urol 24 [Suppl 1]: 12-17
12. Gool JD van, Vijverberg MA, Messer AP, Elzinga-Plomp A, Jong TP de (1992) Functional daytime incontinence: non-pharmacological treatment. Scand J Urol Nephrol 141 [Suppl]: 93-105
13. Griffiths D (1995) Basics of pressure-flow studies. World J Urol 13: 30-33
14. Haylen BT, Ashby D, Sutherst JR, Frazer MI, West CR (1989) Maximum and average urine flow rates in normal male and female populations - the Liverpool nomograms. Brit J Urol 64: 30-38
15. Höfner K (1992) Urodynamic evaluation of lower urinary tract dysfunction. Curr Opin Urol 2: 257-262
16. Höfner K, Kramer AEJL, Tan HK, Krah H, Jonas U (1995) CHESS classification of bladder outlet obstruction. A consequence in the discussion of current concepts. World J Urol 13: 59-64
17. Jonas U, Thüroff JW, Heidler H (1980) Urodynamik - Diagnostik der Funktionsstörungen des unteren Harntraktes. Enke, Stuttgart
18. Kramer AEJL, Venema P (1984) Dynamic urethral pressure measurement in diagnosis of incontinence in women. World J Urol 2: 203-207
19. Kulseng-Hanssen S (1983) Prevalence and pattern of unstable urethral pressure in one hundred and seventy-four gynecologic patients referred for urodynamic investigation. Am J Obstet Gynecol 146: 895-900
20. Levin RM, Monson FC, Longhurst PA, Wein AJ (1994) Rabbit as a model of urinary bladder function. Neurourol Urodyn 13: 119-135
21. Lim CS, Abrams P (1995) The Abrams-Griffiths nomogram. World J Urol 13: 34-39
22. Mastrigt R van, Kranse M (1995) Analysis of pressure-flow-data in terms of computer-derived urethral resistance parameters. World J Urol 13: 40-46
23. Mundy AR, Stephenson TP, Wein AJ (eds) (1994) Urodynamics. Principles, practice and application, 2nd edn. Churchill Livingstone, Edinburgh
24. Nielsen KT, Bruskewitz RC, Madsen PO (1988) Urodynamics of the lower urinary tract. Urol Res 16: 271-276
25. Plevnik S, Janež J (1983) Urethral pressure variations. Urology 21: 207-209
26. Poulsen EU, Kirkeby HJ (1988) Home-monitoring of uroflow in normal male adolescents. Relation between flow-curve, voided volume and time of day. Scand J Urol Nephrol 114 [Suppl]: 58-62
27. Reynard JM, Peters TJ, Lamond E, Abrams P (1995) The significance of abdominal straining in men with lower urinary tract symptoms. Br J Urol 75: 148-153
28. Roehrborn CG (1993) Objective and subjective response criteria to diagnose benign prostatic hyperplasia. Eur Urol 24 [Suppl 1]: 2-11
29. Rollema HJ, Mastrigt R van (1992) Improved indication and follow-up in transurethral resection of the prostate using the computer program CLIM. A prospective study. J Urol 148: 111-115

30. Rollema HJ, Kramer AEJL, Jonas U (1987) Neue Entwicklungen in der Urodynamik. In: Abrams PH, Feneley RC, Torrens MJ (Hrsg) Urodynamik für Klinik und Praxis. Springer, Berlin Heidelberg New York Tokyo, S 187-203
31. Sauerwein D, Madersbacher H, Stöhrer M, Palmtag H (1977) Zur Urodynamik neurogener Blasenfunktionsstörungen bei Querschnittlähmung. Richtlinien und Nomenklatur zur Vereinheitlichung. In: Stöhrer M, Palmtag H, Madersbacher H (Hrsg) Neurogene Blasenfunktionsstörung. Neurogene Sexualstörung. Springer, Berlin Heidelberg New York Tokyo, S 44-55
32. Schäfer W (1939) Obstructed and unobstructed prostate obstruction: a plea for objectivation of bladder outflow obstruction by urodynamics. World J Urol 6: 198-203
33. Schäfer W (1990) Principles and clinical application of advanced urodynamic analysis of voiding function. Urol Clin North Am 17: 553-566
34. Schäfer W (1995) Analysis of bladder-outlet function with the linearized passive urethral resistance relation, linPURR, and a disease-specific approach for grading obstruction: from complex to simple. World J Urol 13: 47-58
35. Siroky MB, Olsson CA, Krane RJ (1979) The flow rate nomogram. 1. Development. J Urol 122: 665-668
36. Spångberg A (1995) Estimation of urethral resistance by curve fitting from the pressure-flow plot. Theory and experience in normal men and men with benign prostatic hypertrophy. World J Urol 13: 65-69
37 Spehr C, De Geeter P (1991) Miktions- und Trinkfehlverhalten – Ein Beitrag zur Genese des enuretischen Syndroms? Urologe A 30: 231-234
38. Stöhrer M, Löchner-Ernst D, Goepel M, Mandalka B, Noll F, Rübben H (1994) Neurogene Blasenfunktionsstörungen aus urologischer Sicht. Dtsch Ärztebl 91: B1576-B1584
39. Sutherst J, Brown M, Shaner M (1981) Assessing the severity of urinary incontinence in women by weighing perineal pads. Lancet 23: 1128-1131
40. Swift SE, Ostergard DR (1995) Evaluation of current urodynamic testing methods in the diagnosis of genuine stress incontinence. Obstet Gynecol 86: 85-91
41. Turner-Warwick R (1979) Observations on the function and the dysfunction of the sphincter and detrusor mechanisms. Urol Clin North Am 6: 13-30
42. Venrooij GEPM van, Boon TA (1994) Extensive urodynamic investigation: interaction among diuresis, detrusor instability, urethral relaxation, incontinence and complaints in women with a history of urge incontinence. J Urol 152: 1535-1538
43. Waalwijk van Doorn ESC van, Remmers A, Janknegt RJ (1992) Conventional and extramural ambulatory urodynamic testing of the lower urinary tract in female volunteers. J Urol 147: 1319-1325
44. Webster GD, Older RA (1980) Videourodynamics. Urology 16: 106
45. Yalla SV, Waters WB, Snyder H, Varady S, Blute R (1981) Urodynamic localization of isolated bladder neck obstruction in men: studies with micturitional vesicourethral static pressure profile. J Urol 125: 677-684

KAPITEL 8

Spezielle technische Aspekte bei der urodynamischen Untersuchung hyperreflexiver Blasen

H. Ippisch, G. Kramer und M. Stöhrer

Als Blasenhyperreflexie wird jene Detrusorhyperaktivität definiert, die sich auf eine neurogene Schädigung zurückführen läßt. Bei der urodynamischen Untersuchung derartiger Blasenstörungen sind wichtige technische Aspekte zu berücksichtigen, um Artefakte zu vermeiden.

Patientenvorbereitung

Ein Harnwegsinfekt kann bereits bei Normalpersonen sämtliche urodynamischen Untersuchungsergebnisse erheblich beeinflussen [5]. Noch mehr trifft dies zu bei hyperreflexiven Blasen, die zudem primär aufgrund der funktionellen Störung und sekundär wegen der dadurch bedingten morphologischen Veränderungen eine höhere Infektneigung aufweisen [3]. In der Praxis wird man daher vor einer urodynamischen Untersuchung eine mikrobiologische Urinuntersuchung veranlassen und ggf. antibiotisch vorbehandeln. Sollte sich ein Infekt erst im nachhinein darstellen, sind die Ergebnisse entsprechend zu relativieren.

Die Blasenhyperreflexie geht oftmals zusätzlich mit einer neurogenen Stuhlentleerung einher [6]. Ein stuhlgefülltes Rektum erschwert aber eine korrekte Rektaldruckmessung, so daß zuvor abgeführt werden muß.

Eine Vielzahl von Pharmaka (Medikamente mit Wirkung auf das vegetative Nervensystem, Psychopharmaka, Antihypertensiva, Sedativa etc.) kann die Detrusoraktivität beeinflussen [2]. Sie müssen daher bei der Interpretation der urodynamischen Ergebnisse berücksichtigt werden.

Schließlich muß der Patient eine möglichst normale Blasenfüllung und -entleerung empfinden. Weil diese aber auch psychisch beeinflußbar sind, ist es wichtig, den Patienten erstmals mit den Umständen der Untersuchung bekannt und womöglich vertraut zu machen, um den Streß einer derartigen Untersuchung weitgehend zu reduzieren [7].

Untersuchungstechnik

Die Untersuchungstechnik ist in erster Linie abhängig von der Indikation der urodynamischen Untersuchung. Ist bereits eine hyperreflexive Blasenstörung bekannt, so stellt sich die Frage nach dem normalen Verlauf einer Füllungs-

und Miktionsphase bei diesem Patienten. Dazu wird man im Rahmen urodynamischer Kontrolluntersuchungen die Untersuchungstechnik so physiologisch wie möglich gestalten, um damit die reale Entleerungssituation weitestgehend zu simulieren. Dazu gehören das Einnehmen der gewohnten Entleerungsposition, die Verwendung nicht zu starrer Katheter, eine langsame Blasenfüllrate, körperwarme Füllflüssigkeit sowie die Verwendung von Gleitmittel ohne Lokalanästhetikum, um die Blasensensibilität nicht zu beeinflussen.

Abbildung 8.1 zeigt, welchen Einfluß Füllgeschwindigkeit und Temperatur des Füllmediums auf die Blasenkapazität ausüben, bis es zu einer reflektorischen Blasenentleerung kommt. Die Kurven verdeutlichen, wie wichtig eine Standardisierung der Urodynamik im Hinblick auf die Vergleichbarkeit von Untersuchungsergebnissen ist.

Besteht bei einem Patienten der Verdacht auf eine Blasenhyperreflexie, wird man im Rahmen der Urodynamik Provokationsmanöver durchführen, um eine Hyperreflexie aufzudecken. Dazu gehören Hustenstöße, Triggerversuche durch suprapubisches Klopfen oder Bestreichen von Oberschenkelinnenseite und Analschleimhaut. Beim sog. Eiswassertest werden bis zu 250 ml 4° C kaltes Wasser mit hoher Füllrate in die Blase eingebracht [6]. Eine normokontraktile Blase toleriert dies ohne wesentlichen Druckanstieg, beim Vorliegen einer Hyperreflexie kommt es zur reflektorischen Detrusorkontraktion und fast immer zur Spontanmiktion.

Die Aufzeichnung des Rektaldruckes ist, wie bereits erwähnt, gerade bei neurogenen Blasenstörungen oftmals problematisch, um so mehr, da die herkömmlichen Rektalkatheter leicht aus dem Rektum gleiten oder von Stuhlresten verstopft werden. Abbildung 8.2 zeigt einen neuartigen Katheter mit Schutzhülle über den Katheteraugen und Halteballon nach dem Foleykatheterprinzip, der diese Probleme weitgehend ausschaltet.

Die Videourodynamik ist, wie bei allen neurogenen Blasenstörungen, auch bei der Untersuchung hyperreflexiver Blasen unverzichtbar [8], da die Interpretation der Druckkurven in Zusammenhang mit den simultan aufgezeichneten Videobildern wesentlich leichter fällt und insbesondere Druckverluste durch morphologische Veränderungen aufdecken hilft (Reflux, Divertikel).

Interpretation der Untersuchungsergebnisse

Gerade im Zeitalter der zunehmend computergestützten Auswertung urodynamischer Untersuchungsergebnisse ist bei hyperreflexiven Blasenstörungen besondere Vorsicht geboten. Die Compliance z.B. ist in vielen Computerpro-

---

Abb. 8.1 a-c. Drei Füllungsphasen beim gleichen Patienten innerhalb von 10 min a (11.18 Uhr) Füllungsrate 91 ml/min; Temperatur Füllungslösung 20° C; Kapazität 88 ml; b (11.11 Uhr) Füllungsrate 93 ml/min; Temperatur Füllungslösung 37° C; Kapazität 132 ml; c (11.02 Uhr) Füllungsrate 9,6 ml/min; Temperatur Füllungslösung 37° C; Kapazität 178 ml. Erniedrigte Temperatur bzw. erhöhte Füllungsrate verringern die gemessene Kapazität. Ein möglicher Gewöhnungseffekt der wiederholten Blasenfüllung sollte sich in der anderen Richtung zeigen: Spätere Füllungen würden eine höhere Kapazität aufweisen

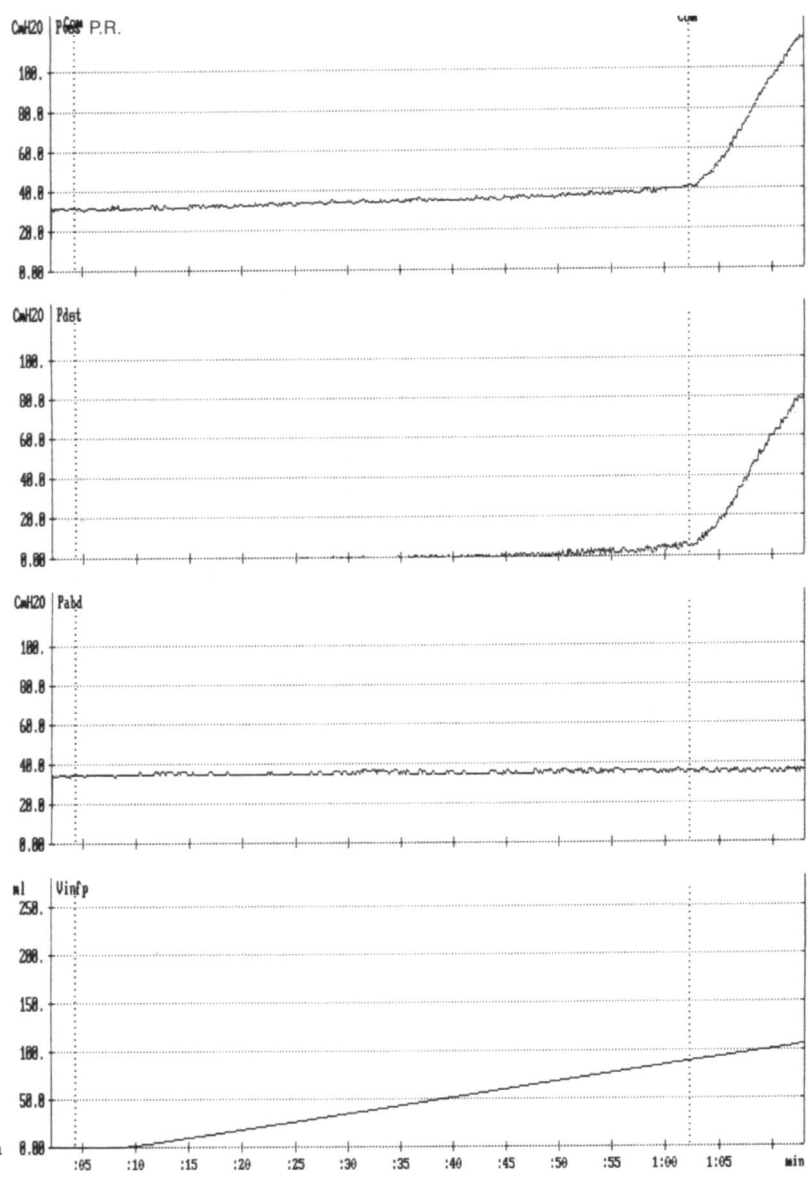

Cystometrie H₂O:	Volumen (ml)	Pdet (cm H₂O)
Erster Harndrang		
Zweiter Harndrang		
max. Blasenkapazität	88	5
Compliance (ml/cm H₂O)	11.4	
Durchschn. Füllrate (ml/min)	90.5	

Spezielle technische Aspekte bei der urodynamischen Untersuchung hyperreflexiver Blasen

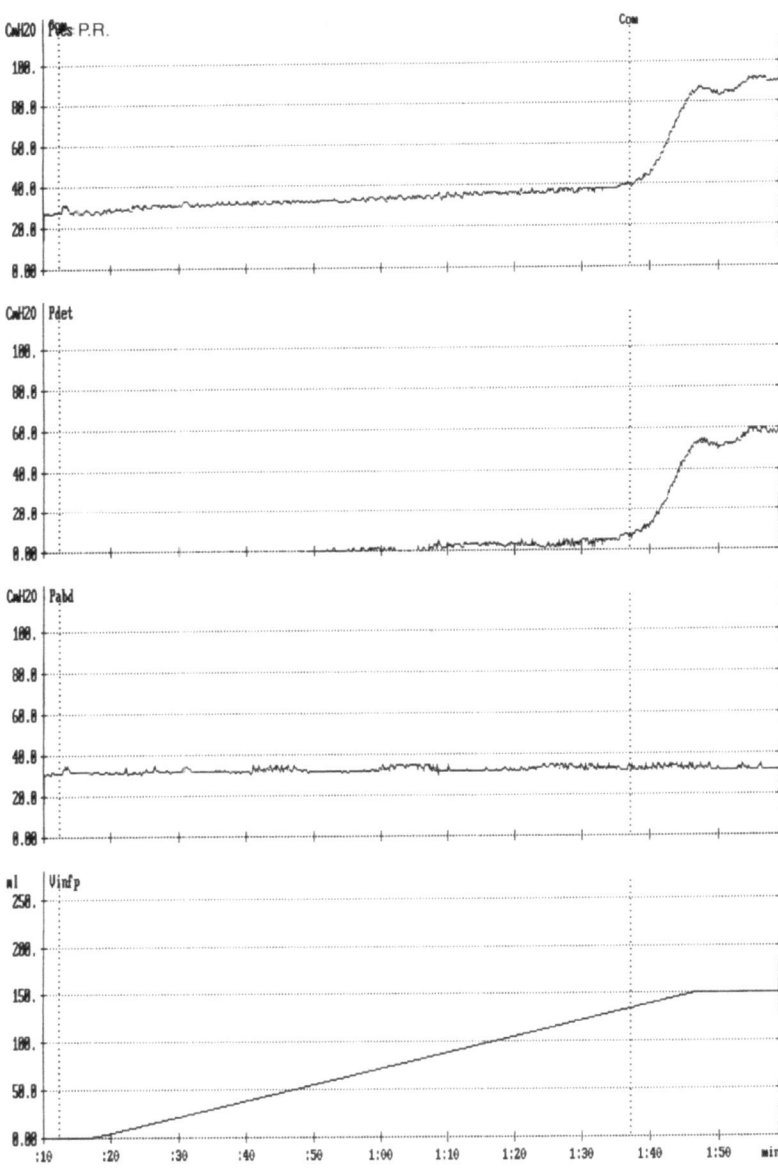

CystometrieH$_2$O:	Volumen (ml)	Pdet (cm H$_2$O)
Erster Harndrang		
Zweiter Harndrang		
max. Blasenkapazität	132	7
Compliance (ml/cm H$_2$O)	12.6	
Durchschn. Füllrate (ml/min)	92.9	

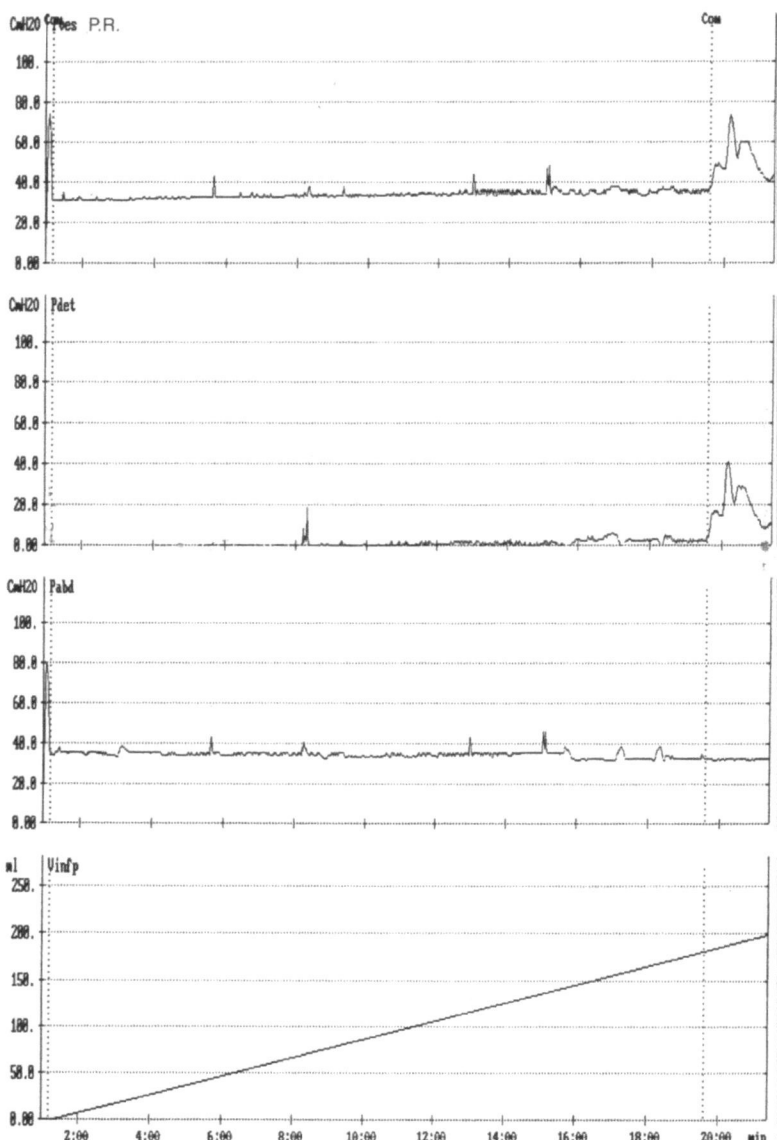

Cystometrie H$_2$O:	Volumen (ml)	Pdet (cm H$_2$O)
Erster Harndrang		
Zweiter Harndrang		
max. Blasenkapazität	178	2
Compliance (ml/cm H$_2$O)	34.2	
Durchschn. Füllrate (ml/min)	9.6	

Abb. 8.2. Rektalkatheter mit Schutzhülle über den Katheteraugen und Halteballon nach dem Foleykatheterprinzip. Spezialentwurf für zuverlässigere Rektaldruckaufzeichnung

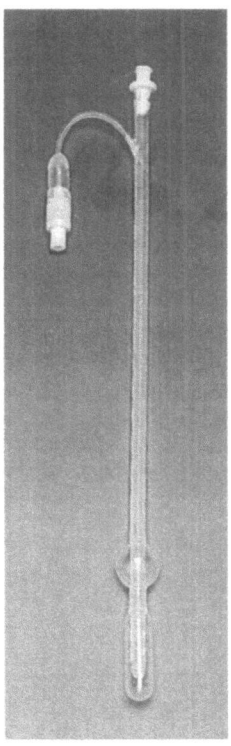

grammen über die „Pumpe-ein"- und „Pumpe-aus"-Marker definiert. Kommt es im Rahmen der Blasenhyperreflexie zur Spontanentleerung, so wird die Füllpumpe in aller Regel erst dann ausgeschaltet, wenn es bereits zum Kontraktionsdruckanstieg gekommen ist. Wird dieser „Pumpe-aus"-Marker bei der Auswertung nicht manuell korrigiert, so wird vom Computer die Compliance falsch berechnet (s. Abb. 8.3).

Ein weiteres Beispiel sind Triggerartefakte bei der reflektorischen Entleerung mittels suprapubischen Klopfens. Wegen unterschiedlichen Laufzeiten der schnellen Druckwellen beim Klopfen nach Blasen- und Rektaldruckwandler kann der automatisch erfaßte Differenzdruck zwischen den beiden (Detrusordruck) mit sog. „Overshoot-Artefakten" behauptet sein. Erfolgt keine manuelle Korrektur, so sind falsch hohe Entleerungsdrücke im Rahmen der Computerauswertung die Folge (s. Abb. 8.4).

Komplizierte Auswertungen von Druck-Fluß-Diagrammen sind bei Detrusorhyperreflexie mit Vorsicht zu bewerten, da oftmals Artefakte in die Berechnung mit einbezogen werden, die die Ergebnisse erheblich verändern können.

Zusammenfassend soll darauf hingewiesen werden, daß urodynamische Untersuchungen im Rahmen hyperreflexiver Blasenstörungen besonders artefaktgefährdet sind. Eine Standardisierung und exakte Angaben über alle von

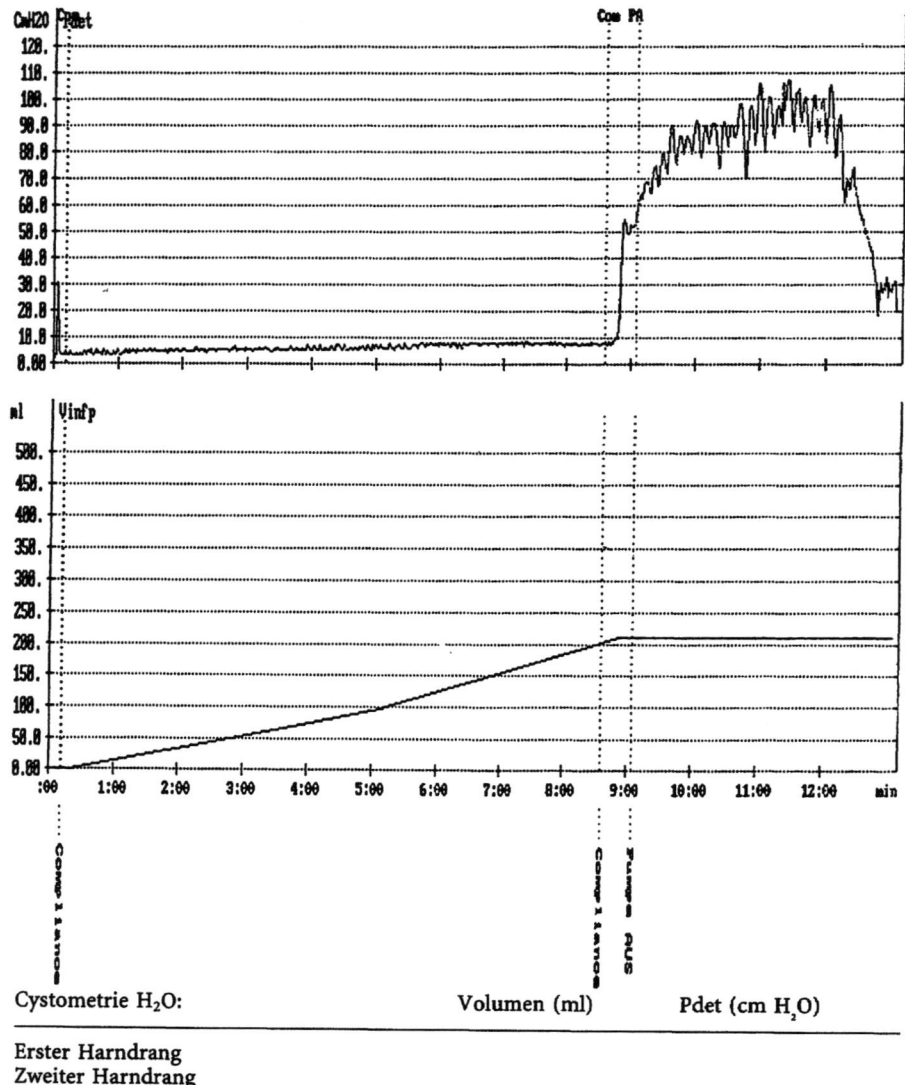

Cystometrie H₂O:	Volumen (ml)	Pdet (cm H₂O)
Erster Harndrang		
Zweiter Harndrang		
max. Blasenkapazität	212	55
Compliance (ml/cm H₂O)	42.2	
Durchschn. Füllrate (ml/min)	23.7	

Abb. 8.3. Beispiel einer korrigierten Complianceberechnung. Automatische Berechnung: „Pumpe-aus"-Marker (PA): 212/55 = 3,9 ml/cm H₂O; korrigierte Berechnung: „Compliance"-Marker (Com): 202,5/4,8 = 42,2 ml/cm H₂O

Abb. 8.4. „Overshoot-Artefakte" bei Detrusordruckmessung unter „Triggern". Weil die nur durch das Klopfen verursachten Druckanstiege in Blase und Abdomen gleich groß sind, sollte der Detrusordruck (P_{det}) nur den langsamen Anstieg der Detrusorkontraktion (Mittelwert der Kurve: etwa 10 bis etwa 45 cm H₂O) aufzeichnen. Durch unterschiedliche Laufzeiten der Klopfstöße nach Blasen- und Rektumdruckwandler registriert die Detrusordruckaufzeichnung darüber hinaus schnelle wellenförmige Variationen (in diesem Fall mit einer Amplitude von etwa 60 cm H₂O)

Spezielle technische Aspekte bei der urodynamischen Untersuchung hyperreflexiver Blasen

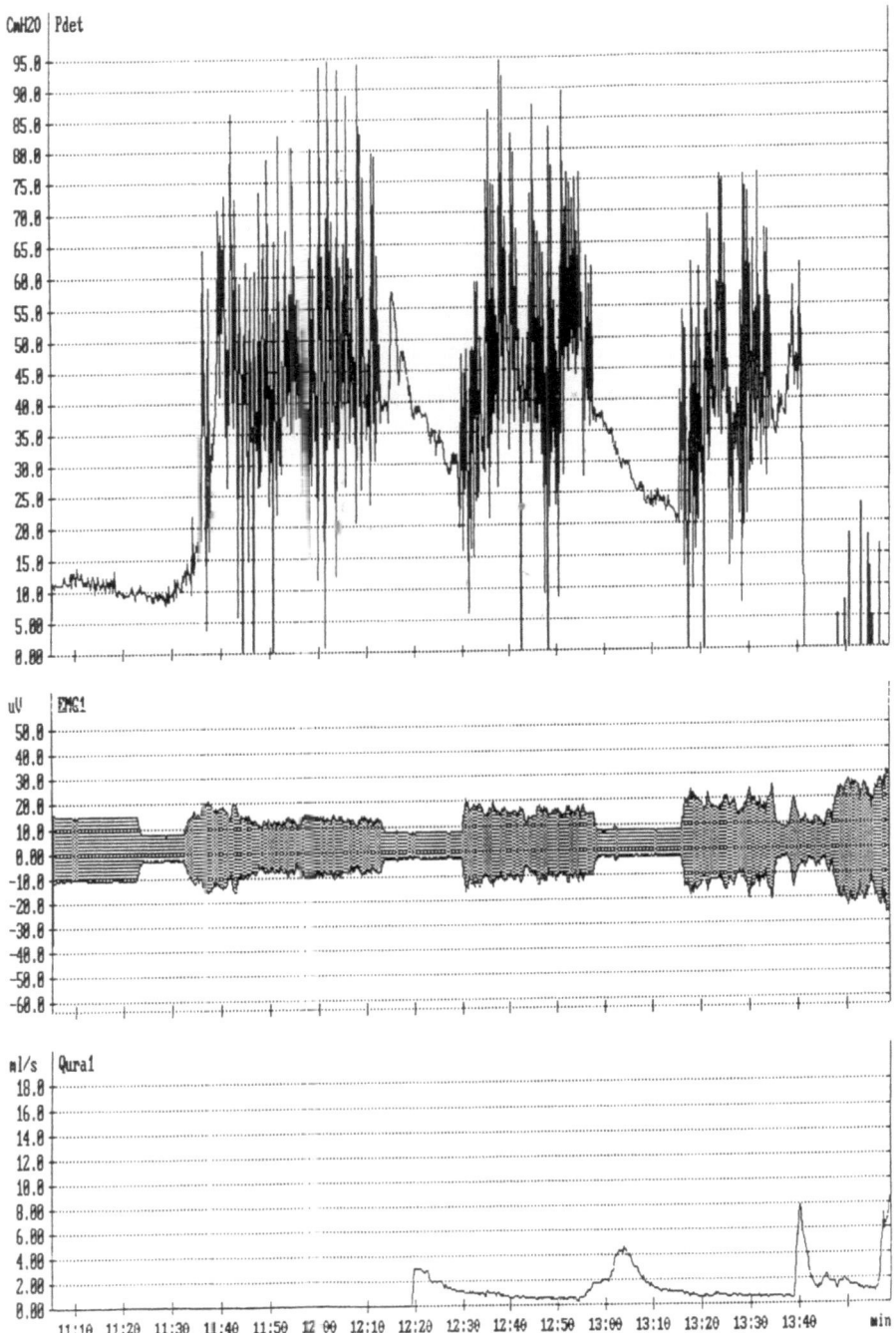

der ICS geforderten technischen Daten [1] sind daher dringend erforderlich. Die computergestützte Auswertung ist nur sinnvoll, wenn sie vom Untersucher unter den genannten Aspekten kontrolliert wird.

Literatur

1. Abrams P, Blaivas JG, Stanton SL, Anderson JT (1988) The standardisation of terminology of lower urinary tract function. Scand J Urol Nephrol 114: 5-19
2. Andersson KE (1988) Current concepts in the treatment of disorders of micturition. Drugs 35: 477-494
3. Darouiche RO, Smith MS, Markowski J (1994) Antibiotic prophylaxis for urodynamic testing in patients with spinal cord injury: a preliminary study. J Hosp Infect 28: 57-61
4. Geirsson G, Lindström S, Fall M (1994) Pressure, volume and infusion speed criteria for the ice-water test. Br J Urol 73: 498-503
5. Gool JD van, Vijverberg MA, de Jong TP (1992) Functional daytime incontinence: clinical and urodynamic assessment. Scand J Urol Nephrol 141 [Suppl]: 58-69
6. Kerrebroeck PEV van, Koldewijn EL, Debruijne FMJ (1993) Worldwide experience with the Finetech-Brindley anterior root stimulator. Neurourol Urodyn 12: 497-503
7. Kramer G, Schäfer W, Höfner K (1997) Urodynamische Untersuchungen am unteren Harntrakt. In: Stöhrer M, Palmtag H, Madersbacher H (Hrsg) Neurogene Blasenfunktionsstörung. Neurogene Sexualstörung. Springer, Berlin Heidelberg New York Tokyo, S 73-83
8. Stöhrer M, Löchner-Ernst D, Goepel M, Mandalka B, Noll F, Rübben H (1994) Neurogene Blasenfunktionsstörungen aus urologischer Sicht. Dtsch Ärztebl 91: B1576-B1584

KAPITEL 9

Die Bedeutung der Druckmessung der hinteren Harnröhre bei neurogener Detrusor-Blasenhals-Dysfunktion und Hyperreflexie

B. Schurch und A.B. Rossier

Einleitung

Unter „Dyssynergie" versteht man die im zeitlichen Ablauf gestörte Kontraktion zweier Muskeln. Die bekannte Detrusor-Sphinkter-Dyssynergie (DSD) im unteren Harntrakt ist gut dokumentiert, weniger bekannt ist die Blasenhalsdyssynergie (BHD). Bei obstruktiven und nicht obstruktiven männlichen Patienten hatten schon Turner-Warwick et al. [36] sowie Bates et al. [3] die Vermutung einer Blasenhalsdyssynergie geäußert, da während der Miktion der Blasenhalsdruck höher war als der in der Blase registrierte. Es scheint auch, daß die BHD eher durch eine aktive Blasenhalskontraktion als nur durch einen fehlenden Blasenhalsöffnungsmechanismus ausgelöst wird. Während ihrer „Micturitional-static-urethral-profile"-Untersuchungen haben Yalla et al. [37] eine Blasenhalsobstruktion nachweisen können. Eine aktive BHD während einer simultanen Detrusorkontraktion wurde aber z. Z. noch nicht demonstriert.

Methodik

Wir haben 49 querschnittgelähmte Patienten (47 mit traumatischen Läsionen) urodynamisch untersucht. Von diesen litten 25 an einer kompletten und 4 an einer inkompletten Paraplegie, 20 waren Tetraplegiker (11 komplette und 9 inkomplette Läsionen). Das Alter lag im Durchschnitt beim Unfall bei ca. 40 Jahren (Grenzwerte 19–68 Jahre). Alle Patienten waren aus dem spinalen Schock und zeigten eine neurogene Blasendysfunktion vom Typ „oberes motorisches Neuron". Die mittlere Zeit zwischen Trauma und der ersten urodynamischen Untersuchung war 229 Wochen (7–2544), die urethrozystomanometrischen Untersuchungen wurden bei den Patienten in Rückenlage (Beckenschrägstand 15°) durchgeführt. Zwei röntgendichte Meßsonden mit je 5 und 3 Mikrodrucksensoren (Millar[1])(8F) wurden für die Registrierung der vesikourethralen Drucke bzw. anorektalen Drucke benützt. Das Registrierungsmaterial faßte 8 Vorverstärker mit simultanen Druckaufschreibungen [33]. Die genaue Lagerung der Druckwandler innerhalb der Blase, des Bla-

---

[1] Millar Instruments Inc., 6001 Gulf Freeway, P.O. Box 18227, Houston, TX 77223, USA.

senhalses und der membranösen und bulbären Urethra wurden in Bezug auf die anatomischen Beckenstrukturen unter Bildverstärker kontrolliert. Die Blase wurde mit einer 24 % Kontrastmittellösung (3-Acetylaminomethyl-5-Acetylamino-2, 4, 6 Triodobenzoicacid) langsam gefüllt (5 ml/min). 100-mm-Kleinbildaufnahmen erlaubten einen Vergleich zwischen den gemessenen Drucken und den anatomischen Strukturen. Bei je 6 Patienten wurden 7 mg Phentolamin allein oder nach beidseitigen Pudendusblockaden verabreicht [7, 32]. Während und nach der Injektion von Phentolamin wurden periodische Blutdruckmessungen alle 30–60 s registriert. Vierundzwanzig Stunden vor der Untersuchung wurden alle Medikamente, die die urethrovesikale Funktion beeinflussen, gestoppt.

Gruppenunterteilungen und Befunde

Aus 82 urodynamischen Untersuchungen zeigten 37 Männer und 2 Frauen eine aktive BHD, d. h. in 79.5 % der Fälle. In jedem Fall war die BHD mit ungehemmten Blasenwellen und DSD verbunden. Es wurden insgesamt 5 Läsionsgruppen (davon 1 mit 2 Untergruppen) definiert:
Gruppe A: komplette Paraplegie oberhalb Th 12
Gruppe B: inkomplette Paraplegie
Gruppe C: Paraplegie thorakolumbal inkomplett, sakral komplett
  C1: mit Beteiligung des autonomen Nervensystems
  C2: mit Aussparung des autonomen Nervensystems
Gruppe D: komplette Tetraplegie
Gruppe E: inkomplette Tetraplegie
Die Feststellung der Beteiligung des autonomen Nervensystems erfolgte durch die Anamnese und/oder den Löffeltest [6]. Fehlen von psychogener Erektion und Schwitzmangel auf Höhe L 1 bewiesen eine komplette Läsion des autonomen Nervensystems am thorakolumbalen Übergang. Zur Zeit der ersten Zystomanometrie zeigten 28 Patienten eine unausgeglichene Blasenentleerung (Restharn über 100 ml); 21 Patienten hatten eine ausgeglichene Blasenfunktion. Von 49 Patienten hatten nur 2 Patienten weder DSD noch BHD (4 %). Zur Beurteilung der DSD wurde die Klassifikation von Blaivas et al. benützt [8] (s. Tabellen 9.1 und 9.2). Die Analysen der urodynamischen Befunde führten zu den folgenden Beobachtungen:

- Alle kompletten oder fast kompletten Paraplegiker – Nr. 1 – oberhalb Th 12 (Gruppe A) – mit Ausnahme von 1 von 3 Frauen – zeigten eine aktive BHD mit DSD, während alle inkompletten Paraplegiker nie eine BHD hatten (s. Tabelle 9.1).
- Bei allen kompletten (Gruppe D) oder inkompletten (Gruppe E) Tetraplegikern war immer die aktive BHD mit einer autonomen Dysreflexie verbunden (s. Tabelle 9.2).
- Der Unterschied zwischen den Subgruppen C 1 and C 2 war, daß die BHD nie bei Patienten mit Beteiligung des autonomen Nervensystems auf Höhe L 1 (subgruppe C 1) gefunden wurde, während sie immer bei Patienten mit sympathischer thorakolumbaler Aussparung anwesend war. (s. Tabelle 9.1).

Tabelle 9.1. Paraplegiker

Gruppe	Nr.	Name	T/M	Neurologische Höhe	DSD	Typ	BHD	AHR	Bemerkungen
A	1	P.M. ♂	T	sens. inkompl. Th.7 (atyp. vord. Syndrome)	+	II	+	−	Nach Regitin®: BHD unverändert Pud. Blocks: DSD→ −
	4	V.N. ♂	M	kompl. Th.5	+	I	+	−	
	7	A.E. ♀	T	kompl. Th. 11	+	I			
	10	B.L. ♂	T	kompl. Th.4	+	I	+	+	Nach Regitin® während AHR: Verschwinden von BHD
	12	G.H. ♂	T	kompl. Th.2	+	III	+	−	
	13	S.H. ♂	T	kompl. Th.10	+	I	+		BHD + aktive Sphinktersynergie
	16	S.R. ♂	M	kompl. Th.12	+	I	+	−	
	18	K.M. ♀	T	kompl. Th.8	+	II	+	−	Pud. Blocks: DSD → −
	19	P.R. ♂	T	kompl. Th.12	+	I	+	−	BHD + aktive Sphinktersynergie
	20	S.R. ♀	T	kompl. L3	+	II		−	
	24	S.C. ♀	T	kompl. Th.5	+	II	+	−	BHD + aktive Sphinktersynergie
	25	W.A. ♂	T	kompl. Th.7	+	I	+	−.	
	29	P.R. ♂	T	kompl. Th.5	+	I	+	−	
	30	W.B. ♂	T	kompl. Th.5	+	II	+	−	
	32	C.C. ♂	T	kompl. Th.8	+	II	+	−	
	34	H.R. ♂	T	kompl. Th.7	+	II	+	−	
	35	B.C. ♂	T	kompl. Th.4		II	+	+	Kein Regitin® Pud. Blocks: DSD → −
	36	H.R. ♂	T	kompl. Th.5	+	II	+	+	
	37	W.A. ♂	T	kompl. Th.4	+	III	+	+	
B	2	C.F. ♂	T	sens. inkompl. Th. 12 links und S1 rechts. Kein m. Defizit	+	III	−	−	
	26	C.A. ♂	T	inkompl. L5 bds.	−		−	−	
	28	D.K. ♂	T	inkompl. L5 bds.	+	II	−	−	
	31	E.R. ♀	T	inkompl. L1 bds.	−		−	−	
C1	17	M.N. ♂	T	sens. kompl. L4, m. inkompl. L1, kompl.L5 bds.	+	III	−	−	
	21	R.H. ♀	T	sens. inkompl. Th.12, kompl. L3, m.inkompl. Th.12, kompl. L4 bds.	+	I	−	−	
	6	P.R. ♂	T	sens. inkompl. L1, kompl. S2 m. inkompl. L4bds. kompl. S2 bds.	+	III	−	−	
	38	C.N. ♂	T	inkompl. Th. 12 kompl. L4 bds.	+	II	−	−	
C2	5	M.D. ♂	T	sens. u. m. inkompl. L4 rechts, L2 links, sens. u.m. kompl. S3 bds.	+	II	+	−	Nach Regitin®: BHD unverändert BHD + aktive Sphinktersynergie
	9	S.R. ♂	T	inkompl. S3, kompl. S4-S5 bds.	+	II	+	−	

sens.	sensitiv	T	traumatische Läsion
m.	motorisch	M	medizinische Läsion
kompl.	komplett	AHR	autonome Hyperreflexie
inkompl.	inkomplett	DSD	Detrusor-Sphinkter-Dyssynergie
bds.	beidseitig	BHD	Blasenhalsdyssynergie

Tabelle 9.2. Paraplegiker

Gruppe	Nr.	Name	T/M	Neurologische Höhe	DSD	Typ	BHD	AHR	Bemerkungen
D	3	F.P. ♂	T	kompl. C6	+	I	+	+	a) Nach Regitin®: während AHR: Verschwinden von BHD b) BHD + aktive Sphinkter Synergie c) Pud. Blocks DSD → -
	14	S.R. ♂	T	kompl. C6	+	III	+	+	
	15	S.A. ♂	T	kompl. C4	+	II	+	+	
	33	L.R. ♂	T	kompl. C6	+	III	+	+	
	39	F.H. ♂	T	kompl. Th.1	+	II	+	+	
	40	N.G. ♂	T	kompl. C5-C6	+	II	+	+	
	41	O.B. ♂	T	kompl. C8	+	I	+	+	
	42	P.S. ♂	T	kompl. C8	+	II	+	+	Pud. Blocks: DSD → -
	43	S.C. ♂	T	kompl. C4	+	II	+	+	
	44	T.A. ♂	T	kompl. C6	+	II	+	+	a) Pud. Blocks: DSD → - b) Nach Regitin®: Verschwinden von BHD
	45	U.U. ♂	T	kompl. C5	+	II	+	+	
E	8	F.P. ♂	T	inkompl. C6	+	II	+	+	
	11	B.S. ♂	T	inkompl. C7	+	II	+	+	
	22	T.A. ♂	T	inkompl. C6	+	I	+	+	BHD + aktive Sphinkter Synergie
	23	K.H. ♂	T	inkompl. C7	+	III	+	+	
	27	M.D. ♂	T	sens. inkompl. Th. 4 rechts, Th. 12 left, m. inkompl. C6 bds.	+	II	+	+	BHD + aktive Sphinkter Synergie
	46	B.C. ♂	T	inkompl. C7-C8. bds.	+	I	+	+	BHD + aktive Sphinkter Synergie
	47	C.D. ♂	T	inkompl. C6 bds.	+	II	+	+	
	48	M.A. ♂	T	inkompl. C6 bds.	+	II	+	+	
	49	Z.C. ♂	T	inkompl. C8 bds.	+	II	+	+	Nach Regitin®: Verschwinden von BHD

sens.	sensitiv		*T*	traumatische Läsion
m.	motorisch		*M*	medizinische Läsion
kompl.	komplett		*AHR*	autonome Hyperreflexie
inkompl.	inkomplett		*DSD*	Detrusor-Sphinkter-Dyssynergie
bds.	beidseitig		*BHD*	Blasenhalsdyssynergie

- Bei geschlossenem, offenem und schlecht geöffnetem Blasenhals konnte man eine BHD beobachten.
- Üblicherweise fängt die BHD zusammen mit der ungehemmten Blasenkontraktion an und endet mit dieser. Eine kurze BHD mit nachfolgender Blasenhalssynergie wurde nur in 4 Fällen gefunden; in allen Fällen war die Blasenhalskontraktion nicht synchron mit der DSD und von einem anderen Kontraktionstyp; hingegen wurde bei 8 Patienten die BHD mit einer aktiven Sphinktersynergie - mit oder ohne Miktion - registriert (s. Tabellen 9.1 und 9.2).

- Bei 6 Patienten führten beidseitige Pudendusblockaden aber zum Verschwinden der DSD bei unveränderter BHD. Phentolamininjektion nach Pudendusblock hob die BHD auf, jedoch nur in Fällen mit gleichzeitiger autonomer Dysreflexie (Abb. 9.1a,b, Abb. 9.2). (vgl. Tabellen 9.1 und 9.2).

Diskussion

Zur Feststellung einer Abflußbehinderung des unteren Harntraktes entstanden multiple urodynamische Meßtechniken. Doch waren sie alle ungenügend zur Lokalisierung der Obstruktionsstelle [21, 24]. Die Anwendung von Urethraldruckprofilmessungen ist begrenzt, da sie nur auf den Meßkatheter wirkende

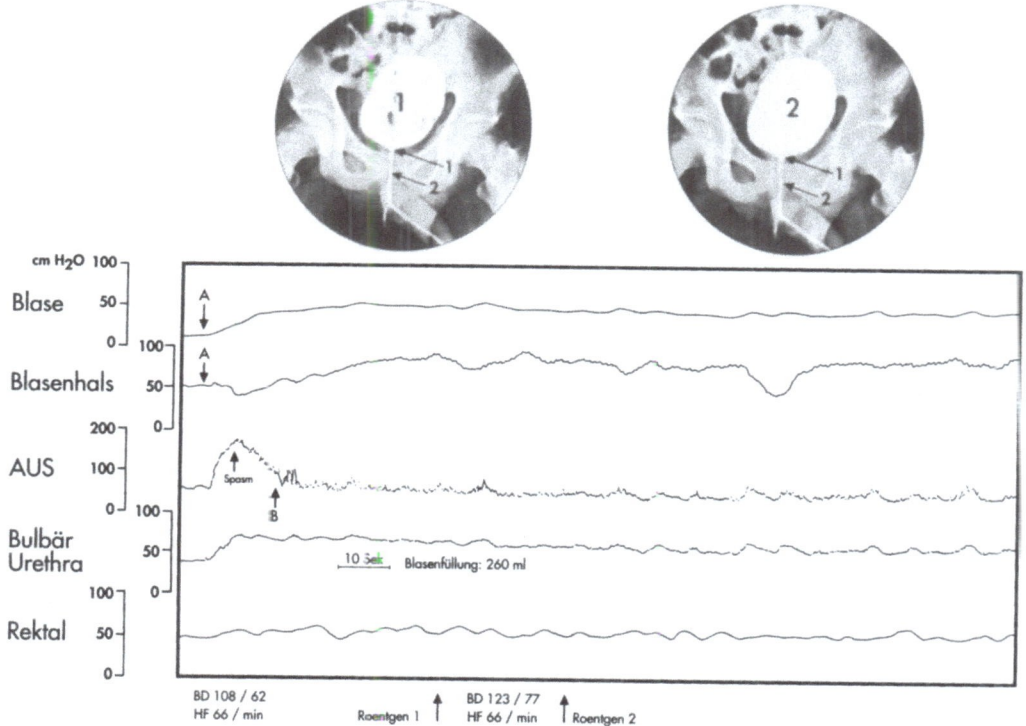

Abb. 9.1a. Detrusor-Blasenhals-Dyssynergie. Patient Nr. 44: Zystomanometrische Untersuchung 1 h nach Pudendusblock. Nach dem Pudendusblock verschwindet die Detrusor-Sphinkter-Dyssynergie bei unveränderter Blasenhalsdyssynergie. Der Anfang der ungehemmten Blasenwellen zeigt sich synchron mit dem Anfang der Blasenhalsdyssynergie (*A*). Nach kurzen Beinspasmen bleibt der Sphincter externus ruhig. Keine Detrusor-Sphinkter-Dyssynergie (*B*) während der Blasen- und der Blasenhalskontraktion. Der Blasenhals bleibt zu während der ganzen Blasenkontraktion. Keine Miktion (Röntgen bild 1 und 2). Während der Blasenkontraktion findet die Dysreflexie statt (BD 123/77, Puls 66/min). Röntgen bild 1 und 2: *1* Blasenhals; *2* äußerer normaler Sphinkter; *AUS* äußerer urethraler Sphinkter

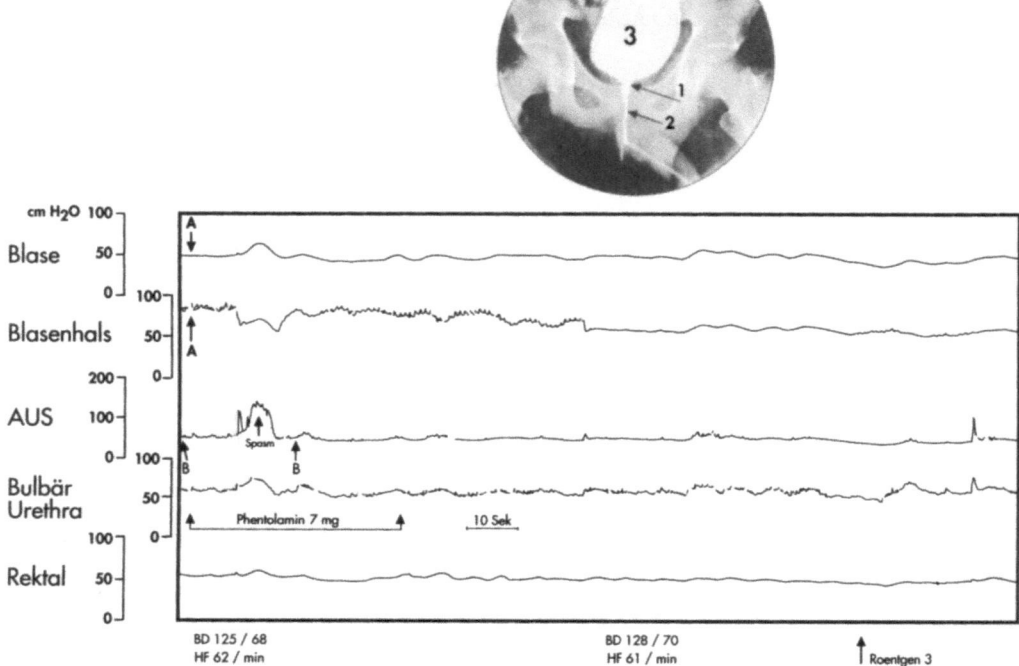

Abb.9.1b. Detrusor-Blasenhals-Dyssynergie. Gleicher Patient wie in Abb. 1a; gleiche zystomanometrische Untersuchung (1 h nach Pudendusblock). Nach bilateralem Pudendusblock verschwindet die Detrusor-Sphinkter-Dyssynergie bei unveränderter Blasenhalsdyssynergie. *A* synchrone Blase und Blasenhalskontraktion; *B* keine Detrusor-Sphinkter-Dyssynergie. Die Verabreichung von 7 mg Phentolamin während der Dysreflexie führt zum kompletten Verschwinden der Blasenhalsdyssynergie. Während der Blasenhalssynergie kommt es dann zur Miktion (Röntgen bild 3) Rontgen bild 3: *1* Blasenhals; *2* äußerer urethraler Sphinkter; *AUS* = äußerer urethraler Sphinkter

mechanische Verschlußdrucke registrieren. Die klassische, nach Brown u. Wickham [8] beschriebene Druckprofiltechnik mit kontinuierlichem Zurückziehen des Katheters ist bei neurogener Blasendysfunktion vom Typ „oberes motorisches Neuron" nicht geeignet [34]. Diese Methode führt zur Auslösung von ungehemmten Blasenwellen und deshalb zu möglichen falschen Schlußfolgerungen [34]. Bates et al. [3] versuchten die BHD durch gleichzeitiges Urethraldruckprofil und Zystourethrographie zu erfassen. Jedoch haben diese Autoren die Blasenhalsdruckänderungen nicht gemessen. Während einer ungehemmten Blasenkontraktion konnten wir bei unseren 39 Patienten mit BHD einen höheren Blasenhalsdruck als denjenigen in der Blase bei unveränderten Abdominal- und Sphinkterdrucken messen. In allen Fällen war die Blasenhalskontraktion nicht synchron mit der DSD und von einem anderen Kontraktionstyp; zusätzlich konnte man eine aktive Urethralsphinktersynergie bei

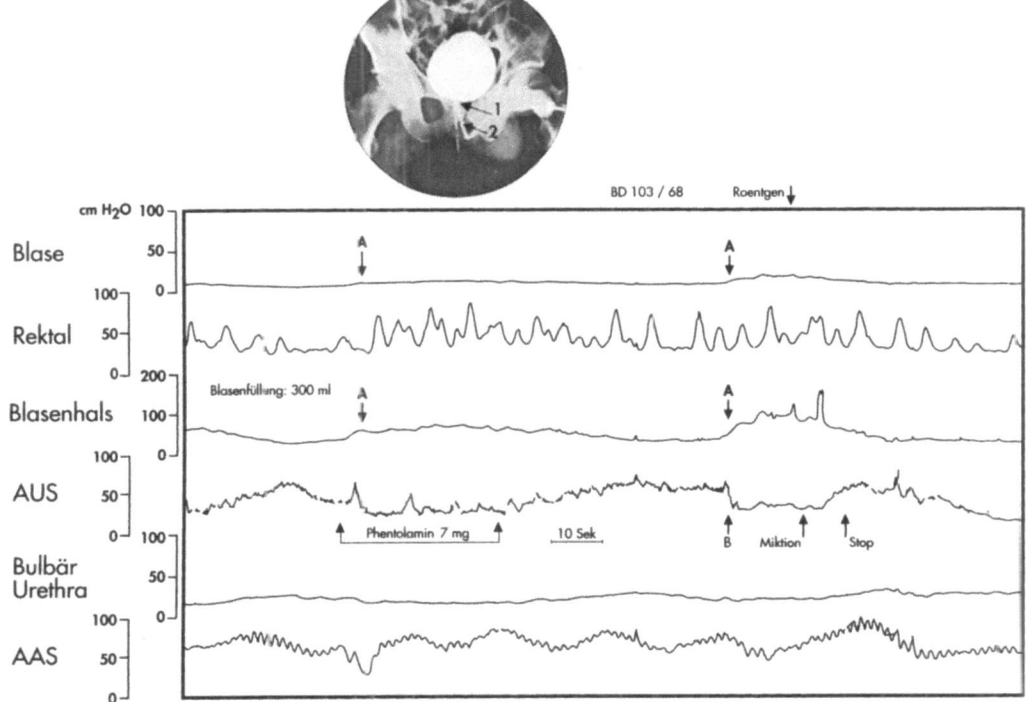

Abb 9.2. Detrusor-Blasenhals-Dyssynergie. Patient Nr. 5: Blasendysfunktion vom Typ „oberes motorisches Neuron" mit Blasenhalsdyssynergie und Detrusor-Sphinkter-Dyssynergie. Die Kontraktionen der Blase, des Blasenhalses und des Sphincter externus sind synchron (A). Keine Dysreflexie. Die Verabreichung von 7 mg Phentolamin führt zu keiner Änderung der Blasendyssynergie. Bei der zweiten ungehemmten Blasenkontraktion kommt es aber zur aktiven Detrusor-Sphinkter-Synergie bei vorhandener Blasenhalsdyssynergie (B). Miktion (Röntgen bild). Die Blasenhalsdyssynergie findet ohne Miktion statt (1. ungehemmte Blasenwellen) wie mit Miktion (2. ungehemmte Blasenwellen). Röntgen bild: 1 Blasenhals; 2 äußerer urethraler Sphinkter; AUS = äußerer urethraler Sphinkter

vorhandener BHD feststellen. Dadurch wird eine durch andere Autoren vermutete Betätigung der gestreiften Sphinktermuskulatur ausgeschlossen [29, 33]. Die Pudendusblockaden führten bei unseren Patienten zum Verschwinden der DSD, ohne die BHD zu ändern. Booth et al. [5] zeigten schon, daß eine BHD nicht bei fibrosiertem Blasenhals gefunden werden konnte.

Alle diese Beobachtungen sprechen für die Unabhängigkeit zwischen dem externen Urethralsphinkter und dem Blasenhals. Durch unsere Untersuchungen stellte sich heraus, daß die BHD durch Phentolamin beeinflußt werden kann, aber nur, wenn sie mit autonomer Hyperreflexie verbunden ist. Mc Guire et al. [27] berichteten über eine Erhöhung des intraurethralen Druckes während einer autonomen Hyperreflexie die auf α-adrenolytische Substanzen empfindlich ist. Awad et al. [2] fanden eine wesentliche Öffnung im Bereich des Sphincter externus und in einigen Fällen des Blasenhalses nach i.v.-Verabreichung von Phentolamin. Diese Autoren stellten dann die Hypothese einer möglichen „sympathischen Dyssynergie" auf. Das gleichzeitige Auftreten einer autonomen Hyperreflexie wurde aber nicht erwähnt. Krane u. Olsson [20] behandelten mit Erfolg funktionelle neurogene Blasenhalsobstruktionen mit α-blockierenden Substanzen. Tulloch [35] stellte fest, daß der posteriore Urethraltonus teilweise unter Kontrolle des sympathischen Nervensystems steht. Hierbei ist die Rolle der urethralen cholinergen Nerven noch nicht ausreichend bekannt. Trotz Acetylcholinesterase-positiven Nerven entlang der Muskelzellen der urethralen glatten Muskulatur zeigt Acetylcholin in vitro nur schwache oder keine physiologische Wirkung [1, 14]. Es kann sein, daß die cholinergen Nerven keine direkten physiologischen Effekte besitzen und mehr durch indirekte Wirkung auf die adrenergen Nerven ihre Bedeutung finden [1, 9, 18]. Muskarinerge Rezeptoren, welche die Ausschüttung von Noradrenalin in die peripheren adrenergen Nervenenden hemmen, wurden im Bereich des Blasenhalses nachgewiesen [28]. Da die Interaktion zwischen den sympathischen und parasympathischen Nervensystemen für eine synergische Blasenentleerung wichtig sind, könnte der Verlust der parasympathischen Hemmung zu BHD führen [28]. Umgekehrt können auch die sympathischen Nervenenden die axonalen cholinergen Transmissionen modulieren [26]. Eine solche Hemmung wurde schon im Ganglienbereich nachgewiesen [13]. Elbadawi [15-17] zeigte, daß die α-2-präsynaptischen Rezeptoren der urethralen cholinergen Axonendungen durch eine sympathische Hemmung beeinflußt werden können. Die sympathische Hemmung führt zur Kräftigung des Blasenhalsverschlusses. Nach Untersuchung der Reflexmiktion bei dezerebrierten Hunden konnten Nishizawa et al. [30] beweisen, daß die urethrovesikale Funktion durch α-2-mimetische und α-2-blockierende Substanzen bedeutsam geändert werden kann. α-2-präsynaptische Rezeptoren scheinen eine wichtige Rolle im urethralen Verschlußdruck zu spielen. Dysregulationen auf diesem Niveau könnten eine BHD verursachen.

Alle diese Beurteilungen könnenaa unsere Resultate erklären und unsere Meinung über die Pathophysiologie der BHD bei neurogenen Blasenstörungen bestätigen. Eine Dysregulation der α-2-präsynaptischen Rezeptoren mit nachfolgender BHD, welche nach Phentolamin-Injektion unverändert bleibt, kann die bei unseren Patienten auftretende BHD ohne autonome Hyperreflexie gut erklären. Diese Rezeptoren sind bei Menschen schwer durch Phentolamin beeinflußbar, außer wenn sie durch adrenerge Nervenendungen elektrisch stimuliert werden [26]. Die α-1-Rezeptoren, welche eine Hauptrolle in der nerveninduzierten Blasenhalskontraktion spielen, könnten beim Auftreten einer BHD mit autonomer Hyperreflexie eine Hauptrolle spielen.

Massive Ausschüttung von systemischen Kathecholaminen könnte durch Stimulation dieser Rezeptoren zu BHD führen [31]. Die Empfindlichkeit dieser Rezeptoren auf Phentolamin würde gut die positive Beeinflussung von i.v.-Verabreichung von Phentolamin bei BHD mit gleichzeitiger autonomer Hyperreflexie, wie es bei unseren Patienten der Fall war, erklären. Selbst wenn eine nichtcholinerge-nichtadrenerge urethrale Relaxation eine Rolle in der Öffnung des Blasenhalses spielen würde, würde eine Hypererregbarkeit dieses Systems nicht zu BHD führen [19]. Solche nichtadrenergen-nichtcholinergen Neuropeptide wirken nur als Co-Transmittoren oder Neuromodulatoren der adrenergen und cholinergen Transmittoren [11, 12, 22, 23]. Eine sympathische Dysregulation (Hypererregbarkeit) mit nachfolgenden Störungen der axo-axonalen Regulation zwischen dem parasympathischen und sympathischen Nervensystem würde auch unsere unterschiedlichen Beobachtungen zwischen den Subgruppen C1 und C2 erklären. Eine BHD sollte in der Subgruppe C1 nicht auftreten, da ein vermutetes komplettes Verschwinden des sympathischen Systems stattfinden und es zu keiner Hyperaktivität der α-2-präsynaptischen Rezeptoren führen würde. Eine komplette Lähmung scheint ebenfalls nötig zu sein, um eine genügende Dysregulation am axo-axonalen Niveau mit nachfolgenden Blasenhalsdyssynergien induzieren zu können. Eine BHD wurde bei unseren Patienten nie bei inkompletter Paraplegie ohne Dysreflexie beobachtet. Hingegen fand eine BHD ohne autonome Hyperreflexie immer bei kompletten Paraplegikern statt, mit Ausnahme von 1 Frau. Jede einzelne Komponente der urethrovesikalen Junktion ist bei Frauen durch ihre anatomischen Verbindungen schwierig zu untersuchen. Es ist wohl möglich, daß die BHD bei dieser Frau verpaßt wurde.

Literatur

1. Alm P (1978) Cholinergic innervation of the human urethra and urinary bladder: a histochemical study and review of methodology. Acta Pharmacol Toxicol 43: 56
2. Awad SA, Downie JW, Kiruluta HG (1978) Alpha-adrenergic agents in urinary disorders of the proximal urethra. Part II. Urethral obstruction due to "Sympathetic Dyssynergia". Brit J Urol 50: 336
3. Bates CP, Arnold EP, Griffiths DJ (1975) The nature of the abnormality in bladder neck obstruction. Brit J Urol 47: 651
4. Blaivas JG, Sinha HP, Zayed AAH, Labib KB (1981) Detrusor external sphincter dyssynergia: a detailed electromyographic study. J Urol 125: 545
5. Booth CM, Shah PIR, Milroy EJG, Thompson SA, Gosling JA (1983) The structure of the bladder neck in male bladder neck obstruction. Brit J Urol 55: 279
6. Bors E (1964) Simple methods of examination in paraplegia: 1. The spoon test. Paraplegia 2: 17
7. Bors E, Comarr AE, Moulton SH (1950) The role of nerve blocks in management of traumatic cord bladders: spinal anesthesia, subarachnoid alcohol injections, pudendal nerve anesthesia and vesical neck anesthesia. J Urol 63: 653
8. Brown M, Wickham JEA (1969) The urethral pressure profile. Brit J Urol 41: 211
9. Burn JM, Rand MJ (1965) Acetylcholine in adrenergic transmission. Ann Rev Pharmacol 5: 163
10. Burn JM, Rand MJ (1977) Sympathetic postganglionic mechanism. Nature (Lond) 184: 163
11. Chan Palay V, Jonsson G, Palay SL (1978) Serotonin and substance P coexists in neurons of the rat central nervous system. Z Zellforsch 35: 287
12. Cuello AC (1982) Co-transmission. Macmillan, London
13. De Groat WC, Saum WR (1972) Sympathetic inhibition of the urinary bladder and of pelvic ganglionic transmission in the cat. J Physiol 220: 297
14. Ek A, Alm P, Andersson KE, Persson CGA (1977) Adrenoreceptor and cholinoreceptor mediated responses of the isolated human urethra: Scand J Urol Nephrol 11: 97
15. Elbadawi A (1984) Ultrastructure of vesicourethral innervation. II. Postganglionic axoaxonal synapses in intrinsic innervation of the vesicourethral lissophincter: a new structural and functional concept in micturition. J Urol 131: 781

16. Elbadawi A (1985) Ultrastructure of vesicourethral innervation. III. Axoaxonal synapses between postganglionic cholinergic axons and probably SIF-cell derived processes in feline lissosphincter. J Urol 133: 524
17. Elbadawi A (1988) Neuromuscular mechanisms of micturition. In: Yalla SV, McGuire EJ, Elbadawi A, Blaivas JG (eds) Neurourology and Urodynamics. "Principles and practice". Macmillan, New York pp 3–35
18. Jänig W (1986) Spinal cord integration of visceral sensory system and sympathetic nervous system reflexes. Prog in Brain Res 67: 255
19. Klarskov P (1987) Non-cholinergic, non-adrenergic inhibitory nerve responses of bladder neck outlet smooth muscle in vitro. Brit J Urol 60: 337
20. Krane RJ, Olsson CA (1973) Phenoxybenzamine in neurogenic bladder dysfunction II. Clinical considerations: J Urol 110: 653
21. Lockhart JL, Weinstein DA, Hamady G (1986) Videourodynamics and differential pressures in the evaluation of infravesical obstruction: Neurourol Urodynam 5: 283
22. Lundberg JM, Hökfelt T (1983). Coexistence of peptides and classical neurotransmitters. Trends Neurosci 6: 325
23. Lundberg JM, Hedlung B, Anggard A et al. (1982) In: Bloom SR, Polak JM, Lindenlaub E (eds) Systemic role of regulatory peptides. Schattauer, New York, p 145
24. Manoliu RA (1987) Voiding cystourethrography with synchronous measurements of pressures and flow in the diagnosis of subvesical obstruction in men: a radiological view. J Urol 137: 1196
25. Mattiasson A, Andersson KE, Sjögren C (1985) Adrenergic and non-adrenergic contraction of isolated urethral muscle from rabbit and man. J Urol 133: 298
26. Mattiasson A, Andersson KE, Sjögren C (1988) Inhibitory muscarinic receptors and alpha-adrenoreceptors on cholinergic axon terminals in the urethra of rabbit and man. Neurourol Urodynam 6: 449
27. McGuire EJ, Wagner F, Weiss RM (1977) Urethral closing pressure after spinal cord injury and its relationship to autonomic dysreflexia. Urol Int 32: 97
28. Mutoh S, Ueda S, Fukumoto Y, Machida J, Ikegami K (1987) Effect of adrenergic and cholinergic drugs on the noradrenergic transmission in bladder neck smooth muscle. J Urol 138: 212
29. Myers RP, Goellner JR, Cahill DR (1987) Prostate shape, external striated urethral sphincter and radical prostatectomy: the apical dissection. J Urol 138: 543
30. Nishizawa O, Sugaya K, Takahashi T, Shimoda N, Noto H, Harada T, Tsuchida S (1992) Alpha-2 adrenergic effect on the vesicourethral function of the male decerebrate dog. Neurourol Urodynam 11: 350
31. Parsons KF, Turton MB (1980) Urethral supersensitivity and occult urethral neuropathy. Brit J Urol 52: 131
32. Rossier AB (1974) Neurogenic bladder in spinal cord injury. Management of patients in Geneva, Switzerland, and West Roxbury, Massachusetts. Urol Clin N Am 1: 125
33. Rossier AB, Fam BA (1986) 5-microtransducer catheter in evaluation of neurogeneic bladder function. Urology 27: 371
34. Rossier AB, Fam BA, DiBenedetto M, Sarkarati M (1980) Urethrovesical function during spinal shock. Urol Res 8: 53
35. Tulloch AGS (1975) Sympathetic activity of internal urethral sphincter in empty and partially filled bladder. Urology 5: 353
36. Turner-Warwick R, Whiteside CG, Worth PHL, Milroy EJG, Bates CP (1973) A urodynamic view of the clinical problems associated with bladder neck dysfunction and its treatment by endoscopic incision and trans-trigonal posterior prostatectomy. Brit J Urol 45: 44
37. Yalla SV, Sharma GVRK, Barsamian EM (1980) Micturitional static urethral pressure profile: a method of recording pressure profile during voiding and the implications. J Urol 124: 649

KAPITEL 10

Ultraschalldiagnostik

P.H. Petritsch

Die Ultraschalldiagnostik stellt heute einen fixen Bestandteil des urologisch-diagnostischen Armamentariums dar und hat vielfach radiologische bildgebende Verfahren ersetzt [2, 4, 6, 10]. Auch zur Erfassung und Dokumentation neurogener Blasenfunktions- bzw. Miktionsstörungen sind bildgebende Verfahren heute unumgänglich, wobei die Videourodynamik als goldener Standard angesehen wird [1]. Funktionelle Störungen im Rahmen neurogener Erkrankungen, z.B nach traumatischer Querschnittsläsion, hinterlassen ein ganz bestimmtes Image bzw. führen zu sichtbaren morphologischen Veränderungen [1, 12], die es durch entsprechende bildgebende Verfahren darzustellen und zu dokumentieren gilt. In Abhängigkeit vom Funktionszustand der Blase (Speicherphase, Entleerungsphase, Streßsituation) werden durch adäquate bildgebende Verfahren folgende Fakten zu beurteilen sein:

1. Speicherphase bzw. Füllungsphase: Kapazität, Blasenkonfiguration, Wandstärke Innenrelief, Fremdinhalt, Vesikoureteraler Reflux (VUR), Blasenhals, Prostata.
2. Bei Pressen, Husten (im Liegen, Sitzen, Stehen), Triggern: Bewegung der Blase, Deszensus, Detrusorkontraktionen, Blasenhalskompetenz.
3. Miktionsphase: VUR, Divertikel, Geschwindigkeit und Ausmaß der Blasenöffnung, Kaliber und Form der Harnröhre, Harnröhrenengen (funktionell, organisch, intrinsisch oder extrinsisch), Reflux in Anhangsgebilde, Morphologie und Funktion des Rhabdosphinkters.

In dem Bestreben, die Strahlenbelastung für Patienten und Untersucher zu minimieren (Strahlenbelastung bei MCU von 20 s. und 10 Bildern ist ungefähr 6 ms), haben wir röntgenologische Untersuchungen bei Patienten mit neurogener Blasenentleerungsstörung meist nach traumatischer Querschnittsläsion, angeregt durch die Untersuchungen von Perkasch et al. [7, 9], immer häufiger durch Ultraschalluntersuchungen ersetzt [3, 9].

Seit mehr als 3 1/2 Jahren wenden wir im Rehabilitationszentrum Tobelbad Ultraschalluntersuchungen erfolgreich zur Beurteilung morphologischer und funktioneller Veränderungen, entsprechend den oben angeführten Kriterien, im Bereich des Urogenitaltraktes an. Pathomorphologische Veränderungen des oberen Harntraktes, im speziellen der Nieren, aber auch der Blase, können verläßlich mittels 3, 5- und 5-MHz-Sektor-Schallkopf dargestellt werden und haben das regelmäßig durchgeführte i.v. Urogramm weitgehend ersetzt. Gleichzeitig ergibt sich die Möglichkeit der Volumetrie, was insbesondere bei der Bestimmung des Restharns von Bedeutung ist, wobei eine Fehlerquote von ± 10 % klinisch als nicht relevant anzusehen ist [9, 10]. In mehr als 1500 Fällen haben wir die Blase sowie den proximalen Harnröhrenabschnitt mittels einer linearen 5,0-MHz-Rektalultraschallsonde in Ruhe und während der Miktion, analog wie bei einer Miktionszystourethrographie (MCU), dargestellt. Die rektale Ultraschallmiktionsurethrosonographie (MCUS) bedarf keinerlei Vorbereitung des Patienten, keines Katheters zur Auffüllung der Blase, ist also jederzeit durchführbar, vorausgesetzt, der Patient hat eine volle Blase.

Methodik der MCUS

Nachdem man sich durch suprapubische Ultraschalluntersuchung über den adäquaten Füllungszustand (Volumetrie) der Blase überzeugt hat, wird die mit reichlich Ultraschallgel versehene und in ein Kondom gehüllte Sonde in das Rektum, nach vorhergegangener digitaler Palpation, eingeführt. Daneben wird ein 14-Charr. -Fraueneinmalkatheter zur Gasdrainage eingebracht. Die Untersuchung wird entweder in Seitenlage oder in modifizierter Steinschnittlage, ausgeführt, wobei der Patient die Möglichkeit hat, die Untersuchung auf einem 2. Bildschirm zu verfolgen. Eine durch das Einführen bzw. durch die Manipulation initierte reflektorische Beeinflussung des Beckenbodens wird abgewartet, bis ein „Steady-State-Zustand" erreicht wird (einige Sekunden). Hierauf erfolgt die Beurteilung der Blase, des Blasenauslasses und der umgebenden Weichteilstrukturen in Ruhe. In der Folge werden Bulbocavernosus und Analreflex überprüft, da nach unseren Erfahrungen die Kontraktionen der Bulbocavernosus und Beckenbodenmuskulatur früher im Ultraschall zu sehen sind, bevor sie noch durch den rektalen Finger getastet werden können. Im Gegensatz zur MCU können bei der Ultraschalluntersuchung die umgebenden Weichteile, wie Prostata und Samenblasen, aber auch die Muskulatur deutlich dargestellt und insbesondere im „Real-time-Bild" in ihrer Funktion beobachtet werden. In der Folge wird der Patient zur Miktion angehalten, oder es werden adäquate Triggermaßnahmen, am besten vom Patienten selbst, durchgeführt. Der Patient verfolgt den Miktionsvorgang auf einem 2. Bildschirm und ist damit in der Lage, evtl. auftretende Sensationen, aber auch Dysreflexien, den einzelnen Miktionsabschnitten (Biofeedback) zuzuordnen, was für das Blasentraining von unschätzbarem Wert ist. (Abb. 10.1, 10.2). Bei weiblichen Patienten hat sich die Darstellung der Miktion über einen in die Vagina eingebrachten Schallkopf bewährt (Abb. 10.3).

Nur in seltenen Fällen mußte die Untersuchung wegen Beeinträchtigung des Miktionsvorganges durch Stuhl (Stuhltag) abgebrochen werden. Nach einer entsprechenden Lernphase sind wir heute in der Lage, alle wesentlichen pathomorphologischen und funktionellen Veränderungen an Blase und Blasenauslaß bei Querschnittspatienten mit neurogener Blasenentleerungsstörung mittels der MCUS darzustellen. (Abb. 10.4, 10.5).

Auch in der postoperativen Nachsorge hat sich die MCUS bewährt. So kann man unmittelbar nach transurethralen Eingriffen an Prostata oder am Sphinkterapparat das Ergebnis und somit die Effizienz des chirurgischen

Ultraschalldiagnostik

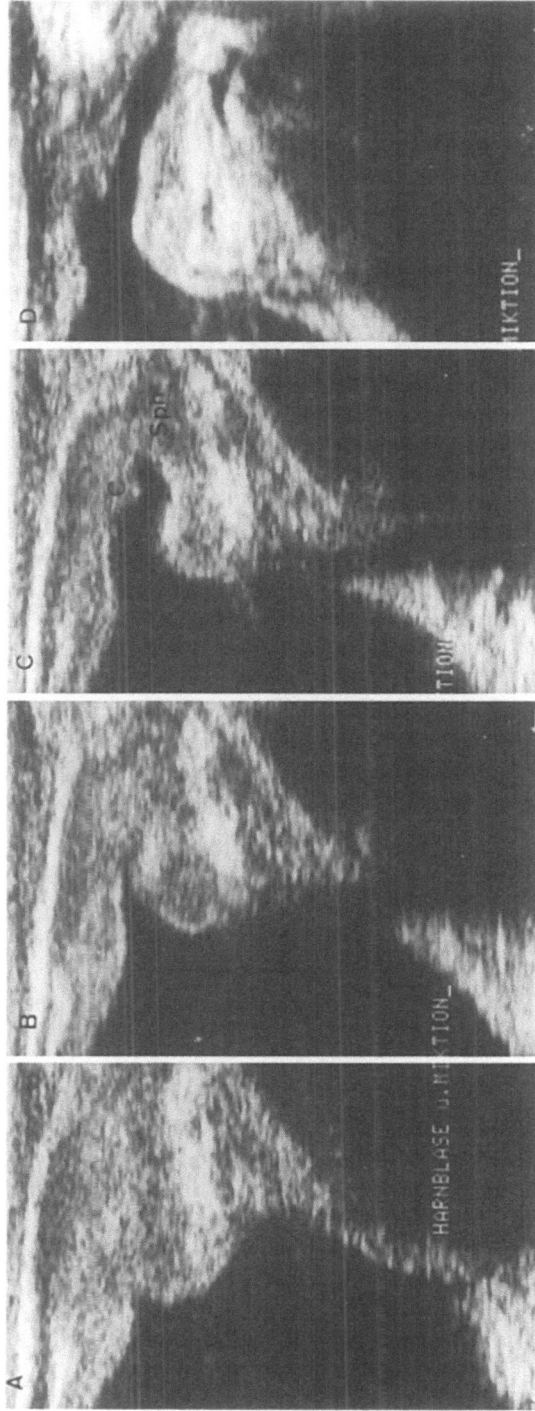

Abb. 10.1A–D. MCUS (Bildsequenz) bei einem 16jährigen Paraplegiker mit kompensierter Blasenentleerungsstörung vom kranialen Typ (Reflexblase). **A** Ruhephase, Blasenhals noch geschlossen. Vom Rektum her (*oberer Bildrand*) dargestellt. **B** Initiale Öffnung des Blasenhalses nach Triggern. **C** Miktion bis zum Rhabdosphinkter; im „Real-time-Bild" sind deutlich Kontraktionen des Sphinkters (Sph). wahrzunehmen. **D** Miktion kommt in Gang nach Überwindung des Sphinkters

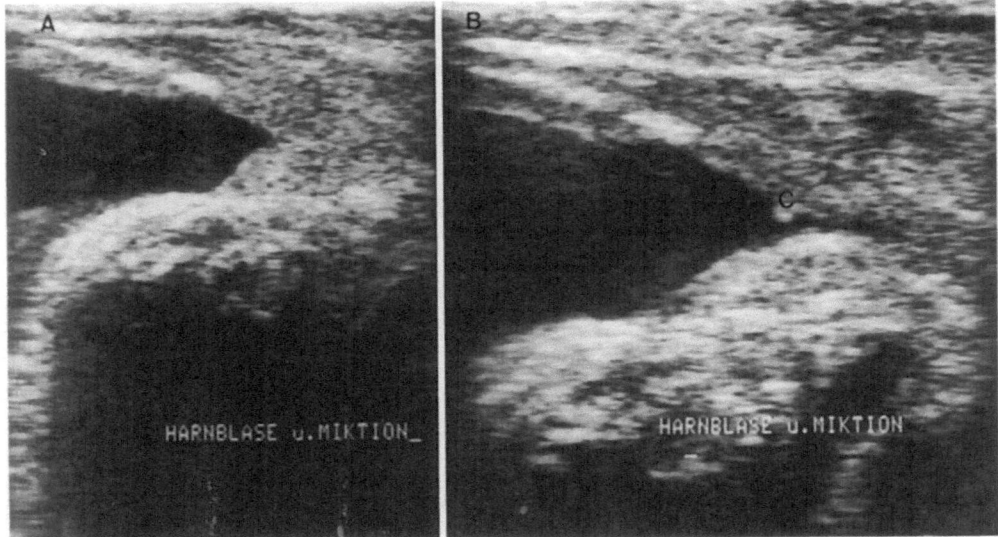

Abb. 10.2A,B. Typisches MCUS Bild bei einem 27jährigen Patienten mit neurogener Blasenentleerungsstörung vom kaudalen Typ (schlaffe Blasenlähmung). A Durch den schlaffen Beckenboden ausgeprägter Deszensus der Blase beim Pressen (fehlendes Widerlager). B Miktion mit schwachem Strahl durch Betätigung der Bauchpresse. C Colliculus seminalis.

Abb. 10.3. Vaginale MCUS bei 33jähriger Patientin. Miktion wird induziert durch Sakralwurzelstimulation mittels implantierten Stimulator nach Brindley

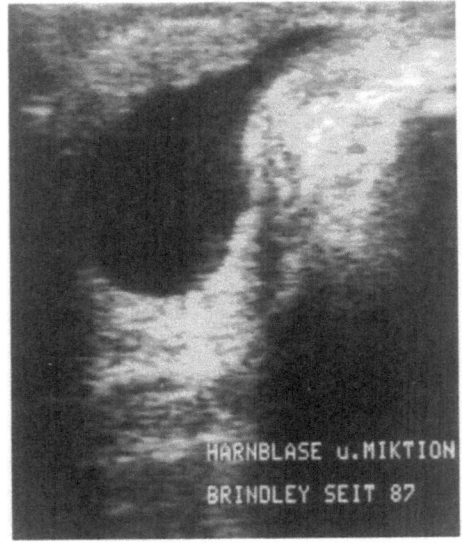

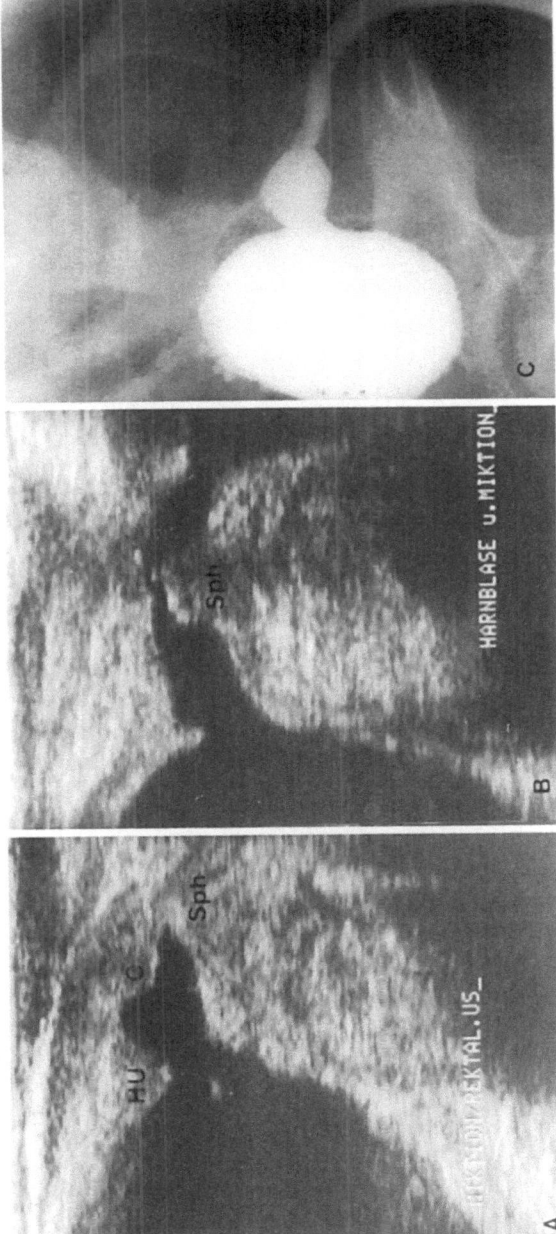

Abb. 10.4A-C. Klassisches MCUS bei einem 23jährigen Patienten mit Reflexblase und Sphinkterdetrusordysynergie (SDD). **A** Häufig zu beobachtende hintere Umschlagfalte (*HU*), zu unterscheiden von Prostatamittellappen! *C* Colliculus, (*Sph*) hypertrophierter Rhabdosphinkter. **B** Deutlich hypertrophierter prominenter Sphinkter (*Sph*) wahrnehmbar. **C** MCU desselben Patienten zeigt eine für SDD typisch kolbig ausgeweitete prostatische Harnröhre

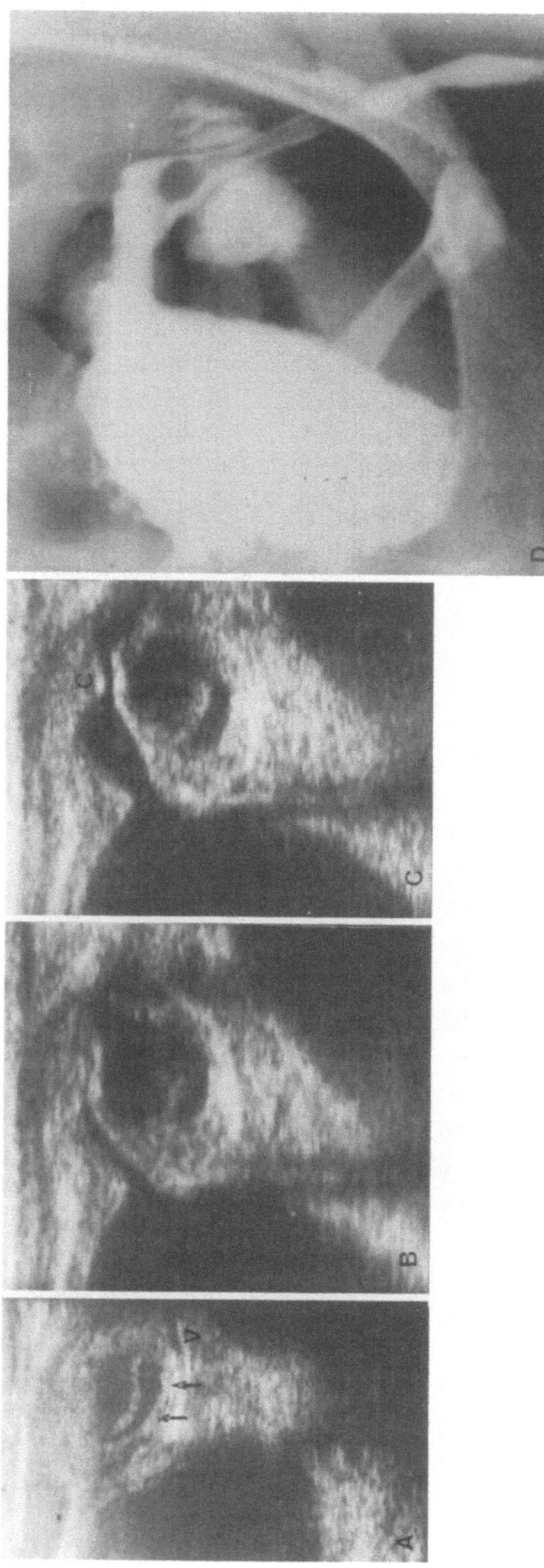

Abb. 10.5A–D. MCUS und MCU bei einem 19jährigen Patienten mit Reflexblase, SDD und Reflux in Anhangsgebilde der Harnröhre bzw. Prostata. **A** MCUS vor Miktionsbeginn, spindelförmiger echoarmer Bezirk im ventralen Prostataanteil (Pfeile) entsprechend einer Ansammlung von Harn in der Prostata. **B** Deutliche Vergrößerung der liquiden Struktur mit Wirbelbildung im „Real-time-Bild" entsprechend einem urethroprostatischen Reflux. **C** Miktion in Gang; genau gegenüber der echoarmen Struktur liegt der Colliculus (C). **D** MCU beim selben Patienten zeigt erst nach der Wiederholung einen eindeutigen Reflux in die Adnexe

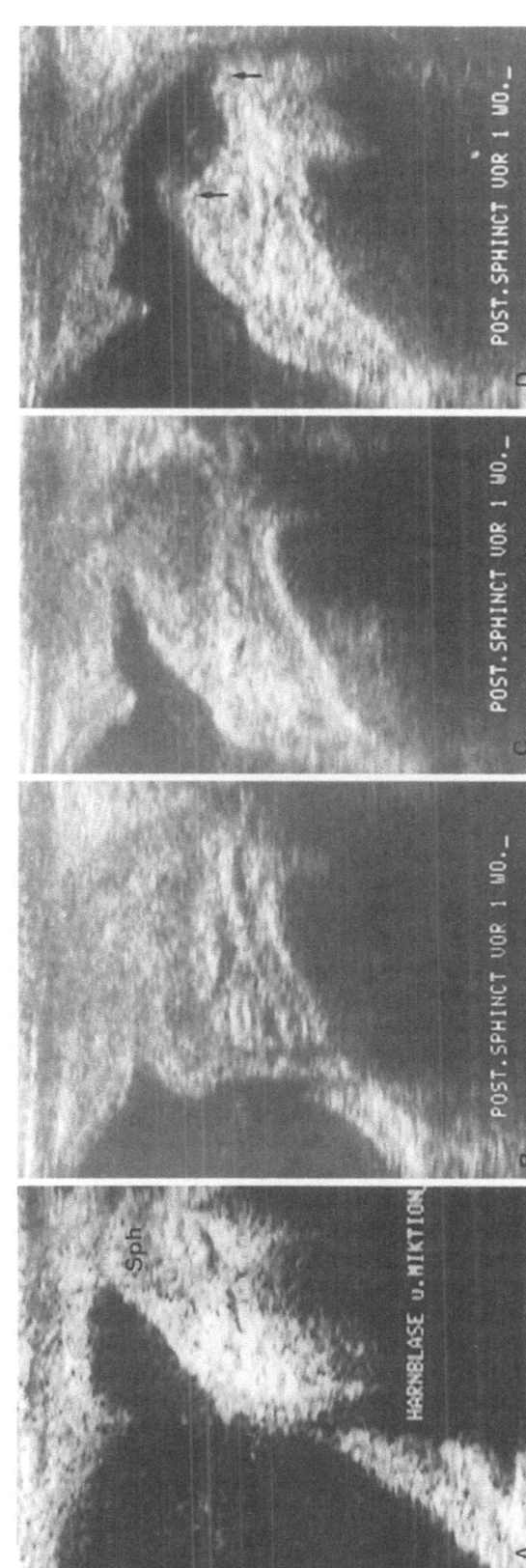

Abb. 10.6.A MCUS zeigt eine typische SDD mit Ausweitung der proximalen Harnröhre bis zum hypertrophierten Sphinkter externus (*Sph*) bei einem 19jährigen Paraplegiker. **B** MCUS 1 Woche nach Sphinkterotomie bei 12 Uhr; initiale Phase der Miktion, Öffnung des Blasenhalses. **C** Miktion bis in die Gegend des Sphinkter externus. **D** Miktion erfolgt in kräftigem Strahl. Ausmaß der Sphinkterotomie deutlich (*Pfeile*) auszunehmen

Eingriffes kontrollieren (Abb. 10.6). Nachteile der MCUS sind derzeit die schwierige bzw. unmögliche Darstellung des vesikoureteralen Refluxes sowie die fehlende Darstellung der penilen Harnröhre. Aus diesem Grund wird bei entsprechender Symptomatik nach wie vor, auch in zweifelhaften Fällen, auf die MCU und retrograde Urethrographie zurückgegriffen werden müssen.

Ein wesentlicher Vorteil dieser Untersuchung liegt neben der fehlenden Strahlenbelastung auch in der Mobilität des Gerätes. Im Gegensatz zu den praktisch immobilen Röntgenapparaturen, meist in Kombination mit einem urodynamischen Meßplatz, ist das Ultraschallgerät völlig mobil und kann an den Ort des Geschehens gebracht werden. Dies ermöglicht auch seinen Einsatz am Bett zur Veranschaulichung des Miktionsvorganges und der Triggereffizienz im Rahmen des Blasentrainings. Verhältnismäßig einfach ist die Kombination der MCUS mit der Urodynamik, wobei die Untersuchung synchron durchgeführt werden kann [3] (Abb. 10.7). Alle erhobenen Befunde werden entweder auf Röntgenfilm mittels Multiformatkamera (Abb. 10.8) oder über Printer gedruckt, gespeichert und archiviert. Besonders interessante und ausgewählte MCUS werden auch auf Video abgespeichert, da aus dem bewegten Bild funktionelle Abläufe der Miktion besonders gut beobachtet werden können, was wiederum im besonderen für das Blasentraining des Patienten, aber auch für die Ausbildung von Ärzten und medizinischem Personal, von Vorteil ist.

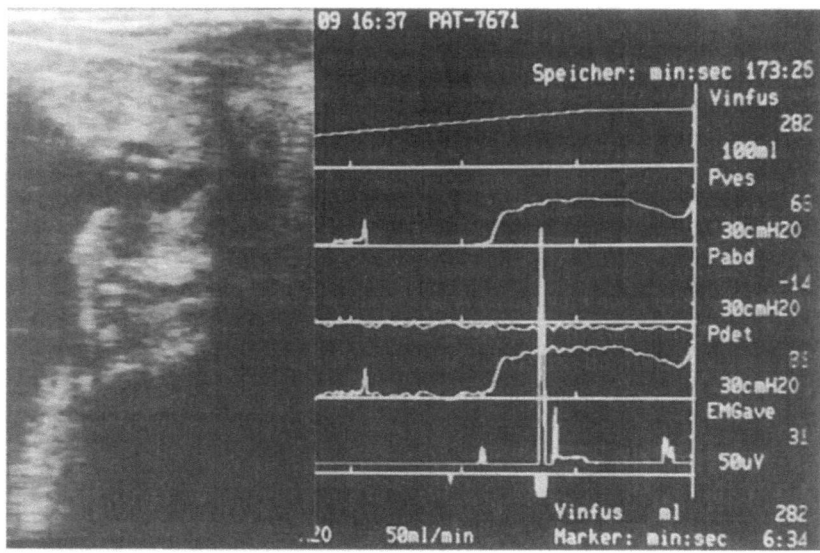

Abb. 10.7. Kombinierte simultane Ultraschallurodynamikuntersuchung bei einem Patienten mit Reflexblase und SDD. Zweiteilung des Monitorbildes. Der Endpunkt der Meßkurven entspricht dem gerade dargestellten Monitorbild. Positionierung des Meßkatheters, das Verhalten von Blasenhals und Sphinkter externus sind allzeit beurteilbar

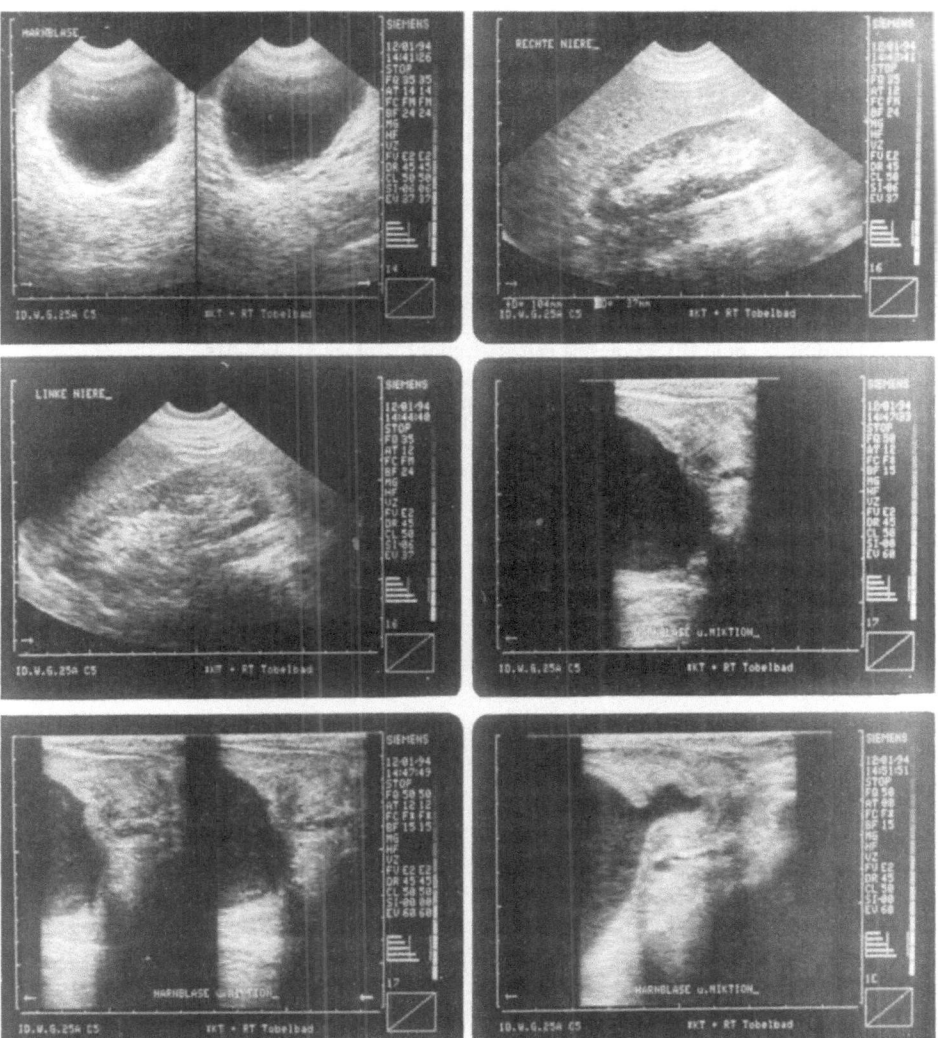

Abb. 10.8. Typisches Multiformatbild eines Patienten mit Reflexblase, durchgeführt im Rahmen eines Urochecks für die Archivierung

Literatur

1. Abrams P, Feneley R, Torrens M (1983) Synchronous uro-video-cystourethrography. In: Abrams P, Feneley R, Torrens M (Hrsg) Urodynamics. Springer, Berlin Heidelberg New York Tokyo, S 83–86
2. Bartels H (1986) Urosonographische Differentialdiagnose, Springer, Berlin Heidelberg New York Tokyo
3. Colombo Th, Rauchenwald M, Dörfler O, Petritsch PH (1992) Kombinierte Ultraschall-Urodynamik Untersuchung beim Querschnittspatienten. Urologe A 31: 310–314

4. Crawford ED (1989) The role of ultrasound in prostatic imaging: introduction and overview. Urology 33: 2-6
5. Fellows GJ, Cannel LB, Ravichadran G (1987) Transrectal ultrasonography after spinal cord injury. Paraplegia 25: 9
6. Meyer-Schwickerath M, Fritzsch T (1986) Sonographische Darstellung des Nierenhohlraumsystems mit einem Ultraschallkontrastmittel. Ultraschall 7: 34-36
7. Perkasch I, Friedland GW (1986) Catheter induced hyperreflexia in spinal cord-injured patients: diagnosis by sonographic voiding cystourethrography. Radiology 159: 453-455
8. Perkasch I, Friedland GW (1984) Using transrectal sonography to teach patients with spinal cord injuries to retrain their bladders. Radiology 152: 228-229
9. Petritsch PH, Colombo Th, Rauchenwald M, Winter J, Dörfler O (1991) Ultrasonography of urinary tract, and micturition as an alternative to radiological investigations in the spinal-cord-injured patient. Eur Urol 20: 97-102
10. Roehrborn CG, Peters PC (1988) Can transabdominal ultrasound estimation of postvoi-ding residual (PVR) replace catheterisation? Urology 31: 445-449
11. Sher AT (1977) Problems in the radiological interpretation of the X-ray appearance of the bladder wall and bladder neck obtained on micturating cysto-urethrography in patients with neurogenic bladders. Paraplegia 15: 15-20
12. Schreyer H (1971) Veränderungen der Harnorgane bei neurogenen Blasenstörungen. In: Glauner, Rüttimann, Thurn, Viamonte, Vogler (Hrsg) Ergebnisse der medizinischen Radiologie. Thieme, Stuttgart, S 115-156

KAPITEL 11

Medikamentöse und mechanische Provokationstests bei neurogener Blasenfunktionsstörung

P. de Geeter und H. Löhmer

Provokationstests dienen im Rahmen einer urodynamischen Untersuchung der gezielten Beeinflussung des sakralen Reflexbogens und des neuromuskulären Regelkreises. Anhand der zystometrisch faßbaren Reaktion auf den gesetzten Reiz erwartet man zusätzliche Hinweise auf die zugrundeliegenden Pathomechanismen.

Als Provokationstests werden mechanische, thermische und chemische Reize angewandt, die über entsprechende Rezeptoren eine Antwort des neuromuskulären Systems bewirken.

Mechanische Provokationstests (Triggermechanismen)

Mechanische Provokationstests sind obligate Bestandteile jeder Zystometrie. Sie dienen einerseits der Überprüfung der Detrusorstabilität, andererseits als globale Belastungsprobe des Kontinenzmechanismus. Hustenstöße, Einsatz der Bauchpresse sowie Wechsel der Körperposition sind die häufigsten Provokationsverfahren, die in den verschiedenen Phasen der Blasenfüllung angewandt werden. Gelegentlich treten unwillkürliche Detrusorkontraktionen nicht während der normalen Füllung, sondern erst nach Provokation auf (Abb. 11.1). Die Abklärung einer Streßinkontinenz erfordert die Simulation der Bedingungen, unter denen der Urinverlust normalerweise auftritt (Abb. 11.2).

Neben den genannten „üblichen" Provokationsverfahren werden bei der urodynamischen Untersuchung der neurogen gestörten Blase zusätzliche Provokationsverfahren, sog. Triggermechanismen, angewandt, wobei weniger die diagnostische Differenzierung, sondern der therapeutische Aspekt als potentielles Blasenentleerungsverfahren interessiert.

Eine Reaktion des Detrusors auf Triggermaßnahmen setzt einen intakten sakralen Reflexbogen voraus. Bewährte „Triggermechanismen" sind:

- suprapubisches Klopfen (Dehnung der Blasenwand);
- Hautreizung der Unterbauch- und Anogenitalregion sowie am Oberschenkel;
- Dehnung des Sphincter ani bzw. rektale Manipulationen.

Das suprapubische Klopfen (Abb. 11.3) zeigt, inwieweit bei einer Läsion des oberen motorischen Neurons durch einen Dehnungsreiz der Blasenwand eine effiziente Reflexkontraktion des Detrusors provoziert werden kann, die De-

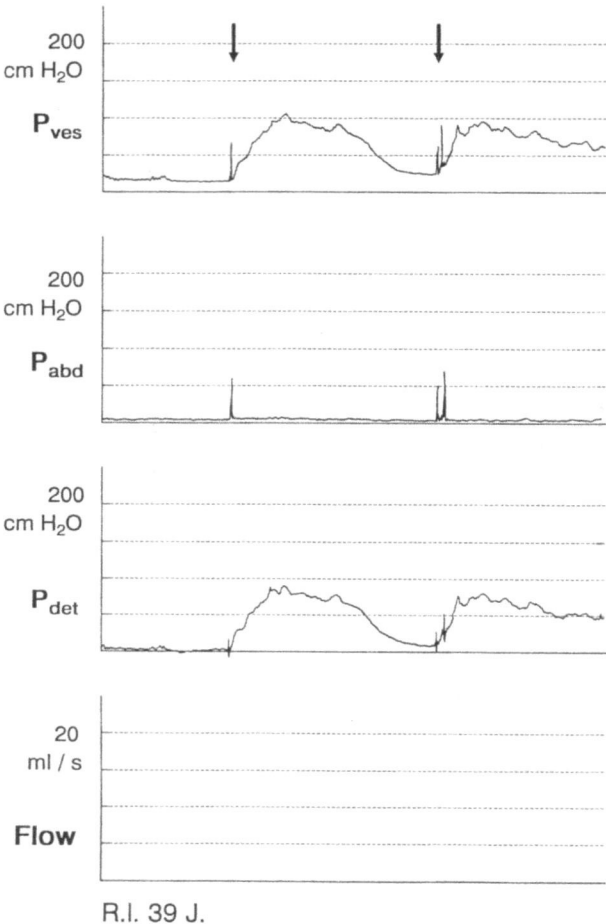

Abb. 11.1. Unwillkürliche Detrusoraktivität, durch Hustenstöße provoziert

trusorkontraktionen reproduzierbar sind und bei anhaltendem Triggern eine ausreichende Entleerung der Blase erreichbar ist. Ausgelöst wird die Reflexkontraktion durch afferente Impulse aus Mechanorezeptoren der Blasenwand.

Das suprapubische Klopfen erweist sich meist als der effektivste Reiz zur Provokation einer reflektorischen Detrusorkontraktion und ist bei positivem Ausfall richtungweisend auf eine supranukleäre Läsion [8]. Praktiziert wird das suprapubische Triggern als kurzes, ruckartiges Eindrücken oder Beklopfen der suprapubischen Region, wobei 7–8 mechanische Impulse in etwa 5 s empfohlen werden [8]. Getriggert wird bis zum Einsetzen der Miktion. Nach kurzer Pause bzw. bei nachlassendem Harnfluß erneutes Klopfen. Wiederholung dieser Vorgänge in mehreren Etappen bis zur weitgehenden Blasenentleerung.

Durch Reizung sensibler Nervenfasern der Haut am Unterbauch, der Anogenitalregion oder des Oberschenkels lassen sich gleichfalls reflektorische

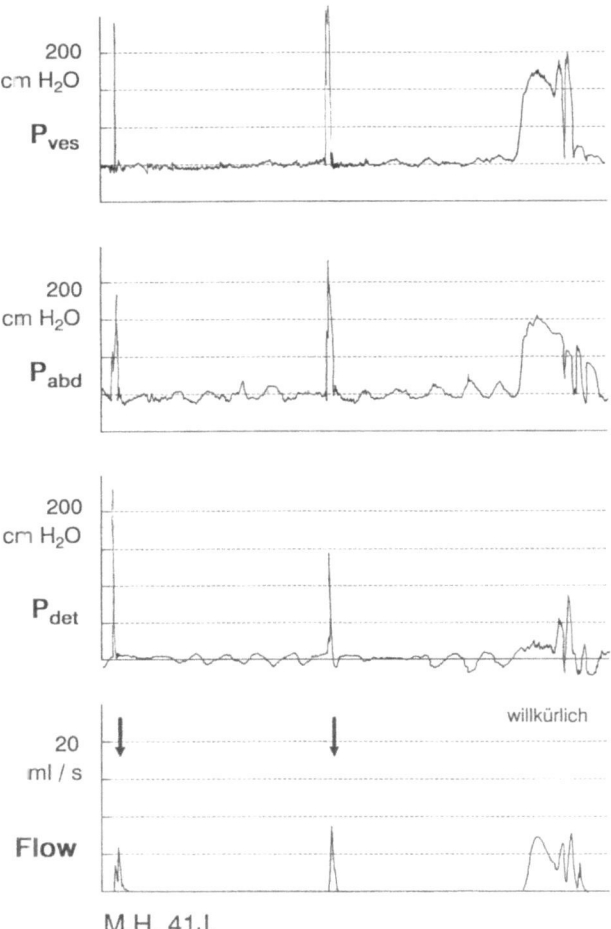

Abb. 11.2. Passiver Urinverlust nach Husten

Detrusorkontraktionen auslösen. Ob taktile Reize im Einzelfall wirksam sind, kann während der Urodynamik durch Bestreichen und „Kneifen" der in Frage kommenden Hautareale systematisch untersucht werden.

Rektale Manipulationen sind während der urodynamischen Untersuchung nur eingeschränkt möglich. Spastische Reaktionen der unteren Extremitäten beim Einführen des rektalen Meßkatheters können auf das Vorhandensein eines effektiven viszeromotorischen Reflexbogens hinweisen und rechtfertigen den Versuch einer digitalen Stimulation des Rektums und des Sphincter ani.

Als Folge des Triggerns tritt häufig nicht nur eine Reflexkontraktion des Blasenmuskels, sondern auch eine Spastik in den Innervationsgebieten unterhalb der spinalen Läsion auf, die zu einer Kontraktion des Beckenbodens und des Sphincter externus urethrae führt. Die hieraus resultierende Detrusor-

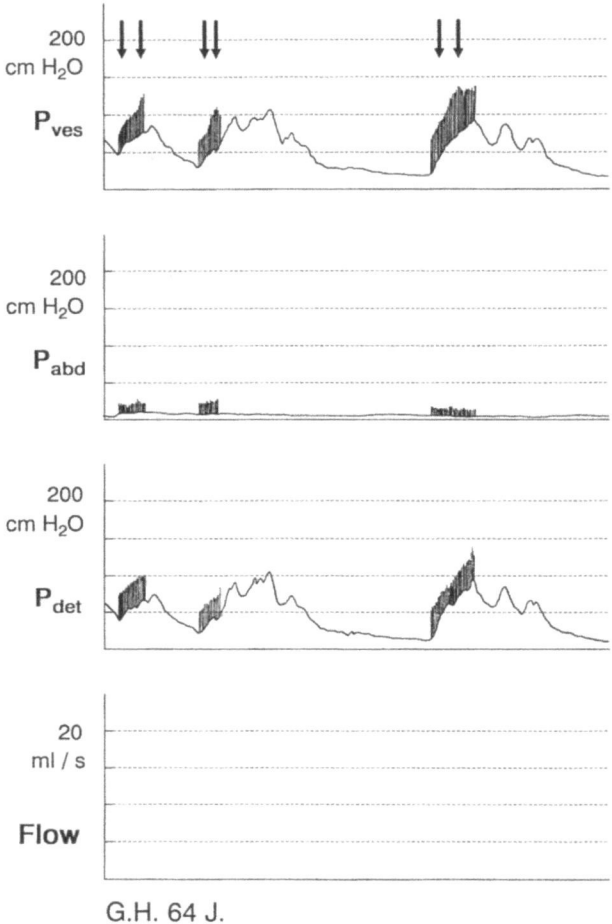

Abb. 11.3. Unwillkürliche Detrusorkontraktionen, ausgelöst beim suprapubischen Klopfen („Triggern")

Sphincter-externus-Dyssynergie zeigt sich im EMG als Aktivitätssteigerung der Beckenbodenmuskulatur und röntgenologisch während der Miktion als Dilatation bzw. zwiebelförmige Auftreibung der proximalen Harnröhre.

Die durch Triggern während der urodynamischen Untersuchung provozierte Detrusorhyperreflexie liefert darüber hinaus Aufschlüsse über das Vorliegen einer vegetativen Dysreflexie (temporärer Bluthochdruck, anfallartige Kopfschmerzen, Wärmeempfinden, Gänsehautgefühl, Hyperhydrosis) und sichert deren Zusammenhang mit der ungehemmten Blasenaktivität.

Die systematische Erprobung der genannten Triggertechniken während der urodynamischen Untersuchung ermöglicht eine individuelle Beratung von

Patienten mit einer supranukleären Blasenfunktionsstörung über das wirksamste Triggerverfahren für die spätere Blasenrehabilitation.

Eiswassertest

Der durch Bors [2] eingeführte Eiswassertest dient dem Nachweis einer zentralen Enthemmung des intakten sakralen Reflexbogens (obere neuromotorische Läsion). Die einem positiven Eiswassertest zugrundeliegenden neuronalen Mechanismen sind im wesentlichen unbekannt. Die Reflexkontraktion wird durch afferente Impulse intravesikaler Thermorezeptoren, unabhängig von einer Dehnung der Blasenwand, ausgelöst [7].

Technik: 100 ml einer eisgekühlten Flüssigkeit werden vorzugsweise durch eine Blasenspritze innerhalb von 10–20 s in die leere Blase instilliert und der intravesikale Druck über einen Zeitraum von 5 min registriert.

Interpretation: Ein positiver Eiswassertest ist im typischen Fall durch eine sofortige, starke Detrusorkontraktion charakterisiert, die zum Ausstoß des Eiswassers führt. Auch Detrusorkontraktionen ohne begleitende Blasenentleerung können als positives Testresultat angesehen werden (Abb. 11.4). Bei erhaltener zerebraler Kontrolle des Reflexbogens oder unterer motorischer Läsion erfolgt keine Detrusorreaktion auf die Eiswasserinstillation (Abb. 11.5). Ein positiver Eiswassertest wird jedoch nicht nur bei einer oberen neuromotorischen Läsion, sondern auch bei Detrusorhyperaktivitäten nichtneurogener Genese beobachtet [14]. In manchen Fällen mit gesicherter oberer neuromotorischer Läsion und intaktem sakralen Reflexbogen spricht der Eiswassertest nicht an. Wegen der geringen Sensitivität ist der Stellenwert des Eiswassertests umstritten und eher als ergänzende Maßnahme bei der Untersuchung von Blasenfunktionsstörungen mit hyperaktivem Detrusor anzusehen [14].

Medikamentöse Provokationstests

Hypersensitivitätstest (Lapides-Test, Carbacholtest)

Grundlage des Hypersensitivitätstest ist das Phänomen, daß ein denerviertes glattmuskuläres Organ überschießend auf einen cholinergen Reiz reagiert [3]. Als diagnostische Maßnahme wurde der Test erstmals von Lapides et al. vorgestellt und die Kriterien einer cholinergen Blasensupersensitivität erarbeitet [11]. Der Test basiert auf dem Vergleich der intravesikalen Druckwerte bei einem Füllungsvolumen von 100 ml, die bei einer Standardzystometrie vor und nach Injektion eines Cholinergikums registriert werden. Der intravesikale Druckanstieg während der Blasenfüllung ist auf die viskoelastischen Eigenschaften der glatten Blasenmuskulatur und den über die neuromuskulären Endplatten vermittelten Muskeltonus parasympathisch innervierter Organe zurückzuführen. Während der Dehnungswiderstand der Blasenmuskulatur unabhängig von der Innervation existiert, tritt nach cholinerger Provokation der denervierten Blase ein überschießender Anstieg des Muskeltonus auf. In

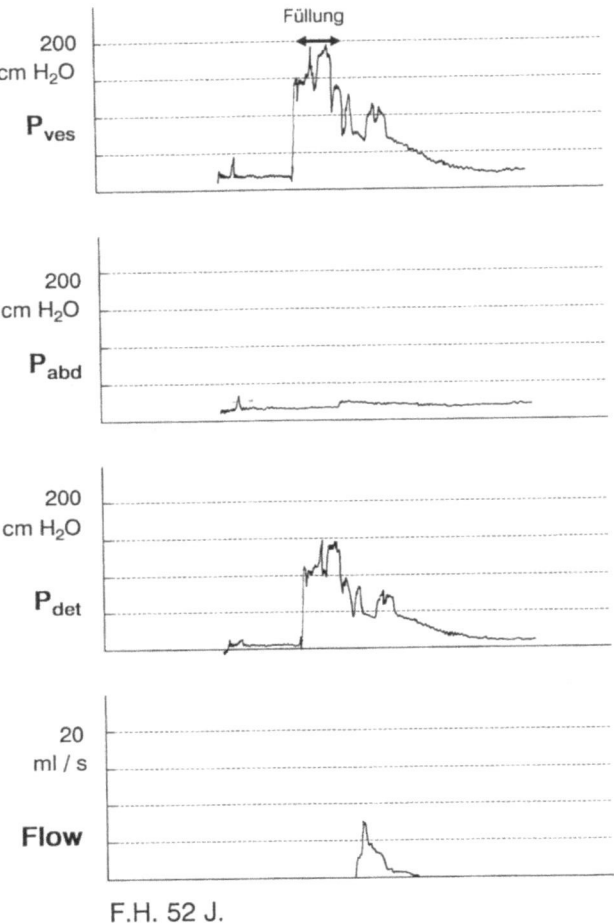

Abb. 11.4. Positiver Eiswassertest

der Beschreibung von Lapides wird die komplette Zystometrie nach Anwendung von Betanechol wiederholt, welches ausschließlich auf Muskarinrezeptoren einwirkt. Später wurde der Test durch Glahn [9] modifiziert und eine Druckmessung über einem konstanten Blasenvolumen von 100 ml vor und nach cholinerger Medikation vorgenommen. Inzwischen wird diese Untersuchung überwiegend mit Carbachol, einer muskarin- und nikotinrezeptorstimulierenden Substanz durchgeführt.

Technik nach Lapides (Abb. 11.6): Zystometrie unter mittelschneller Füllung der Blase bis zur Kapazitätsgrenze; Entleerung der Blase; subkutane Injektion von 0,25 mg Carbachol (Doryl® 1 Amp.); Wiederholung der Zystometrie nach 20–30 min.

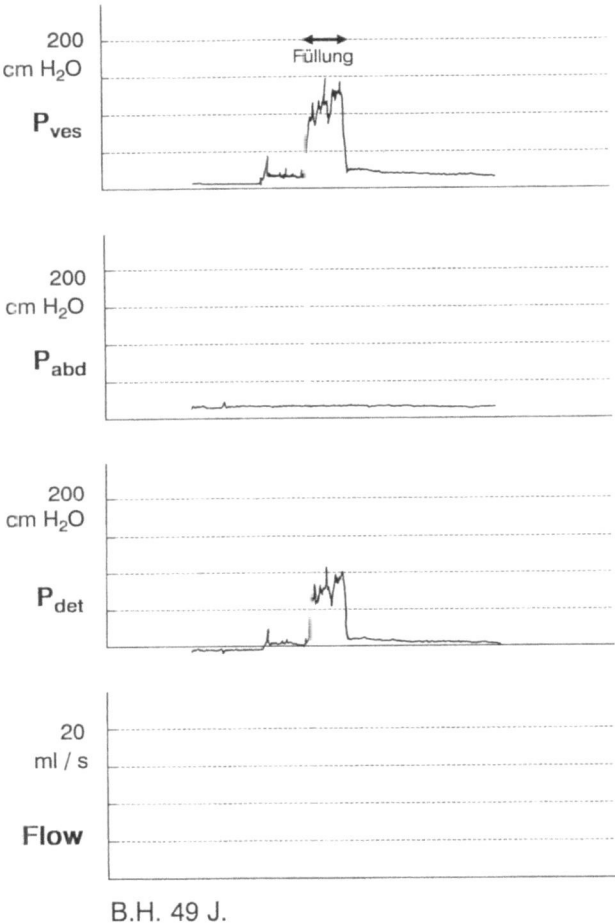

Abb. 11.5. Negativer Eiswassertest

Modifikation nach Glahn (Abb. 11.7) Entleerung der Blase; Füllung der Blase mit 100 ml; Druckmessung über mehrere Minuten; subkutane Injektion von 0,25 mg Carbachol (Doryl® 1 Amp.); intermittierende Registrierung des intravesikalen Druckes über einen Zeitraum von 20–30 min post injectionem.

Interpretation: Die normal innervierte Blase zeigt 20–30 min nach subkutaner Injektion von 0,25 mg Carbachol (Doryl®) einen Tonusanstieg der Detrusormuskulatur, der zu einer intravesikalen Drucksteigerung bis ca. 1500 Pa führt. Klinisch manifestiert sich der erhöhte Tonus in einer reduzierten Blasenkapazität mit frühzeitig einsetzendem Harndrang. Steigt der intravesikale Druck – bei vergleichbarem Füllungsvolumen – nach Carbacholapplikation um mehr als 1500 Pa (Technik nach Lapides), ist von einer Blaseninnervationsstörung auszugehen. In dem modifizierten Carbacholtest (nach Glahn) wird ein

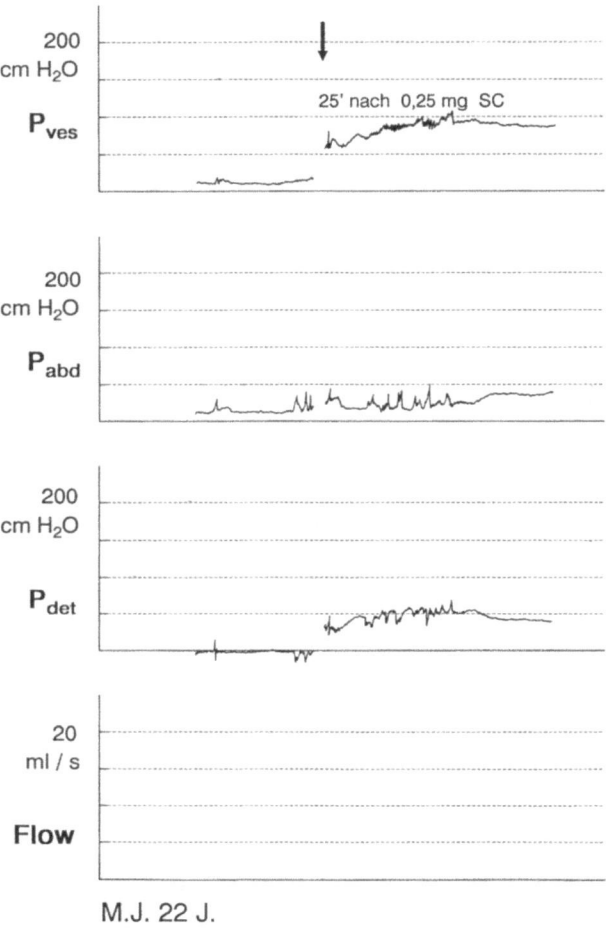

Abb. 11.6. Carbacholtest (Lapides-Test)

Druckanstieg unter 1500 Pa als negativ und zwischen 1500–2000 Pa als indifferent bewertet. Eine Druckdifferenz über 2000 Pa weist auf eine neurogene Blasenfunktionsstörung (infranukleäre Läsion) hin. Inkomplette Läsionen zeigen uneinheitliche Reaktionen auf den Hypersensitivitätstest. Lediglich bei kompletten Läsionen des unteren Neurons kann ein positiver Test erwartet werden [6]. Voraussetzung für die Reaktion auf Parasympathomimetika ist eine intakte Detrusormuskulatur. Die individuelle Empfindlichkeit gegenüber Cholinergika, emotionaler Streß während der Untersuchung sowie die speziellen Resorptionsverhältnisse am Injektionsort des Medikaments beeinflussen ebenfalls das Testergebnis. Ein negativ ausfallender Hypersensitivitätstest schließt deshalb eine untere neuromotorische Schädigung nicht zwingend aus.

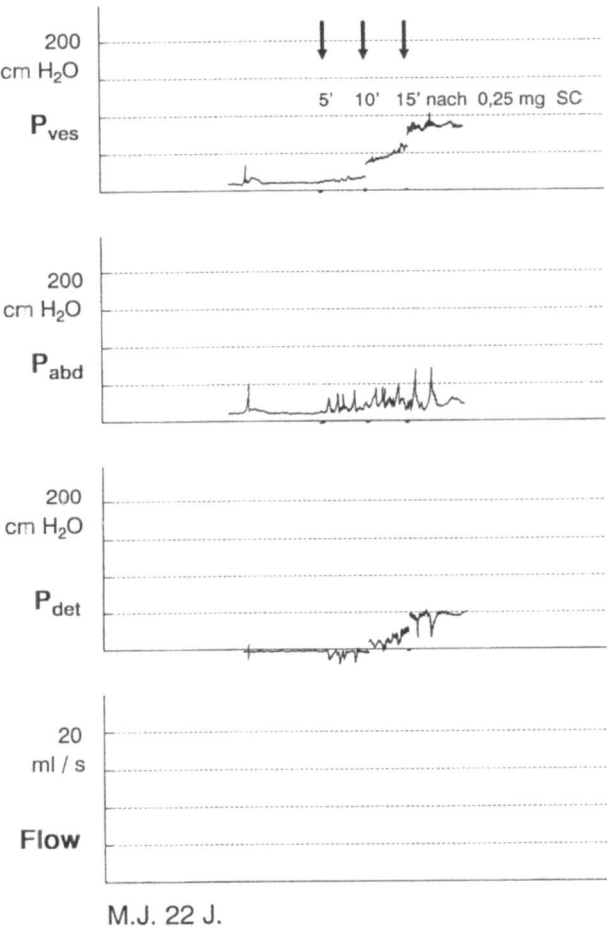

Abb. 11.7. Carbacholtest (Modifikation nach Glahn)

Die Rate der falsch-negativen Ergebnisse des Hypersensitivitätstests liegt nach Literaturangaben zwischen 0 und 24 % [1, 10, 12]. Bei Gesunden wurden mitunter bis zu 17 % falsch-positive Ergebnisse gefunden [6]. Bei Patienten mit „idiopathischer Urinretention" steigt die Falsch-positiv-Rate bis 50 % an [1]. Wegen seiner geringen Verläßlichkeit und der fortschreitenden Entwicklung subtiler neurologischer Untersuchungsverfahren (sakral evozierte Potentiale etc.) verliert der Hypersensitivitätstest zunehmend an Bedeutung.

α-Rezeptorenblockade

α-Rezeptorenblocker bewirken eine effektive Blockade der Sympathikuswirkung am Blasenhals, der proximalen Harnröhre und den glattmuskulären Anteilen des Sphincter externus urethrae. Eine durch sympathische Dysregulation bedingte subvesikale Obstruktion kann im Rahmen einer konventionellen urodynamischen Untersuchung oder bei der Ableitung eines Urethradruckprofils durch intravenöse Gabe eines potenten α-Blockers beeinflußt und gleichzeitig die Nutzbarkeit dieser Substanzen individuell überprüft werden [4, 5]. Nach parenteraler Volumensubstitution von 200 ml Elektrolytlösung wird vor, 15 min und 30 min nach Injektion der Standarddosis eines peripheren α_1-Blockers (z. B. Alfuzosin) eine Messung des Urethradruckprofils vorgenommen. Beim Vorliegen einer funktionell bedeutsamen Erhöhung des Sympathikustonus kann eine Reduktion des Urethradruckes um mehr als 30 % erwartet werden [5]. Bei der Videozystometrie zeigt sich die Wirksamkeit des Pharmakons in einer besseren Öffnung des Blasenhalses, der Absenkung des maximalen Miktionsdruckes und als verringertes Restharnvolumen. Olsen et al. [13] beschrieben einen „Phentolamintest", in dem als Parameter für die Wirksamkeit der α-Rezeptorblockade der mittlere Harnfluß vor und nach i. v. Applikation von 5 mg Phentolamin ermittelt wurde. Die Auswertung erfolgte durch ein eigens erstelltes Normogramm, um den Einfluß des Miktionsvolumens auf den gemessenen Harnfluß einzugrenzen. Eine weite Verbreitung haben die beschriebenen Testverfahren nicht gefunden. Gemeinsames Ziel der Tests ist die Selektion derjenigen Patienten, deren Blasenentleerung durch eine orale Langzeittherapie mit α-Blockern verbessert werden kann, bzw. die Simulation der Wirkung eines operativen Eingriffes am Blasenhals (Blasenhalsinzision, Blasenhalsresektion).

Neben den α-Rezeptorblockern können verschiedene Parasympatholytika und muskelrelaxierende Medikamente bei neurogenen Blasenfunktionsstörungen im Rahmen der urodynamischen Untersuchung appliziert werden. Die Anwendung erfolgte jedoch weniger als exakt definiertes Testverfahren, sondern zur Quantifizierung der therapeutischen Wirksamkeit bzw. zur Verlaufskontrolle einer medikamentösen Langzeittherapie.

Literatur

1. Blaivas JG, Labib KB, Michalik SJ, Zayed AAH (1980) Failure of Betanechol denervation supersensitivity as an diagnostic aid. J Urol 123: 199-201
2. Bors E (1957) Neurogenic bladder. Urol Surv 7: 177-250
3. Cannon WB, Rosenblueth A (1949) The supersensitivity of denervated structures. MacMillan, New York
4. Cramer P, Neveux E, Regnier F, Depassio J, Berard E (1989) Bladder-neck opening test in spinal cord injury patients using a new i.v. alpha-blocking agent alfuzozin. Paraplegia 27: 119-124
5. Delauche-Cavallier MC, Costa P, et al. (1993) Efficacy and tolerability of 3 doses of intravenous alfuzosin in neurogenic bladder disease. Neurourol Urodyn 12: 344-345
6. Downie JW (1984) Betanechol chloride in urology - A discussion of issues. Neurourol Urodyn 3: 211-222

7. Geirsson G, Sommar S, Lindstrøm S, Fall M (1990) Temperature sensitivity of the bladder cooling relex in man. Neurourol Urodyn 9: 354–355
8. Glahn BE (1970) Manual provocation of micturition contraction in neurogenic bladders. Scand J Urol Nephrol 4: 25–36
9. Glahn BE (1970) Neurogenic bladder diagnosed pharmacologically on the basis of denervation supersensitivity. Scand J Urol Nephrol 4: 13–24
10. Kass EJ, Kumar S, Koff SA (1982) Betanechol denervation supersensitivity testing in children. J Urol 127: 75–77
11. Lapides J, Friend CR, Ajemian EP, Reus WF (1962) A new test for neurogenic bladder. J Urol 88: 245–247
12. Melzer M (1972) The Urecholine test. J Urol 108: 728–730
13. Olsen CA, Siroky MB, Krane RJ (1977) The phentolamine test in neurogenic bladder dysfunktion. J Urol 117: 481–485
14. Tamela T, Hellstrøm P, Kontturi M, Lukkarinen O (1989) The bladder cooling test as a part of urodynamic investigation. Neurourol Urodyn 8: 425–426

Konservative Therapie
bei neurogener Blasenfunktionsstörung

Kommentar

M. Stöhrer

Etwa 2/3 aller Patienten mit neurogener Blasenfunktionsstörung können heute *konservativ* behandelt werden. Die noch vor 20 Jahren aktuellen konservativen Entleerungstechniken („*Triggern*" bzw. Ausklopfen oder *Bauchpresse* bzw. Credé) waren primär an einer vollständigen Blasenentleerung orientiert, sekundär auch an der Möglichkeit, bei gezielter Entleerung z. B. durch „Triggern" längere kontinente Intervalle zu erhalten. Daß dadurch über die fast immer auftretenden hohen Drücke sowohl an der Blase als auch am oberen Harntrakt erhebliche Sekundärschäden programmiert sind, hat diese Techniken zunehmend in Mißkredit gebracht. Heute geht es nicht mehr in erster Linie um Restharnfreiheit, sondern um eine verbesserte Speicherfähigkeit und eine druckarme Entleerung. Nur damit läßt sich der obere Harntrakt ausreichend schützen und zusätzlich mehr Lebensqualität durch mehr Kontinenz erreichen. Das heute am weitesten verbreitete Verfahren ist der *intermittierende Katheterismus*. Anfängliche Vorbehalte von ärztlicher Seite bezüglich einer erhöhten Infektionsgefahr sind, wie wir heute wissen, unbegründet. Die Methode war ursprünglich auf Patienten mit primär areflexiver Blase beschränkt, sie ist heute aber mit gleicher Häufigkeit auch bei Patienten mit primärer Reflexblase im Einsatz, da mit Unterstützung potenter anticholinerger Substanzen die Umwandlung in eine sekundär areflexive Blase möglich ist. Sind bereits Sekundärveränderungen wie Pseudodivertikel und/oder ein Reflux in den oberen Harntrakt bzw. ein Influx in die Samenwege vorhanden, scheint bei gleichem Kostenaufwand sterile gegenüber sauberer („clean") Technik mehr Sicherheit zu bieten, zumal eine zusätzliche antibiotische Prophylaxe dann wesentlich seltener erforderlich wird.

Die genannte Therapieschiene setzt schon im spinalen Schock ein, noch bevor die Blase überhaupt Reflexaktivität zeigt. Ziel ist eine große Speicherkapazität, drucklose Entleerung und Kontinenz, d. h., Kondomurinale oder Windeln sind bei diesen Patienten überflüssig. Da weder alle Patienten auf diese Substanzen ansprechen oder sie vertragen noch alle männlichen Patienten auf ein Kondomurinal und die damit verbundene größere Mobilität verzichten wollen, ist nach wie vor eine 2. Schiene erforderlich. Diese Patienten triggern unter urodynamischer Überwachung. Bei zu geringer Speicherfähigkeit und unphysiologischen Entleerungsdrücken und ausgeprägter Detrusor-Sphinkter-Dyssynergie sind dann häufig zusätzliche operative Maßnahmen nicht zu vermeiden (Sphinkterotomie + Kondomurinal oder Deafferentation der motorischen Hinterwurzeln + intermittierender Katheterismus).

Patienten, die sich nicht selbst katheterisieren können, müssen weiterhin mit *Hilfsmitteln* wie kondomurinalen und Windeln, ggf. auch mit zusätzlichen operativen Eingriffen versorgt werden. Katheterableitung sind nur selten erforderlich, und wenn, dann bevorzugt als suprapubische Ableitung.

Das Ansäuern des Harns als *Infektprophylaxe* ist nach wie vor aktuell. Außerdem läßt sich damit die Steininzidenz (Ausfällen von Kalziumphosphat) entscheidend beeinflussen. Ablagerungen auf z. B. suprapubischen Kathetern können so reduziert werden.

Ansäuernde und absorbierende Zusätze in Windeln sind offensichtlich ebenfalls geeignet, die Inzidenz zu reduzieren. Der Qualität der Hilfsmittelversorgung kommt gerade bei diesen Patienten mit chronischen Leiden nach wie vor Bedeutung zu, so daß sich extreme Versuche einer Kostenreduzierung an dieser Stelle ins Gegenteil verkehren können.

Insgesamt sind die konservativen Therapiemöglichkeiten bei neurogener Blasenfunktionsstörung heute als zufriedenstellend bis sehr gut zu bezeichnen. Sie tragen bei entsprechend gezieltem Einsatz sowohl einer ausreichenden Sicherheit wie auch einer ausreichenden Lebensqualität der Betroffenen Rechnung.

KAPITEL 12

Medikamentöse Therapie neurogener Blasenfunktionsstörungen

J. Hannappel

Einleitung

Eine im eigentlichen Sinne kausale medikamentöse Therapie steht bei den neurogenen Blasenstörungen nicht zur Verfügung, da keine akzeptierte Therapieform bekannt ist, die die zugrundeliegenden Störungen des peripheren oder zentralen Nervensystems günstig beeinflussen könnte. Lediglich die aus der neurogenen Blasenfunktionsstörung resultierenden Sekundärveränderungen sind einer kausalen Therapie zugänglich.

Zu beschreiben sind somit im folgenden die symptomatischen Therapiemöglichkeiten auf medikamentösem Gebiet. Dabei ist eine genaue Kenntnis der vorliegenden Funktionsstörung und deren kurz- und langfristigen Folgen vorauszusetzen. Weiterhin ist zu bedenken, daß eine medikamentöse Therapie, wenn sie denn effizient ist, immer auch unerwünschte Nebenwirkungen bezüglich der Blasenfunktion hat, und daß sie in aller Regel andere Funktionssysteme erheblich beeinflußt. Hier handelt es sich vor allem um Wirkungen auf glattmuskuläre Organe und Drüsen.

Somit sollte eine derartig differenzierte und folgenreiche Therapie nie ex juvantibus, sondern immer nur nach einer exakten morphologischen und vor allem funktionellen Diagnostik eingesetzt werden. Der Patient muß über die zu erwartenden Begleiterscheinungen informiert werden. Oft sind die einsetzenden Nebenwirkungen sogar der Parameter, nach dem sich die Dosierung richtet.

Es versteht sich, daß erst die urodynamische Abklärung der gestörten Funktion eine rationale Therapie ermöglicht. So kann ein unzureichender Harnstrahl in gleicher Weise durch eine ungenügende Kontraktion der Blase bedingt sein wie auch durch eine behinderte Relaxation des Verschlußsystems. Die Therapie wird sich ganz unterschiedlich gestalten müssen. Die Urodynamik informiert aber auch über die Gefahren einer unkontrollierten Therapie: Ein zusätzliches Aktivieren der Blase bei erhöhtem Auslaßwiderstand hat unter Umständen fatale Folgen für die oberen ableitenden Harnwege.

Entsprechend der im Vordergrund stehenden und urodynamisch nachgewiesenen Blasenfunktionsstörungen können grundsätzlich 4 Unterklassen beschrieben werden:

1. nicht ausreichende Relaxation des Detrusors in der Füllungsphase (Hyperreflexie);

2. nicht ausreichende Kontraktion des Detrusors in der Miktionsphase (Areflexie);
3. nicht ausreichende Kontraktion des Verschlußsystems in der Speicherphase;
4. nicht ausreichende Relaxation des Verschlußsystems in der Miktionsphase.

Therapie des hyperreflexiven Detrusors

Die Kontraktion der Blase wird angeregt durch den parasympathischen Teil des vegetativen Nervensystems mittels der Transmittersubstanz Acetylcholin. Dieser Acetylcholineffekt läßt sich sehr gut im Organbad an isolierten Muskelstreifen der Blase nachweisen. Die Blasenmuskulatur zeigt, losgelöst von ihrer Nervenversorgung (auch bei medikamentös blockierten intramuralen Ganglienzellen), eine myogene Spontanaktivität, die, da nicht synchronisiert, einen ungeordneten Charakter hat: Zu einem beliebigen Zeitpunkt wechseln sich räumlich zufällig kontrahierte und relaxierte Muskelbezirke ab. Dieses Kontraktionsmuster erfährt durch Acetylcholin eine Aktivierung. Während der Miktion werden bei intaktem Funktionssystem sämtliche Muskelfasern des Blasendomes aktiviert und führen so eine ideal synchronisierte Kontraktion aus, die zu einer restharnfreien Entleerung der Blase führt. Dementsprechend gehören die wichtigsten Medikamente zur Ruhigstellung der Blase in die Gruppe der anticholinergen Substanzen, die ihre Wirkung dadurch entfalten, daß sie, ähnlich dem Atropin, die Acetylcholinrezeptoren der glatten Muskelfasern blockieren und damit unerregbar machen.

Ein anderer Ansatzpunkt sind die inhibitorischen β-adrenergen Rezeptoren des sympathischen Systems. In-vivo- und In-vitro-Untersuchungen haben gezeigt, daß in der Füllungsphase der Blase die Ruhigstellung der spontanaktiven glatten Muskelfasern über das sympathische Nervensystem erfolgt: Adrenalin und Noradrenalin sind die Transmittersubstanzen, die auch im Organbad eine Relaxation von isolierter Blasenmuskulatur bewirken. Wichtig für diesen Indikationsbereich sind allerdings auch Calciumantagonisten und andere direkt muskelrelaxierende Substanzen.

Substanzen mit vorwiegend anticholinerger Wirkung

Die wichtigsten anticholinergen Substanzen zur Ruhigstellung der Blase sind Oxybutynin (Dridase), Trospiumchlorid (Spasmex, Spasmo-lyt) und Propiverin (Mictonorm).

Oxybutynin

Oxybutynin gehört zur Gruppe der tertiären Amine und hat zusätzlich papaverinartige, direkt muskelrelaxierende Wirkung. In einer ersten placebokontrollierten Studie (Moisey et al. 1980) wurde bei 30 Patienten unter Verum eine symptomatische Besserung in 69 % gefunden (Placebo 8 %). Vergleichende Studien sind durchgeführt worden zwischen Oxybutynin und Propanthelin (Holmes et al. 1985). Dabei zeigte Oxybutynin eine bessere Wirksamkeit.

Eine vergleichende Studie an 60 Patienten (Zeegers et al. 1987) wertete vergleichend den Effekt von Flavoxat, Oxybutynin, Emepronium und Placebo anhand anamnestischer Angaben und urodynamischer Daten: Es fand sich eine signifikante Besserung für Oxybutynin. Die beiden anderen Verumpräparate unterschieden sich nicht von Placebos.

An mehreren klinischen Zentren wurde eine randomisierte Doppelblindstudie mit Oxybutynin (3mal 5 mg tgl.), Propanthelin (3mal 15 mg tgl.) und Placebo durchgeführt (Thüroff et al. 1991). Dabei wurden die klinische Wirksamkeit und die Nebenwirkungen der beiden Wirksubstanzen miteinander und mit Placebo verglichen. Die durchschnittliche Besserung der durch Detrusorhyperaktivität ausgelösten Beschwerden war unter Oxybutynin mit 58,2 % am ausgeprägtesten. Propanthelin zeigte eine durchschnittliche Besserung von 44,7 % und Placebo von 43,4 %. Bis zum Auftreten der ersten unwillkürlichen Blasenkontraktion zeigte sich unter Oxybutynin eine durchschnittliche Zunahme der Blasenkapazität um 51,0 ml, ein signifikanter Wert, wenn er mit der Placebogabe (-9,7 ml) verglichen wird. Unter Propanthelin fand sich eine Zunahme von 11,2 ml. Auch die maximale, zystometrisch bestimmte Blasenkapazität nahm unter Oxybutynin signifikant im Vergleich zu Placebo zu: + 80,1 zu + 22,5 ml. Propanthelin bewirkte eine Zunahme der Kapazität um durchschnittlich 48,9 ml. Entsprechend der größeren Wirksamkeit von Oxybutynin wurde eine signifikante Zunahme des Restharns nur bei dieser Substanz gemessen: + 27,0 ml (Tabelle 12.1).
Dementsprechend sind aber auch die Nebenwirkungen bei Oxybutynin ausgeprägter als bei Propanthelin, zumindest bei den in dieser Studie eingesetzten Dosierungen (Tabelle 12.2).
Anhand einer multizentrischen, randomisierten Doppelblindstudie konnten Stöhrer et al. (1992) zeigen, daß die Detrusorhyperreflexie bei querschnittgelähmten Patienten (Läsion des oberen motorischen Neurons) signifikant durch Oxybutynin beeinflußt wird: Die Substanz wurde gegen Placebo an 60 Patienten getestet. Zystometrische Untersuchungen zeigten eine signifikante Zunahme von maximaler Blasenkapazität, Blasencompliance und Restharn und eine signifikante Abnahme des maximalen Detrusordruckes. Die Ergebnisse wurden nach 3wöchiger Gabe von 3mal 5 mg Oxybutynin erhoben. Gut vertragen wurde das Verum-Präparat von 69 % der Patienten (Placebo 90 %),

Tabelle 12.1. Effekte anticholinerger Substanzen

	Oxybutynin	Propanthelin	Placebo
Zunahme der Blasenkapazität bei erster unwillkürlicher Detrusorkontraktion	+51,0 ml	+11,2 ml	-9,7 ml
Zunahme der maximalen Blasenkapazität	+80,1 ml	+48,9 ml	+22,5 ml
Zunahme des Restharns	+27,0 ml	-2,2 ml	-1,9 ml

Tabelle 12.2. Nebenwirkungen anticholinerger Substanzen

	Oxybutynin [Pat.]	Propanthelin [Pat.]	Placebo [Pat.]
	63	54	52
Mundtrockenheit	30	17	6
Übelkeit	4	5	4
Magenbeschwerden	7	0	4
Müdigkeit	1	4	0
Kopfschmerzen	1	3	0
Sehstörungen	2	2	0
Obstipation	2	0	0
Gesamtzahl leichter Nebenwirkungen	31	25	16
Gesamtzahl schwerer Nebenwirkungen	29	18	7

unangenehme Nebeneffekte berichteten bei Oxybutynin 70 %, vor allem in Form von Mundtrockenheit (Placebo 13 %).

Oxybutynin ist ein Medikament mit relativ kurzer Halbwertzeit, so daß es zumindest in 2, besser in 3 Tagesdosen gegeben werden sollte. Die Standarddosis ist 2mal 5 mg oder 3mal 3 mg täglich. Sie kann unter Beachtung der unerwünschten Nebeneffekte bis zu 3mal 10 mg täglich gesteigert werden.

Trospiumchlorid

Trospiumchlorid ist ein quarternäres Ammoniumderivat mit parasympatholytischer Wirkung sowohl an Ganglienzellen als auch an der glatten Muskulatur. Stöhrer et al. (1991) haben in einer gleichfalls randomisierten und placebokontrollierten Doppelblindstudie an 61 Patienten mit Rückenmarksläsionen zeigen können, daß Trospiumchlorid in einer Dosis von 2mal 20 mg täglich zu einer wesentlichen Verbesserung der maximalen Blasenkapazität führte. Sie vergrößerte sich im Mittel um 138 ml. Der maximale Detrusordruck nahm dabei um 38 cm H_2O ab, die Blasencompliance verbesserte sich um durchschnittlich 12 ml/cm H_2O. Keine Veränderungen wurden in dieser Studie hinsichtlich maximaler Harnflußrate und Restharn beobachtet. Offensichtlich treten unter dieser Dosierung zumindest bei jungen Patienten lediglich geringe Nebenwirkungen auf: Von 29 untersuchten Patienten berichteten lediglich 2 über Mundtrockenheit und Obstipation (Madersbacher et al. 1991). An einem Patientenkollektiv von 943 Teilnehmern, die in urologischen Fachpraxen wegen Reizblasensyndrom mit 2mal 20 mg Trospiumchlorid täglich behandelt wurden, fand sich im Urteil der Patienten bei 80 % eine wesentliche Besserung der Symptomatik, über 90 % nannten das Medikament gut verträglich (Madersbacher et al. 1993). Eine vergleichende Studie zwischen Oxybutynin (3mal 5 mg tgl.) und Trospiumchlorid (2mal 20 mg tgl.) führte zu dem Ergebnis, daß hinsichtlich Änderung der maximalen Blasenkapazität, des maximalen Detrusordruckes, der Blasencompliance und des Restharns beide Substanzen annähernd gleich effektiv sind (Stöhrer et al. 1992). Allerdings scheint

Tabelle 12.3. Auftreten von Mundtrockenheit als Nebenwirkung

Mundtrockenheit	leicht [%]	mittel [%]	schwer [%]
Oxybutynin	18	15	23
Trospiumchlorid	29	23	4

Mundtrockenheit, bei beiden Präparaten die störendste Nebenwirkung, unter Trospiumchlorid seltener aufzutreten (Tabelle 12.3).
Die maximalen Plasmaspiegel werden nach oraler Gabe von Trospiumchlorid etwa nach 2 h erreicht und für etwa 5 h auf relativ konstantem Niveau gehalten. Die Eliminationshalbwertszeit beträgt etwa 5–15 h. Der bei weitem größte Teil der Substanz wird unverändert renal ausgeschieden.

Propiverin

Propiverin zeigte in Versuchen an isolierten Muskelstreifen aus menschlicher Blase eine etwa gleich starke Rechtsverschiebung der Dosiswirkungskurve nach Acetylcholin wie Trospiumchlorid und Oxybutynin (Alloussi et al. 1991). In vitro fand sich, daß diese Substanz zusätzlich zur anticholinergen Wirkung auch eine papaverinartige, direkte Hemmung auf die glatte Muskulatur ausübt (Riotte und Mutschler 1987). Die Plasmahalbwertzeit von Propiverin wurde mit etwa 4 h bestimmt, die durchschnittliche Tagesdosis für Erwachsene beträgt 2- bis 3mal 15 mg.

Nebenwirkungen und Kontraindikationen

Die wichtigste Nebenwirkung der anticholinergen Therapie auf urologischem Gebiet ist die Verschlechterung der Blasenentleerung. Die dadurch bedingten erhöhten Restharnwerte sind ohne Bedeutung, wenn das therapeutische Ziel einerseits Ruhigstellung der Blase, Druckentlastung der oberen ableitenden Harnwege und andererseits Verbesserung der Inkontinenzsymptomatik bei regelmäßigem Selbstkatheterismus ist. Bei einem Patienten aber, der mit neurogen gestörter Blase einigermaßen akzeptabel niedrige Blasendrucke während der Füllungsphase zeigt, dementsprechend keine Dilatation der oberen ableitenden Harnwege aufweist und eine ausreichend vollständige Blasenentleerung erreicht, ist abzuwägen, ob die Verbesserung der Inkontinenzsymptomatik allein die Notwendigkeit zum regelmäßigen Selbstkatheterismus rechtfertigt. Gelegentlich kann die anticholinerge Medikation auch so eingestellt werden, daß noch nicht die Notwendigkeit zum regelmäßigen Katheterismus besteht, aber schon eine ausreichende Absenkung des intravesikalen Druckes in der Füllungsphase erreicht wird. In keinem Falle sollte die unter dieser Medikation verschlechterte Blasenentleerung Anlaß sein, die Blase durch manuelles Auspressen (Credé) zu entleeren. Die dabei auftretenden Drücke in der Blase sind eine nicht zu kontrollierende Gefahr für die oberen Harnwege.

In der Regel limitiert sich die anticholinerge Therapie durch die Nebenwirkungen, und hier vor allem durch die Mundtrockenheit. Eine leichte Mundtrockenheit ist allerdings therapeutisch häufig sogar erwünscht, da sie den Patienten veranlaßt, reichlich zu trinken. Andererseits ist die Dosierung meist so lange zu erhöhen, bis Nebenwirkungen auftreten, da nur dann auch mit einer Wirkung auf die Blasenfunktion zu rechnen ist.

Anticholinerge Substanzen führen zu einer Weitstellung der Pupillen und damit bei Engwinkelglaukom zu einer weiteren Erhöhung des Augeninnendruckes, sie sind somit vor einer Glaukombehandlung kontraindiziert. Ebenfalls dürfen anticholinerge Substanzen nicht bei mechanischen Stenosen im Bereich des Magen-Darm-Traktes, bei Myasthenia gravis, bei Colitis ulcerosa und bei schwerer Zerebralsklerose eingesetzt werden. Wichtige Nebenwirkungen sind Akkomodationsstörungen, Tachykardie, Müdigkeit und Obstipation (vgl. Tabelle 12.2). Weniger Nebenwirkungen sind erst von Substanzen zu erwarten, die eine blasenspezifische anticholinerge Therapie ohne Beeinflussung der Transmission im restlichen parasympatischen System ermöglichen. Die Beschreibung von verschiedenen Typen cholinerger Rezeptoren wird möglicherweise Fortschritte in diesem Bereich der Pharmakotherapie ermöglichen.

β-adrenerge Substanzen

Die Ruhigstellung der Blase während der Füllungsphase wird über das sympathische vegetative Nervensystem mit seinen Transmittersubstanzen Adrenalin und Noradrenalin bewirkt, die auf inhibitorische, β-adrenerge Rezeptoren der Blasendommuskulatur wirken. Dementsprechend sollte eine Verbesserung des Speichervermögens der Blase mit β-adrenergen Medikamenten wie Orciprenalin oder Clenbuterol (stimuliert β_2-adrenerge Rezeptoren) zu erreichen sein. Ein statistisch signifikanter Therapieeffekt wurde bisher in der Literatur nicht dokumentiert. Immerhin kann ein Therapieversuch mit einer oralen Gabe von Clenbuterol (Spiropent) 2mal 0,2 mg täglich gemacht werden u. U. in Kombination mit einer anticholinergen Substanz. An Nebenwirkungen werden Unruhe, Herzklopfen und feines Fingerzittern beobachtet. Kontraindiziert ist Clenbuterol bei Thyreotoxikose, hypertropher obstruktiver Kardiomyopathie, Tachykardie und tachykarden Arrhythmien.

Kalziumantagonisten

Sie blockieren die für die Muskelkontrakion benötigte Erhöhung des freien intrazellulären Kalziums durch eine Hemmung des Kalziumeinstroms vom Zelläußeren oder durch eine verminderte intrazelluläre Kalziumfreisetzung. Zu dieser Freisetzung von Kalzium kommt es immer dann, wenn die Muskelzellmembran ein Aktionspotential aufbaut (elektromechanische Koppelung). Somit haben Kalziumantagonisten eine hemmende Wirkung auch auf die Blasendommuskulatur. Flavoxat (Spasuret) hat neben einem direkt die glatte

Muskulatur relaxierenden Effekt auch eine kalziumantagonistische Wirkung. Es wird zur Ruhigstellung der instabilen Blase in einer Dosierung von 3mal 200 mg täglich eingesetzt. Beobachtet wird eine deutliche Besserung des Beschwerdebildes bei Patienten mit urodynamisch dokumentierter Detrusorhyperreflexie (Jonas et al. 1979). Andere Studien haben allerdings gezeigt, daß der Effekt von Flavoxat sich praktisch nicht von der Wirksamkeit eines Placebopräparates unterscheidet (Briggs et al. 1980). Bezüglich der Nebenwirkungen und der Kontraindikationen gilt das bei den anticholinergen Substanzen gesagte (s. S. 131f). Auch die klassischen Kalziumantagonisten, wie etwa Nifedipin (Adalat), haben keine Bedeutung in der Behandlung der Blaseninstabilität erreichen können. Terodilin (Mictrol), eine anticholinerge und kalziumantagonistische Substanz, hat eine gut gesicherte Wirkung hinsichtlich der Befundverbesserung bei Pollakisurie und Urge-Inkontinenz. Es mußte aber nach kurzer Zeit wieder aus dem Handel gezogen werden, da es schwerwiegende Herzrhythmusstörungen verursachen kann.

Direkt muskelrelaxierende Substanzen

Imipramin (Tofranil) ist ein trizyklisches Antidepressivum mit direkt muskelrelaxierender Wirkung. Darüber hinaus hat es neben seinen zentralen Wirkungen peripher auch einen anticholinergen Effekt. Es blockiert des weiteren die Wiederaufnahme von Adrenalin in die Nervenendigungen und wirkt kalziumantagonistisch (Malkowicz et al. 1987). Imipramin hat eine weite Verbreitung in der Behandlung der Enuresis nocturna gefunden, wobei es praktisch nicht möglich ist zu entscheiden, ob die Wirkung am ZNS oder einer der peripheren Effekte dieser Substanz entscheidend ist. Gesichert ist wohl, daß die relaxierende Wirkung von Imipramin auf die Blase durch Hinzufügen einer anticholinergen Substanz verstärkt werden kann. Allerdings werden dabei auch die anticholinergen Nebeneffekte gesteigert. Die übliche Erwachsenendosis beträgt 4mal 25 mg täglich. Als Nebenwirkungen werden sehr unterschiedliche psychische Störungen beobachtet, die von extremer Müdigkeit bis zu hochgradiger, häufig angstbetonter Unruhe reichen. Kontraindiziert ist Imipramin bei Engwinkelglaukom, bei schweren kardialen Überleitungsstörungen, bei Herzinsuffizienz, bei Leberfunktionsstörungen und bei erhöhter zerebraler Krampfbereitschaft.

Therapie des areflexiven Detrusor

Substanzen mit cholinerger Wirkung

Die Kontraktion der Blasendommuskulatur wird in der Entleerungsphase synchronisiert durch Acetylcholin, das von parasympathischen Nervenendigungen ausgeschüttet wird. Diese Nervenendigungen verlaufen in der Nachbarschaft der glatten Muskelfasern und zeigen perlschnurartige Verdickungen, die diese Transmittersubstanz enthalten. Als sog. „synapse en passant" erhöhen sie somit kurzfristig die interzelluläre Acetylcholinkonzentration, die zu einer vermehrten elektrischen Erregbarkeit der Muskelzellmembran führt. Therapeutisch kann Acetylcholin nicht eingesetzt werden, da es sehr schnell von spezifischen und unspezifischen Cholinesterasen abgebaut wird. Es sind allerdings Pharmaka entwickelt worden, die dieser Hydrolisierung widerstehen und sich somit im Körper anreichern können. Diese Wirkstoffe werden direkte Parasympathomimetika genannt. Zu ihnen gehören neben anderen Bethanechol (Myocholine) und Carbachol (Doryl). Darüber hinaus gibt es die sog. indirekten Parasympathomimetika, die den Abbau des körpereignen Acetylcholins dadurch verzögern, daß sie die Acetylcholinesterasen blockieren. Neostigmin (Prostigmin) ist die bekannteste Substanz aus dieser Wirkstoffgruppe, andere sind Distigmin- und Pyridostigminbromid (Ubretid und Mestinon). Auch wenn diese Substanzen eine weite Verbreitung in der Behandlung von unvollständiger Blasenentleerung und Harnverhalt gefunden haben (und noch immer haben), hat sich doch nie sicher nachweisen lassen, daß sie zu einer verbesserten Detrusorkontraktion führen. Sie erhöhen lediglich den Detrusortonus in der Speicherphase und können somit durchaus gefährlich für die oberen Harnwege und die Nierenfunktion sein. Eine verbesserte Blasenentleerung mit Verminderung des Restharns und Zunahme des Uroflows konnte nicht beobachtet werden (Wein et al. 1980). In der medikamentösen Therapie neurogener Blasenstörungen haben direkte und indirekte Parasympathomimetika praktisch keine Bedeutung mehr, zumal im Selbstkatheterismus ein wesentlich effizienteres und weniger gefährliches therapeutisches Prinzip zur Verfügung steht.

Prostaglandine

Bei nichtkontraktilem Detrusor kann gelegentlich durch die wiederholte Instillation von Prostaglandin-$F_{2\alpha}$ (3mal 1 mg tgl.) über einen Zystostomiekatheter eine Verbesserung der Blasenentleerung erreicht werden (Melchior 1983).

Therapie bei nicht ausreichender Kontraktion des Blasenverschlußsystems

Strychnin hemmt die Renshaw-Zellen, die wiederum eine hemmende Wirkung auf die motorischen Vorderhornzellen des Rückenmarks haben. Unter einer Strychninvergiftung kommt es durch diese Enthemmung der motorischen Vorderhornzellen zum tödlichen Strychninkrampf. Bei therapeutischer Dosierung wird eine erhöhte Rigidität der quergestreiften Muskulatur beobachtet. Dieser Effekt wurde für eine Tonisierung der willkürlichen Blasensphinktermuskulatur genutzt. Da jedoch therapeutischer Nutzen und Risiko der Substanz in keiner vertretbaren Relation zueinander stehen, wird Strychnin heute nicht mehr bei der Behandlung der nicht ausreichenden Kontraktion des Blasenverschlußsystems eingesetzt.

Auch ein anderes therapeutisches Prinzip, die Gabe von Östrogenen, gelegentlich indiziert bei inkontinenten Frauen nach der Menopause, hat keine

Bedeutung in der Behandlung neurogener Blasenfunktionsstörungen. Bei Östrogenmangel kommt es durch Substitution zu einer verbesserten Füllung der submukösen Venengeflechte in der Urethra und dadurch gelegentlich zu einer deutlichen Kontinenzverbesserung.

α-adrenerge Substanzen

Der vegetativ gesteuerte Teil des Blasensphinkters wird durch die Transmittersubstanzen des sympathischen Nervensystems, Adrenalin und Noradrenalin, zur Kontraktion angeregt. Dementsprechend kann mit adrenergen Substanzen eine Verbesserung des Blasenverschlusses erreicht werden. Ephedrin, oder wegen seiner selektiveren Wirkung besser Midodrin, können hier eingesezt werden. Die tägliche Dosierung für Midodrin (Gutron) beträgt 2mal 2,5 mg. Da es sich in jedem Fall nicht um auf die Blasensphinktermuskulatur spezifisch wirkende Substanzen handelt, ist mit Nebenwirkungen wie Muskelzittern, Erregungszuständen, Herzrhythmusstörungen, Blutdruckanstieg sowie Blutzuckeranstieg bei Diabetikern zu rechnen. Kontraindikationen stellen dementsprechend dar: Phäochromozytom, Schilddrüsenüberfunktion, tachykarde Arrhythmien, Gefäß- und Herzmuskelerkrankungen, arterielle Hypertonie und Engwinkelglaukom. Insgesamt ist der therapeutische Nutzen dieser Substanzen für diese Indikation gering, insbesondere bei neurogenen Blasenfunktionsstörungen, die sich eher dadurch auszeichnen, daß ein spastischer Beckenboden zu behandeln ist oder daß die Sphinkterinsuffizienz geradezu ein Überdruckventil darstellt, das eine Nierenparenchymschädigung bei motorischer Blaseninstabilität verhindern hilft.

Therapie bei nicht ausreichender Relaxation des Blasenverschlußsystems

α-Rezeptorenblocker

Am ausführlichsten überprüft ist die relaxierende Wirkung des α-Rezeptorenblockers Phenoxybenzamin (Dibenzyran) auf den über das vegetative Nervensystem beeinflußten Teil des Blasenschließmuskels. Es kommt zu einer gesicherten Absenkung des infravesikalen Druckes und zu einer Verbesserung des Harnstrahls. Die Dosierung im Kindesalter beträgt initial 0,2 mg/kg KG/Tag, steigerbar auf 0,4 mg/kg KG/Tag (Schulz-Lampel u. Thüroff 1993). Bei Erwachsenen werden als Initialdosis 10 mg täglich eingesetzt. Diese Dosis kann dann in Abständen von 4-7 Tagen um jeweils 10 mg bis auf insgesamt 30 mg gesteigert werden. Die Gesamtmenge sollte in 2-3 Einzeldosen aufgeteilt werden. Als Nebenwirkungen werden häufiger Schwindel, Benommenheit und orthostatische Hypotension angegeben.

Nachdem gezeigt werden konnte, daß 80 % der Rezeptoren der α_1-Gruppe und nur 20 % der α_2-Gruppe zuzuordnen sind, empfiehlt es sich, die nebenwirkungsärmeren peripheren α_1-Blocker zur Relaxation des Blasenauslasses einzusetzen (Anderson et al. 1981). Prazosin (Minipress), Terazosin (Heitrin)

sowie Doxazosin (Diblocin) sollen bei Erwachsenen nach folgendem Therapieschema eingesetzt werden (Tabelle 12.4):
Bei zu hoher Dosierung oder bei arterieller Hypotonie treten orthostatische Regulationsstörungen auf. Kontraindiziert sind α-Rezeptorenblocker bei kardialer Insuffinzienz. Diblocin sollte aufgrund seines protrahierten Wirkungseintrittes und seiner langen Halbwertzeit am Vormittag als tägliche Einmaldosis gegeben werden.

Relaxation der quergestreiften Muskulatur

γ-Aminobuttersäure (GABA) als wichtigster inhibitorischer Neurotransmitter im ZNS bewirkt im Rückenmark eine präsynaptische Hemmung. Die chemisch verwandte Substanz Baclofen (Lioresal) hat einen ähnlichen Effekt und gehört somit in die Gruppe der zentral wirkenden Muskelrelaxantien. Sie ist in der Lage, die Muskelspastizität und damit auch die Spastik der Beckenbodenmuskulatur herabzusetzen. Baclofen wird nach oraler Gabe schnell resorbiert und bei einer Serumhalbwertzeit von 3-4 h nahezu unverändert renal ausgeschieden. Als Initialdosis wird 3mal täglich 5 mg gewählt. Nach einigen Tagen kann dann unter sorgfältiger Beachtung von Wirkung und Nebenwirkungen eine vorsichtige Steigerung auf 3mal 10 mg, schließlich auf 4mal 20 mg als Maximaldosis erfolgen (Goodman und Gilman 1980). Bei Auftreten gravierender Nebenwirkungen muß die Dosis reduziert werden: Schläfrigkeit, Verwirrtheit, Übelkeit und Erbrechen, auch Schlaflosigkeit. Entsprechend der vorwiegend renalen Ausscheidung ist bei Nierenfunktionsstörungen die Dosis zu reduzieren.

Neben Baclofen steht mit Dantrolen (Dantamacrin) eine 2., die Skelettmuskulatur und damit auch die quergestreifte Blasensphinktermuskulatur relaxierende Substanz zur Verfügung. Dantrolen hat aber einen völlig anderen Wirkungsmechanismus. Es wirkt direkt in der Muskelzelle und hemmt wahrscheinlich die Kalziumfreisetzung aus dem sarkoplasmatischen Retikulum. Dadurch wird die elektromechanische Koppelung gestört, das heißt, das

Tabelle 12.4. Heitrin

Therapieschema	Minipress/Therapieschema	Diblocin
Tag 1-3	1 mg tgl.	1 mg tgl.
Tag 4-14	2 mg tgl.	2 mg tgl.
Tag 15	RR-Kontrolle, auch im Stehen Nebenwirkungen?	
Tag 15-21	5 mg tgl.	4 mg tgl.
Tag 22-29	10 mg tgl.	(8) mg tgl.
Tag 29	Festlegen der definitiven Dosis in Abhängigkeit von Wirkung und Nebenwirkungen	

elektrische Aktionspotential wird nicht beeinflußt, aber durch einen Mangel an intrazellulär freigesetztem Kalzium wird die durch das Aktionspotential ausgelöste Kontraktion gehemmt. Dantrolen wird langsam gastrointestinal resorbiert. Die Serumhalbwertzeit ist nach 9 h erreicht. Nach teilweiser Metabolisierung durch die Leber werden Abbauprodukte und unveränderte Substanz renal ausgeschieden. Die Dosierung erfordert eine langsame individuelle Einstellung, beginnend mit 25 mg täglich. In wöchentlichen Abständen erfolgt dann eine Steigerung um jeweils 25 mg bis auf maximal 200 mg. An Nebenwirkungen werden Müdigkeit, Schwindel, Unwohlsein und vor allem Lebertoxizität beobachtet. Dementsprechend sollen die Leberenzyme im Serum regelmäßig kontrolliert werden. Wegen der doch erheblichen Nebenwirkungen sollte eine Dantrolentherapie nur dann als Dauermedikation gegeben werden, wenn eine Bilanz 1-2 Monate nach Therapiebeginn einen deutlichen Nutzen für den Patienten nachweist (Goodman u. Gilman 1980).

Literatur

Andersson EK, Ek A, Hedlung H, Mattiason A (1981) Effects of prazosin on isolated human urethra and in patients with lower motor neutron lesion. Invest Urol 19: 39-42

Alloussi S, Baldauf J, Derouet H, Zwergel U, Meessen S (1991) Effect of trospium chloride, oxybutynin and propiverin on the interaction of acetylcholin with isolated preparations of the human urinary bladder. In: Jocham D, Thüroff JW, Rübben H (eds) Investigative urology 4. Springer, Berlin Heidelberg New York Tokyo, pp 157-161

Briggs RS, Castleden CM, Asher MJ (1980), The effect of flavoxate on uninhibited detrusor contractions and urinary incontinence in the elderly. J Urol 123: 665-666

Goodman, Gilman (1980) The pharmacological basis of therapeutics, 6th edn. Macmillan, New York

Holmes DM, Montz FJ, Stanton SL (1985) Oxybutynin versus propantheline in the treatment of detrusor instability in the female: A patient-regulated variable dose trial. In: Proc of the 15th Annual Meeting of the International Continence Society, London, pp 63-64

Jonas U, Petri E, Kissal J (1979) The effect of flavoxate on hyperactive detrusor muscle. Eur Urol 5: 106-109

Madersbacher H, Stöhrer M, Mürtz G, Lauven G, Kuhn U (1993) Trospiumchlorid - Ein wirksames Therapeutikum beim Urge-(Reizblasen-)Syndrom. Urologe B 33: 89-93

Madersbacher H, Stöhrer M, Richter R, Gianetti BM, Mürtz G (1991) Hochdosierte Applikation von Trospiumchlorid zur Therapie der Detrusorhyperreflexie. Urologe A 30: 260-263

Malkowicz SB, Wein AJ, Ruggieri MR, Levin RM (1987) Comparison of calcium antagonist properties of antispasmodic agents. J Urol 138: 667-670

Melchior H (1983) Medikamentöse Therape von Detrusordysfunktionen. Urologe A 22: 167-175

Moisey CU, Stephenson TP, Brendler CB (1980) The urodynamic and subjective results of treatment of detrusor instability with oxybutynin chloride. Br J Urol 52: 472-475

Riotte J, Mutschler E (1987) Untersuchungen zur spasmolytischen Aktivität von Propiverin und einigen seiner Strukturanaloga. Arzneimittelforschung 37: 300-302

Schulz-Lampel D, Thüroff JW (1993) Funktionelle Blasenentleerungsstörungen im Kindesalter. Sozialpädiatrie 6: 350-356

Stöhrer M, Bauer P, Gianetti BM, Richter R, Burgdörfer H, Mürtz G (1991) Effect of trospium chloride on urodynamic parameters in patients with detrusor hyperreflexia due to spinal cord injuries. Urol Int 47: 138-143

Stöhrer M, Madersbacher H, Richter R, Burgdörfer H (1992) Trospium chloride versus oxybutynine: A randomized, double blind, multicenter trial on the treatment of detrusor hyperreflexia. In: Proc of the 22nd Annual Meeting of the International Continence Society, Halifax, pp 466–468

Thüroff JW, Bunke B, Ebner A, et al. (1991) Randomized, double-blind, multicenter trial on treatment of frequency, urgency and incontinence related to detrusor hyperactivity: oxybutynin versus propanthline versus placebo. J Urol 145: 813–817

Wein A, Raezer D, Malloy T (1980) Failure of the betanechol supersensitivity test to predict improved voiding after subcutaneous betanechol administration. J Urol 123:202

Zeegers AGM, Kieswetter H, Kramer AEJL, Jonas U (1987) Conservative therapy of frequency, urgency and urge incontinence: a double blind clinical trial of flavoxate hydrochloride, oxybutynin chloride, emepronium bromide and placebo. World J Urol 5: 57–61

KAPITEL 13

Der intermittierende Katheterismus

M. Stöhrer, H. Burgdörfer und M. Goepel

Der intermittierende Katheterismus, ursprünglich von Guttmann [2] unter streng sterilem Vorgehen zur Harnableitung im sog. „spinalen Schock" eingeführt, um die hohe Mortalität nach Querschnittlähmung in den 40er Jahren zu verbessern, ist heute die konservative Basistherapie bei neurogener Blasenfunktionsstörung. Guttmann [2] hatte diese Form der Blasenentleerung zunächst für Frischverletzte vorgesehen, später dann aufgrund der hervorragenden Ergebnisse die Indikation auch als Dauertherapie bei areflexiver Blase empfohlen, dann vorzugsweise vom Patienten selbst durchgeführen lassen. Die Sterilität des Vorgehens war bei Guttmann essentielle Bedingung. Lapides [3, 4] plädierte aufgrund der Erfahrungen an einem großen Krankengut an der Universität von Michigan für einen Selbstkatheterismus ohne sterilen Aufwand („„clean intermittent catheterisation": CIC), da der Entlastung des Harntraktes durch häufige Entleerung größere Bedeutung zukomme als einer sterilen Ausführung. Asymptomatische Bakteriurien spielen in seinen Überlegungen nur eine untergeordnete Rolle. McGuire [5, 7] hat die Indikation letztlich auf nahezu alle Patienten mit neurogener Blasenfunktionsstörung ausgedehnt, auch solche mit Reflexblase, nachdem in den letzten Jahren anticholinerge Substanzen (Oxybutinin, Propiverinhydrochlorid, Trospiumchlorid) zur Verfügung stehen, die eine effiziente Ruhigstellung des Detrusors erlauben und damit die funktionelle Umwandlung einer Reflexblase in eine areflexive Blase ermöglichen. Vor Erreichen des zur Inkontinenz führenden Füllvolumens katheterisiert der Patient dann, so daß die Reflexinkontinenz nicht mehr relevant ist und er im Idealfall auf Inkontinenzhilfen verzichten kann. Diese Strategie ist zwar nicht immer erfolgreich, hat jedoch das Spektrum der konservativen Möglichkeiten wesentlich erweitert, so daß den individuellen Wünschen der Patienten und den Notwendigkeiten in der gesellschaftlichen und beruflichen Rehabilitation besser entsprochen werden kann. Die Grenzen dieser Strategie liegen zum einen in der manuellen Beschränkung von Patienten mit sehr hoher Läsion (C 5/6 und höher), die auf Katheterismus durch Fremdpersonen angewiesen sind, zum anderen in der nicht immer erwünschten Wirkung der genannten Medikamente und ihren individuell unterschiedlichen Nebenwirkungen.

Limitierend sind bei männlichen Patienten mit kompensierter Reflexblase auch individuelle Aspekte. Mit einem Kondomurinal ausgestattet sind manche in ihrer speziellen Situation mobiler, da sie nicht an die räumlichen Voraussetzungen und den genau geregelten zeitlichen Ablauf eines intermittierenden Selbstkatheterismus gebunden sind.

Eine weitere, letztlich noch nicht endgültig beantwortete Frage ist die, ob steriles Vorgehen („sterile intermittent catheterisation": SIC) langfristig bessere Ergebnisse bringt als nichtsteriles Vorgehen (CIC). Folgende Gesichtspunkte spielen hierbei eine Rolle: Primär- und Sekundärkosten, Notwendigkeit einer antibiotischen Prophylaxe mit ihren Nebenwirkungen und Kosten, erhöhte Anfälligkeit gegenüber Harnwegsinfekten und eine generell ungünstigere Ausgangssituation bei der Therapie eines manifesten Infektes bei Vorliegen einer funktionellen Störung der Entleerungssituation, wie sie die neurogene Blasenfunktionsstörung darstellt. Bei Sekundärveränderungen (Pseudodivertikel, Reflux oder Beteiligung der männlichen Adnexe) sind oft langdauernde antibiotische Therapien über Wochen und Monate notwendig, wenn ein Infekt exazerbiert (Abb. 13.1).

Publikationen über CIC [3, 4, 5, 7] enthalten selten Angaben über eine antibiotische Dauerprophylaxe. Sind derartige Angaben vorhanden, zeigt sich, daß etwa 50% der Patienten eine solche Prophylaxe erhalten. Im Krankengut der Querschnittzentren der BG-Unfallkliniken in Hamburg und Murnau [1] ließ sich bei einer retrospektiven Untersuchung nachweisen, daß bei konsequentem sterilem Vorgehen bei Patienten, die bis zu 12 Jahren mit der empfohlenen Technik mindestens 4mal täglich katheterisierten, die Infektrate ohne antibiotische Prophylaxe bei 0,9 manifesten Infektionen (nachgewiesene Keimzahl 10^5 KBE/ml plus klinische Symptomatik und/oder Leukozyturie) pro

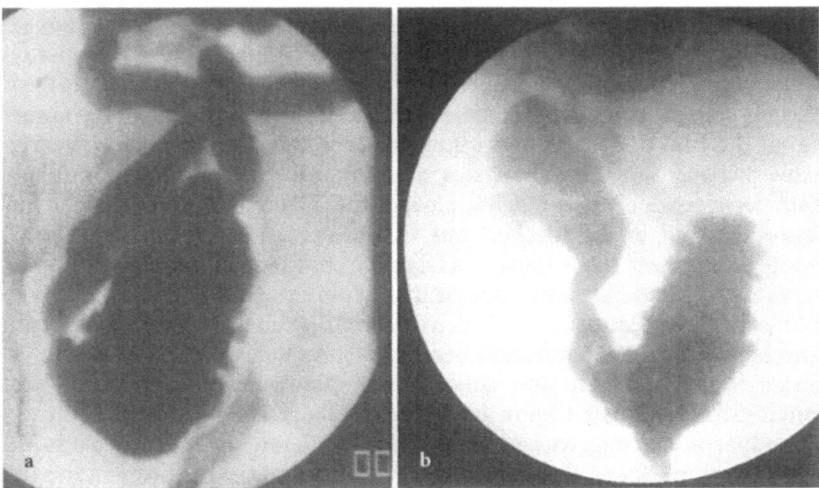

Abb. 13.1a,b. Sekundärveränderungen bei neurogener Blasenfunktionsstörung. a Massiver Reflux mit erheblicher Ektasie des oberen Harntraktes. Pseudodivertikelbildung. b Ektasie mit pyelonephritischen Veränderungen der rechten Niere bei erheblich eingeschränkter Nierenfunktion. Zustand nach Nephrektomie links wegen pyelonephritischer Schrumpfniere. Pseudodivertikelbildung

Abb. 13.2. Mittlere jährliche Infektrate bei 3- bis 6maligem täglichem intermittierenden Selbstkatheterismus. (Nach Djamali 1995) *Gruppe A*: Männer mit chlorhexidinhaltigem Gleitmittel und Desinfektion des Orifiziums; *Gruppe B*: Frauen mit Gleitmittel und Desinfektion des Meatus externus; *Gruppe C*: Frauen ohne Gleitmittel mit Desinfektion des Meatus externus

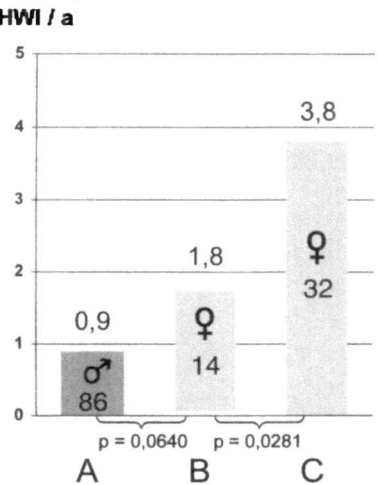

Jahr liegt, ohne zusätzliche Berücksichtigung des Grades sekundärer Veränderungen. Günstigere Ergebnisse dürften kaum erreichbar sein. (Abb. 13.2)

Im Gegensatz zu Ergebnissen anderer Gruppen [6] (Abb. 13.3) hat sich zusätzlich ergeben, daß sich mit Zunahme der Katheterfrequenz bei sterilem Vorgehen unter Einsatz von sterilem Gleitmittel mit desinfizierendem Zusatz (Chlorhexidin) die Infektrate signifikant reduzieren läßt. (Abb. 13.4 und 13.5)

Technische Aspekte

Eine Dauertherapie, wie der intermittierende Selbstkatheterismus, über viele Jahre mit einer täglichen Frequenz von 4- bis 5mal durchgeführt, stellt andere technische Anforderungen an das Zubehör als ein einmaliger akuter Katheterismus, z.B. bei einem Harnverhalt. Das Material sollte daher einige Voraussetzungen erfüllen [8, 9]: Einfache Handhabung, ausreichende Sicherheit (Verletzungsgefahr, Sterilität) und angemessener Preis. Hersteller sollten Untersuchungen zur Gleitfähigkeit ihrer Kathetermodelle vorlegen können.

Wie eigene Untersuchungen zeigen, lassen sich mit geeigneter Oberfläche (an der das Gleitmittel gut haftet) die Reibungswiderstände auf Bruchteile reduzieren (Abb. 13.6). Katheteraugen sollten nicht nur außen, sondern auch innen abgerundet sein (Abb. 13.7), da bei der Passage der Katheteraugen im Bereich der membranösen Harnröhre aufgrund der Unterbrechung der Katheteroberfläche am Auge ein negativer Druck entsteht (Abb. 13.6), der neben einer erhöhten Schmerzempfindung bei sensibel inkomplett gelähmten Patienten auch zu einer Blutung führen kann, wenn die Katheteraugen scharfkantig sind. Eine gerade, weiche, konisch verlaufende Spitze hat nach unserer Erfahrung Vorteile. Der Katheter läßt sich während des Schiebens gleichzeitig drehen, so daß bei Auftreten einer Sphinkterspastik die Passage deutlich erleichtert wird.

Abb. 13.3. a Zunehmende Infektinzidenz mit ansteigender Katheterfrequenz bei CIC. **b** Infektrate von über 40 % bei einer Nachbeobachtung bis zu 15 Monaten unter CIC. (Nach Merritt 1982)

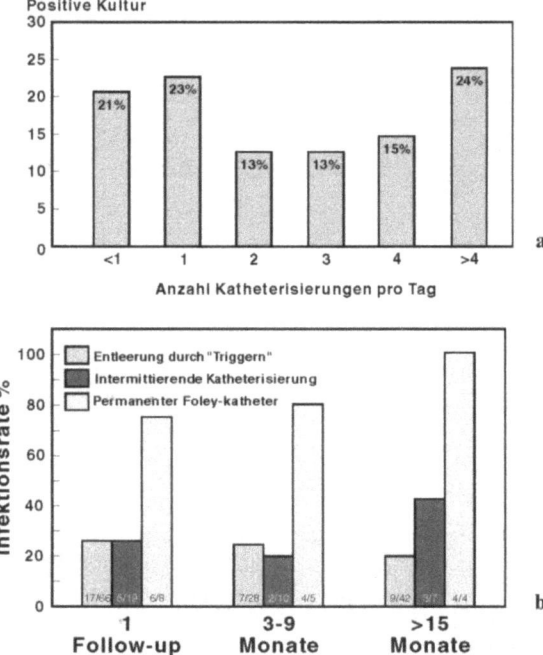

Abb. 13.4. Zunehmende Infektinzidenz mit Zunahme der Katheterfrequenz bei Frauen ohne Gleitmittel. (Nach Djamali 1995)

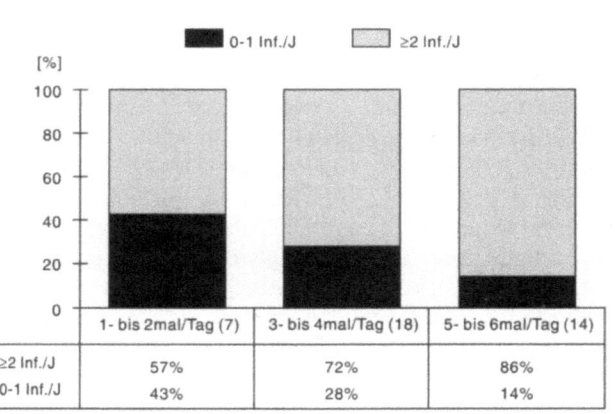

Abb. 13.5. Abnehmende Infektinzidenz in Abhängigkeit zur Zunahme der Katheterfrequenz bei Männern unter Verwendung von chlorhexidinhaltigem Gleitmittel

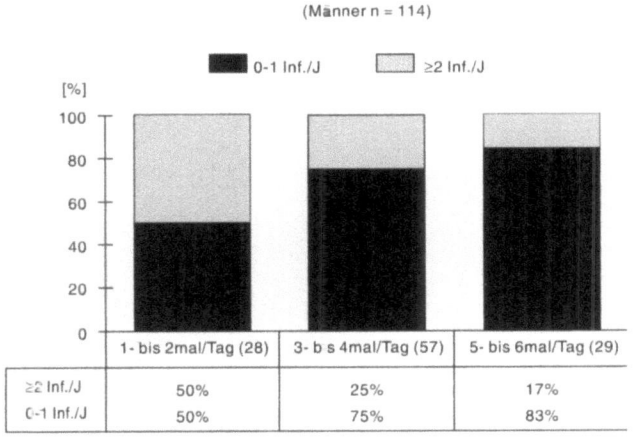

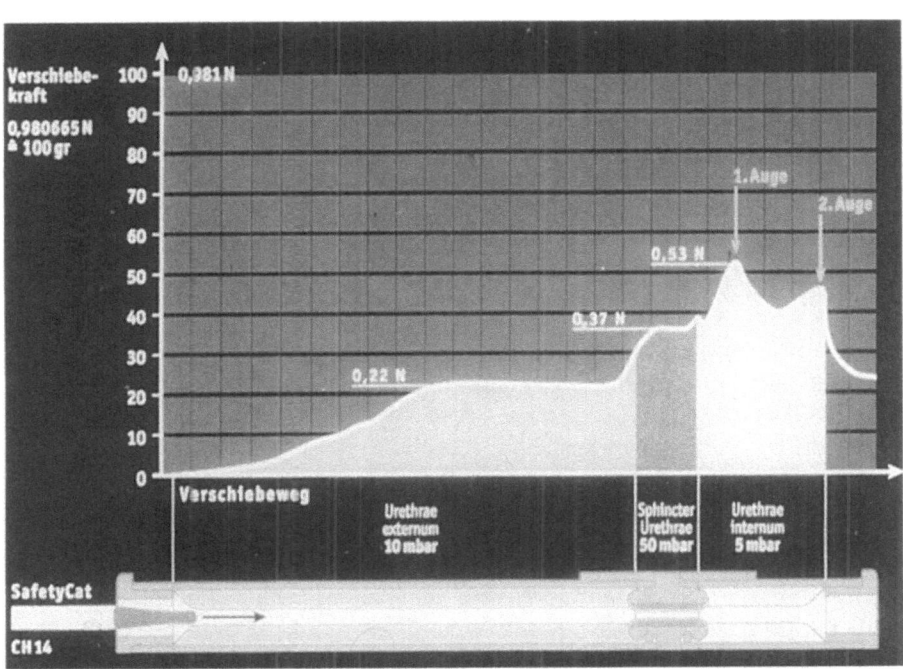

Abb. 13.6. Untersuchungen zur Gleitfähigkeit mit künstlicher Harnröhre und Sphinkterbereich. Durch Sogwirkung beim Passieren der Katheteraugen im Sphinkterbereich deutlicher Widerstandsanstieg; dies führt bei scharfkantigen Katheteraugen zu Läsionen der membranösen Harnöhre, die vor allem bei chronischem Gebrauch von gewisser Relevanz sein dürften

Abb. 13.7. Katheteraugen: ausgestanzt, scharfkantig (*links*), thermisch abgerundet (*rechts*)

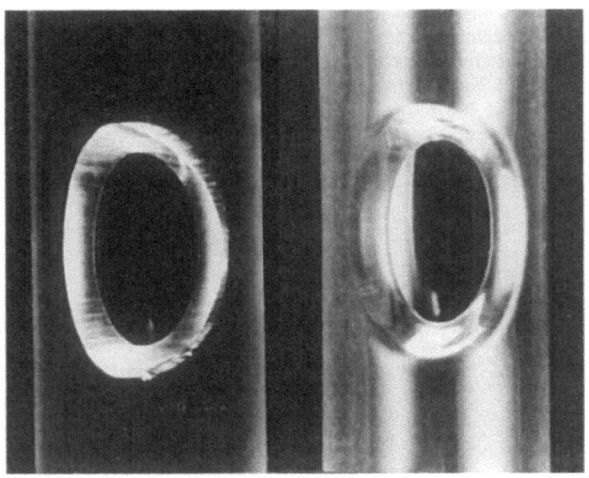

Mit speziellen Situationen, die eine gebogene Spitze benötigen, muß gelegentlich gerechnet werden, i. allg. wird man mit der geraden, weichen Spitze gut zurechtkommen. Eine sichere *doppelte Verpackung* mit entsorgungsfreundlichem Material und einer Innenhülle, die steriles Vorgehen *ohne Handschuhe* erlaubt, ist von Vorteil. Im Zuge eines zunehmenden Kostenbewußtseins sollte ein herstellereigener Vertrieb, wenn vorhanden, in Anspruch genommen werden. Wir empfehlen den Patienten, den Meatus externus mit einem desinfektionsmittelgetränkten Tupfer kurz zu säubern (z. B. Braunol, Octenisept). Der Vorteil eines sterilen Gleitmittels, das zusätzlich eine desinfizierende Substanz wie Chlorhexidin enthält, liegt aufgrund der bereits erwähnten retrospektiven Untersuchung klar auf der Hand.

Vergleicht man in der erwähnten Studie [1] die Gruppe der männlichen Patienten, die fast alle Gleitmittel benutzten, mit einer großen Gruppe von Frauen ohne Verwendung des Gleitmittels, läßt sich feststellen, daß bei letzteren die Zahl der Harnwegsinfekte pro Jahr doppelt so hoch war. Diejenigen Frauen, die ebenfalls desinfektionslösungshaltiges Gleitmittel benutzten, zeigten hingegen keine signifikant unterschiedliche Infektrate gegenüber der Gruppe der Männer (Abb. 13.4 und 13.5). Aufgrund dieser Ergebnisse haben wir unseren Patientinnen empfohlen, ebenfalls Gleitmittel zu benutzen. Zur Verfügung stehen sterile Spritzen mit 6 und 11 ml Inhalt, die bei männlichen Patienten für einen Vorgang, bei weiblichen für mehrere Katheterisierungen verwendet werden können. Die Patientinnen sind angehalten, nach spätestens 24 h eine neue Packung zu verwenden. Nicht zu empfehlen ist der Ersatz von Gleitmittel durch Leitungswasser, besonders aus Mischbatterien oder durch Mineralwasser in Flaschen, das mehrere Tage benutzt wird, sowie durch Gleitmittel aus großen Behältnissen, die für mehrere Tage und Wochen gedacht sind.

Selbstgleitende Katheter, wie sie von verschiedenen Herstellern aus Skandinavien angeboten werden, haben z. T. keine, z. T. nur äußerlich abgerundete Katheteraugen. Bei einem Kathetermodell ließ sich nachweisen, daß sich die aufgespritzte hygroskopische Beschichtung teilweise ablöste (Abb. 13.8), auch ließ die Gleitfähigkeit nach wenigen Minuten nach, so daß bei zu langem Liegen des Katheters ein erhöhter Reibungswiderstand beim Herausziehen auftreten kann. Inwieweit hier osmotische Vorgänge der teilweise mit Salz beschichteten Katheter eine zusätzliche Rolle spielen, ist noch nicht geklärt. Die Beschichtung nimmt offensichtlich nicht nur Wasser, sondern auch Mikroogranismen auf [10], so daß wir diese Katheter für den chronischen Einsatz nicht verwenden. Bei vergleichbar sterilem Vorgehen z. B. unter Verwendung von Sterilwasser, sind diese Systeme teurer als das eingangs vorgestellte System.

Eine *Infektprophylaxe* ist nur in Einzelfällen bei erheblichen Sekundärveränderungen an Blase und oberem Harntrakt notwendig, wenn Harninfekte mit Keimzahlen von $> 10^5$ KBE/ml, entsprechenden Harnbefunden und klinischen Symptomen (Fieber, trüber Harn, zunehmende Spastik, Schüttelfrost usw.) kurzfristig immer wieder auftreten. Viele Patienten säuern lediglich den Harn an (z. B. mit Acimethin).

Zusammenfassend kann aus den bisherigen Publikationen geschlossen werden, daß der intermittierende Katheterismus als CIC und SIC (bevorzugt durch den Patienten selbst) bei areflexiver Blase und auch bei Reflexblase in Kombination mit anticholinergen Substanzen ein Standardtherapieverfahren darstellt, das über Jahre hinweg den Harntrakt entlastet und die Lebensqualität durch Beseitigung oder Verringerung der Harninkontinenz wesentlich erhöht. Steriles Vorgehen (SIC) mit lokaler Desinfektion (z. B. durch chlorhexidinhaltiges Gleitmittel), wie von einigen Gruppen praktiziert, erlaubt ohne wesentliche Mehrkosten einen Verzicht auf systemische antibiotische Prophylaxe, wie sie bei vielen Patienten mit CIC durchgeführt wird. Bei Vorliegen von Sekundärveränderungen an Blase und oberem Harntrakt bietet das sterile Vorgehen ein Mehr an Sicherheit in Bezug auf die Infektinzidenz.

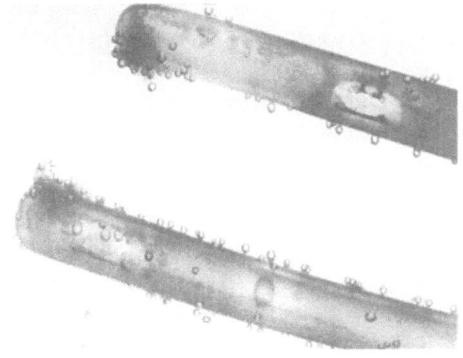

Abb. 13.8. Ablösung der Beschichtung bei Kathetern, die durch Zugabe von Wasser gleitfähig gemacht werden

Literatur

1. Djamali Lale RW (1995) Die Infektinzidenz beim intermittierenden Selbstkatheterismus - technisch relevante Faktoren - Ergebnisse einer retrospektiven Studie. Diss Med Fak München
2. Guttmann L, Frankel H (1966) The value of intermittent catheterization in the early management of traumatic paraplegia and tetraplegia: Paraplegia 4: 63
3. Lapides J, Diokono AC, Silber S, Lowe J (1972) Clean intermittent self catheterization in the treatment of urinary tract disease J Urol 107-458
4. Lapides J, Diokono AC, Gould FR, Lowe BS (1976) Further observations on self-catheterization J Urol 116: 169-170
5. McGuire EJ, Savastano J (1983) Long term followup of spinal cord injury patients managed by intermittent catheterization J Urol 129: 775-776
6. Merritt JL (1982) (Persönliche Mitteilung)
7. Noll F, McGuire EJ, Wang SC, Vasher EA, Savastano JA (1988) Intermittent catheterization and low pressure bladder Proc ASIA, 14 Annual meeting, p 70
8. Stöhrer M, Löchner-Ernest D, Mandalka B (1992) Der intermittierende Katheterismus in der Frühbehandlung Querschnittgelähmter. In: Zäch GA (Hrsg) Rehabilitation beginnt am Unfallort. Springer, Berlin Heidelberg New York Tokyo, S 202-207
9. Stöhrer M (1995) Der intermittierende Katheterismus bei neurogener Blase. In: Bach D, Brühl P (Hrsg) Katheterismus und Harndrainage. Prävention und Therapiestrategien bei nosokomialen Harnwegsinfektionen. Jungjohann, Neckarsulm
10. Stübner G (1991) Untersuchungen zum Einfluß hydrophiler Katheterbeschichtung auf die Bakterienadhärenz. Urologe B 3: 66-69

KAPITEL 14

Hilfsmittel zur Versorgung der neurogenen Harninkontinenz

H. Burgdörfer

Durch gute Speicherfunktion ein Höchstmaß an Kontinenz, zumindest aber „soziale Kontinenz" zu erzielen, gehört heute (neben dem Erhalt der Nierenfunktion, Infekt- und Steinfreiheit der Harnwege) zu den wichtigsten Zielen neurourologischer Behandlung. Dabei wird auch der Erfahrene mitunter aus unterschiedlichen Gründen an Grenzen stoßen:

- Anticholinergika werden in der notwendigen Dosis nicht toleriert;
- Langzeitmedikation, intermittierender Katheterismus oder operative Eingriffe werden vom Betroffenen grundsätzlich abgelehnt;
- zusätzliche Behinderungen, Vorerkrankungen oder Voroperationen mindern die Chance für Kontinenz mit vertretbarem Aufwand;
- Unabhängigkeit von fremder Hilfe über viele Stunden des Tages wird Vorrang eingeräumt vor Harnkontinenz unter Fremdkatheterismus (z. B. beim Tetraplegiker).

In solchen Fällen wird dann die symptomatische Versorgung der Harnkontinenz mit entsprechenden Hilfsmitteln erforderlich. Ihre optimale Auswahl und korrekte Anwendung ist entscheidend für die Lebensqualität, das Auftreten von Komplikationen (z. B. Hautirritationen, Dekubitus) und die Teilnahme an sozialen Aktivitäten.

Angebot an Inkontinenzhilfen

Es werden im wesentlichen 2 Gruppen unterschieden:

- urinableitende Hilfsmittel,
- urinaufsaugende Hilfsmittel.

Bei den urinableitenden Hilfsmitteln handelt es sich z. B. um Einmalgebrauchskatheter für den intermittierenden Katheterismus (s. Kap. 13) sowie die nur seltenen Indikationen vorbehaltenen Verweilkatheter oder suprapubischen Harnableitungen einschließlich der dazu erforderlichen *sterilen* Auffangbeutel mit besonderen Anforderungen (z. B. Rücklaufsperre, Tropfkammer usw.). Zu den Kathetermaterialien soll hier nicht weiter Stellung genommen werden.

Größere Bedeutung haben in diesem Zusammenhang externe Urinableiter, die für die Anwendung beim Mann von zahlreichen Herstellern angeboten werden, und zwar als Einwegartikel: sog. Kondomurinale. Sie haben inzwischen die für den langfristigen Gebrauch (mindestens 3 Monate mit regelmäßigem nächtlichem Einlegen in Desinfektionslösungen) konzipierten Gummi- oder Latexurinale weitgehend abgelöst. Gemeinsame Merkmale sind ein kondomähnlicher Urinsammler (Abb. 14.1a), der mittels Hautkleber, Klebestreifen oder selbstklebend (Abb. 14.1b) am Penis fixiert wird, Bein- oder Bettbeutel aus Kunststoffolie (Abb 14.1c) sowie eine entsprechende Schlauchverbindung. Aus ökologischen Gründen sind künftig PVC-freie Systeme zu fordern.

Nur vereinzelt werden externe Urinableiter für Frauen angeboten. Entweder handelt es sich um ein Beutelsystem mit Klebefläche, die die Labien umschließt (Abb. 14.2 a,b), oder ein aus Silikon bestehender Urindeflektor wird vaginal eingeführt und vor die Harnröhrenöffnung plaziert (Abb. 14.3). Über ein Schlauchsytem wird dann der Urin in einen Beinbeutel geleitet.

Als aufsaugende Versorgung kommen Vorlagen in anatomischer (Abb. 14.4) oder Rechteckform plus Netzhosen (zur Fixierung), Windelhosen (Abb. 14.5a) oder Penistaschen („Herrenvorlagen", (Abb. 14.5b) in Betracht.

Diese Hilfsmittel sollen den Urin möglichst hautfern speichern und eine rückläufige Befeuchtung der Haut durch aufsaugendes Material verhindern. Dies wird bewirkt durch spezielle Mehrkammersysteme mit Rückflußverhinderung, rückflußhemmende Vliesschichten und/oder durch Zusätze („Superabsorber"), die den Urin in eine gelartige Masse umwandeln (Abb. 14.6). Kupferazetat kann als Inhaltsstoff Geruchsbildung eindämmen.

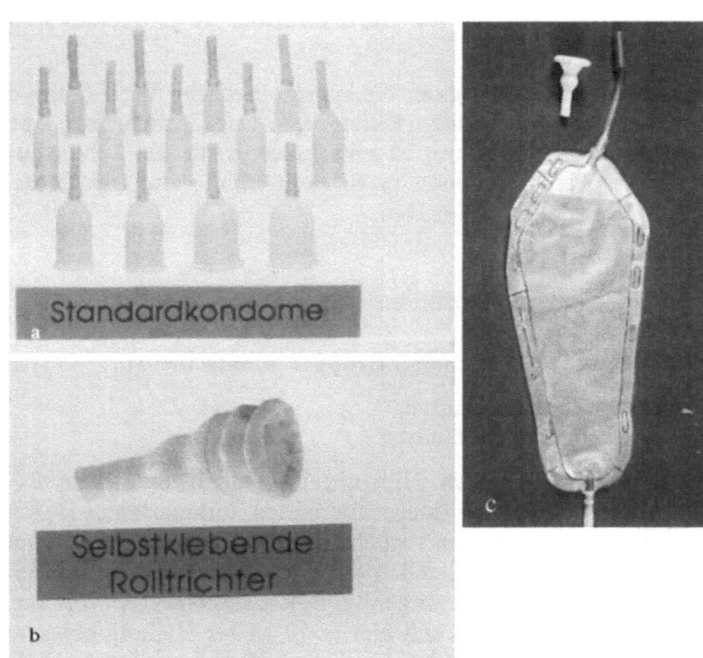

Abb. 14.1. a Standardkondome, b selbstklebender Rolltrichter, c gewinkelter PVC-Einwegbeutel

Hilfsmittel zur Versorgung der neurogenen Harninkontinenz

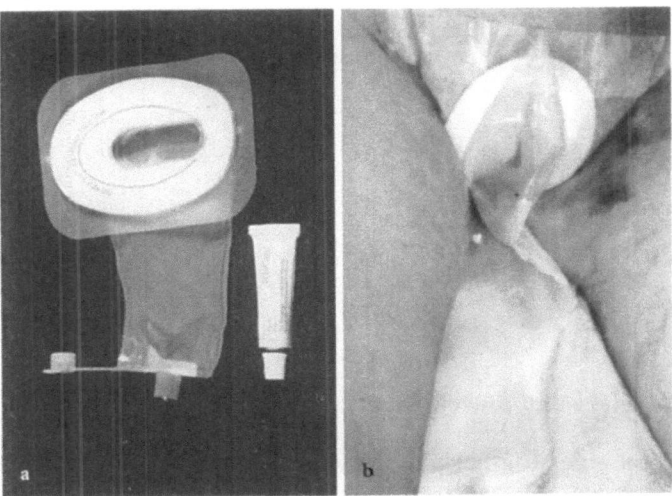

Abb. 14.2. a Externer Urinsammler für Frauen zum Aufkleben, b dto., mit zusätzlicher Pflasterfixation

Zusätzliche Substanzen zum Ansäuern hemmen das bakterielle Wachstum und können so die Infektinzidenz günstig beeinflussen.

Es werden Produkte mit unterschiedlichen Saugleistungen angeboten, die auf die Ausscheidungsmenge und die entsprechende Tragedauer abgestimmt sind.

Eine nahezu vollständige Übersicht der Inkontinenzhilfen findet sich im Hilfsmittelkatalog der gesetzlichen Krankenkassen (Produktgruppe 15) mit den geforderten Qualitätsstandards, d. h. medizinischen und technischen Anforderungen (z. B. Gesamtaufnahmevermögen, Rücknässung, Aufsauggeschwindigkeit), den Beschreibungen und Indikationen der einzelnen Produktarten bis hin zur Aufführung der einzelnen Produkte mit den zur Verfügung stehenden Größen und Maßen, den Herstellern/Vertreibern, Bestellnummern und Konstruktionsmerkmalen.

Abb. 14.3. Urindeflektor aus Silikon in situ mit Ablaufschlauch (unvollständig abgebildet)

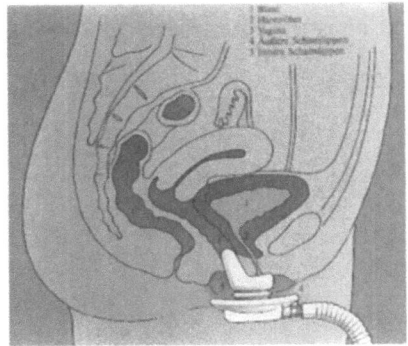

Abb. 14.4. Anatomisch geformte Vorlage

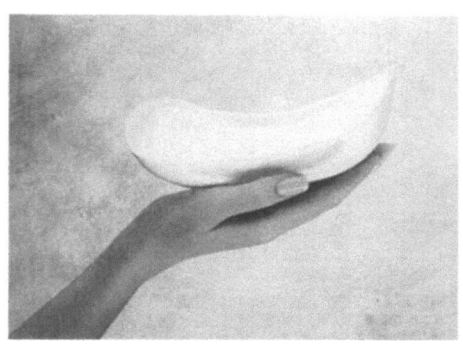

Auswahl und Anwendung

Liegt eine ausgeglichene Blasenentleerung vor und lassen es die Hautverhältnisse zu, so sind geeignete externe Ableitungsverfahren jeder Dauerkatheterlösung - auch der suprapubischen - vorzuziehen.

Hierzu bieten sich für Männer in 1. Linie Kondomurinale an. Vor dem Aufbringen sollen die Kondome schon etwas abgerollt sein, so daß sich vor der Eichel eine freie Distanz von 2 cm mit guter Windkesselfunktion ergibt. Dünnwandige Kondome zusammen mit Hautkleber aus der Tube dichten am

Abb. 14.5. a Windelhose, **b** Penistüte („Herrenvorlage")

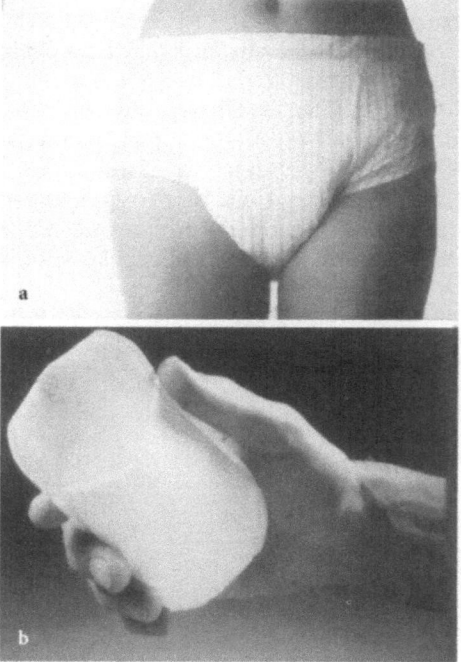

Abb. 14.6. Aufbau einer anatomisch geformten Vorlage

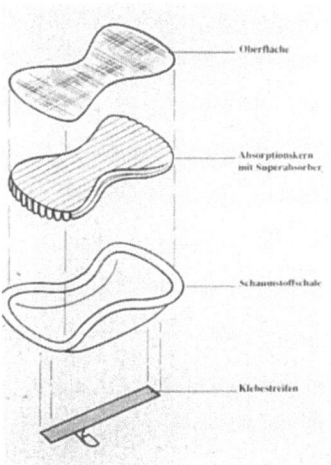

besten ab. Sie müssen sich in der Weite nach dem Durchmesser des nichterigierten Penis (Abb. 14.7) richten. Selbst bei retraktilem Penis (auf ausreichenden Kondomdurchmesser achten! Beutelschlauch muß bis zur Symphyse reichen!) lassen sich mit guter Anleitung und einiger Übung oft gute Ergebnisse, d. h. reguläre Tragezeiten (24 h nie überschreiten!) erreichen.

Bei Verwendung von Klebestreifen ist auf spiralförmig überlappende Applikation zu achten (Abb. 14.8). Selbstklebende Kondome bieten Vorteile bei Beeinträchtigung der Handfunktion, Einschränkung des Sehvermögens oder fehlender Sicht auf den Penis (z. B. bei adipösen Bauchdecken).

Bei den (unsterilen) Beinbeuteln bevorzugen Rollstuhlfahrer meist in Kniehöhe getragene gewinkelte Modelle mit elastischen Klettbändern oder einer Befestigung an der Unterschenkelinnenseite. Die Beutelfixierung kann auch mit elastischem Netzschlauch erfolgen. Bei Gehfähigen, die den Beutel am Oberschenkel tragen, nimmt ein Hüftgürtel das Gewicht auf. Die Beinschlaufen brauchen dann nicht so festgezurrt zu werden, daß der venöse Rückfluß behindert wird. Textile „Holster" oder Einbeinhosen mit aufgenähter Beu-

Abb. 14.7. Schwerer Penishautschaden durch zu enges Kondom

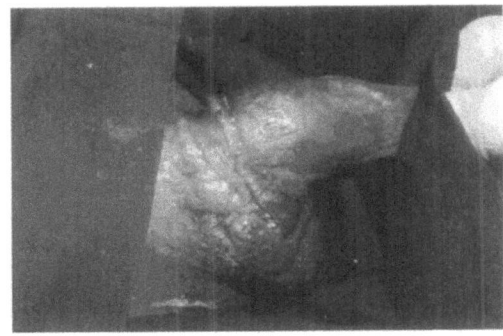

Abb. 14.8. Klebestreifen zur Kondomfixation sollten spiralförmig gewickelt werden

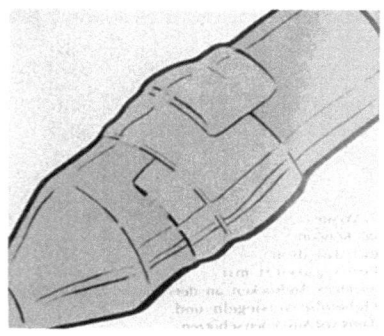

teltasche erfüllen den gleichen Zweck. Vliesbeschichtete Beutel erhöhen den Tragekomfort. Die Gestaltung des Beutelablaufventiles muß bei Tetraplegikern der eingeschränkten Handfunktion Rechnung tragen (Abb. 14.9). Für individuelle Patientenfragen und Problemfälle (z. B. Hautprobleme durch Kleber) bieten einzelne Hersteller telefonischen Beratungsservice (Hotline).

Ein externer Urinableiter für Frauen erfordert einen erheblichen Einsatz überzeugter Fachkräfte zur Anpassung, Erprobung und Anwendungsschulung. Die Verwendung eines intravaginal verankerten Urindeflektors setzt einen normalen Beckenbodentonus voraus. Bei Sensibilitätsverlust drohen Druckulzera. Das einzige bisher angebotene Modell dieser Art erscheint für Querschnittgelähmte daher nicht geeignet.

Nur an wenigen Zentren ließen sich unter günstigen Voraussetzungen bettlägerige Frauen, z. B. bei Dekubitusbehandlung, zeitweise erfolgreich mit einem Klebebeutelsystem versorgen. Die Wechselintervalle sollen dabei 18 h nicht überschreiten. Als zuverlässige und problemarme Hilfsmittel sind externe Urinableiter – zumindest die bisher entwickelten Modelle – für mobilisierte querschnittgelähmte Frauen bisher nicht anzusehen.

Dieser Personenkreis ist daher in der Regel bei anders nicht zu beherrschender Inkontinenz auch heute noch in erster Linie auf urinaufsaugende Hilfsmittel angewiesen: Bei der Auswahl von Vorlagen und Windelgrößen nach Art und Größe sind die Schwere der Harninkontinenz, das Volumen der einzelnen Harnportionen (schwallartige oder eher tröpfelnde Entleerung?), die Wechselintervalle sowie ggf. gleichzeitig bestehende Stuhlinkontinenz zu be-

Abb. 14.9. Einhändig mittels Fingerkuppe bedienbares Ablaßventil

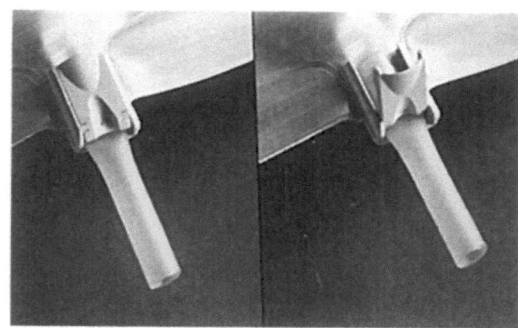

rücksichtigen. Nachts werden gewöhnlich Produkte mit größerer Saugleistung benötigt. Harnabgang von weniger als 25 ml/h wird dazu als leichte, von 25–50 ml/h als mittlere und von mehr als 50 ml/h als schwere Harninkontinenz definiert.

Für Männer kommen bei geringer Menge der unwillkürlichen Harnverluste, wie z. B. bei belastungsbedingtem Tröpfeln bei Beckenbodenparese, ebenfalls urinaufsaugende Hilfen als Penistüten („Herrenvorlagen") in Betracht. Sie fassen je nach Modell 80–150 ml.

Verordnungsfähigkeit und Leistungspflicht in Deutschland

Urin*ableitende* Hilfsmittel sind immer verordnungsfähig. Urin*aufsaugende* Hilfsmittel sind bedingt verordnungsfähig, d. h. die Verordnung muß näher begründet werden. In Urteilen des Bundesgerichtshofes wurde geklärt, daß ihre Verordnungsfähigkeit grundsätzlich gegeben ist, und zwar unabhängig davon, ob sich der Betroffene in häuslicher Umgebung oder in einem Alten- oder Pflegeheim aufhält, wenn

- diese im *direkten* Zusammenhang mit der Behandlung einer Krankheit (bei Blasen- oder/und Darminkontinenz im Rahmen einer Dekubitusbehandlung oder bei Dermatitiden) notwendig werden oder
- neben der Blasen- oder/und Darminkontinenz so *schwere Funktionsstörungen* (z. B. Halbseitenlähmung mit Sprachverlust) *vorliegen, daß ohne Einsatz von Inkontinenzartikeln Dekubitus und Dermatitiden drohen,* der Betroffene die Harn- und/oder Stuhlabgabe nicht kontrollieren und sich insoweit auch nicht bemerkbar machen kann oder
- nur durch den Einsatz von Inkontinenzartikeln das *allgemeine Grundbedürfnis der Teilnahme am gesellschaftlichen Leben befriedigt werden kann.*

Voraussetzung hierfür ist jedoch eine „aktive Teilnahme" am gesellschaftlichen Leben. Eine „aktive Teilnahme" am gesellschaftlichen Leben liegt vor, wenn der Versicherte – ggf. unter Zuhilfenahme von Mobilitätshilfen – in die Lage versetzt wird, seine Mobilität zu aktivieren. Gleichzeitig soll er damit zu einer von Pflegekräften nicht ständig überwachten Alltagsgestaltung angeregt und bewegt werden.

Eine Leistungspflicht der gesetzlichen Krankenversicherung besteht jedoch dann nicht, wenn Inkontinenzartikel ausschließlich der Erleichterung hygienischer und pflegerischer Maßnahmen dienen.

Hierunter fallen primär nicht Vorlagen mit einer Aufsaugkapazität unter 150 ml.

Krankenunterlagen gehören zu den Inkontinenzartikeln im Sinne des § 33 SGB V, wenn sie eine wirtschaftliche Alternative zu der ansonsten ggf. während der Nachtruhe notwendigen Versorgung mit Vorlagen, Windeln oder Windelhosen darstellen.

Die Notwendigkeit einer Inkontinenzversorgung sollte in regelmäßigen Abständen (3–6 Monate) vom behandelnden Arzt oder dem Medizinischen Dienst überprüft werden.

Nach neueren gesetzlichen Regelungen (GRG) sind die gesetzlichen Krankenkassen auch bei Verordnung von Hilfsmitteln „zur Überwindung, Vermeidung oder Verminderung von Pflegebedürftigkeit" leistungspflichtig.

Mit Inkrafttreten des GRG ist für einige Hilfsmittel die Kostenübernahme bis zur Höhe des Festbetrages begrenzt, sofern für das erforderliche Hilfsmittel ein Festbetrag festgesetzt ist.

Um Unklarheiten in der Verordnungsfähigkeit von Inkontinenzartikeln abzuschaffen, hat die Gesellschaft für Inkontinenzhilfe eine Positivliste für die Erstattungsfähigkeit von Inkontinenzhilfsmitteln zusammengestellt. Sie enthält alle Krankheiten und Körperzustände, zu deren Begleiterscheinungen mittlere bis schwere Inkontinenzformen gehören und damit den Einsatz professioneller Inkontinenzhilfen erfordern.

Bezüglich der Verordnung von Inkontinenzhilfen sollte man sich als Arzt bei Zweifeln an der Richtigkeit des eigenen Vorgehens mit dem Kostenträger, d. h. der Geschäftsstelle der Krankenkasse vor Ort kurzschließen und den Sachbearbeiter um Rat fragen.

Zusammenfassung

Wer sich als Arzt oder Pflegekraft mit professioneller Kompetenz und allen geeigneten Mitteln redlich bemüht, Inkontinenz möglichst ursprungsnah zu behandeln, mag die symptomatische Versorgung Inkontinenter mit den dargestellten Hilfsmitteln subjektiv als Kapitulation oder Bankrotterklärung erleben. Die Betroffenen brauchen aber gerade in solch einer Situation eine kompetente und von positiven Erfahrungen getragene Beratung und Betreuung.

Literatur

Jung U (1991) Inkontinenz-Formen, Betreuung, Hilfen. Pharma Trend, Bachern
Sachsenmeier B (1991) Inkontinenz-Hilfen, Versorgung, Pflege. Schlütersche Verlagsanstalt, Hannover

Operative Therapie

Kommentar

M. Stöhrer

In den letzten 20 Jahren hat sich aufgrund hochdifferenzierter und effizienter diagnostischer Möglichkeiten auch die operative Therapie dieses Krankheitsbildes erheblich verbessert. Es ist heute möglich, mittel- und langfristig verschiedene Strategien zu verfolgen, die mit dem Patienten nach dessen ganz speziellen Bedürfnissen abgesprochen werden können. Damit hat sich nicht nur die *Lebenserwartung,* sondern auch ganz entscheidend die *Lebensqualität* der Betroffenen verbessert.

Bei *areflexivem Detrusor* sind operative Maßnahmen normalerweise nicht indiziert. Die früher durchgeführte Blasenhalskerbung ist mit der Perfektionierung des intermittierenden Selbstkatheterismus im allgemeinen überflüssig geworden. Sie kann erhebliche negative Folgen durch Beeinträchtigung des Kontinenzapparates hinsichtlich einer Streßinkontinenz verursachen.

Auch die früher weit verbreitete Doppelung der Blasenmuskulatur bei der überdehnten areflexiven Blase ist, aus funktioneller Sicht betrachtet, allenfalls ein kosmetischer Eingriff, der das röntgenologische Erscheinungsbild der Blase „verbessert". Eine Verbesserung der Detrusorfunktion ist durch diesen Eingriff nicht zu erwarten.

Bei der *Reflexblase* liegt die Situation völlig anders. Auch hier ist es möglich, einen Teil der Patienten durch den intermittierenden Katheterismus konservativ zu behandeln; dies trifft in dieser Gruppe allerdings lediglich auf maximal 60 % zu. Für die anderen Patienten steht eine relativ gut strukturierte Palette technisch einfacher bis komplizierter Maßnahmen zur Verfügung, die entsprechend den eingangs genannten Aspekten eingesetzt werden können.

Nach wie vor zählt die *Inzision des Sphincter externus urethrae* bei konservativ nicht behandelbarer Detrusor-Sphinkter-Dyssynergie zu den Standardverfahren. Sie ist die mit Abstand am meisten eingesetzte operative Methode zur Reduzierung des erhöhten Blasenauslaßwiderstandes bei dieser Form der Blasenentleerungsstörung beim männlichen Patienten. Entgegen noch weit verbreiteten Vorurteilen führt die Reduzierung der Drücke im Sphincter-externus-Bereich keinesfalls automatisch zu einer Streßinkontinenz. Der Widerstand ist, vor allem bei ausgeprägter Beckenbodenspastik, postoperativ fast immer höher als bei einem Nichtquerschnittgelähmten, so daß subjektiv aus Sicht des Patienten eine Verbesserung der Reflexinkontinenz zu erwarten ist. Diese ergibt sich aus der Reduzierung der Detrusorhyperkontraktilität und der damit verbundenen Relaxierung und Verbesserung der Speicherkapazität. Folgende Techniken kommen zum Einsatz: Die Inzision mit dem elektrischen Messer (üblicherweise bei 12 Uhr) hat über viele Jahre weltweit zu guten Ergebnissen geführt. Durch den Einsatz des Neodym-YAG-Laser läßt sich bei korrekter Technik möglicherweise das Ergebnis noch verbessern. Die Limitierung der Sphinkterinzision auf nur einen Abschnitt des Sphinkterbereiches hat offensichtlich hinsichtlich der späteren Kontinenz keine Vorteile. Nach den Erfahrungen von Burgdörfer kann man den gesamten Sphincter-externus-Abschnitt gleichmäßig inzidieren, ohne eine Streßinkontinenz in Kauf nehmen zu müssen. Die Rezidivquote liegt bei vollständiger Inzision offensichtlich niedriger.

Der Einsatz von Botulinustoxin zur Lähmung des externen Sphinkters wurde in den letzten Jahren von Schürch u. Rossier beschrieben. Die Ergebnisse sind gut. Es ist allerdings nach einem noch unbestimmten mittelfristigen Zeitraum zu erwarten, daß es erneut zu einer Detrusor-Sphinkter-Dyssynergie kommt, da der Eingriff reversibel ist. Dies läßt sich andererseits für den Einsatz bei Patienten mit sich potentiell verändernder Neurologie wie z. B. bei MS. nutzen Langzeiterfahrungen liegen allerdings noch nicht vor. Ebenso liegen noch keine langfristigen Erfahrungen mit der Implantation eines Wall-Stent anstelle einer Sphinkterotomie vor. Nach letzten Diskussionen im Arbeitskreis „Urologische Rehabilitation Querschnittgelähmter" ist eher Zurückhaltung mit dieser Technik angebracht.

Die Mehrzahl der operativ zu versorgenden männlichen Patienten mit Reflexblase ist mit einer Sphinkterotomie ausreichend sicher und zufriedenstellend behandelbar. Für etwa 10 % der männlichen und ca. 20 % der weiblichen Patienten mit Reflexblase sind weitergehende operative Maßnahmen erforderlich.

Aktuell im Mittelpunkt steht die *Autoaugmentation* sowie die *Deafferentation* mit oder ohne *Implantation eines Stimulators*. Die *Autoaugmentation* in Form einer partiellen Detrusormyektomie wird seit 1989 angewandt. Durch die frontokraniale Abpräparation und Entfernung eines Teiles des Detrusors entsteht eine windkesselartige Pufferzone der Mukosa. Es kommt bei präoperativ kleiner Kapazität neben einer erheblichen mittel- und langfristigen Erweiterung der Speicherfähigkeit vor allem zu einer Besserung bzw. Normalisierung der Compliance. Damit wird sowohl die Gefährdung des oberen Harntraktes reduziert als auch die Lebensqualität durch Verringerung oder Beseitigung der Reflexinkontinenz entscheidend angehoben. Die Indikation erstreckt sich auch auf inkomplette Fälle, sie entspricht der früheren Enterozystoplastik, ohne deren bekannte Nachteile und langfristige Probleme in Kauf nehmen zu müssen. Die Option für weitergehende Eingriffe bleibt erhalten. Wie bei einer Enterozystoplastik muß der Patient in der Lage und willens sein, den intermittierenden Katheterismus (~60 %) durchzuführen.

Eine relativ ähnliche Indikation - bei allerdings kompletter Läsion - ergibt sich für die die *Deafferenation* der motorischen Hinterwurzeln und die gleichzeitige *Implantation eines Elektrostimulators*. Sie stellt vor allem bei Patienten mit sehr hoher kompletter Querschnittlähmung, insbesondere bei Frauen mit ausgeprägter Spastik und ständiger Inkontinenz, eine wirkungsvolle Maßnahme dar, die Low-compliance-Blase in eine areflexive zu verwandeln und diese dann gezielt durch Elektrostimulation zu entleeren. Trotz des relativ hohen Abflußwiderstandes durch zusätzliche Stimulation des Beckenbodens, bei den derzeitig eingesetzten Stimulatoren, sind die Ergebnisse gut. Nachdem sich zahlreiche Arbeitsgruppen aktuell mit der peripheren Elektrostimulation und Modulation beschäftigen, ist anzunehmen , daß in den nächsten Jahren weitere effiziente Systeme zur Verfügung stehen dürften, um einerseits die Hochdrucksituation zu beseitigen, andererseits dem Patienten zu einer sozial akzeptablen Kontinenz zu verhelfen.

Die Durchführung einer *Enterozystoplastik* oder einer *Harnleiterauspflanzung* bzw. einer *Nephrostomie* ist nur in besonders gelagerten Einzelfällen indiziert.

Bei hypo- oder normokontraktiler Reflexblase oder bei areflexiver Blase und insuffizienter Verschlußsituation kann vor allem bei Frauen eine *operative Erhöhung des infravesikalen Widerstandes* notwendig sein. Dies kann durch die Injektion flüssigen Gewebes (z. B. Kollagen) ohne großen technischen Aufwand versucht werden. Ultima ratio für diese Fälle sowie auch nach bestimmten Eingriffen mit Blasenersatz ist der *artefizielle Sphinkter* nach Scott.

Sekundärveränderungen, die aufgrund der unausgeglichenen Abflußsituation und der hohen Drücke zustande kommen, wie z. B. Reflux, sind erst dann operativ anzugehen, wenn die infravesikale Obstruktion korrigiert ist und sich nach entsprechender Wartezeit (ca. 1 Jahr) keine spontane Rückbildung erkennen läßt.

Die einzelnen operativen Verfahren werden in den folgenden Kapiteln ohne Berücksichtigung der Häufigkeit ihrer Indikation beschrieben.

KAPITEL 15

Neuromodulation bei neurogener Blasenfunktionsstörung – Möglichkeiten und Grenzen

V. Grünewald, W.F. Thon und U. Jonas

Entwicklung der Neuromodulationsverfahren

Bereits in den 50er Jahren begann man Harnspeicherstörungen und Blasenentleerungsstörungen mit Hilfe elektrischer Stimulationsverfahren zu behandeln. Zur Therapie der Detrusorhypo- oder -atonie führte Katona 1959 [31] die transurethrale intravesikale Elektrotherapie ein. Andere Autoren versuchten, bei der gleichen Funktionsstörung eine Miktion durch direkt am Detrusor implantierte Elektroden zu erzielen [5, 24, 28, 29, 30, 58], oder streßinkontinente Patienten mit im Beckenboden implantierten Stimulationselektroden zu behandeln [1, 8, 9, 11]. Wegen Migration und Fibrosierung der Elektroden sowie einer unkontrollierten Stromausbreitung konnte sich die direkte Implantation von Elektroden am Erfolgsorgan nicht durchsetzen, während die von Katona beschriebene Methode der intravesikalen Stimulation bei erhaltener Sensibilität der Blase auch heute noch bei Blasenentleerungsstörungen erfolgreich durchgeführt wird.

In der Folgezeit wurden zur Therapie der Inkontinenz intravaginale und/oder intraanale Stimulationsprothesen (Stöpsel oder Plug-Elektroden) eingesetzt [2, 22, 26], die aufgrund guter Ergebnisse [16, 17, 22, 35], geringer Komplikationen und geringer Invasivität bis heute in modifizierter Form angewendet werden [12, 13, 45].

Das Verfahren der externen intermittierenden intravaginalen oder analen Elektrostimulation wurde ursprünglich für die Behandlung der Streßharninkontinenz entwickelt. Es zeigte sich jedoch sehr bald, daß von dieser Stimulationsmethode mehr Patienten mit Urge-Inkontinenz bei Detrusorinstabilität profitierten als Patienten mit reiner Streßinkontinenz [1]. Die Ergebnisse intraanaler oder intravaginaler Elektrodenapplikation unterschieden sich hierbei nicht wesentlich [4, 13, 15, 16, 17].

Während in der Anfangsphase eine Langzeitstimulation mit niedrigen Stromstärken durchgeführt wurde, die sich für die Patienten als sehr zeitaufwendig erwies, wurde 1978 von Godec u. Cass [23] für die Behandlung der Urge-Inkontinenz eine Kurzzeitstimulation mit maximal tolerablen Stromstärken vorgeschlagen. Durch diese Stimulationsart konnten mit der Langzeitstimulation vergleichbar gute Ergebnisse erzielt werden [27, 40, 43].

Basierend auf langjährigen elektrophysiologischen Untersuchungen zur Entwicklung eines sog. „Blasenschrittmachers" für querschnittgelähmte Patienten (sakrale Vorderwurzelstimulation) [6, 7, 21, 38, 39, 46, 51, 55] wurde von der Arbeitsgruppe um Tanagho u. Schmidt in San Francisco ein chronisches Neuromodulationsverfahren entwickelt, das seit 1981 zur Behandlung einer Vielzahl neurogener und nichtneurogener Funktionsstörungen des unteren Harntraktes bei nicht querschnittgelähmten Patienten mit erhaltener Sensorik klinisch angewendet wurde [47, 50, 56, 57, 59–62]. Für die Stimulation wird im Sakralforamen, in der Regel bei S 3, eine dem Spinalnerven anliegende Elektrode permanent implantiert. Vor der Implantation wird in Lokalanästhesie eine perkutane Teststimulation durchgeführt, um die Integrität der einzelnen Spinalnerven und die muskuläre Reflexantwort zu überprüfen. Zeigt sich bei der anschließenden 3 tägigen Teststimulation eine mindestens 50 %ige Besserung der Blasenfunktionsstörung, wird nach einigen Wochen eine aus 4 Kontaktpunkten bestehende Platin-Iridium-Elektrode (Pisces Quad Lead, Fa. Medtronic, Minneapolis, USA) (Abb. 15.1) in dem entsprechenden Sakralforamen plaziert und mit einem Verbindungskabel an einen subkutan im Unterbauch inplantierten telemetrisch programmierbaren Impulsgenerator (Itrel II, Fa. Medtronic, Minneapolis, USA) (Abb. 15.2) angeschlossen. Die Lithiumbatterie des Impulsgenerators hat je nach Benutzungshäufigkeit eine Lebensdauer von 5–8 Jahren. Mit Hilfe eines Programmierkoffers können transkutan die Stimulationsparameter den individuellen Erfordernissen des einzelnen Patienten angepaßt werden.

Das Indikationsspektrum der chronischen Neuromodulation mit Hilfe von Implantaten umfaßt neben der Harninkontinenz infolge neurogener und nicht neurogener Detrusor- oder Sphinkterinstabilität die sensorische Dranginkon-

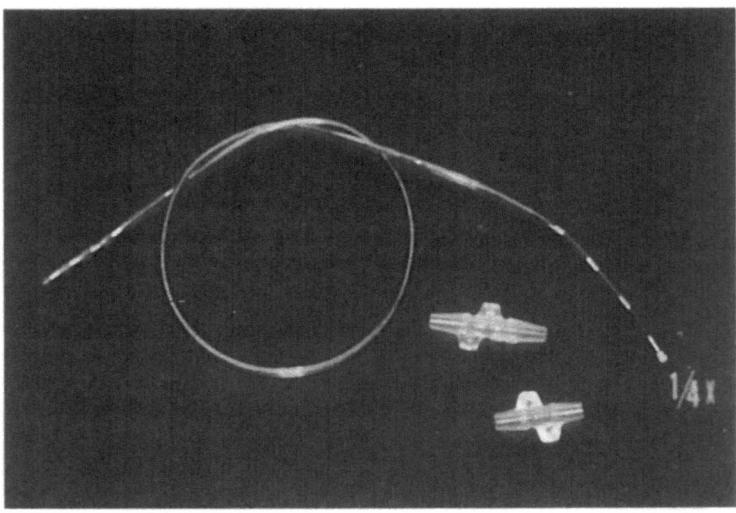

Abb. 15.1. Foramenlektrode Pisces Quad Lead, Medtronic Inc., MN, USA, mit Plastikfixationsschuhen zur Fixation am Periost

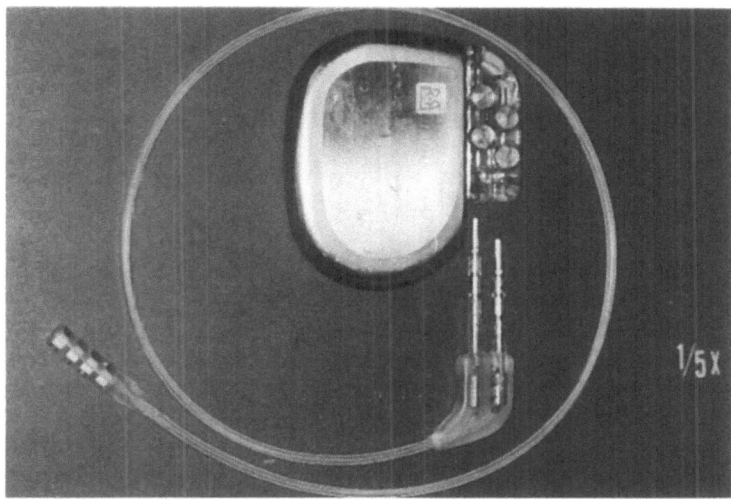

Abb. 15.2. Impulsgeber Itrel II, Medtronic Inc., MN, USA, mit Verlängerungskabel

tinenz sowie funktionelle und neurogene Blasenentleerungsstörungen infolge Detrusor-Sphinkter-Dyssynergie oder Beckenbodenspastik.

Wirkungsmechanismus der Neuromodulation

Detrusorinstabilität

Als Ursache des Auftretens willkürlich nicht unterdrückbarer Detrusorkontraktionen wird von verschiedenen Autoren eine Balance zwischen exzitatorischen positiven Feedback-Mechanismen und inhibitorischen Kontrollmechanismen angenommen [17, 37]. Eine derartige Balance kann durch Läsionen unterschiedlicher neurogener Strukturen des zentralen und peripheren Nervensystems oder durch funktionelle Störungen der neuronalen Integrität innerhalb der exzitatorischen oder inhibitorischen Regelkreise hervorgerufen werden.

Schon 1972 konnte de Groat [10] durch elektrische Stimulation afferenter Fasern des N. pudendus einen hemmenden Effekt auf die Entladung parasympathischer Neurone nachweisen.

Nach Sundin et al. [52, 53] wird der über stimulierte Afferenzen des N. pudendus hervorgerufene inhibitorische Effekt einerseits über eine Aktivierung des N. hypogastricus (Sympathikus), andererseits über eine Inhibition des N. pelvicus (Parasympathikus) vermittelt.

Lindström u. Fall [36, 37] konnten tierexperimentell zeigen, daß die efferente Aktivität der Nn. pelvici, die für die Detrusorkontraktion verantwortlich ist, von afferenten Impulsen und einer zentralen Hemmung über die Nn.

hypogastrici und Interneurone mit inhibitorischer Wirkung direkt auf die Nn. pelvici reguliert wird.

Eine fehlende zentrale Hemmung kann durch elektrische Stimulation von Afferenzen via Beckenboden, N. pudendus, N. dorsalis penis, N. clitoridis, sakrale Spinalnerven oder sakrale Nervenwurzel kompensiert werden. Dies konnte auch klinisch in urodynamischen Untersuchungen (Abb. 15.3a,b) nachgewiesen werden [14, 17, 34, 64].

Nach Vodusek et al. [64] ist die Unterdrückung unwillkürlicher Detrusorkontraktionen um so effektiver, je direkter die Afferenzen stimuliert werden.

Für die Inhibition von Detrusorinstabilitäten haben sich niederfrequente Rechteckimpulse einer Frequenz zwischen 5 und 20 Hz bei einer Impulsbreite von 150-500 sec als am wirkungsvollsten erwiesen [17, 42, 44, 54, 56, 60]. Die erforderliche Stromstärke variiert stark in Abhängigkeit vom Ort der Stimulation. So wird für die Stimulation der Spinalnerven oder Nervenwurzeln eine Stromstärke von 2-4 mA benötigt [60], für die indirekte N.-pudendus-Stimulation via N. dorsalis penis bzw. N. clitoridis ca. 20-30 mA [34].

Streßinkontinenz/Sphinkterinsuffizienz

Bei der elektrischen Stimulation des Beckenbodens wird die quergestreifte Muskulatur frequenzabhängig 600-900mal/min kontrahiert und relaxiert und somit ein passives Beckenbodentraining durchgeführt. Diskutiert wird zusätzlich eine Reinervation z. B. durch geburtsbedingte Beckenbodentraumen denervierter Muskelanteile [17]. Durch die chronische Elektrostimulation

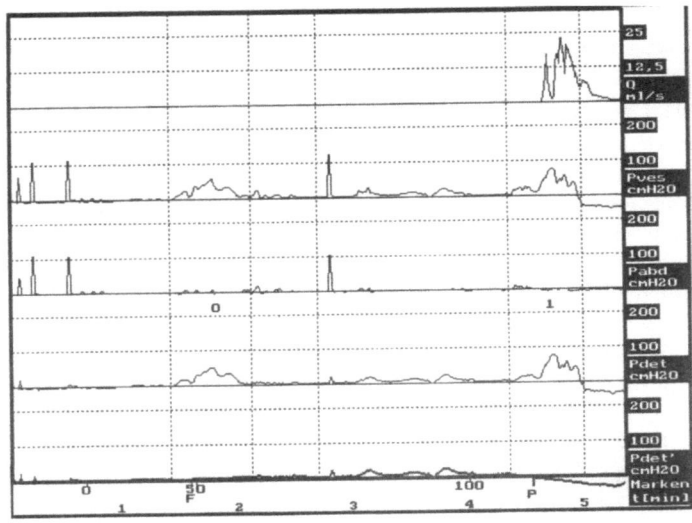

Abb. 15.3a. Zystomanometrie bei 28 Jahre alter Patientin mit idiopathischer Dranginkontinenz: Instabile Detrusorkontraktionen ab 40 ml Blasenfüllung bis 49 cm H_2O. Unwillkürlicher Urinabgang bei Blasenfüllung mit 111 ml und einer Detrusorkontraktionsamplitude bis 75 cm H_2O

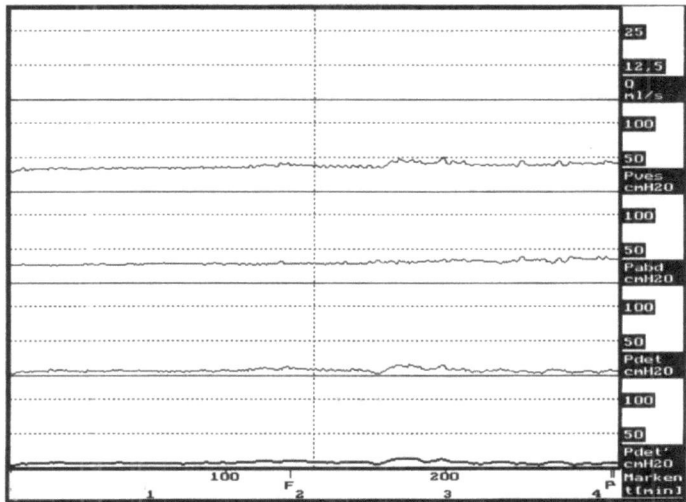

Abb. 15.3b. Zystomanometrie bei gleicher Patientin 6 Monate nach Foramenelektrodenimplantation: Keine Instabilitäten, funktionelle Blasenkapazität 266 ml während Stimulation. Klinisch keine Harninkontinenz

kommt es des weiteren zu einer histomorphologisch und biochemisch nachweisbaren Umwandlung der periurethralen sog. „fast-twitch"- in „slow-twitch"-Muskelfasern [3, 25, 32, 41, 54, 56]. Die „slow-twitch-Fasern" finden sich vornehmlich in Muskeln, die über lange Zeiträume Kräfte aufbringen müssen. Diese Muskelfasern besitzen einen aeroben, oxidativen Stoffwechsel und sind reich an Mitochondrien. Die „fast-twitch-Fasern" werden bei kurzzeitigen sehr starken Kontraktionen eingesetzt, da sie aufgrund ihres nichtoxidativen glykolytischen Stoffwechsels rasch ermüden.

Neurogene und funktionelle Blasenentleerungsstörungen

Funktionelle Blasenentleerungsstörungen sind in vielen Fällen darauf zurückzuführen, daß durch eine spastische Dauerkontraktion des Beckenbodens eine Miktion nicht eingeleitet werden kann, da einerseits der Auslaßwiderstand erhöht, andererseits eine Detrusorkontraktion über den schon bei der Urge-Inkontinenz erwähnten Reflexbogen inhibiert wird. In ausgeprägten Fällen kann eine komplette Harnsperre die Folge sein, in weniger ausgeprägten Fällen findet sich eine von Beckenbodenkontraktionen unterbrochene dyssynerge Blasenentleerung oder eine durch Detrusorinihibition unterbrochene unvollständige Entleerung mit schwachem Flow und Restharnbildung [54, 56, 60, 63].

Mit Hilfe der Neuromodulation der sakralen Spinalnerven kann nach Unterbrechung der permanenten Elektrostimulation wieder eine koordinierte, synerge Blasenentleerung induziert werden. Durch die plötzliche Relaxation des Beckenbodens wird reflektorisch eine Detrusorkontraktion ausgelöst und eine Miktion initiiert (Abb. 15.4a,b). Durch die stimulationsbedingte Kontraktion und Relaxation des Beckenbodens wird den Patienten in einer Art Biofeedbacktraining der Unterschied zwischen kontrahiertem und relaxiertem Beckenboden zum Bewußtsein gebracht. Dies verdeutlicht, daß Neuromodulationsverfahren nur bei zumindest partiell erhaltener neuronaler Integrität erfolgreich sein können. Bei komplettem Verlust der neuronalen Integrität (z. B. Konus-Kauda-Syndrom, schwere Läsionen des Plexus lumbosacralis oder der peripheren Nerven) sind sie nicht wirksam.

Von Vapnek u. Schmidt [63] wird eine neuronale Modulation der spinalen Interneurone, die die Koordination zwischen autonomem und somatischem Nervensystem regulieren, vermutet.

Durch die niedrige Impulsamplitude (2-4 mA) werden in erster Linie somatische, aufgrund ihrer starken Myelinisierung leicht erregbare Afferenzen in A-α und A- Nervenfasern stimuliert, während parasympathische und schmerzleitende Typ-B- und C-Fasern der Spinalnerven nur unterschwellig erregt werden. Inwieweit durch die Stimulation die Ausschüttung nichtadrenerger und nichtcholinerger Neurotransmittersubstanzen (NANC) beeinflußt wird, ist gegenwärtig noch nicht bekannt.

Behandlungsergebnisse der Neuromodulationsverfahren

Neuromodulationsverfahren wurden in der Vergangenheit überwiegend zur Behandlung nicht neurogener oder „idiopathischer" Funktionsstörungen des unteren Harntraktes eingesetzt. Weder aufgrund der klinischen Symptomatik noch durch eine urodynamische Untersuchung ist jedoch zwischen einer

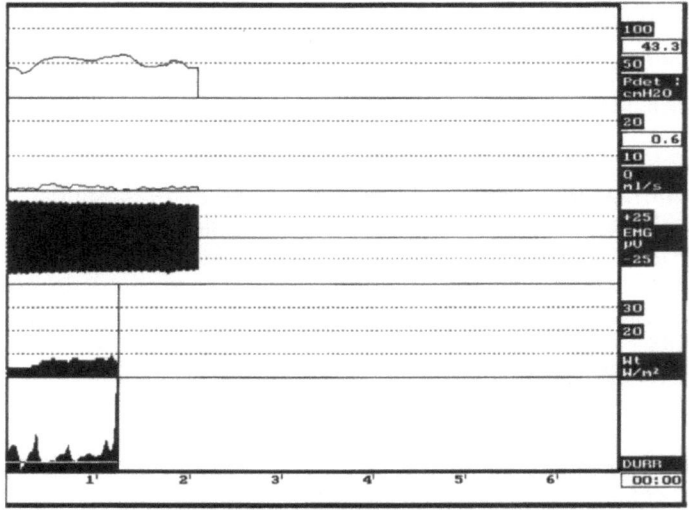

Abb. 15.4a

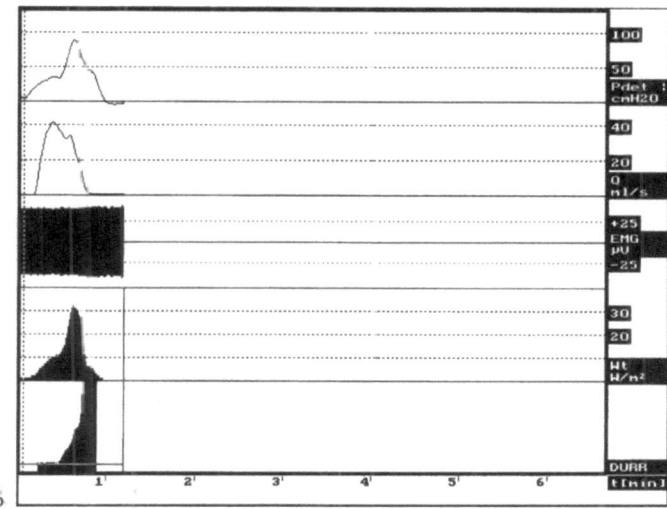

Abb. 15.4a,b. Druck-Fluß-Analyse bei 48 Jahre alter Patientin mit kompletter Harnsperre nach abdominaler Hysterektomie ohne neurologisches Korrelat. 6 Monate nach Foramenelektrodenimplantation a ohne Stimulation dyssynerge Miktion mit einem Flow von maximal 3 ml/sec und hohem Restharn b Unterbrechung der kontinuierlichen Stimulation mit Relaxation des Beckenbodens und reflektorischer Detrusorkontraktion: Synerge Miktion mit einem Flow von 40 ml/sec, restharnfreie Entleerung

neurogenen und einer nicht neurogenen Läsion sicher zu differenzieren. Trotz unauffälliger neurologischer Untersuchung besteht jedoch die Möglichkeit, daß es sich auch bei den vermeintlich nicht neurogenen Blasenfunktionsstörungen um Störungen auf neuronaler Ebene handelt, die aber zum jetzigen Zeitpunkt mit den zur Verfügung stehenden diagnostischen Möglichkeiten nicht erfaßt werden können. Mit Hilfe sensitiverer Untersuchungsmethoden, wie der Kernspintomographie oder der Positronenemissionsspektrographie, sowie mit speziellen neurophysiologischen Untersuchungstechniken, wie der Elektromyographie des Sphinkter urethrae und Levator ani, den somatosensorisch evozierten Potentialen und der Bulbocavernosusreflex-Latenzzeitmessung, können jedoch inzwischen auch bei einem großen Teil der bisher als idiopathisch klassifizierten Funktionsstörungen pathologische Veränderungen der neuronalen Steuerung und Koordination nachgewiesen werden [18, 20, 33].

Externe intravaginale und anale Stimulationsprothesen und transkutane Verfahren

Von Fall [16, 17] wird für die intravaginale Langzeitstimulation mit niedrigen Stromstärken bei 18 von 20 Patienten (90 %) mit idiopathischer motorischer Urge-Inkontinenz eine Besserung der Inkontinenzsymptomatik angegeben. In der gleichen Serie von 20 Patienten wird vom Autor ein bis zu 5 Jahren anhaltender Effekt der Behandlung bei 50 % der behandelten Patienten mitgeteilt. Über ähnliche Behandlungsergebnisse bei Patienten mit idiopathischer motorischer Urge-Inkontinenz berichtet Primus [45]. In dieser Untersuchung wurde die maximale intravaginale Kurzzeitstimulation über 20 min an 10 aufeinanderfolgenden Tagen angewendet. Bei 17 von 19 Patienten (90 %) ließ sich eine Besserung der Symptomatik erreichen. Urodynamisch fand sich bei der Mehrzahl der Patienten eine Zunahme des zystometrischen Füllvolumens bei erstem Harndrang und der funktionellen Blasenkapazität. Bei allen erfolgreich behandelten Patienten konnten keine weiterbestehenden Instabilitäten bei der Kontrolluntersuchung nachgewiesen werden. Von Knoll et al. [34] wurde ein Elektrostimulationsverfahren vorgestellt, bei dem Afferenzen des N. pudendus über den N. dorsalis penis bzw. clitoridis mit Hilfe von Oberflächenelektroden stimuliert werden. Das Verfahren wurde an 15 Patienten mit neurogener und 6 Patienten mit idiopathischer Dranginkontinenz eingesetzt und die Ergebnisse anhand urodynamischer Daten evaluiert. Von 15 Patienten mit neurogener Detrusorhyperreflexie profitierten alle, klinisch signifikant 12 Patienten (80 %). Bei jedem der 15 Patienten fand sich eine statistisch signifikante Zunahme der funktionellen Blasenkapazität sowie des zystometrischen Volumens bis zum Auftreten der ersten Detrusorkontraktion. Ein anhaltender Effekt fand sich nur bei 4 Patienten, die die Behandlung auch zu Hause mit einem Heimtrainer fortführten. Bei allen 11 anderen Patienten ließ der Therapieeffekt zwischen 6 Wochen und 4 Monaten nach Beendigung der Stimulation nach. Während die Patienten mit idiopathischer Dranginkontinenz gut auf die Methode ansprachen, konnte keine wesentliche Besserung der Symptomatik bei Patienten mit sensorischer Urge-Inkontinenz erzielt werden. Zu ähnlichen Ergebnissen kommen auch Wheeler et al. die die Methode bei querschnittgelähmten Patienten anwendeten [65].

Zusammenfassend läßt sich bei den externen temporären Stimulationsverfahren, unabhängig vom Ort der Applikation oder vom Stimulationsmodus [17], eine während der Dauer der Stimulationsbehandlung ähnliche Effektivität wie bei chronischen Stimulationsverfahren mit permanent implantierten Systemen nachweisen. Die Wirksamkeit der externen Elektrostimulation wurde in einzelnen Studien auch anhand urodynamischer Daten nachgewiesen [12, 45]. Allerdings wird ein lange über das Therapieende anhaltender therapeutischer Effekt nur von einzelnen Autoren berichtet [16, 17]. Über die Anwendung zur Behandlung von Blasenentleerungsstörungen liegen keine Erfahrungen vor.

Chronische Neuromodulation mit Hilfe von Implantaten

Tanagho berichtete 1990 [56] über die aktualisierten Ergebnisse von 125 von insgesamt 185 Patienten, die zwischen 1981 und 1988 implantiert wurden: Die Erfolgsrate bei Patienten mit motorischer Urge-Inkontinenz betrug 79 % (23/29 Patienten), die Erfolgsrate bei Patienten mit Blasenentleerungsstörungen 68 % (51/75 Patienten).

Von der gleichen Arbeitsgruppe liegen die bisher einzigen Erfahrungen mit dieser Stimulationsmethode bei Kindern vor [57]. Es wurde bei 27 Kindern, davon 19 mit Myelomeningozele mit besonders schwierigem anatomischen Situs, eine Neurostimulationstestung durchgeführt. Die Testung war bei 19 Kindern erfolgreich, darunter waren 11 Kinder mit Myelomeningozele. Eine klinisch erfolgreiche Implantation gelang bei 10 von 15 Kindern, darunter zeigten 5 von 7 implantierten Kindern mit Myelomeningozele eine klinische Besserung.

Nach eigenen Erfahrungen mit der chronischen Neuromodulation [62] lassen sich bei Patienten mit funktionellen bzw. okkult neurogenen Blasenentleerungsstörungen (n = 13) die besten Behandlungsergebnisse erzielen (Erfolgsrate 80 %). Eine weitere, gut für dieses Verfahren geeignete Gruppe stellen Patienten mit idiopathischer Detrusorinstabilität dar (n = 10), die in etwa 70 % der Fälle eine symptomatische Besserung zeigen. Unsere Erfahrungen in der Behandlung von Patienten mit klar definierten neurologischen Erkrankungen bei insgesamt 6 Patienten (Enzephalomyelitis disseminata, Bandscheibenvorfall, inkomplette Querschnittläsion) sind aufgrund der kleinen Fallzahl nicht aussagekräftig. Jedoch waren trotz erfolgreicher perkutaner Teststimulation und lege artis durchgeführter Implantation 4 von insgesamt 6 implantierten Patienten Therapieversager.

Wertung und Grenzen der Neuromodulationsverfahren

Gegenüber den temporären Stimulationsmethoden hat die chronische Neuromodulation der sakralen Spinalnerven den Vorteil, daß nach der Implantation ohne wesentliche Belastung des Patienten eine kontinuierliche Stimulation zu jeder Zeit möglich und somit ein anhaltender therapeutischer Effekt zu erwarten ist. Die Ergebnisse des Verfahrens in der Behandlung der Detrusorinstabilität sind denen temporärer Stimulationsverfahren gleichwertig. Bei den temporären Stimulationsverfahren kann es im stimulationsfreien Intervall erneut zum unwillkürlichen Harnverlust kommen [34], auch wenn einzelne Autoren über längere „Reedukationen" von einzelnen Patienten berichten [16, 17].

Ein weiterer Nachteil der temporären Neuromodulationsverfahren ist die Akzeptanz der Methode durch den Patienten selbst. Viele Patienten sind nicht bereit, sich täglich eine Stimulationsprothese anal oder intravaginal einzuführen und eine niedrigdosierte Langzeitstimulation bzw. maximale, z. T. schmerzhafte Kurzzeitstimulation durchzuführen. Dafür sind diese Verfahren wesentlich geringer invasiv und haben keine operativen Risiken.

Temporäre Stimulationsverfahren wurden, mit Ausnahme der intravesikalen Elektrotherapie nach Katona, die hier wegen ihres abweichenden Wirkungsmechanismus nicht diskutiert wurde, unseres Wissens bei Blasenentleerungsstörungen bisher nicht angewendet. Nach unseren Erfahrungen zeigen gerade diese Patienten die besten klinischen Ergebnisse. Wichtige Nachteile der chronischen Neuromodulation mit Hilfe implantierter Foramenelektroden sind die operativen Risiken (Nachblutung, Wundinfektion), materialtechnisch bedingte Komplikationsmöglichkeiten (Kabelbruch, Elektrodendislokation, Allergie, Abstoßung etc.) und die Notwendigkeit, den Impulsgeber bei erschöpfter Batterie in einem erneuten, allerdings kleinen operativen Eingriff nach einigen Jahren austauschen zu müssen. Zu erwähnen sind auch die derzeit noch erheblichen Kosten des Implantationsmaterials.

Obwohl bisher die meisten Erfahrungen mit den verschiedenen Neuromodulationsverfahren bei als idiopathisch bzw. okkult neurogen klassifizierten Funktionsstörungen des unteren Harntraktes vorliegen, und unsere eigenen Ergebnisse bei definierten neurologischen Krankheitsbildern aufgrund der kleinen Fallzahlen kaum aussagekräftig sind, wurde von anderen Arbeitsgruppen auch über einen erfolgreichen Einsatz der sakralen Neuromodulation bei dieser Patientengruppe berichtet.

Neuromodulationsverfahren erweitern das zur Verfügung stehende Behandlungsspektrum idiopathischer und neurogener Blasenfunktionsstörungen. Im Sinne eines Stufenkonzeptes sollten bei den Harnspeicherstörungen temporäre Verfahren vor den chronischen Verfahren eingesetzt werden. Vor der permanenten Implantation sollte eine individuelle Überprüfung des klinischen und urodynamischen Respons während einer perkutanen Stimulationstestphase erfolgen. Man sollte bei der Indikationsstellung berücksichtigen, daß eine bei bestimmten neurologischen Erkrankungen evtl. erforderliche Kernspintomographie nach der Implantation nicht ohne Probleme für den Impulsgeber möglich ist, und sich die Art der Blasenfunktionsstörung bei bestimmten neurologischen Erkrankungen (z. B. Multipler Sklerose) im Laufe der Zeit ändern kann, so daß ein vorhandener therapeutischer Effekt verlorengehen kann.

Literatur

1. Alexander S, Rowan D (1968) Electrical control of urinary incontinence by radio implant: a report of 14 patients. Br J Surg 55: 358
2. Alexander S, Rowan D, Millar W (1970) Treatment of urinary incontinence by electric pessary: a report of 18 patients. Br J Urol 42: 184
3. Bazeed MA, Thüroff JW, Schmidt RA, Wiggin DW, Tanagho EA (1982) Effects of chronic electrostimulation of the sacral roots on the striated urethral sphincter. J Urol 128: 1357
4. Bergmann S, Eriksen BC (1986) Anal electrostimulation in urinary incontinence: technical description of a new device. Urol Int 41: 411
5. Bradley WE, Timm GW, Chou SN (1971) A decade of experience with electric stimulation of the micturition reflex. Urol Int 26: 283
6. Brindley GS, Polkey CE, Rushton DN, Cardozo L (1986) Sacral anterior root stimulators for bladder control in paraplegia: the first 50 cases. J Neurol Neurosurg Psychiatr 49: 1104
7. Brindley GS, Rushton DN (1990) Long-term follow-up of patients with sacral root stimulator implants. Paraplegia 28: 469
8. Caldwell KPS (1963) The electrical control of sphincter incompetence. Lancet II: 174
9. Caldwell KPS, Cook PJ, Flack FC et al. (1968) Stress incontinence in females: report 31 cases treated by electrical implant. J Obstet Gynaecol 75: 777
10. De Groat WC, Saum WR (1972) Sympathetic inhibition of the urinary bladder and of pelvic ganglionic transmission in the cat. J Physiol 214: 297
11. De Soldenhoff R, McDonnel H (1969) New device for control of female urinary incontinence. Br Med J 4: 230
12. Eriksen BC, Mjölneröd OK (1987) Changes in urodynamic measurements after successful anal electrostimulation in female urinary incontinence. Br J Urol 59: 45
13. Eriksen BC, Bergmann S, Mjölneröd OK (1987) Effect of anal electrostimulation with the „Incontan" device in women with urinary incontinence. Br J Obstet Gynaecol 94: 147

14. Fall M, Erlandson BE, Carlsson C-A, Lindström S (1978) The effect of intravaginal electrical stimulation on the feline urethra and urinary bladder. Neuronal mechanisms. Scand J Urol Nephrol, Suppl 44: 19
15. Fall M, Erlandson BE, Nilson AE et al. (1978) Long-term intravaginal electrical stimulation in urge and stress incontinence. Scand J Urol Nephrol [Suppl 44]: 19
16. Fall M (1984) Does electrostimulation cure urinary incontinence? J Urol 131: 664
17. Fall M, Lindström S (1991) Electrical stimulation. A physiologic approach to the treatment of urinary incontinence. Urol Clin North Am 18, 2: 393
18. Fidas A, Elton RA, McInnes A, Chisholm GD (1987) Neurophysiological measurement of the voiding reflex arcs in patients with functional disorders of the lower urinary tract. Brit J Urol 60: 205
19. Fidas A, Galloway NTM, Varma J, McInnes A, Chisholm GD (1987) Sacral reflex latency in acute retention in female patients. Brit J Urol 59: 311
20. Fowler CJ, Kirby RS (1986) Electromyography of urethral sphincter in women with urinary retention. Lancet : 1455
21. Gasparini ME, Schmidt RA, Tanagho EA (1992) Selective sacral rhizotomy in the management of the reflex neuropathic bladder: a report on 17 patients with long-term follow up. J Urol 148: 1207
22. Glen ES (1971) Effective and safe control of incontinence by intra-anal plug electrode. Br J Surg 58: 249
23. Godec C, Cass AS (1978) Acute electrical stimulation for urinary incontinence. Urology 12: 340
24. Hald T, Agrawal G, Kantrowitz A (1966) Studies in stimulation of the bladder and its motor nerves. Surgery 60: 848
25. Hood DA, Pette D (1989) Chronic long-term electrostimulation creates a unique metabolic enzyme profile in rabbit fast-twitch muscle. FEBS Lett 247, 2: 471
26. Hopkinson BR, Lightwood R (1967) Electrical treatment of incontinence. Br J Surg 54: 802
27. Janez J, Plevnik S, Vrtacnik P (1982) Maximal electrical stimulation in patients with lower motor neuron lesion. Proc of International Continence Society's 12th Annual Meeting, Leiden, pp 115–118
28. Jonas U, Jones LW, Tanagho EA (1975) Spinal cord stimulation versus detrusor stimulation: a comparative study in six „acute" dogs. Invest Urol 13, 3: 171
29. Jonas U, Jones LW, Tanagho EA (1976) Controlled electrical bladder evacuation via stimulation of the sacral micturition center or direct detrusor stimulation. Urol Int 31: 108
30. Jonas U, Hohenfellner R (1978) Late results of bladder stimulation in 11 patients: follow up to 4 years. J Urol 120: 565
31. Katona F (1959) Intravesicalis elektromos ingerles a hugyholyagbenulasok diagnosticajaban es therapiajaban. Idegzyogy Szle 11: 165
32. Kirschbaum BJ, Heilig A, Härtner KT, Pette D (1989) Electrostimulation induced fast to slow-twitch transitions of myosin light and heavy chains in rabbit fast-twitch muscle at the mRNA level. FEBS Lett 243, 2: 123
33. Kitada S, Ikei Y, Hasui Y, Nishi S et al. (1992) Bladder function in elderly men with subclinical brain magnetic resonance imaging lesions. J Urol 147: 1507
34. Knoll M, Madersbacher H, Ebner A (1992) Therapie der Detrusorhyperaktivität durch perkutane Elektrostimulation des Nervus pudendus. Akt Urol 23: 89
35. Kralj B (1981) Treatment of female urinary incontinence by stimulators of the pelvic floor muscles. Artif Org [Suppl 5]: 609
36. Lindström S, Fall M, Carlsson C-A, Erlandson BE (1983) The neurophysiological basis of bladder inhibition in Response to intravaginal electrical stimulation. J Urol 129: 405
37. Lindström S, Fall M, Carlsson C-A, Erlandson BE (1984) Rhythmic activity in pelvic efferents to the bladder: an experimental study in the cat with reference to the clinical condition „unstable bladder". Urol int 39: 272
38. Mac Donagh RP, Forster DMC, Thomas DG (1990) Urinary continence in spinal injury patients following complete sacral posterior rhizotomy. Er J Urol 66: 618
39. Madersbacher H (1991) Intradural spinal stimulation approach to selection/follow-up. World J Urol 9: 122

40. Nakamura M, Sakurai T, Sugao H (1987) Maximum electrical stimulation for urge incontinence. Urol Int 42: 285
41. Nix WA (1989) Zum Wandel motorischer Einheiten bei Änderung des Aktivitätsmusters durch elektrische Reizung - Elektrostimulation und ihre klinischen Einsatzmöglichkeiten. Fortschr Neurol Psychiat 57: 94
42. Ohlsson B, Lindström S, Erlandsson BE et al. (1986) Effects of some different pulse parameters on bladder inhibition and urethral closure during intravaginal electrical stimulation: an experimental study in the cat. Med Biol Eng Comput 24: 27
43. Plevnik S, Janez J (1979) Maximal electrical stimulation for urinary incontinence: Report of 98 cases. Urology 14: 638
44. Plevnik S, Vodusek DB, Vrtacnik P et al. (1986) Optimization of pulse duration for electrical stimulation in treatment of urinary incontinence. World J Urol 4: 22
45. Primus G (1992) Detrusorinhibition durch intravaginale Stimulation des Nervus pudendus. Erfahrungen bei der idiopathischen Detrusorhyperaktivität. Aktuelle Urol 23: 70
46. Sauerwein D (1990) Die operative Behandlung der spastischen Blasenlähmung bei Querschnittlähmung. Urologe A 29: 196
47. Schmidt RA (1986) Advances in genitourinary neurostimulation. Neurosurg 18, 6: 1041
48. Schmidt RA Pelvic pain. Probl Urol 3, 2: 270
49. Schmidt RA, Senn E, Tanagho EA (1990) Functional evaluation of sacral spinal nerve root integrity. Urology 35, 5: 388
50. Schmidt RA, Tanagho EA (1990) Klinische Anwendung der Neurostimulation. Urologe A 29: 191
51. Schmidt RA, Tanagho EA (1991) Neuromicturition. World J Urol 9: 114
52. Sundin T, Carlsson C-A (1972) Reconstruction of several dorsal roots innervating the urinary bladder. An experimental study in cats. I. Studies on the normal afferent pathways in the pelvic and pudendal nerves. Scand J Urol Nephrol 6: 176
53. Sundin T, Carlsson C-A, Kock NG (1974) Detrusor inhibition induced from mechanical stimulation of the anal region and from electrical stimulation of pudendal nerve afferents. Invest Urol 11: 374
54. Tanagho EA, Schmidt RA (1988) Electrical stimulation in the clinical management of the neurogenic bladder. J Urol 140: 1331
55. Tanagho EA, Schmidt RA, Orvis BR (1989) Neural stimulation for control of voiding dysfunction: A preliminary report in 22 patients with serious neuropathic voiding disorders. J Urol 142: 340
56. Tanagho EA (1990) Prinzipien und Indikationen der Elektrostimulation der Harnblase. Urologe A 29: 185
57. Tanagho EA (1992) Neuromodulation in the management of voiding dysfunction in children. J Urol 148: 655
58. Timm GW, Bradley WE (1969) Electrostimulation of the urinary detrusor to effect contraction and evacuation. Invest Urol 6: 562
59. Thon WF, Schmidt RA, Jonas U, Tanagho EA (1991) Neurostimulation der sakralen Spinalnerven bei Blasenfunktionsstörungen. Aktuelle Urol 22: 41
60. Thon WF, Baskin LS, Jonas U, Tanagho EA, Schmidt RA (1991) Neuromodulation of voiding dysfunction and pelvic pain. World J Urol 9: 138
61. Thon WF, Grünewald V, Jonas U (1991) Functional electrical neuromodulation of voiding dysfunctions using foramen electrodes: first experiences of the European Study Group. Neurourol Urodyn 10, 4: 377
62. Thon WF, Grünewald V, Höfner K, Jonas U (1993) 3 Jahre Erfahrung mit der Neuromodulation der sakralen Spinalnerven bei Blasenfunktionsstörungen - Eine kritische Analyse. 45. Kongreß der Deutschen Gesellschaft für Urologie, Wiesbaden
63. Vapnek JM, Schmidt RA (1991) Restoration of voiding in chronic urinary retention. World J Urol 9: 142
64. Vodusek DB, Light KJ, Libby JM (1986) Detrusor inhibition induced by stimulation of pudendal nerve afferents. Neurourol Urodyn 5: 381
65. Wheeler JS, Walter JS, Zaszczurynskipj (1992) Bladder inhibition by penile nerve stimulation in spinal cord injury patients. J Urol 147: 100

KAPITEL 16

Deafferentierung der Harnblase und Implantation eines sakralen Vorderwurzelstimulators zur Behandlung der Reflexblase

H. Madersbacher und D. Sauerwein

Mit der Entwicklung eines implantierbaren sakralen Vorderwurzelstimulators versuchte Brindley (1982), bei Patienten mit neurogener Blasenentleerungsstörung eine ausgeglichene, wenn möglich restharnfreie Blasenentleerung zu erzielen. Durch Verringerung oder Elimination von Restharn besserte sich auch die Inkontinenzsituation, einige Patienten wurden kontinent. In der Folge zeigte sich, daß Kontinenz bei Patienten mit Detrusorhyperreflexie und pathologischer Compliance nur dann sicher erreicht werden konnte, wenn gleichzeitig mit der Implantation des sakralen Vorderwurzelstimulators eine sakrale Deafferentierung der Blase durch Rhizotomie der sakralen Hinterwurzeln durchgeführt wurde (Madersbacher et al. 1988), wobei Sauerwein (1991) darauf hinwies, daß dazu alle sakralen Hinterwurzeln von S 2-S 4 beidseits durchtrennt werden müssen. Beide Eingriffe werden i. allg. gleichzeitig durchgeführt. Abhängig von der zugrundeliegenden Pathophysiologie, der Art der Blasenentleerungsstörung und der angewandten Operationstechnik kann es jedoch im Einzelfall indiziert sein, nur einen der beiden Eingriffe oder beide Eingriffe zeitlich getrennt durchzuführen.

Voraussetzungen für die Implantation eines sakralen Vorderwurzelstimulators

Zwei Bedingungen müssen erfüllt sein:

1. ein intakter sakraler Reflexbogen, wobei zumindest die efferenten Bahnen zwischen den Kerngruppen den Nn. pelvici und der Blase intakt sein müssen, und
2. ein zur Kontraktion fähiger Detrusor.

Ein positiver Bulbocavernosusreflex sowie Detrusorkontraktionen bei der Zystomanometrie beweisen einen intakten sakralen Reflexbogen. Trotz intakter efferenter Nervenbahnen kann jedoch eine Detrusorkontraktion zystomanometrisch nicht nachweisbar sein, wenn

1. die bei der Untersuchung applizierten Reize zu schwach,
2. die afferenten Bahnen beschädigt sind und
3. die Muskulatur des Detrusors zu keiner Kontraktion mehr fähig ist (z. B. bei fibrotischem Detrusor nach chronischer Überdehnung und wiederholter Harnwegsinfektion).

Durch eine Zystomanometrie mit rascher Füllung und/oder Eiswasser können die Stimuli verstärkt und dadurch Detrusorkontraktionen nachweisbar werden. Auch durch direkte Stimulation der Sakralnerven, entweder transrektal mit Hilfe spezieller Elektroden (Brindley 1981) bzw. durch perkutane transsakrale Elektrostimulation (Schmidt u. Tanagho, 1990) kann man über noch intakte efferente Bahnen, auch bei defekten Afferenzen Detrusorkontraktionen induzieren und damit nachweisen, daß der Patient für diesen Eingriff geeignet ist (s. Abb. 16.1).

Anfänglich war eine erhaltene Schmerzempfindung in den sakralen Dermatomen eine Kontraindikation für die Implantation eines sakralen Vorderwurzelstimulators, zumal die Nervenstimulation schmerzhaft ist. Durch spezielles Elektrodendesign und konsequente sakrale Deafferentierung liegt das Risiko, bei vorhandener Schmerzempfindung in den sakralen Dermatomen postoperativ aus den genannten Gründen den Stimulator nicht verwenden zu können, unter 10 % (Brindley 1995).

Ist die sakrale Deafferentierung immer notwendig?

Bei Patienten mit Detrusorhyperreflexie und pathologischer Compliance ist die sakrale Deafferentierung dann indiziert, wenn diese Patienten kontinent werden wollen bzw. bereits Veränderungen am oberen Harntrakt, wie Stauung oder Reflux, vorliegen. Auch zur Eliminierung einer autonomen Dysreflexie ist die sakrale Deafferentierung unumgänglich notwendig. Das gleiche gilt für das Vorhandensein einer Schmerzempfindung in den sakralen Dermatomen (s. oben).

Besteht jedoch ein hyporeflexiver Detrusor in Kombination mit einem spastischen Sphinkter und sind die Betroffenen bei regelmäßiger Blasenentleerung kontinent, so kann auf die sakrale Deafferentierung verzichtet werden. Das gleiche gilt für manche Männer, meistens Tetraplegiker, die nur eine ausgeglichene Blasenentleerung in ein Kondomurinal wünschen, sofern keine relevante autonome Dysreflexie vorliegt. Darüber hinaus verbietet sich die sakrale Deafferentierung bei Männern mit reflektorischen Erektionen, die für einen GV ausreichen und die diese bewahren wollen. Eine durch eine sakrale Deafferentierung verlorengegangene Reflexerektion kann bei etwa 30 % durch Elektrostimulation, bei den anderen durch eine SKAT-Therapie bzw. durch Implantation einer Penisprothese kompensiert werden.

Zusammenfassend ist eine gleichzeitige sakrale Deafferentierung nicht indiziert

1. bei hyporeflexivem Detrusor mit bereits präoperativer Harnkontinenz bei regelmäßiger Blasenentleerung,
2. bei Personen (meist Tetraplegikern), die nur eine Blasenentleerung in ein Kondomurinal wünschen, und
3. wenn eine nützliche Reflexerektion erhalten werden sollte.

Wenn notwendig, kann eine sekundäre Deafferentierung entweder in Konushöhe oder extradural (s. unten) in einem Zweiteingriff ohne Schwierigkeiten durchgeführt werden.

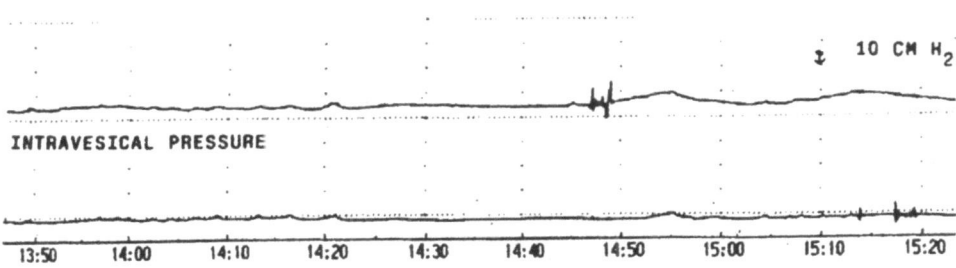

a

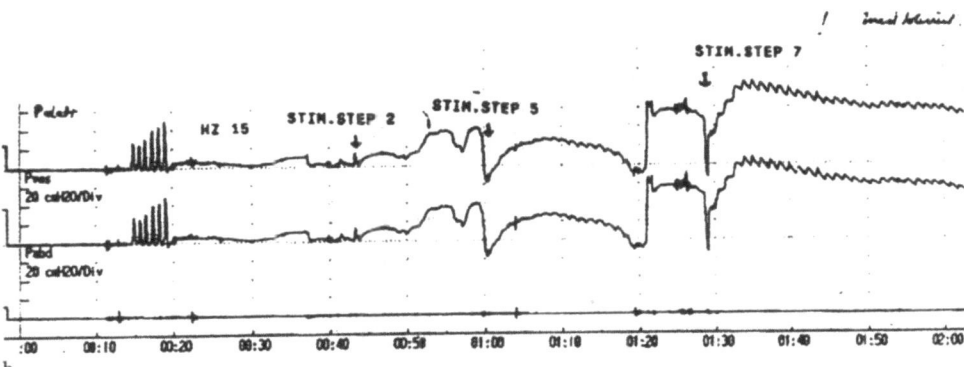

b

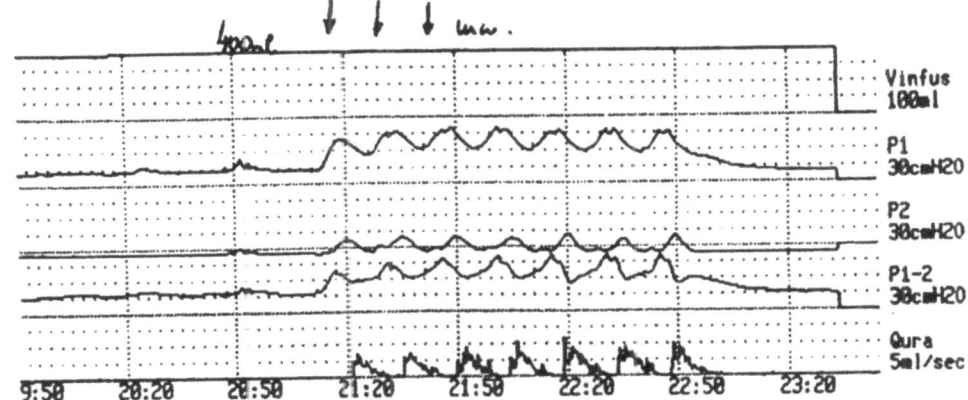

c

Abb. 16.1a–c. Testung eines Tetraplegikers mit dem Ziel zu prüfen, ob bei bestehender Detrusorhypokontraktilität durch die geplante Implantation eines sakralen Vorderwurzelstimulators eine effektive Detrusorkontraktion erzielt werden kann. P.R. geb. 1969, Tetraplegie, unausgeglichene Reflexblase trotz Sphinkterotomie. a Zystomanometrie: max. Detrusordruckamplitude 10 cm/H$_2$O. b Max. Detrusordruck bei transrektaler Stimulation der Sakralnerven mittels der Brindley-Fingerelektrode: max. Detrusordruckamplitude 80 cm/H$_2$O, daher kann bei sakraler Vorderwurzelstimulation eine verbesserte Blasenentleerung erwartet werden. c Aufzeichnung während einer Elektromiktion 15 Monate nach Implantation eines sakralen Vorderwurzelstimulators in Kombination mit sakraler Deafferentierung: durch Elektrostimulation Detrusorkontraktion mit Druckamplituden bis 90 cm/H$_2$O induzierbar, Elektromiktion ohne Restharn

Andererseits ist die Kombination der Implantation eines sakralen Vorderwurzelstimulators mit kompletter sakraler Deafferentierung notwendig

1. bei Patienten mit Detrusorhyperreflexie oder pathologischer Compliance, die gleichzeitig auch kontinent werden wollen (dies gilt in erster Linie für Frauen sowie für männliche Paraplegiker,
2. Patienten mit erhaltener Schmerzempfindung in den sakralen Dermatomen und
3. bei Patienten mit ausgeprägter autonomer Dysreflexie (Madersbacher u. Fischer, 1993).

Operative Techniken, Intra- oder extradural?

Bei der überwiegenden Zahl der Patienten, bei denen ein sakraler Vorderwurzelstimulator implantiert wurde, geschah dies intradural nach Laminektomie des 4. und 5., gelegentlich auch des 3., Lumballendenwirbels und Entfernung der ersten 2 Sakrumsegmente. Eine Alternative ist der extradurale Zugang. Der Hauptvorteil des intraduralen Vorgehens liegt darin, daß intradural die Vorder- und Hinterwurzeln noch gut identifizierbar und trennbar sind. Dies geschieht mit Hilfe der Elektrostimulation bei gleichzeitigem intraoperativem urodynamischem Monitoring. Die Stimulation der Vorderwurzeln führt zur Detrusorkontraktion, die Stimulation der Hinterwurzeln induziert keine Blasenkontraktion, sie kann jedoch, insbesondere bei Patienten mit Läsionen oberhalb von Th 5, zu einer Blutdruckerhöhung und Pulsverlangsamung führen. Extradural sind Vorder- und Hinterwurzeln schwerer differenzierbar. Die Gefahr der Läsion von Vorderwurzeln sowie einer unvollständigen Durchtrennung der Vorder- und Hinterwurzeln ist größer. Indikationen für einen extraduralen Zugang sind: Arachnoiditis z. B. nach vorangegangener öliger Myelographie, ausgeprägte Wirbelsäulendeformitäten oder Osteosynthesematerial im Operationsgebiet sowie eine bereits bestehende Wirbelsäuleninstabilität. In einer Serie von 12 Patienten mit extraduraler Implantation eines sakralen Vorderwurzelstimulators (Sauerwein et al. 1990) war die Deafferentierung bei 25 % der Patienten unvollständig, bei allen zeigten sich Symptome einer operationsbedingten Schädigung der Vorderwurzeln. Auf jeden Fall muß bei extraduralem Vorgehen die Durchtrennung von Vorder- und Hinterwurzeln in Höhe des Ganglions bzw. proximal davon erfolgen, distal davon sind die Vorder- und Hinterwurzeln bereits so dicht verwoben, daß eine adäquate Trennung nicht mehr möglich ist. Darauf wurde früher nicht geachtet. Dies erklärt auch die Tatsache, daß die Ergebnisse mit der Rhizotomie der sakralen Hinterwurzeln früher nicht zufriedenstellend waren (Torrens u. Griffith 1974).

Bleibt eine sakrale Deafferentierung, intradural oder extradural ausgeführt, unvollständig und verlangt die klinische Situation (Harninkontinenz infolge persistierender Detrusorhyperreflexie) eine komplette sakrale Deafferentierung, so kann in einem 2. Eingriff eine solche in Konushöhe ohne Schwierigkeiten durchgeführt werden.

Sarrias et al. (1993) empfehlen die sog. „Barcelona-Methode": Dabei wird der sakrale Vorderwurzelstimulator extradural implantiert und die sakrale Deafferentierung von einer 2. Inzision aus in Konushöhe durchgeführt. Unserer Meinung nach ist z. Z. der intradurale Zugang mit gleichzeitiger sakraler Deafferentierung und Implantation des sakralen Vorderwurzelstimulators die Methode der Wahl, da sie ohne zu große Belastung für den Patienten die besten Ergebnisse bringt.

Mechanismus der Blasenentleerung bei sakraler Vorderwurzelstimulation (nach Brindley)

Bei der Stimulation der sakralen Vorderwurzeln werden naturgemäß sowohl die den Detrusor innervierenden Nn. pelvici als auch die den quergestreiften Beckenboden innervierenden Nn. pudendi stimuliert. Es kommt daher zu einer gleichzeitigen Kontraktion von Detrusor und Sphinkter, wodurch zunächst eine Miktion verhindert wird. Die Miktion erfolgt jedoch im Intervall: Nach Sistieren des Stimulus kommt es im Intervall aufgrund der raschen Reaktion der quergestreiften Muskulatur sofort zu einer Erschlaffung des Beckenbodens, während die träge reagierende glatte Muskulatur des Detrusors noch in Kontraktion bleibt. Dadurch kommt es im Intervall zur Blasenentleerung (sog. Post-stimulus voiding, s. Abb. 16.3). Unter urodynamischer Kontrolle können jedoch i. allg. die Stimuli so kurz und die Intervalle so lang gehalten werden, daß dadurch eine nahezu kontinuierliche Miktion erfolgt und sich nur selten unphysiologisch hohe Detrusordrucke aufbauen: Die bisherigen Verlaufsbeobachtungen über 10 Jahre zeigen, daß diese Art der Blasenentleerung keine nachteiligen Folgen weder für die Blase noch für den oberen Harntrakt hat.

Abbildung 16.4 zeigt schematisch die Operationstechnik: Die sakralen Hinterwurzeln werden durchtrennt und die Elektroden des Stimulators an die Vorderwurzeln angelegt. Die Elektrodenkabel führen zu einem subkutan implantierten Empfänger, der von außen über einen Sender aktiviert wird. Ein sog. Steuergerät liefert die entsprechenden Impulse für den Empfänger (s. Abb. 16.2).

Eigene Erfahrungen und Verlaufskontrolle

Vom Zweitautor (D.S) wurden von 1986–1994 180 Patienten mit spastischer Blasenlähmung operiert, davon waren 66 paraplegisch und 34 tetraplegisch gelähmt. Rund 122 Frauen und 68 Männer hatten zu 89 % eine komplette Läsion des Rückenmarks erlitten, entsprechend dem in Bad Wildungen versorgten Krankengut waren Traumen in 92 % der Fälle die Hauptursache der Lähmungen. Zum Zeitpunkt der Operation war das mittlere Lebensalter 33 Jahre, die Dauer der Lähmung im Mittel 8 Jahre.

Abbildung 16.5 zeigt das Ergebnis der intraoperativen Prüfung an ca. 1500 motorischen Nerven des Sakralmarkes bezüglich der Stimulationsantwort am

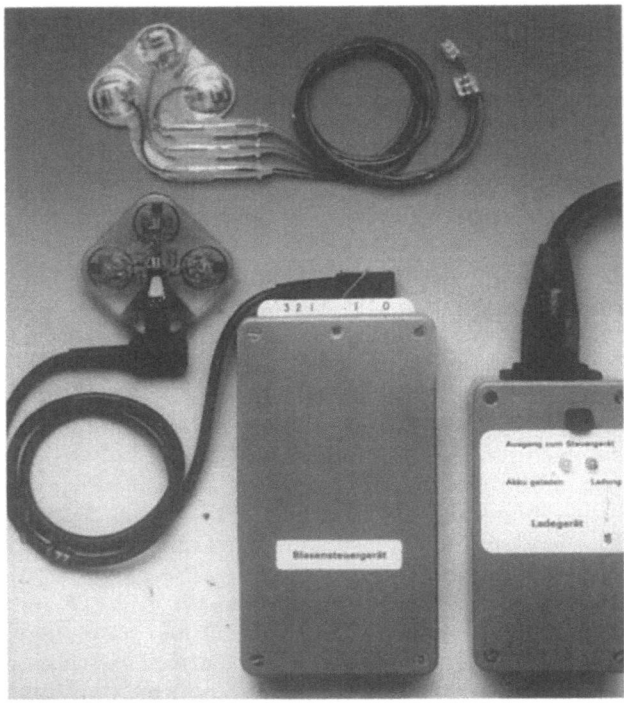

Abb. 16.2. Der sakrale Vorderwurzelstimulator nach Brindley: Elektroden mit Elektrodenkabel, angeschlossen an den Empfänger *(oben),* Blasensteuergerät mit Sender sowie Ladegerät *(unten)*

Detrusor vesicae. Eindeutig geht daraus hervor, daß, entgegen früherer Annahmen (Tanagho 1987), die Spinalnerven von S 2 für die Harnblase eine nur untergeordnete Rolle spielen. Nahezu bei allen Patienten wurden an 2 aufeinanderfolgenden Tagen Stimulationsantworten in der Blase (und auch im Rektum) gemessen, meist S 2 und S 3. Von den 180 bis zum September 1994 operierten Patienten waren zum Untersuchungszeitpunkt 162 Patienten im Follow-up mit einer Zeit von mehr als 6 Monaten nach der Operation.

Ergebnisse der sakralen Deafferentierung (SDAF)

Bei der urodynamischen Untersuchung der Speicherfunktion war postoperativ die Hyperreflexie des Detrusors bei 97 % der Patienten aufgehoben und somit eine physiologische Speicherfunktion erreicht. Auch bei Patienten mit einem Follow-up von mehr als 5 Jahren nach der Operation blieb die Spastik der Blase verschwunden. Im Mittel begann die Hyperreflexie des Detrusors vor der Operation bei einem Reflexievolumen von 175 ml. Postoperativ lag die urodynamisch gemessene Blasenkapazität bei über 500 ml. Von den präoperativ

Abb. 16.3. Theoretische Grundlage für die Elektromiktion bei Stimulation der sakralen Vorderwurzeln nach Brindley: Durch den Stromimpuls kommt es simultan zu einer Kontraktion von Detrusor und quergestreiftem Schließmuskel. Sobald der elektrische Stimulus aussetzt, kommt es zur Erschlaffung der rasch reagierenden quergestreiften Muskulatur, während die träge reagierende glatte Muskulatur noch in Kontraktion bleibt; dadurch kommt es vor allem im Intervall zur Blasenentleerung. Das Schema zeigt (*von oben nach unten*) den Stromimpuls bzw. das impulsfreie Intervall, den Detrusordruck, den Sphinkterdruck und den Harnfluß (Flowmeter)

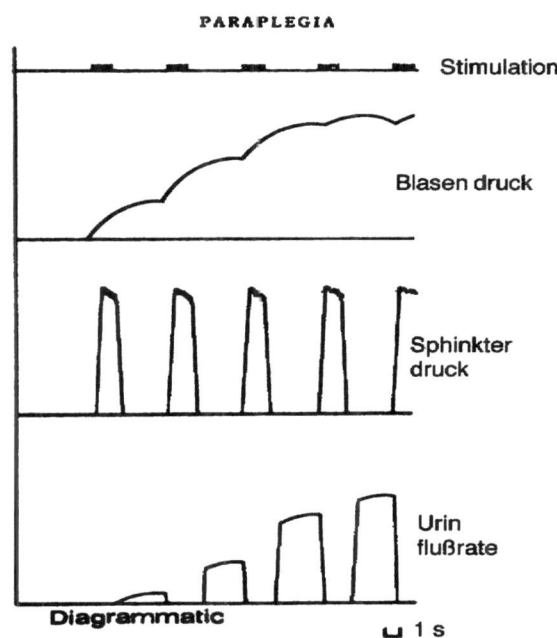

nachgewiesenen 39 Refluxeinheiten waren postoperativ nur 6 nachzuweisen. Eine Operationsindikation für den Reflux bestand nur 2mal, bei gleichzeitigem Nachweis eines dystopen Ostiums.

Abbildung 16.6 zeigt die klinische Auswertung der urodynamischen Befunde nach sakraler Deafferentierung. Durch das Wiedererreichen des physiologischen Niederdruckreservoirs der Harnblase werden die Patienten sicher kontinent mit niedriger Harnwegsinfektrate. Entsprechend ist die Hospitalisierung dieser Patienten stark rückläufig mit entsprechender Auswirkung auf die medizinischen Kosten.

Ergebnisse mit dem sakralen Vorderwurzelstimulator (SARS)

Wie die Zusammenstellung der klinischen Befunde nach Implantation des Vorderwurzelstimulators in Abb. 16.7 zeigt, profitiert der Patient auch von diesem Teil der 2teiligen Operation. Bei 85 % der prospektiv kontrolliert nachuntersuchten Patienten haben sich die Miktionsfrequenz und entsprechend das Miktionsvolumen normalisiert. Durch die Aufhebung der Hyperreflexie des Detrusors spielen kleinere Restharnmengen keine Rolle. 80 % der operierten Patienten benutzen den Stimulator in einer gesonderten Einstellung zur Darmentleerung, wobei die Stimulation bei der Mehrzahl der Patienten andere Hilfsmittel nicht vollständig ersetzen kann. Beeindruckend ist jedoch, daß der Zeitaufwand zur Defäkation auf 20–25 % der Zeit vor dem Eingriff vermindert ist.

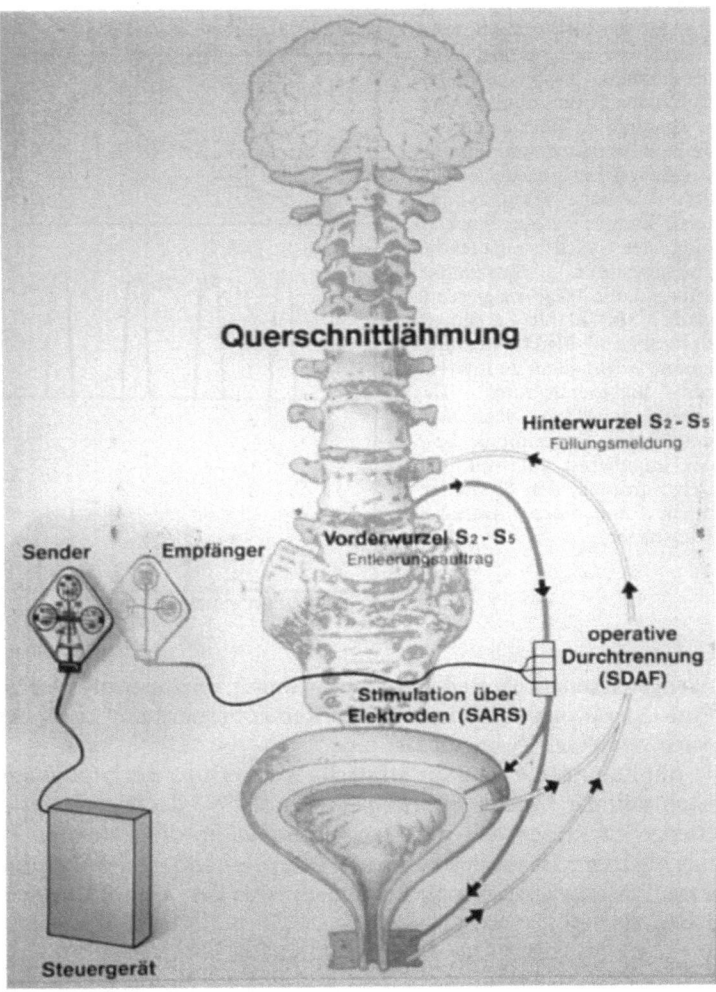

Abb. 16.4. Schematische Darstellung der Operationstechnik: Die sakralen Vorderwurzeln werden durchtrennt, die Elektroden des Stimulators an die Vorderwurzeln angelegt; die Elektrodenkabel führen zu einem subkutan implantierten Empfänger, der von außen über den Sender aktiviert wird

Durch den Erstautor (H.M.) wurden seit Juni 1985 bis Juni 1995 insgesamt 40 Patienten, 30 Frauen und 10 Männer, davon 26 Paraplegiker und 14 Tetraplegiker, 39 mit kompletter suprasakraler und 1 mit inkompletter Läsion, nach dieser Methode behandelt, wobei der sakrale Vorderwurzelstimulator bei 36 Patienten intradural, bei 4 primär und bei 2 weiteren sekundär extradural nach Versagen eines intraduralen (s. unten) implantiert wurde.

Von den 40 Patienten sind nach sakraler Deafferentierung 37 Tag und Nacht trocken, wobei bei 5 Patienten eine 2. Deafferentierung in Konushöhe not-

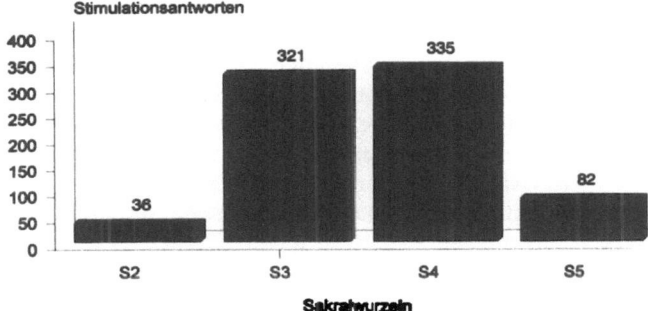

Stimulationsantwort SARS
Pat. = 180 Vorderwurzeln = 1432

Abb. 16.5. Ergebnis der intraoperativen Prüfung an 1.432 Vorderwurzeln: entgegen früheren Annahmen haben die Spinalnerven von S 2 für die Harnblase nur eine untergeordnete Funktion

Abb. 16.6. Die klinischen Befunde nach SDAF zeigen, daß durch das Wiedererreichen des physiologischen Niederdruckreservoirs die Patienten sicher kontinent werden; die Harnwegsinfektrate reduziert sich drastisch

Klinische Befunde nach SDAF
Follow up 162 Patients

	Pre-Op.	Post-Op.
Kontinenz	0	137
HWI / Jahr	6,7	1,2
Bluthochdruckkrisen	67	0
Nierenfunktion (n=71)	65 % d.N.	73 % d.N

Abb. 16.7. Klinische Befunde der sakralen Vorderwurzelstimulation zeigen, daß damit nicht nur eine effektive Blasenentleerung erreicht wird, sondern daß 80% der Patienten den Stimulator in einer gesonderten Einstellung auch zur Darmentleerung benützen, wobei der Zeitaufwand zur Defäkation auf 20 bis 25% der Zeit vor dem Eingriff vermindert wird

Klinische Befunde mit SARS
162 Patienten

	Miktion	Defäkation
Stimulator (nur)	139 Pat.	130 Pat.
Frequenz	3,6 / Tag	4,3 / Woche
Miktionsvolumen	545 ml	
Restharn < 40 ml	132 Pat.	
Restharn > 40 ml	7 Pat. (50 - 95 ml)	

wendig war. Anfänglich haben wir nämlich unseren Patienten nicht alle sakralen Hinterwurzeln von S 2-S 5, sondern nur jene durchtrennt, deren efferenter Anteil intraoperativ bei der Stimulation eine Detrusorantwort ergab. Heute wissen wir, daß nur eine komplette Deafferentierung von S 2-S 5 beidseits die Detrusorareflexie (und damit Kontinenz) garantiert.

Bei 2 Patienten verhindert eine persistierende Detrusorhyperreflexie trotz sekundärer Deafferentierung eine Kontinenz, wenngleich der Zustand gegenüber vor der Operation wesentlich gebessert ist, bei 1 Patientin besteht anhaltend eine geringfügige neurogene Harnstreßinkontinenz Grad I.

Vierunddreißig Patienten entleeren ihre Blase ausschließlich durch Elektromiktion, mit Restharn zwischen 0 und 50 ml, und 1 Patient unterstützt diese mit Bauchpresse, bei 2 Patientinnen ist nun, nach wiederholten Blasenüberdehnungen, der intermittierende Katheterimus 2-mal täglich zur Unterstützung der nicht mehr ausreichenden Elektromiktion notwendig geworden. Bei 3 Patienten, zwischen März und Juni 1995 operiert, kam es sekundär nach initial gutem Funktionieren des Vorderwurzelstimulators um den 7.Tag durch Markscheidendegeneration zu einem Funktionsverlust, der erfahrungsgemäß bis zu 12 Monaten dauern kann. In jedem Fall ist, wie unsere bisherige Erfahrung zeigt, mit einer Erholung zu rechnen. Siebenunddreißig Patienten zeigen bei ihrer Elektromiktion physiologische Detrusordruckwerte, bei 3 sind die Detrusordrucke abnorm hoch, ohne daß es bisher zu sekundären morphologischen Veränderungen (verstärkte Trabekulierung, Reflux oder Stauung) gekommen ist. Alle 3 Patienten sind seit Jahren komplett sakral deafferentiert.

Bei insgesamt 5 Patienten waren bisher 8 Reparaturoperationen notwendig, wobei bei 2 Patienten nach bereits vorangegangener Reparaturoperation die Leitungen zum intraduralen Implantat nicht mehr reparierbar waren und deshalb mit Erfolg durch ein extradurales Implantat ersetzt wurden. Die Verlaufskontrolle zeigt, daß bei allen Patienten der Harntrakt morphologisch oder funktionell normal blieb, ein präoperativ bei 4 Patienten bestehender vesikouretoro- bzw. renaler Reflux (bei 3 Patienten Grad I, bei 1 Patienten Grad II/III) klang postoperativ ab.

Zusammenfassend lassen sich die Ergebnisse wie folgt darstellen:
1. Durch die Deafferentation der sakralen Spinalnerven kann bei spastischer Blasenlähmung dauerhaft das Niederdruckreservoir der Harnblase wiederhergestellt werden.
2. Die vollständige Deafferentierung der sakralen Spinalnerven S 2 bis S 5 kann die Bluthochdruckkrise als lebensgefährliche Komplikation der spastischen Blasenlähmung dauerhaft beseitigen.
3. Die Vorderwurzelstimulation der sakralen Vorderwurzeln von S 2 bis S 5 ist zur dauerhaften Blasenentleerung nach spastischer Blasenlähmung geeignet; es gibt keine Anzeichen, daß es durch die SARS zu einer Schädigung der Harnblase und des oberen Harntraktes kommen könnte.
4. Die Kombination von SDAF und SARS ist dauerhaft möglich. Die aufzuwendende Energie zur Stimulation der Nerven ändert sich auch nach über 5jährigem Gebrauch nicht. Nach diesem Resultat ist die Schädigung der motorischen Spinalnerven durch die Vorderwurzelstimulation praktisch auszuschließen.
5. Der rezidivierende Harnwegsinfekt ist als Symptom der unausgeglichenen Funktion des Harntraktes bei allen Typen von Blasenlähmung bekannt; besonders gilt dies für die spastische Blasenlähmung. Die dauerhafte Anwendung des Vorderwurzelstimulators nach Deafferentation der Spinalnerven führt zur signifikanten Reduzierung der Harnwegsinfektrate. Soweit

bisher beurteilbar, bleibt die Nierenfunktion zumindest stabil. Die dauerhafte Anwendung des Vorderwurzelstimulators führt nicht zu morphologischen Schäden des Harntraktes; funktionelle Refluxe aufgrund der Blasenlähmung verschwanden.

Die Akzeptanz seitens der Patienten gegenüber dieser Art der Versorgung der spastischen Blasenlähmung ist hoch, da die klinische Verbesserung kombiniert ist mit der Verbesserung der sozialen Situation d. h. durch das Erreichen sicherer Harnkontinenz und Kontrolle über die Entleerung der Blase ohne Katheterismus durch sendergesteuerte Stimulation der motorischen Vorderwurzeln.

Die Patienten sind ausnahmslos mit dem Erfolg der Operation zufrieden; sie können mittels Elektromiktion ihre Blasenentleerung selbst steuern und bleiben aufgrund der durchgeführten sakralen Deafferentierung kontinent. Dadurch hat ihr Selbstwertgefühl enorm zugenommen, und die Lebensqualität hat sich entscheidend gebessert. Keiner der Patienten hat bisher den Eingriff bereut.

Die sakrale Deafferentierung in Kombination mit der Implantation eines sakralen Vorderwurzelstimulators ist bei der Reflexblase dann indiziert, wenn mit konservativen Methoden eine Detrusorhyperreflexie/Low Compliance nicht beherrscht oder eine ausreichende Blasenentleerung, sei es spontan oder durch Katheterismus, nicht möglich ist. Voraussetzung für die Durchführung dieses Eingriffes sind entsprechende anatomische Verhältnisse im Operationsbereich. Aus diesem Grund eignet sich dieser Eingriff ausgezeichnet für Patienten mit suprasakralen posttraumatischen Querschnittlähmungen, i. allg. aber nicht für Kindern mit Myelomeningozele.

Literatur

Brindley GS (1981) Electro-ejaculation: its technique, neurological implications and uses. J Urol Neurosurg Psychiat 44: 9–18

Brindley GS, Polkey CE, Rushton DN (1982) Sacral anterior root stimulators for bladder control in paraplegia. Paraplegia 20: 365–381

Brindley GS (1994) First 500 patients with sacral anterior root stimulator implants: general discription. Paraplegia 32: 795–805

Madersbacher H, Fischer J, Ebner A (1988) Anterior sacral root stimulator (Brindley): Experiences especially in women with neurogenic urinary incontinence. Neurourol Urodyn 7: 593–601

Madersbacher H, Fischer J (1993) Sacral anterior root stimulator: prerequisites and indications. J Neurourol Urodyn 12

Sarrias M, Sarrias F, Borau A (1993) The „Barcelona-Technique". Neurourology & Urodynamics 12: 495–496

Sauerwein D (1990) Die operative Behandlung der spastischen Blasenlähmung bei Querschnittlähmung. Urologe [A] 29: 196–203

Sauerwein D, Ingunza W, Fischer J et al. (1990) Extradural implantation of sacral anterior root stimulators. J Neurol Neurosurg Psychiat 53: 681–684

Schmidt RA, Tanagho EA (1990) Klinische Anwendung der Neurostimulation. Urologe [A] 29: 191–195

Tanagho EA, Schmidt RA, Orvis BR (1989) Neural stimulation for control of voiding dysfunction: A preliminary report in 22 patients with serious neuropathic voiding disorders. J Urol 142: 340

Torrens MJ, Griffith HP (1974) The control of the uninhibited bladder by selective sacral neurectomy. Br J Urol 46: 639–644

KAPITEL 17

Sonstige operative Behandlungsmethoden

M. Stöhrer und H. Burgdörfer

Man kann klinisch davon ausgehen, daß bei 95 % der Patienten mit areflexiver Blase und bei etwa 50 % mit Reflexblase eines der aktuellen konservativen Therapieverfahren ausreichende Sicherheit hinsichtlich der Lebenserwartung bietet und sich positiv auf die Lebensqualität auswirkt. Für die restlichen Patienten stehen differenziertere operative Verfahren zur Verfügung, die individuell eingesetzt werden können.

Areflexive Blase

Chirurgische Maßnahmen bei Patienten mit areflexiver Blase zur Verbesserung der Blasenentleerung beschränken sich auf wenige, heute eher überflüssige Eingriffe. (Abb. 17.1) Die Inzision des Blasenhalses, wie sie vor Jahren von Turner-Warwick [14] beschrieben wurde, ist nur indiziert, wenn es sich um eine ausgeprägte fibrotische Blasenhalsenge handelt. Ansonsten zieht die Verringerung des Blasenauslaßwiderstandes bei areflexiver Blase in der Praxis immer eine Streßinkontinenz nach sich. Es ist daher sinnvoll, diese Patienten soweit möglich - und dies trifft auf fast alle Patienten dieser Gruppe zu - intermittierend katheterisieren zu lassen, wie in Kap. 13 beschrieben. Damit ist neben einer druckfreien Entleerung auch eine entsprechende Kontinenz erreichbar.

Die Resektion oder Doppelung eines überdehnten, areflexiven Detrusors wurde häufig versucht, um eine Verbesserung der kontraktilen Leistung des Detrusor zu erreichen. Sie ist bei konsequentem Katheterismus weder erforderlich noch sinnvoll. Patienten aus unserem Krankengut, bei denen dieser Eingriff früher durchgeführt worden war, haben davon nicht profitiert.

Obstruktionen, wie z. B. ein Prostataadenom oder eine Harnröhrenstriktur, müssen natürlich wie bei anderen urologischen Patienten therapiert werden. Im übrigen kann man heute davon ausgehen, daß operative Maßnahmen bei areflexiver Blase eher die Ausnahme d. h., auf mechanische Obstruktionen beschränkt sind.

Abb. 17.1. Areflexe, schlaffe Blase mit geschlossenem Blasenhals. Ein Absenken des infravesikalen Widerstandes führt zur Streßinkontinenz, eine Verkleinerung des Detrusors ist bei intermittierendem Katheterismus überflüssig

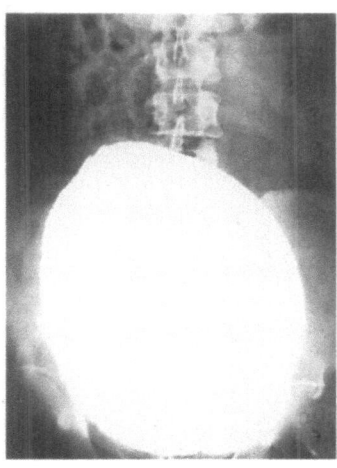

Reflexblase

Bei Vorliegen einer Reflexblase (Abb. 17.2) sind operative Eingriffe zur Verbesserung der Abflußsituation in vielen Fällen nicht zu umgehen. Die verschiedenen Eingriffe und ihre Auswirkungen sind in Tabelle 17.1 aufgelistet.

Generell liegt eine Indikation zum operativen Verfahren dann vor, wenn eine konservative Therapie nicht möglich oder erfolglos ist. Ziel aller operativer Verfahren ist die Beseitigung unphysiologisch hoher Detrusordrücke und/oder die Verbesserung der Entleerungssituation, um Auswirkungen auf die oberen Harnwege gering zu halten oder möglichst vollständig zu verhindern [11]. Für die betroffenen Patienten haben Faktoren, die sich auf die Lebensqualität auswirken, Bedeutung: Mobilität, Kontinenz und Infektfreiheit.

Die aktuellen operativen Verfahren überschneiden oder ergänzen sich teilweise. Daher bestehen gute Voraussetzungen für eine abgestufte individuelle operative Behandlung. Man kann so den speziellen Bedürfnissen der Patienten (Berufstätigkeit, Mobilität usw.) weitgehend Rechnung tragen, die deren langfristige Lebensqualität entscheidend mitbestimmen.

Überblick über die operativen Möglichkeiten

Für männliche Patienten steht eine größere Anzahl von Eingriffen zur Verfügung, da bei ihnen die Versorgung mit einem Urinal möglich ist. Dies betrifft in 1. Linie die *Inzision des Sphinkter externus* bei Vorliegen einer Detrusor-Sphinkter-Dyssynergie. Indiziert ist der Eingriff bei männlichen Patienten, bei denen die medikamentöse Ruhigstellung des Detrusors wegen mangelnder Effizienz oder Unverträglichkeit nicht möglich ist, oder die (z. B. aus Gründen der Mobilität) den intermittierenden Selbstkatheterismus ablehnen. Für männliche Patienten ist die Sphinkterotomie eine 2. strategische Schiene neben dem intermittierenden Katheterismus. Der Vorteil aus der Sicht vieler Pati-

Abb. 17.2. Reflexblase mit Pseudodvertikelbildung und Detrusor-Sphinkter-Dyssynergie.

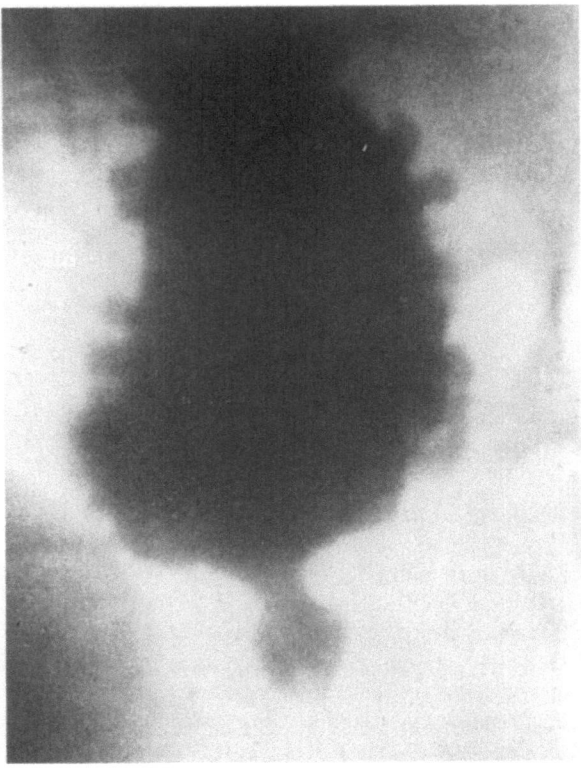

enten besteht darin, daß sie mit dieser Strategie mobiler sind und nicht, wie beim intermittierenden Katheterismus, räumlich und zeitlich abhängig. Dieses Vorgehen kann allerdings nur sinnvoll sein, wenn die Kondomurinalversorgung problemlos ist.

Weitere Eingriffe bei medikamentös nicht oder nur gering beeinflußbarer kleinkapazitärer Hochdruckblase bestehen darin, eine *Vergrößerung der Blasenkapazität* zu schaffen, und die Wandspannung in der Füllungsphase zu reduzieren (Beseitigung der „Low-compliance-Situation"). Hier ist als einfachste Möglichkeit die *Autoaugmentation* (partielle Myektomie mit dem Ziel der Ausbildung eines artefiziellen Divertikels) zu nennen. Bei hohen Läsionen mit ausgeprägter Spastik ist in Einzelfällen eine *Deafferentation* zu diskutieren, die auch im Anschluß an eine Autoaugmentation zusätzlich durchgeführt werden kann, wenn der Patient in der Lage ist, sich selbst zu katheterisieren. Die *Elektrostimulation* setzt zunächst eine operative Umwandlung der Reflexblase in eine areflexive Blase voraus. Der Eingriff wird daher mit einer Deafferentation verbunden. Sie führt zu einer drucklosen Speicherphase und zur Aufhebung der Reflexinkontinenz.

Weitere Eingriffe wie die Bildung einer Darmblase (*Enterozystoplastik*) [13] sind bei Patienten mit neurogener Blasenfunktionsstörung nur sehr selten

Tabelle 17.1. Operative Eingriffe bei Reflexblase und ihre Auswirkungen

Operation	Compliance	Restharn	Detrusorkontraktilität	Kapazität	Inkontinenz Reflex	Streßinkontinenz	Überlaufinkontinenz	(iK) Intermitt. Katheterismus	"Künstlicher Ausgang" + Auffanghilfe	Urinal
A Veränderungen infravesikal ♂										
Sphinkterotomie (12 °° Inzision)	↑	→	→	↑	→	(↑)	–	–	–	x
Botulinustoxininjektion (Sphincter externus)	↑	→	→	←	→	(↑)	–	–	–	x
Stent	↑	→	→	(↓)	→	←	–	–	–	x
B Veränderungen am Detrusor und/oder Innervation ♀/♂										
Deafferentation S 2–4	↑↑	↑↑	↓↓	↑↑	↓↓	–	(↑)	x	–	–
+ E-Stimulation	–	→	(↑)	–	↓↓	–	–	–	–	–
Autoaugmentation	↑	←	→	↑↑	↓↓	–	–	(x)	–	–
Enterozystoplastik	↑	↑↑	↓↓	↑↑	↓↓	–	–	x	(x)	–
Harnleiterausphlanzung	–	–	–	↓↓	–	–	↑↑	–	x	–

Verbesserung = (↑)-↑↑; Verschlechterung = (↓)-↓↓; Kein Einfluß = –

erforderlich. Andere, früher übliche Eingriffe zur Entlastung der oberen Harnwege, wie Harnleiterauspflanzung oder Nephrostomien, dürften aus heutiger Sicht nur noch in besonders gelagerten Ausnahmefällen indiziert sein.

Die operativen Verfahren im einzelnen

Maßnahmen am Schließmuskel

Seit den Arbeiten von Ross [6] aus den 50er Jahren und später von Madersbacher u. Scott [4] ist die sog. *Sphinkterotomie* ein Standardverfahren. Mit verschiedenen Techniken wurde versucht, den externen Sphinkter zu schwächen und damit eine Reduzierung des infravesikalen Widerstandes zu erreichen. Die Versuche, mit dem kalten Messer oder bilateralen Kerbungen mit dem elektrischen Messer dieses Ziel zu erreichen, wurden wegen hoher Komplikationsraten (Blutung, Schwellkörperverletzung) weitgehend eingestellt. Auch die Resektion des externen Sphinkterbereichs mit der HF-Schlinge ist wegen erheblicher Komplikationen, vor allem der zwangsweise damit verbundenen unerwünschten totalen Inkontinenz im Sinne einer Durchlaufsituation, keine sinnvolle Lösung. Bei den heute üblichen Verfahren wird bei 12 Uhr entweder mit dem elektrischen Messer oder dem Laserstrahl der Sphinkterbereich inzidiert [4, 9]. Die dosierte Inzision mit Einkerbung eines Teilbereiches hat eine höhere Rezidivrate als die Inzision über den gesamten Sphinkterbereich hinweg. Die Erfahrungen am BG-Unfallkrankenhaus in Hamburg zeigen, daß es offensichtlich vorteilhaft ist, den gesamten Bereich zu inzidieren. Die noch immer in vielen Diskussionen angesprochene vermeintliche Streßinkontinenz tritt praktisch nie auf. Dagegen kommt es zu einer Rückbildung der Reflexinkontinenz. Dies erklärt sich damit, daß mit der Reduzierung des infravesikalen Widerstandes die Hyperkontraktilität und die „Low-compliance-Situation" verändert werden und damit keine wesentlich erhöhten Drücke zur Blasenentleerung mehr erforderlich sind. Folge ist ein deutlicher Anstieg der Blasenkapazität und damit auch eine Besserung der Reflexinkontinenz. Eine individuell unterschiedlich geringe Streßinkontinenz mag in Einzelfällen, z. B. bei inkompetentem Blasenhals, initiiert werden; da die Reflexinkontinenz jedoch erheblich reduziert wird, ist die Gesamtsituation hinsichtlich der Kontinenz nach Sphinkterotomie in fast allen Fällen gebessert. Der Widerstand sollte soweit abgesenkt werden, daß die maximalen Detrusordrucke bei Miktion unter 80 cm H_2O liegen und die Sphinkteröffnungszeit (SÖZ) 10–15 s nicht überschreitet.

Verläufe über nahezu 20 Jahre zeigen, daß es möglich ist, mit dieser Therapie die Situation langfristig aus der Gefahrenzone zu bringen [11], wobei sich nicht selten erhebliche Sekundärveränderungen völlig zurückbilden können.

Die guten Ergebnisse der seit 1987 in Murnau propagierten Sphincter ex-ternus-Inzision mit dem Neodym-YAG-Laser [9] führen wir darauf zurück (Abb. 17.3, 17.4), daß mit dieser Methode und einer speziellen Technik eine geringere Narbenbildung auftritt, die eine bessere funktionelle Elastizität der membranösen Harnröhre zur Folge hat und narbige Strikturen verhindern hilft. Durch die kurze hohe Energieabgabe tritt eine explosionsartige Veränderung des Gewebes auf mit scharfer Demarkierung des zerstörten Gewebes. Eine Wärmeweiterleitung in die Peripherie distal des zerstörten Areals wie beim Einsatz des elektrischen Messers bleibt weitgehend aus, so daß die in der Tiefe liegenden Zellen weit weniger denaturiert werden.

Ein neues interessantes Verfahren zur offensichtlich reversiblen Ausschaltung des externen Sphinkters ist die von Schurch u. Rossier [7] beschriebene *Botulinustoxininjektion.* Die bisherigen Resultate sind gut, wobei über den Zeitpunkt des wahrscheinlichen Wiederauftretens der Sphinkterspastik noch keine exakten Angaben vorliegen. Denkbar wäre der Einsatz dieser Technik bei Patienten mit schnell wechselnden neurologischen Bildern, wie z. B. im Verlauf einer Multiplen Sklerose.

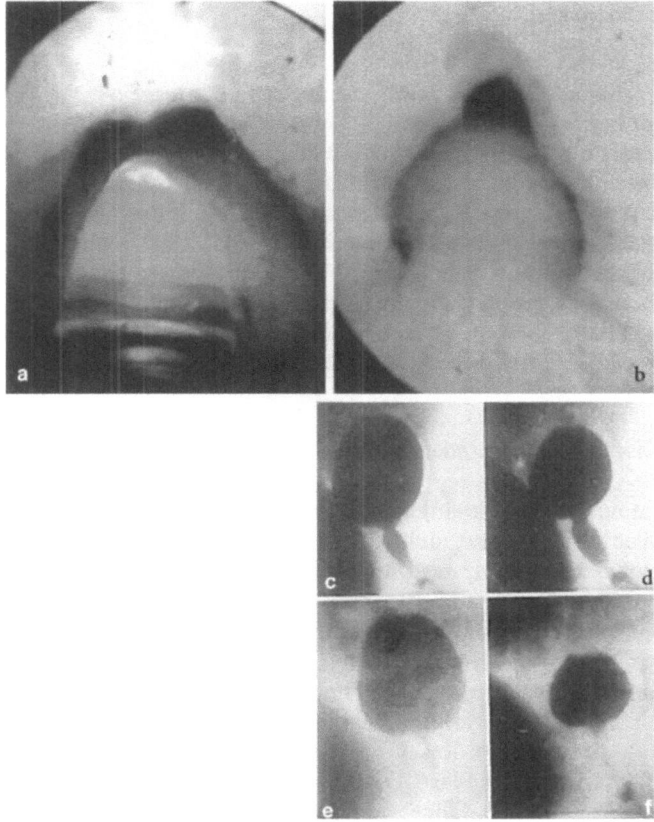

Abb. 17.3.a Sphincter, externus-Inzision (Sphinkterotomie) mit dem Neodym-YAG-Laser bei 12 Uhr. **b** Postoperativer Befund. **c, d** Präoperativ Sphincter-externus-Spastik mit Ballonierung der hinteren Harnröhre. **e, f** Kontrolle 1 Jahr postoperativ. Weitgehende Normalisierung der Drucksituation. Verbesserung der Speicherkapazität

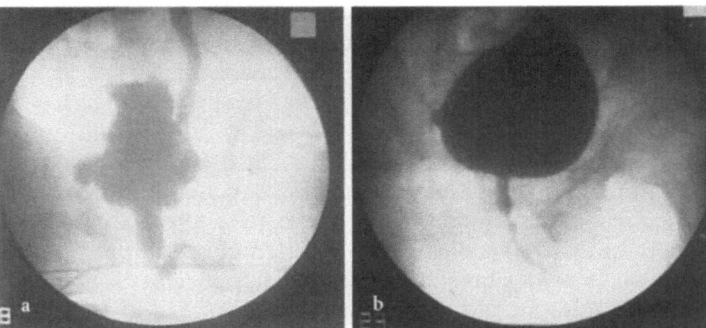

Abb. 17.4.a Fortgeschrittene Sekundärveränderungen der Blasenwand mit Reflux bei Detrusor-Sphinkter-Dyssynergie und Reflexblase. **b** Zustand nach 1 Jahr postoperativ: Erhebliche Rückbildung der Sekundärveränderungen. Spontane Rückbildung des Refluxes und der Sekundärveränderungen bei Normalisierung der Druckflußsituation. Verbesserung der Speicherkapazität

Ebenso ist die *Implantation einer Metallspirale* (z. B. Wall-Stent) im Sphincter-externus-Bereich eine Möglichkeit, den Abfluß offenzuhalten [5], wobei ein konstantes Offenhalten des externen Sphinkters je nach Zustand des Blasenhalses zu einer Durchlaufblase führen kann, die für den Patienten äußerst ungünstige Folgen sowohl hinsichtlich der permanenten Inkontinenz wie auch einer mangels fehlenden Harnstrahls nicht mehr funktionierenden Selbstreinigung haben kann. Die Methode ist zudem kostenintensiv, ausreichende Langzeiterfahrung liegt noch nicht vor. Die Indikation stellt sich derzeit wohl am ehesten bei mehrmals erfolgloser Sphincter-externus-Inzision, beispielsweise bei hohen Tetraplegikern mit ausgeprägter Beckenbodenspastik.

Blasenautoaugmentation (partielle Myektomie)

Patienten mit kleinkapazitärer Hochdruckblase entwickeln aufgrund der Druckverhältnisse nicht selten statt multipler Pseudodivertikel ein einziges großes Divertikel, das die Schleimhaut auf breiter Basis wie einen Ballon nach außen drückt und eine Art Windkesselfunktion schafft. Aufgrund solcher Beobachtungen über Jahre hinweg haben wir daher in therapeutisch weder konservativ noch operativ zu bessernden Fällen seit 1989 durch eine partielle Detrusormyektomie ein solches Divertikel künstlich angelegt. (Abb. 17.5–17.9). Die Operation erfolgte nach der von uns beschriebenen Technik [10, 12] extraperitoneal mit Resektion des Muskels bis auf die Mukosa am frontokranialen Anteil der Blase. Der Eingriff ist wenig belastend, die Ergebnisse über bis jetzt mehr als 5 Jahre sind sehr gut. In vielen Fällen reicht die verbliebene Teilkontraktion zur restharnfreien Spontanmiktion bei noch erhaltener trichterförmiger Umformung des Blasenhalses. Etwa 50 % der Patienten (gegenüber 15 % präoperativ) müssen postoperativ intermittierend katheterisieren, was andererseits bei einer darmaugmentierten Blase immer erforderlich ist. Der

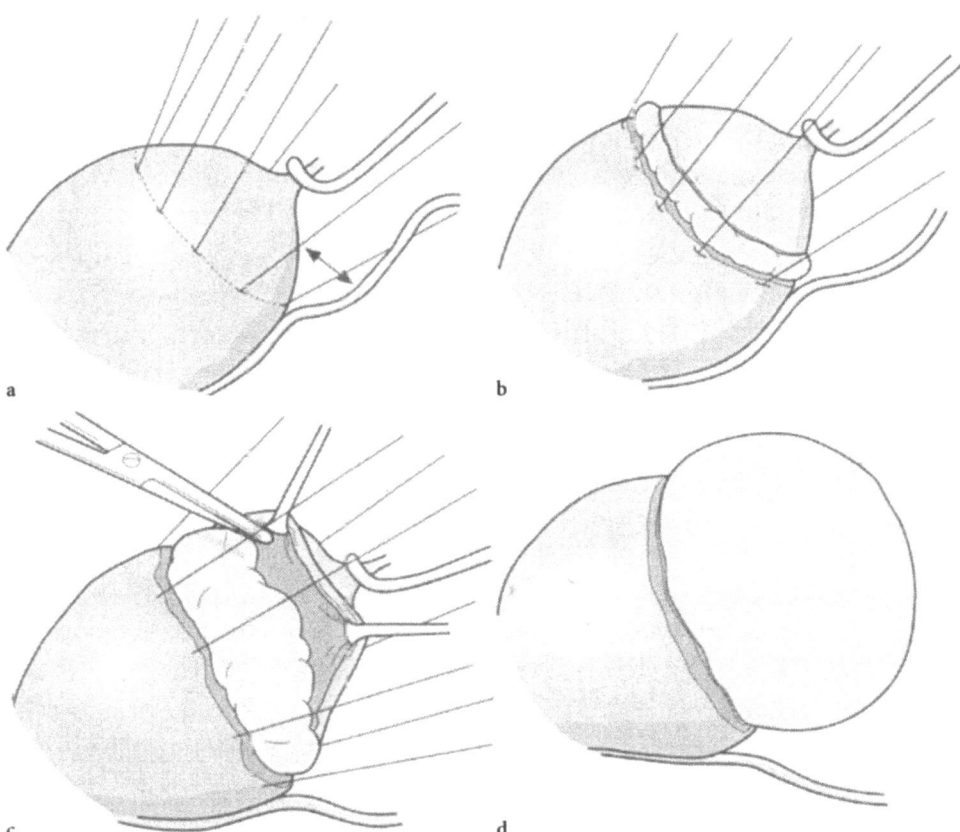

Abb. 17.5a-d. Chrirugische Technik zur Blasenautoaugmentation. a Abpräparieren des Peritoneums und Anbringen von Haltefäden, Anklemmen des Urachus. b Zirkuläre Elektroinzision bis zur Mukosa. c Weiteres Abpräparieren des Muskels. d Nach Resektion des muskulären Anteiles

Eingriff stellt, besonders für Kinder, eine echte Alternative zur Enterozystoplastik dar, wie dies die Ergebnisse von Cartwright u. Snow [2] und in der BRD die aus der Essener Klinik zeigen. Auch die Arbeitsgruppe von McGuire [3] in Houston hat mit der bei uns inaugurierten Technik gute Erfahrungen gemacht. Bei den bisher in der Murnauer Klinik operierten Patienten beträgt die längste Nachbeobachtungszeit 6 Jahre. Wesentliche Komplikationen sind nicht aufgetreten. Die Option für weitergehende Eingriffe bleibt erhalten.

Der Eingriff ist letztlich auch kombinierbar mit einer Deafferentation, falls der Patient in der Lage ist, sich selbst zu katheterisieren. Eine zusätzliche anticholinerge Therapie kann in der Anfangsphase helfen, zu einer schnelleren Erweiterung der Blasenkapazität zu kommen. Meist genügt postoperativ eine

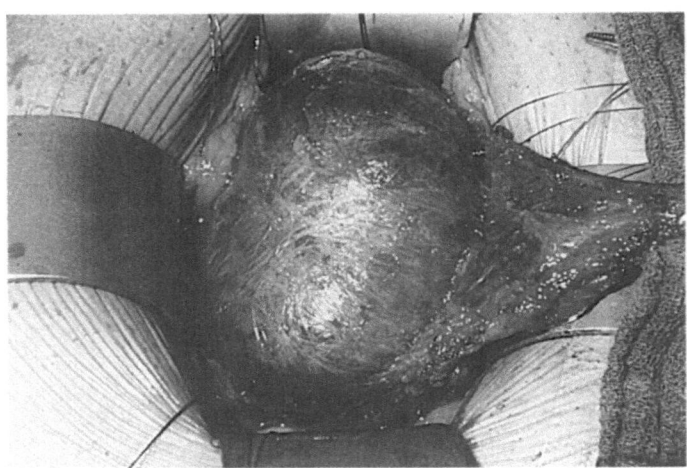

Abb. 17.6. Intraoperativer Situs bei Autoaugmentation nach weitgehendem Abpräparieren des Muskels im Resektionsbereich

wesentlich geringere Dosis, als sie präoperativ versucht worden war. Nach einigen Monaten kann die anticholinerge Therapie versuchsweise abgesetzt werden.

Deafferentation und Elektrostimulation

Die Indikation besteht bei kompletter hoher Läsion mit nicht beherrschbarer Reflexinkontinenz und kleinkapazitärer Hochdruckblase, wenn konservative Methoden nicht zum Erfolg führen. In 1. Linie profitieren junge Frauen, die ständig inkontinent sind und auch nicht selbst katheterisieren können, von diesem Eingriff, zumal eine Urinalversorgung in diesen Fällen nicht möglich ist. Bezüglich der heute verfügbaren Stimulationsmodelle sei auf die entsprechenden Kapitel verwiesen (Madersbacher u. Sauerwein, Grünewald et al.).

Sonstige Aspekte zur operativen Therapie

Urologische Erkrankungen ohne Bezug zur neurogenen Situation (wie z. B. ein Prostataadenom) können eine neurogene Funktionsstörung verstärken. Sie sind selbstverständlich entsprechend zu behandeln. Eine Kerbung bei funktionell eingeengtem Blasenhals erübrigt sich fast immer, da es sich hierbei lediglich um eine durch die „Low-compliance-Situation" bedingte Impression des Detrusors am Ausgang der Blase handelt. Nach Beseitigung der eigentlichen Obstruktion im Sphincter-externus-Bereich bildet sich eine derartige funktionelle Blasenhalsenge fast immer spontan zurück.

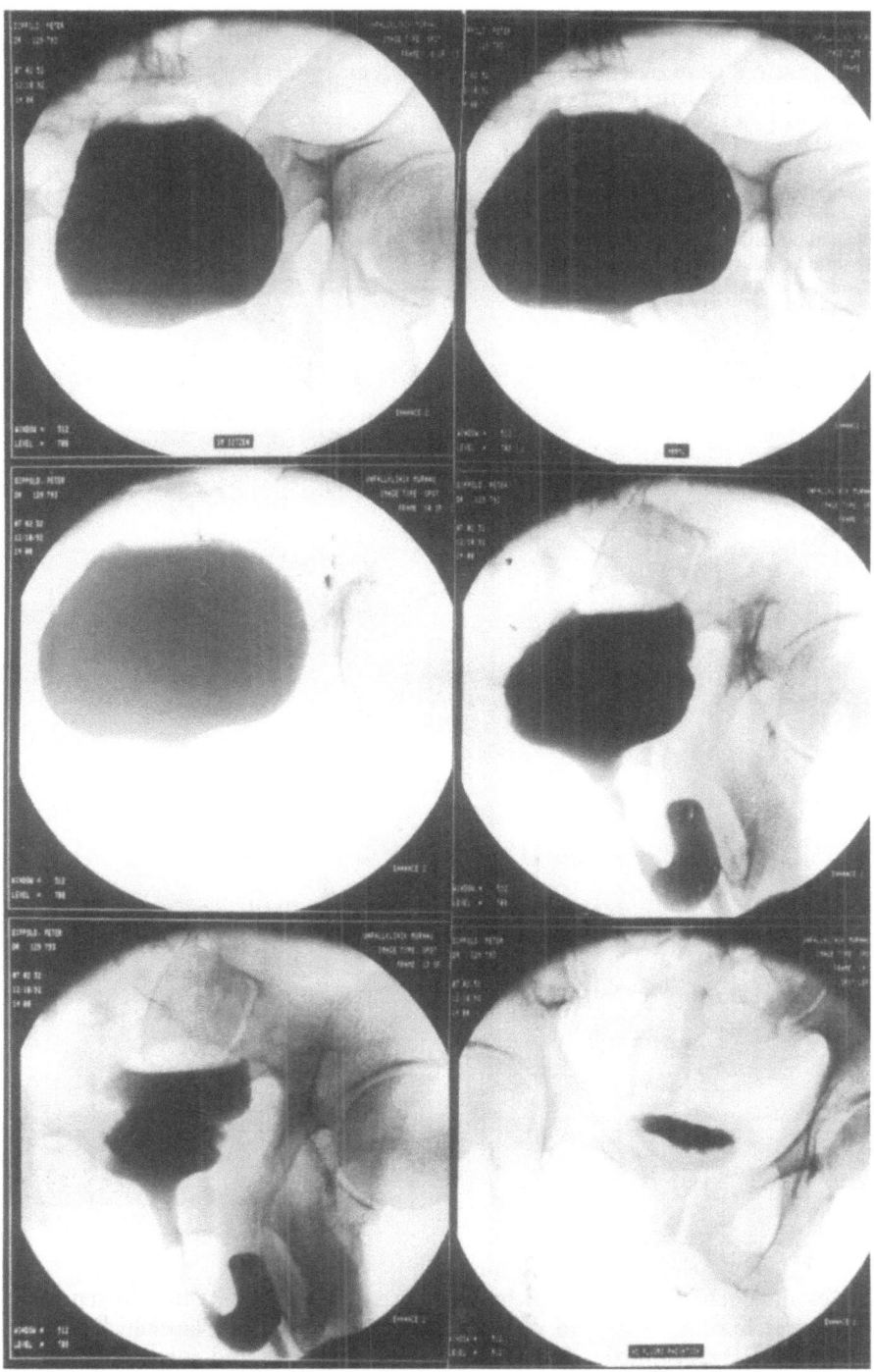

Abb. 17.7. Füllungs- und Entleerungsphase 1 Jahr nach Autoaugmentation. Deutliche Darstellung des künstlichen Divertikels gegen Ende der Miktion

Abb. 17.8a-f. 6 Jahre nach Autoaugmentation unveränderter Befund. **a, b** Präoperativ kleinkapazitäre Hochdruckblase. **c, d** 3 Monate postoperativ deutliche Ausbildung des krania-len Divertikels. **e, f** Nach über 1 Jahr massive Vergrößerung der Blasenkapazität mit deutlicher Entspannung des Detrusors im verbliebenen Anteil. Normalisierte Compliance

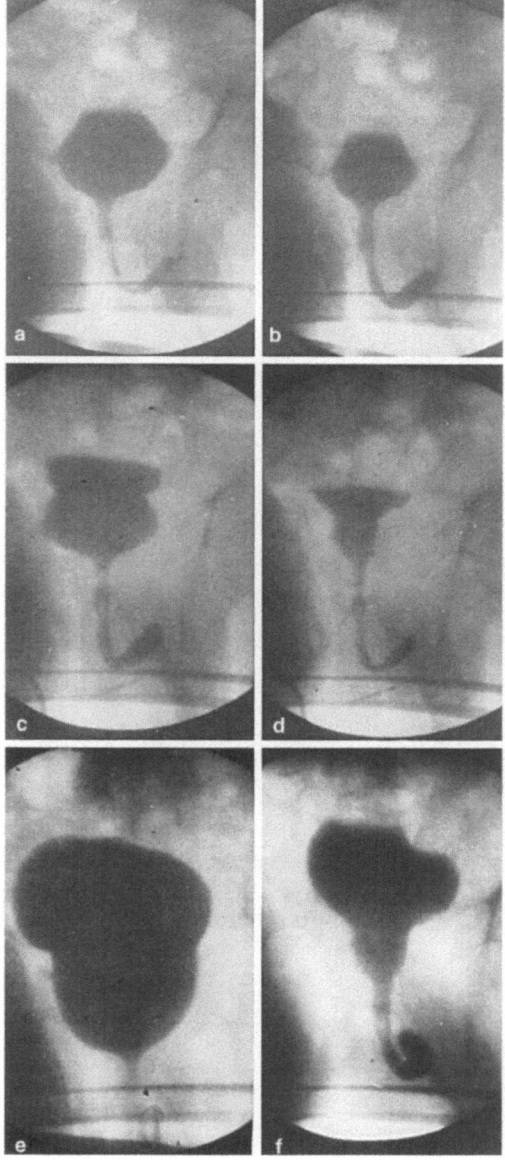

Sekundärschäden wie beispielsweise ein vesikorenaler Reflux dürfen nicht ohne gleichzeitige Therapie der Ursache (z. B. erhöhter Blasenauslaßwiderstand oder Hyperreflexie) korrigiert werden. Rezidive sind sonst unvermeidlich. Es ist sinnvoll, nach Korrektur der Ursache 6-12 Monate zu warten, da spontane Rückbildungen häufig sind [1].

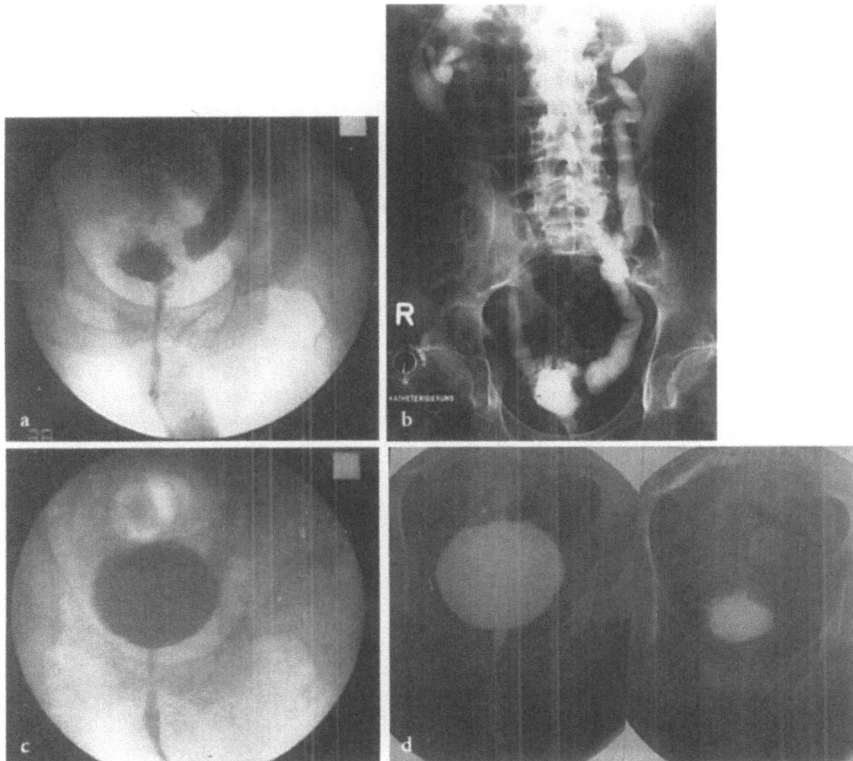

Abb. 17.9a-d. Präoperativer Befund bei hoher Paraplegie mit massivem Reflux und Detrusorhypertrophie. a Im Infusionsurogramm. b Erhebliche Ektasie des oberen Harntraktes mit prävesikalem Aufstau bei konstanter „Low-compliance-Situation"; 7 Monate postoperativ deutliche Rückbildung des Refluxes. c 2 Jahre nach Autoaugmentation unauffällige röntgenologische Konfiguration der Blase. d Der Reflux hat sich spontan zurückgebildet. Kompensierte Entleerungssituation durch die noch verbleibende Reflexaktivität des Detrusor bei normalisierter Compliance

Literatur

1. Burgdörfer H, Bohatyrewicz A (1992): Bladder outlet resistance decreasing operations in spinal cord damaged patients with vesicoureteral reflux. Paraplegia 30: 256-260
2. Cartwright P, Snow BW (1989) Bladder autoaugmentation: partial detrusor excision to augment the bladder without the use of bowel. J Urol 142: 1050-1053
3. Kennelly MJ, Gormley EA, McGuire EJ (1994) Early clinical experience with adult bladder auto-augmentation. J Urol 152: 303-306
4. Madersbacher H, Scott FB (1976) The twelve o'clock spincterotomy: technique, indications, results. Paraplegia 14: 261-267
5. Noll F, Hoch V, Schreiter R (1992) Der Wall-Stent zur Behandlung der bulbären Harnröhrenstriktur und der DSD bei der spastischen Blase. Urologe A 31: 290-295
6. Ross JC, Damansky M, Gibbon NOK (1957) Resection of the external urethral sphincter in the paraplegic-preliminary report. Trans Am Ass Genito-Urin Surg 49: 193
7. Schurch B, Rossier AB (persönliche Mitteilung)

8. Scott FB, Bradley WE, Timm GW (1974) Treatment of urinary incontinence by an implantable prostatic urinary sphincter. J Urol 112: 75
9. Stöhrer M, Löchner-Ernst D, Mandalka B (1990) External sphincterotomy (SE) in spinal cord injured (SCI) males using the Neodym-YAG-Laser. J Urol 143: 733
10. Stöhrer M, Kramer A, Goepel M, Löchner-Ernst D, Kruse D, Rübben H (1995) Bladder-auto-augmentation – an alternative for enterocystoplasty: preliminary results. Neurourol Urodyn 14: 11-23
11. Stöhrer M, Kramer G, Löchner-Ernst D, Goepel M, Noll F, Rübben H (1994) Diagnosis and treatment of bladder dysfunction in spinal cord injury patients. Eur Urol Update Seri 22: 170-175
12. Stöhrer M, Bladder autoaugmentation. In: Colleen S, Mansson W (Hrsg) Reconstructive surgery of the lower urinary tract in adults. ISIS Medi Media (in press)
13. Thüroff JW, Alken P, Riedmiller H, Engelmann U, Jacobi GH, Hohenfellner R (1985) The Mainz-pouch (mixed augmentation ileum in cecum for bladder augmentation and continent urinary diversion. World J Urol 3: 179-184
14. Turner-Warwick R, Whiteside CG, Worth PHL, Milory EJ, Bats CP (1973) An urodynamic view of the clinical problems associated with bladder neck dysfunction and its treatment by endoscopic incision and trans-trigonal posterior prostatextomy. Brit J Urol 45: 44-59

KAPITEL 18

Blasenaugmentation durch Darm und kontinente Harnableitung bei neurogenen Blasenfunktionsstörungen

M. Hohenfellner, A. Lampel, S. Müller und J.W. Thüroff

Das gemeinsame Ziel aller Behandlungsmethoden einer neurogenen Blase ist der Schutz der Nieren vor den Folgen der Funktionsstörung des unteren Harntrakts. Insbesondere chronisch rezidivierender Harnwegsinfekt, Stauungsnephropathie und Reflux können ein chronisch-postrenales Nierenversagen bedingen, dessen Verlauf in den meisten Fällen die Prognose quo ad vitam bestimmt. Dies gilt weniger für Patienten mit einer Blasenentleerungsstörung aufgrund einer Detrusorareflexie und/oder einer Blasenhyposensitivität. Besonders gefährdet sind jedoch Patienten mit Detrusorhyperreflexie. Hier ist die Blase meist in ein kleinkapazitäres Hochdruckreservoir mit reduzierter Speicherkapazität umgewandelt und, obwohl für diese Patienten die Harninkontinenz im Mittelpunkt der subjektiven Beschwerden steht, muß aus therapeutischer Sicht die Restitutio der unbehinderten Niederdruckdrainage des oberen Harntrakts an erster Stelle stehen. Um den Wünschen des Patienten und den therapeutischen Notwendigkeiten gerecht zu werden, wird durch die verschiedenen konservativen und invasiven Behandlungsansätze gleichermaßen versucht, die hyperreflexive Blase in ein normobares großkapazitäres Reservoir – mit einem möglichst niedrigen Auslaßwiderstand bei spontaner Entleerung – zu verändern.

Dies bedeutet, daß Nierenfunktion und Röntgenmorphologie des oberen Harntrakts die wichtigsten Kriterien für die Planung des therapeutischen Konzepts sind. Bei sonographisch und/oder radiologisch auffälligem oberen Harntrakt sollte als Ausgangspunkt für Verlaufskontrollen eine seitengetrennte Isotopenclearance durchgeführt werden. Die Indikation zur Blasenaugmentation und kontinenten Harnableitung ergibt sich aus dem Versagen weniger invasiver Behandlungsmethoden. Dazu gehören der konservative Therapieversuch (medikamentös, CIC, temporäre Neuromodulationstechniken) sowie operative Eingriffe zur Reduzierung des Blasenauslaßwiderstandes, ggf. Autoaugmentation durch partielle Detrusormyektomie sowie am Nervensystem des Harntrakts (Neuromodulation, Deafferentation und Vorderwurzelstimulation). Die Kriterien für die Insuffizienz einer konservativen Therapie sind:

- Rezidivierende Harnwegsinfekte,
- beginnende Ektasie des Hohlsystems,
- Ausbleiben einer deutlichen Befundbesserung eines bei Behandlungsbeginn bereits dekompensierten oberen Harntrakts innerhalb von 3 Monaten,
- progrediente Verschlechterung der Nierenfunktion,

- funktionelle Kapazität < 100 ml,
- intolerable Nebenwirkungen der Pharmaka.

Ein konservativer Therapieversuch kann im Ansatz erfolglos sein, wenn Gründe vorliegen, die die Spontanmiktion respektive den CIC via urethram oder das Tragen eines Kondomurinals erschweren bzw. unmöglich machen:

- Spastizität der unteren Extremitäten,
- mühsamer Wechsel vom Rollstuhl auf die Toilette,
- Tetraplegie,
- Harnröhrenpathologie (Strikturen, Prostataabszesse),
- weibliches Geschlecht.

Sakrale Deafferentation und Vorderwurzelstimulation können kontraindiziert sein bei:

- nicht abgeschlossenem Körperwachstum,
- pathologischer Anatomie der Wirbelsäule und/oder des Rückenmarks (Traumasequelae, schwere Kyphoskoliose, Spina bifida, MMC),
- Schädigung des unteren Motoneurons der Blase,
- anatomischer Kapazität < 150 ml,
- inkompetentem Kontinenzapparat,
- Wunsch nach Präservierung der Triggerung von Reflexerektionen und Defäkation,
- mühsamem Wechsel vom Rollstuhl auf die Toilette,
- Harnröhrenpathologie (Strikturen, Prostataabszesse),
- Tetraplegie.

Dies bedeutet, daß sowohl bei areflexiven/hyposensitiven Entleerungsstörungen als auch bei hyperreflexiven Speicherstörungen der Harnblase die Indikation zur plastischen Rekonstruktion des unteren Harntrakts mit Darmsegmenten gegeben sein kann. Die Indikation für eine kontinente Harnableitung bei areflexiven/hyposensitiven Blasenentleerungsstörungen beschränkt sich auf die wenigen Patienten, die entweder den urethralen CIC nicht durchführen können oder die bei Sphinkterareflexie streßinkontinent sind und nicht durch eine Faszienzügelplastik oder einen artifiziellen Sphinkter versorgt werden können.

Blasenaugmentation und kontinente Harnableitung sind kontraindiziert bei deutlicher Dilatation des oberen Harntrakts oder bei eingeschränkter Nierenfunktion um mehr als 50 %. In diesen Fällen kann, zumindest temporär, die Harnableitung in ein permanentes Nulldrucksystem notwendig sein, die Umwandlung eines nassen Stomas in ein kontinentes Niederdruckreservoir sollte bei Kindern aus psychologischen Gründen („body imaging") möglichst vor Beginn der Pubertät erfolgen. Weitere Kontraindikationen für Blasenaugmentation und kontinente Harnableitung können außerdem Pathologien des Intestinaltrakts sowie ein grenzwertig oder manifest insuffizienter Analsphinkter sein. In letzterem Fall kann die Veränderung der Stuhlkonsistenz durch den Verlust an funktionellem Darm zur analen Inkontinenz führen; günstige Ergebnisse hat in solchen Fällen eine Rekonstruktion der Ileozökalklappe gezeigt. (Eine Harnleiter-Darm-Implantation ist aus diesen Gründen bei neurogenen Blasenfunktionsstörungen immer kontraindiziert.)

Blasenaugmentation

Bei der Blasenaugmentation werden die renale Präservation und die Kontinenz durch Herstellung eines großkapazitäres Reservoirs erzielt, das den oberen Harntrakt nicht als Überdruckventil benutzt und durch den miktionellen Auslaßwiderstand möglichst wenig belastet wird. Solch ein Reservoir ist dadurch gekennzeichnet, daß selbst bei Ausnutzung der maximalen Kapazität der Ruhedruck 40 cm H_2O nicht übersteigt. Als zusätzliche Sicherheit münden die Ureteren antirefluxiv. Wird die augmentierte Balse durch Spontanmiktion entleert, sollte der Auslaßwiderstand möglichst niedrig sein, so daß auch während der Miktion keine pathologischen Druckspitzen auftreten.

Voraussetzungen für eine Blasenaugmentation bei neurogener Blase und Sphinkterdysfunktion sind die Möglichkeit zum Einmalkatheterismus via urethram (bei Kindern etwa ab dem 8.-9. Lebensjahr möglich) und ein ausreichender urethraler Verschlußdruck. Allerdings kann ein präoperativ scheinbar inkompetenter Kontinenzapparat mit niedrigem „Leak-point-pressure" durch den reduzierten Binnendruck des augmentierten Reservoirs postoperativ wieder kompetent sein. Die Notwendigkeit einer Korrektur des Kontinenzapparates durch eine Zügelplastik oder Implantation eines artifiziellen Sphinkters kann daher erst nach einer Blasenaugmentation abgeschätzt werden und sollte daher 2zeitig erfolgen; auch das erhöhte Infektionsrisiko eines Implantats bei gleichzeitiger Kontamination des Operationsgebietes durch Bakterien der Darmflora spricht für dieses Vorgehen.

Die vielfältigen Techniken zur Blasenaugmentation realisieren heutzutage prinzipiell die Methodik der Detubularisierung der verwendeten Darmabschnitte. Hierdurch kann einerseits der zur Augmentation verwendete Darm als Kugel geformt werden, um eine maximal mögliche Kapazität zu erreichen, andererseits wird die physiologische Koordination der Peristaltik der verwendeten Darmsegmente unterbrochen, um den mittleren Binnendruck des Reservoirs zu senken und Druckspitzen zu vermeiden. Die Notwendigkeit einer antirefluxiven Neuimplantation der Ureteren wird von der präoperativ durchgeführten zystoskopischen Beurteilung der Kompetenz der Harnleiterostien abhängig gemacht.

Eine Blasenaugmentation kann nur mit Ileum, nur mit Kolon oder mit einer Kombination von terminalem Ileum, Zökum und Colon ascendens (Mainz-Pouch) durchgeführt werden. Die Ergebnisse der Techniken sind vergleichbar. Vorteile bietet der Mainz-Pouch insbesondere bei der Notwendigkeit einer Neuimplantation der Ureteren, da durch Bildung eines submukösen Tunnels im Dickdarmsegment eine sichere antirefluxive Implantationstechnik mit einer nur geringen Stenosetendenz zur Verfügung steht. Ist (bei Kindern) ein 2zeitiges Konzept mit späterer Undiversion oder Konversion durch Anlage eines Mainz-Pouches geplant, kann ein primär zur inkontinenten Harnableitung angelegtes Kolonconduit mitsamt den bereits antirefluxiv implantierten Ure-

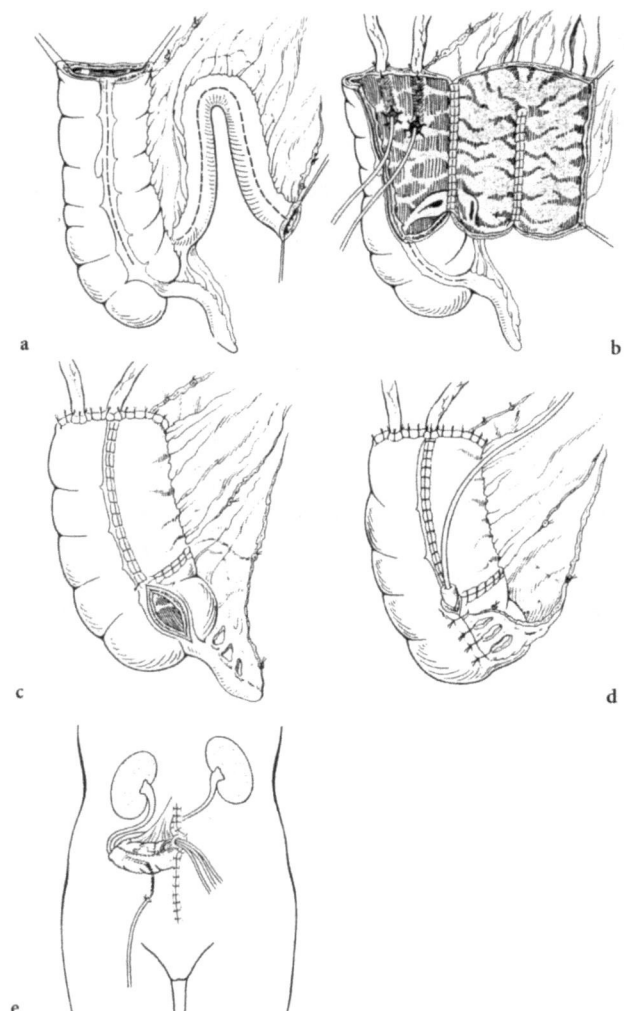

Abb. 18.1a–e. Anlage eines Mainz-Pouches mit Appendixnabelstoma. **a** Antimesenteriale Eröffnung von 10–15 cm Zökum und 2 ebenso langen Segmenten des terminalen Ileums; **b** Seit-zu-Seit-Anastomose der eröffneten Darmsegmente und antirefluxive Ureterimplantation; **c** Inzision der Seromuskularis im Bereich der Taenia libera oberhalb der Appendixbasis; **d** submukös eingebettete Appendix, deren eröffnete Spitze in den Nabel implantiert wird (**e**)

teren als Baustein des Pouches verwandt werden („Undiversion"). Die Operationszeit bei dem Zweiteingriff wird verkürzt und die Länge der funktionell ausgeschalteten Darmsegmente möglichst gering gehalten.

Die breite antibiotische Abdeckung und geeignete intraoperative Vorsichtsmaßnahmen erlauben dieses Vorgehen selbst bei vorhergegangener Anlage eines ventrikuloperitonealen Shunts; eine iatrogene Meningitis ist bei Beachtung dieser Vorsichtsmaßnahmen nicht zu befürchten.

Kontinente Harnableitung

Eine kontinente Harnableitung, deren Stoma in der Regel etwa ab dem 5. Lebensjahr selbst katheterisierbar ist, ist als Alternative zur Blasenaugmentation indiziert bei:

- nicht funktionstüchtigem Kontinenzapparat,
- fraglich funktionstüchtigem Kontinenzapparat und Wunsch nach 1zeitigem Vorgehen,
- nicht möglichem Einmalkatheterismus via urethram.

Die Konfiguration des Mainz-Pouches kann auch zur kontinenten Harnableitung verwendet werden. Wie vorher beschrieben, erlaubt der Mainz-Pouch auch hier die Inkorporation eines Kolonconduits mitsamt den antirefluxiv implantierten Harnleitern (Konversion); weiter besteht bei Verwendung des Mainz-Pouches die Möglichkeit, die Appendix in einer modifizierten Technik nach Lich-Gregoir in die Taenia libera des Zökums einzubetten und dieses kontinente Stoma kosmetisch vorteilhaft in den Nabel zu implantieren. Bei appendektomierten Patienten kann der Kontinenzmechanismus als Dünndarminvaginat oder besser als submuköses Seromuskularisconduit angelegt werden.

KAPITEL 19

Der artefizielle Sphinkter bei neurogener Blasenentleerung

F. Noll, F. Schreiter und M. Goepel

Der artefizielle Sphinkter ist jetzt 22 Jahre alt und inzwischen eine anerkannte Therapie in der Behandlung der Harninkontinenz [1, 4]. Insbesondere bei schwierigen Fällen bietet er oft die einzige erfolgversprechende Therapiemöglichkeit vor der Harnableitung. Seit Scott [7, 8] 1973 den artefiziellen Sphinkter als Therapie der Harninkontinenz vorstellte, ist der künstliche Blasenschließmuskel stetig verbessert worden. Erst dadurch ist es möglich geworden, den artefiziellen Sphinkter auch zur Therapie der Harninkontinenz bei Patienten einzusetzen, die zusätzlich zur einfachen Sphinkterimplantation vorbereitender und/oder begleitender Operationen bedürfen. Dies gilt z. B. für Patienten mit neurogenen Blasenentleerungsstörungen, wo meist die einfache AMS-800-Implantation nicht ausreicht und zusätzliche Operationen oft nötig sind.

Der künstliche Schließmuskel AMS 800

Der künstliche Blasenschließmuskel, dessen neueste Version AMS 800 in der Abb. 19.1 dargestellt ist, besteht aus 3 Teilen:

- dem Reservoir, welches den hydraulischen Druck im System reguliert;
- der Manschette, die um den Blasenhals oder um die bulbäre Harnröhre gelegt wird;
- der Pumpe, die den Flüssigkeitstransport von Manschette zu Reservoir bewirkt.

Funktionsprinzip des Sphinkters

Im normalen Zustand ist die Manschette flüssigkeitsgefüllt und damit geschlossen. Wenn der Patient miktionieren will, pumpt er die Flüssigkeit aus der Manschette in den druckregulierenden Ballon zurück. Dadurch wird die Urethra freigegeben, und der Patient kann ohne Obstruktion die Blase entleeren. Ein hydraulischer Widerstand, der in das Pumpengehäuse eingebaut ist, reguliert den Rückstrom der Ballonflüssigkeit in die Manschette (Dauer ca. 2 min). Soll der Sphinkter für längere Zeit außer Betrieb gesetzt werden, kann durch Betätigen des Deaktivierungsknopfes der Rückstrom von Flüssigkeit aus dem Ballon in die Manschette verhindert werden.

Abb. 19.1. Der artefizielle Sphinkter AMS 800

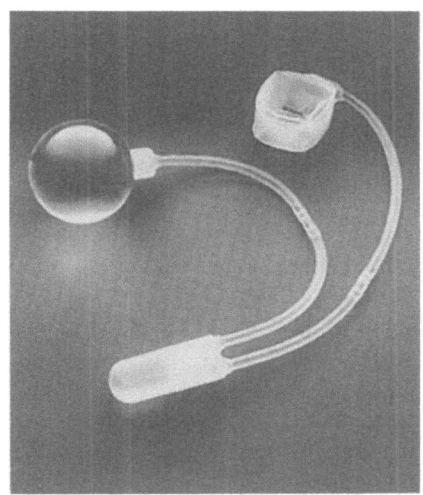

Indikationen

Da der künstliche Blasenschließmuskel ausschließlich eine Inkompetenz des Blasenverschlusses kompensieren kann, sind alle Inkontinenzformen, die auf Störungen des Detrusors beruhen, primär von der Implantation eines artefiziellen Sphinkters ausgeschlossen. Urodynamisch muß eine Blase ausreichender Kapazität mit normaler oder hoher Compliance vorliegen, infravesikale Obstruktion, Restharn und Reflux müssen ausgeschlossen sein.

Zur Implantation eines künstlichen Blasenschließmuskels verlangen wir:

- Blasenkapazität über 200 ml;
- urodynamisch normo-/hypoaktive Blase mit normaler oder erhöhter Compliance;
- kein Reflux;
- keine infravesikale Obstruktion (Restharn);
- ausreichende Handfertigkeit zur Bedienung des Sphinkters;
- ausreichende Intelligenz, um den Entleerungsmodus mit implantiertem Sphinkter nachvollziehen zu können;
- älter als 12-14 Jahre;
- keine chronischen Entzündungsstellen als Bakterieneintrittspforte (z. B. Dekubitalgeschwüre).

Liegen diese Bedingungen nicht vor, müssen sie medikamentös oder operativ geschaffen werden, bevor der Sphinkter implantiert werden kann. Gerade bei Patienten mit Neuralrohrschäden oder Querschnittlähmung sind die Bedingungen für die einfache Sphinkterimplantation meist nicht gegeben, so daß Zusatzbehandlungen erforderlich sind.

Operationstechnik

Bei Männern kann der Sphinkter sowohl bulbär als auch am Blasenhals plaziert werden, bei Frauen bleibt allein die Blasenhalsposition. Der druckregulierende Ballon wird intraperitoneal gelegt. Initial wählen wir immer einen Druck von 60-70 cm H_2O. Die Pumpe des Sphinktersystems wird subkutan im Hodensack oder in den großen Labien plaziert. Nachdem alle Teile des Sphinkters plaziert worden sind, werden die Schläuche nach epifaszial durchgezogen, die Faszie verschlossen und mittels Quick-Konnektoren werden die notwendigen Schlauchverbindungen hergestellt. Nach dem Wundverschluß wird die Urinableitung durch eine dünne 8-Charr. -Schiene gesichert. Der Sphinkter wird deaktiviert. Peri- und postoperativ wird für ca. 2 Tage eine Antibiotikaprophylaxe gegeben, die insbesondere wirksam gegen die Problemkeime bei prothetischer Versorgung (Staph. aureus und Staph. epidermidis) sein muß.

Zusatzoperationen

Sind gleichzeitig mit der Sphinkterimplantation Zusatzoperationen erforderlich, wird das oben beschriebene Vorgehen entsprechend abgewandelt. Mögliche Zusatzoperationen, die gleichzeitig mit einer AMS-800-Implantation unternommen werden können, sind:

- Blasenaugmentationen;
- Antirefluxoperationen;
- totaler Blasenersatz mit Plazierung des Sphinkters am Blasenhalsrest.

Eine Steigerung der sphinkterbedingten Komplikationen durch Paralleloperationen haben wir nicht beobachtet. Dies gilt insbesondere für Infektionen des Sphinktersystems bei gleichzeitiger Darmchirurgie. Deshalb führen wir Augmentationen und AMS-800-Implantationen immer gleichzeitig durch, wenn beides indiziert ist.

Der artefizielle Sphinkter zur Behandlung der neurogenen Blase in der Literatur

Zur Behandlung der Harninkontinenz bei neurogenen Blasenentleerungsstörungen wurde der artefizielle Sphinkter vielfach angewandt. Schon Scott [7, 8] erwähnte seine Benutzung bei dieser Patientengruppe. Mundy [4, 5] berichtete 1991 über seine Ergebnisse mit der Sphinkterimplantation, wobei er auch Patienten mit neurogener Blasenentleerungsstörung behandelte. Er wies besonders auf die Tatsache hin, daß gerade in dieser Patientengruppe eine Rezidivharninkontinenz nach Sphinkterimplantation auftreten kann, die bedingt ist durch eine präoperativ nicht zu diagnostizierende spastische Blase. In 95 % aller Fälle konnte Kontinenz erreicht werden, wobei 72 % nur einmal operiert werden mußten, alle anderen hatten eine oder mehrere Reoperationen am Sphinkter. Insgesamt hat diese Gruppe eine leicht höhere Komplikationsrate verglichen mit anderen Indikationen, was die Reoperationsrate von ca. 33 % beweist. Mechanische Komplikationen mit dem AMS 800 waren selten in

Mundys Serie, was die 2 % frühe und 2 % späte Sphinkterfehlfunktionen aufzeigen. Die späten Funktionsstörungen waren ausschließlich bedingt durch einen Flüssigkeitsverlust an der Manschette (Cuff-Leakage). Jumper [2] berichtet 1990 über seine Erfahrungen mit der Implantation des AMS 800 bei jugendlichen MMC-Patienten. Besonders interessierte er sich für den Einfluß des Sphinkters auf das Wachstum der Prostata und die Entwicklung der sexuellen Funktionen. Er konnte keinerlei Unterschied zu einer altersgleichen Vergleichsgruppe von MMC-Kindern feststellen. Insbesondere konnten keine Potenzstörungen nachgewiesen werden. Durch den Verschluß des Blasenhalses mit dem Sphinkter waren antegrade Samenergüsse in der Sphinktergruppe häufiger als in der Kontrollgruppe.

Operative Behandlungsstrategien

Sind offene, operative Eingriffe am Blasenhals erforderlich, kann die Sphinkterimplantation nicht gleichzeitig erfolgen, sondern muß um ca. 6 Monate aufgeschoben werden, bis sich wieder stabile Verhältnisse am Blasenhals eingestellt haben. Sind hingegen nur endoskopische Voroperationen nötig, kann die Implantation des künstlichen Schließmuskels unmittelbar danach oder nur mit geringer Verzögerung stattfinden.

Die nächsten Überlegungen betreffen das Urinreservoir. Liegt nur eine reine Streßinkontinenz bei guten Reservoireigenschaften vor, reicht die alleinige Implantation des Sphinkters. Diese ideale Kombination ist allerdings bei Patienten mit erheblichen neurogenen Blasenentleerungsstörungen selten, so daß häufig zusätzliche Eingriffe an der Blase nötig sind (Augmentation, subtotaler Blasenersatz).

Eigene Ergebnisse

Alleinige AMS-800-Implantation

Die alleinige Implantation eines AMS 800 ist bei Patienten mit neurogener Blasenentleerung eher selten indiziert. Nur bei ausschließlicher Insuffizienz des Blasenschließmuskels (z. B. bei infrakonaler Schädigung des ZNS oder sakraler Spina bifida) ist Erfolg zu erwarten. Von allen Patienten mit neurogener Blasenentleerung und alleiniger AMS-800-Implantation blieben 28 in unserer ständigen Kontrolle, so daß von diesen exakte Ergebnisse vorliegen. Vierzehn dieser Patienten litten an einer sakralen Spina bifida, 14 hatten eine traumatische Querschnittlähmung unterschiedlicher Genese. Bei allen war urodynamisch eine spastische Blase ausgeschlossen worden.

Reoperationen: Zur Erzielung der hohen Kontinenzrate sind 12 Revisionsoperationen bei 10 Patienten nötig gewesen (s. Tabelle 19.2), die weniger durch mechanische Unzulänglichkeiten des künstlichen Sphinkters bedingt sind als durch Gewebsreaktion der Harnröhre auf die Manschette.

Bei einer Frau bestand trotz Cuffexplantation wegen einer Harnröhrenarrosion noch Kontinenz, weshalb bisher auf eine Reimplantation verzichtet wurde.

Tabelle 19.1. Ergebnisse der Implantation eines artefiziellen Sphinkters bei Patienten mit neurogener Blasenentleerungsstörung

	N	%
Gesamt	28	
Kontinent	25	89,3
Streßinkontinent	3	10,7
Entleeren durch Öffnen des Sphinkters	18	64,3
Zusätzlicher Selbstkatheterismus	6	22,4
Ausschließlich Selbstkatheterismus	4	14,3

Tabelle 19.2. Revisionsoperationen Patienten

Cuff-Wechsel	7
AMS-800-Wechsel	4
Cuff-Explantation	1

Tabelle 19.3. Vorbereitende Operationen zur AMS-800-Implantation Patienten

Sphinkterotomie	6
Bladder-Flap	2
Antirefluxoperation	2

Vorbereitende Operationen: Vorbereitende Operationen waren notwendig; diese sind in Tabelle 19.3 aufgelistet.

Diskussion: Trotz der Reoperationsrate von ca. 35 % sind fast alle Patienten zufrieden, da sie kontinent sind und die Blase restharnfrei entleeren können. Zwei weitere Patienten sind eingeschränkt zufrieden. Auch sie sind kontinent, was aber beide stört, ist der Zwang zum Katheterismus, welcher nicht überall gleichgut ausgeübt werden kann. Dadurch fühlen sich beide insbesondere in ihrer Reisefreiheit eingeschränkt.

Die oberen Harntrakte dieser Patienten blieben über den ganzen Untersuchungszeitraum stabil, die Blaseninnendrucke lagen alle unter 30 cm H_2O bei einer durchschnittlichen Kapazität der Blasen von 360 ml. Wenn der Sphinkter aktiviert wird, müssen die intravesikalen Drücke unbedingt überwacht werden, da allein durch die Implantation eines artefiziellen Sphinkters die ehemals urodynamisch als hypoton beschriebene Blase hyperton werden kann. Dies haben wir 5mal gesehen. Alle diese Patienten wurden in der Gruppe *AMS 800 mit* Ileumaugmentation behandelt.

Ergebnisse bei AMS-800-Implantation und Blasenaugmentation

Eine infravesikale Obstruktion muß durch eine vorbereitende Operation beseitigt werden, um nach Augmentation und Implantation eines artefiziellen Sphinkters eine ausgeglichene Entleerung zu erzielen. Bei ileumaugmentierten Blasen ist allein durch Bauchpresse keine vollständige Entleerung des Reservoirs bei zusätzlicher, auch leichter, infravesikaler Obstruktion möglich, da die augmentierte Blasenwand jegliche Eigenkontraktion verloren hat.

Augmentation: Zur Blasenaugmentation werden 40 cm terminales Ileum aus der Kontinuität gelöst, antimesenterial aufgeschnitten und zu einer Darmplatte vernäht. Nach supratrigonaler Detrusorresektion wird die Darmplatte bischofsmützenartig mit dem Blasenrest wasserdicht vernäht.

In gleicher Sitzung, ggf. auch später, wird ein artefizieller Sphinkter um den Blasenhals gelegt.

Ergebnisse: 48 Patienten wurden mit der kombinierten Augmentation und Sphinkterimplantation behandelt. Der jüngste Patient war 14 Jahre alt, der älteste 54, das Durchschnittsalter lag bei 20,2 Jahren. Das Follow-up dieser Patienten betrug wenigstens 1 Jahr mit einer mittleren Nachbeobachtungszeit von 4,9 Jahren.

Die Indikationen der 48 Patienten (30 weiblich, 18 männlich), die mit der Implantation eines artefiziellen Sphinkters und der Blasenaugmentation behandelt wurden, sind in Tabelle 19.4 aufgeführt.

Die Blasenaugmentation und die Sphinkteroperation wurde bei 45 der 48 Patienten mit Ileum durchgeführt. Bei 3 MMC-Patienten bot sich die Verwendung von Sigma an. Der Sphinkter wurde grundsätzlich vollständig im-

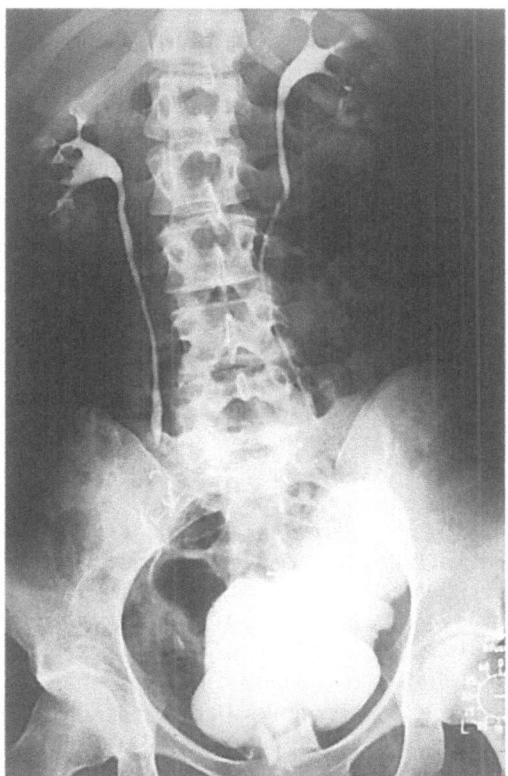

Abb. 19.2. Typisches Zystogramm einer augmentierten Blase mit implantiertem artefiziellen Sphinkter

Tabelle 19.4. Indikationen zur Ileumaugmentation der Blase mit gleichzeitiger Implantation eines artefiziellen Sphinkters

Ursache	Anzahl
Insuffizienter Blasenhals, areflexive Blase	17
Turner-Warwick-Operation, areflexive Blase	5
Bladder-Flap, areflexive Blase	8
Bladder-Flap, spastische Blase	3
Sphinkterotomie, spastische Blase	15
Summe	48

Tabelle 19.5. Ergebnisse mit AMS 800 und Ileumaugmentation (noch in situ)

Gesamt	42	[%]
Kontinent	39	92,8
Spontanmiktion	28	66,7
1- bis 2maliger		
- Katheterismus	8	19,0
- Katheterismus	6	14,3
Asymptomatische Bakteriurie	16	38,1
Azidose, Elektrolytverschiebung	3	7,1

Tabelle 19.6. Komplikationen durch artefiziellen Sphinkter Patienten

Infektion	3
Harnröhrenarrosion	6
Mechanischer Defekt	2
Gewebsatrophie unter dem Cuff	6
Hämatom	2

plantiert. Der von Mundy und Woodhouse gepflegten Praxis, nur den Cuff des artefiziellen Sphinkters zu implantieren, bei Patienten, die eine dominante Reflexinkontinenz haben, sind wir nicht gefolgt. Die Pumpe wurde immer rechts subkutan ins Skrotum bzw. in die rechte große Labie plaziert. Alle druckregulierenden Ballons sind intraperitoneal eingelegt worden.

Die Augmentation wurde in der überwiegenden Mehrzahl der Fälle gleichzeitig mit der Sphinkterimplantation durchgeführt (32mal), 9mal wurde zunächst der Sphinkter eingesetzt und dann wegen weiterbestehender Inkontinenz die Augmentation durchgeführt. In 7 Fällen implantierten wir zunächst den Sphinkter und mußten später augmentieren, da sich eine Abflußstörung des oberen Harntraktes ausbildete. In 2 Fällen war schon 4 Wochen nach der Aktivierung des Sphinkters eine erhebliche beidseitige Harnstauung nachzuweisen. Diese 16 Patienten, die 2mal operiert wurden, bis das gesteckte Ziel endgültig erreicht war, haben uns veranlaßt, sehr genau die urodynamische Situation der MMC-Patienten zu betrachten. Unabdingbar für die korrekte Operationsindikation ist die Okklusionsurodynamik, bei der dann allerdings schon kleinste detrusorbedingte, intravesikale Drucksteigerungen äußerste Beachtung finden müssen. Die urodynamischen Meßfühler sollten auf eine hohe Empfindlichkeit eingestellt werden, da sonst diese geringen Hyperaktivitätszeichen völlig untergehen und als Unruhe interpretiert werden.

Ebenso existiert aber auch eine durch exzessive Blasenspastik verdeckte Streßharninkontinenz, die erst nach Behandlung der spastischen Blase zutage tritt. Diese ist kaum präoperativ diagnostizierbar, insbesondere dann nicht, wenn die Blase auf anticholinerge Behandlung nicht anspricht. Ein sakrales Testing mit selektiver Blockade von S 3–S 5 kann evtl. zur korrekten Diagnose führen. Dies ist aber bei Patienten mit Neuralrohrdefekten sehr schwierig, und manchmal erzeugt man dadurch gleichzeitig eine Beckenbodenrelaxation, die die gewonnenen Ergebnisse verfälscht.

Voroperationen: Um das Operationsergebnis zu sichern, mußten Voroperationen durchgeführt werden. So wurde bei Frauen 11mal eine infravesikale Obstruktion mittels eines Bladder-Flaps beseitigt. Eine Turner-Warwick-Operation am Blasenhals war 3mal und eine Sphinkterotomie zur Behandlung einer DSD 15mal nötig.

Zusatzoperationen: Mit der Sphinkterimplantation und/oder der Augmentation können noch Zusatzoperationen durchgeführt werden. So war eine UCN 7mal bei 6 Patienten erforderlich, 1mal eine Transureterostomie und 3mal eine Nephrektomie.

Bei insgesamt 6 Patienten mußte die Augmentation in eine kontinente Ersatzblase umgewandelt werden, da erhebliche Probleme mit dem Sphinkter auftraten. Somit bleiben noch 42 Patienten, die mit Augmentation und AMS 800 versorgt sind. 39 dieser 42 (92,8 %) Patienten sind kontinent, 28 (66,7 %) entleeren ihre Blase spontan nach Öffnen des artefiziellen Sphinkters, 14 müssen zusätzlich noch katheterisieren. Die oberen Harntrakte der Patienten besserten sich urographisch und in der seitengetrennten Nierenclearance bei 8 der 48 Patienten. Alle hatten präoperativ Zeichen der Harnstauung. Bei den restlichen 40 Patienten waren die oberen Harntrakte stabil, d. h., weder im Urogramm noch in den Clearanceuntersuchungen wurden richtungsweisende Unterschiede festgestellt.

Alle bis auf einen der kontinenten Patienten waren zufrieden mit der Behandlung, obwohl sie sich teilweise mehreren Operationen unterziehen mußten.

Komplikationen: Die sphinkterbedingte Komplikationsrate ist vergleichbar mit derjenigen, die wir bei alleiniger Implantation eines AMS 800 am Blasenhals haben.

Harnröhrenarrosionen gehören mit zu den schwersten Komplikationen des von uns propagierten kombinierten Vorgehens. Bei 2maliger Arrosion am Blasenhals ist bei Männern evtl. noch die bulbäre Plazierung möglich, bei Frauen bedeutet dies das Scheitern der Rekonstruktion des unteren Harntraktes. Wir empfehlen dann die supravesikale Harnableitung in ein katheterisierbares Darmreservoir mit Nabelstoma.

Mechanische Defekte des Sphinkters sind selten und traten bei dieser Patientengruppe nur 2mal auf.

Diskussion

Von den 48 Patienten mit der kombinierten Behandlung haben 42 Patienten noch den Sphinkter. Nur 6mal mußten wir wegen anders nicht beherrschbarer

Probleme eine andere Form der Harnableitung wählen. Von den verbliebenen 42 Patienten sind 39 kontinent, was eine Kontinenzrate von 92,8 % ergibt. 66 % der Patienten entleeren die Blase spontan nach Öffnen des artefiziellen Sphinkters, die anderen müssen 1- bis 2mal pro Tag zusätzlich oder aber generell katheterisieren. Komplikationen bei dieser Behandlungsmodalität waren fast ausschließlich durch den artefiziellen Sphinkter, Arrosionen der Harnröhre bzw. des Blasenhalses, Infektionen und die Notwen-digkeit des Cuffresizing bedingt. Die Reoperationen sind aber i. allg. leicht und erfolgreich. Wegen der hohen Kontinenzrate und des einfachen Entleerungsmodus ist die Akzeptanz bei den Patienten groß. Insbesondere hat sich die Therapie der Harninkontinenz bei Querschnittgelähmten bzw. Patienten mit angeborenen Neuralrohrdefekten dann bewährt, wenn die Patienten gehfähig sind. Diese Patientengruppe profitiert von der AMS-800-Implantation und der evtl. Blasenaugmentation deutlich. Bei rollstuhlabhängigen Patienten kann der evtl. notwendige intermittierende Katheterismus erhebliche Komplikationen bereiten. Hier sollte man eine kontinente, supravesikale Harnableitung mit Nabelstoma in das Behandlungskalkül mit einbeziehen.

Literatur

1. Churchill BM, Gilmour RF, Duffy PG, Khoury AE (1987) Intractable urinary incontinence in children: management by implantable artificial urinary sphincter. Transplant Implant Today 4: 64
2. Jumper BM, McLorie GA, Churchill BM, Khoury AE (1990) Effects of the artificial urinary sphincter on prostatic development and sexual function in pubertal boys with meningomyelocele. J Urol 144: 438
3. Khoury AE, Churchill BM (1987) The artificial urinary sphincter. Ped Clin North Am 34: 1175
4. Mundy AR (1991) Artificial Sphincters. Br J Urol 67: 225
5. Mundy AR, Stephenson TP (1984) Selection of patients for implantation of the Brantley Scott artificial urinary sphincter. Br J Urol 56: 717
6. Noll F, McGuire EJ, Maynard F, Savastano JA (1988) Intermittent catheterization and low pressure bladder. In 14th Annual Scientific Meeting, Abstract Digest, ASIA, San Diego, May 1988, p70
7. Scott FB, Bradley WE, Timm GW, Kothari D (1973) Treatment of incontinence secondary to myelodysplasia by an implantable prosthetic urinary sphincter. South Med J 66: 987
8. Scott FB, Bradley WE, Timm GW (1973) Treatment of urinary incontinence by an implantable prosthetic sphincter. Urology 1: 252
9. Scott FB, Bradley WE, Timm GW (1974) Treatment of incontinence by an implantable prosthetic urinary sphincter. J Urol 112: 75

Neurogene Blasenentleerungsstörung beim Kind

Kommentar

H. Madersbacher

Grundlage für eine problemorientierte Therapie der neurogenen Blasenentleerungsstörung bei Kindern mit Myelomeningozele ist die Erfassung der zugrundeliegenden Pathophysiologie bzw. des vorliegenden neurogenen Blasentyps durch eine (video-)urodynamische Untersuchung. Nur bei Kenntnis der vorliegenden Dysfunktion von Detrusor und Sphinkter kann auch das Risiko für den oberen Harntrakt und die Prognose hinsichtlich Harninkontinenz erfaßt werden. Dem sog. leak-point pressure kommt besondere Bedeutung zu: Harnabgang in der Füllungsphase bei einem Blasenbinnendruck von über 40 cm H_2O signalisiert ein hohes Risiko für den oberen Harntrakt, so daß die Situation therapeutische angegangen wereden muß. Zur Senkung des Blasenauslaßwiderstandes empfiehlt Bloom bei Mädchen die forcierte Harnröhrendehnung. Bei uns ist diese Methode eher in den Hintergrund geraten, wir favorisieren in solchen Situationen bei Kleinkindern die Gabe von Alphablockern oder den intermittierenden Katheterismus vor allem bei älteren Kindern. Der intermittierende Katheterismus ist auch bei Kindern mit Myelomeningozele ein wesentlicher Bestandteil der Therapie. Die Blasenentleerung mittels Bauchpresse oder Credé ist jedenfalls dann kontraindiziert, wenn dabei unphysiologisch hohe intravesikale Drücke auftreten bzw. bereits ein Reflux in den oberen Harntrakt besteht. Operative Maßnahmen sind dann indiziert, wenn nach Ausschöpfung der konservativen Therapie der obere Harntrakt weiterhin gefährdet bleibt bzw. Harninkontinenz oder zumindest trockene Intervalle für die Dauer von etwa 3 Stunden ("socially dry") erreicht werden sollten, aber nicht erreicht werden können.

Der Funktionszustand von Blase und Sphinkter unterliegt insbesondere bei Kindern mit Myelomeningozele im Laufe der Zeit Veränderungen, die entweder durch ein "tethered cord" oder durch sekundäre funktionelle oder strukturelle Veränderungen als Folge der bestehenden Funktionsstörung im Harntrakt verursacht sind. Deshalb ist eine lebenslange Überwachung auch dieser Patienten unumgänglich notwendig.

KAPITEL 20

Ätiologie und Pathomorphologie neurogener Blasenfunktionsstörungen beim Kind

B. Schönberger

Angeborene Störungen

Die neuropathische Blase des Kindes ist überwiegend eine Folge angeborener Neuralrohrdefekte. Als Ursache dieser Hemmungsmißbildungen kommen Störungen durch das darunterliegende Chordamesoderm oder durch direkte teratogene Noxen auf das Neuroepithel in Frage.

Das zentrale Nervensystem entwickelt sich beim menschlichen Embryo am Beginn der 3. Woche aus einer Platte von verdicktem Ektoderm. Es entstehen daraus die Neuralfalten, die sich zunächst in eine Rinne und dann in ein Rohr umwandeln. Über den Neuroporus anterior und den Neuroporus posterior steht das Neuralrohr mit der Amnionhöhle in Verbindung. Diese Öffnungen schließen sich normalerweise am 25. und 27. Tag der Entwicklung (Abb. 20.1).

Die Wirbelsäule entsteht aus Zellen der Sklerotome in der 4. Embryonalwoche. Diese Sklerotomsegmente umgeben die Chorda und das Neuralrohr. Je 2 benachbarte Hälften schließen sich zu einem Wirbelkörper zusammen. Das intersegmentale Gewebe liegt in der Mitte eines Wirbelkörpers. Es ist daher keine Seltenheit, daß 2 aufeinanderfolgende Wirbel nur teilweise miteinander verschmelzen, ein halber Wirbel fehlt oder aber daß sich Wirbelbögen nicht oder unvollständig schließen (Abb. 20.2).

Wirbelfehlbildungen und Neuralrohrdefekte sind häufig vergesellschaftet. Ein 3. Problem kann bei der Entwicklung des Rückenmarks auftreten. Im 3. Monat erstreckt sich das Rückenmark bis zu den Kreuzbeinsegmenten. Durch ein unterschiedlich schnelles Wachstum von Wirbelsäule und Rückenmark verlagert sich der Konus bis zur Geburt in die Höhe des 3. Lendenwirbels. Beim Erwachsenen endet das Rückenmark bei L 2. Die Nervenfasern ziehen als Cauda equina zu ihren ursprünglichen Austrittsstellen. Den ehemaligen Fußpunkt des Rückenmarks markiert das Filum terminale internum (Abb. 20.3).

Schlußstörungen des Neuralrohres bezeichnet man im Wirbelsäulenbereich als spinale Dysrhaphien oder Myelodysplasien. Grundsätzlich teilt man diese in offene und geschlossene Störungen ein.

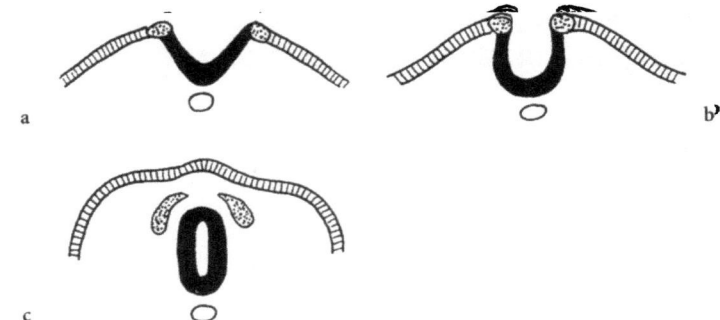

Abb. 20.1a–c. Entwicklung des Neuralrohres. (Mod. nach Langau). **a** Aufgefaltete, Neuralplatte, **b** Neuralrinne, **c** Neuralrohr

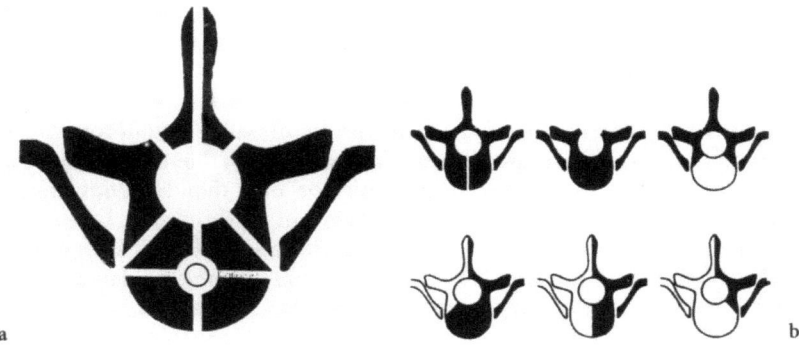

Abb. 20.2a,b. Störungen der Wirbelkörperentwicklung. (Mod. nach Cuveland). **a** Anzahl der selbständigen Knochenkerne, **b** einige Varianten der Störungen.

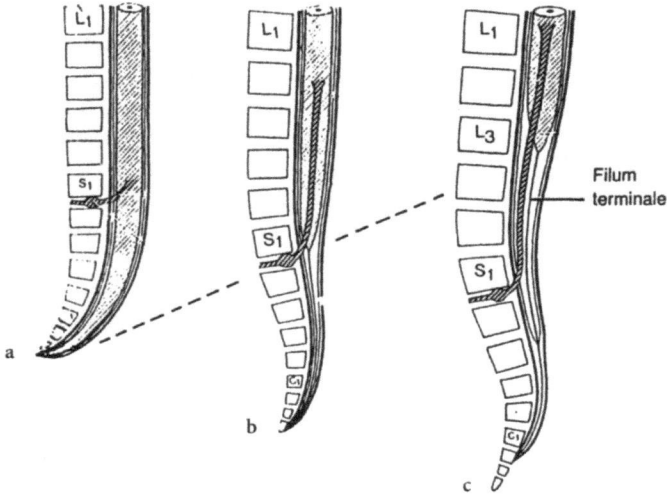

Abb. 20.3a–c. Aszension des Rückenmarks. **a** Embryo 8 Wochen, **b** Embryo 24 Wochen, **c** Neugeborenes

Offene Myelodysplasien

Bei den offenen Dysrhaphien liegt das Rückenmark völlig frei (Myelozele, Rachischisis) oder ein Prolaps des Myelons bzw. der Pia mater ist nur von einer ausgezogenen Oberhaut bekleidet. Dieser Hautüberzug ist leicht verletzlich, so daß die Gefahr einer Perforation mit nachfolgender Meningitis gegeben ist. Bei den geschlossenen Dysrhaphien ist die Strörung von beiden Hirnhäuten und „normaler" Haut gedeckt. Da alle diese Störungen zwangsläufig mit einer Wirbelspalte einhergehen, faßt man diese Fehlbildungen auch unter dem Begriff Spina bifida zusammen. Die Inzidenz der Myelodysplasien beträgt 1–2 ‰. In Familien, in denen bereits ein erkranktes Kind vorhanden ist, steigt sie auf das Doppelte an.

Fast 2/3 der Dysplasien finden sich im lumbosakralen und sakralen Bereich, dort also, wo wir die spinalen Schaltstellen für die Blaseninnervation lokalisieren (S 2–S 4). Thorakolumbale Zelen stellen 1/4 dieses Komplexes dar. In diesem Bereich findet die Umschaltung des N. hypogastricus aus dem Nucleus intermediolateralis statt (Th 12–L 2). Diese Region ist an der sympathischen Innervation von Blase und proximaler Urethra beteiligt. Die zu erwartenden Störungen an der unteren Extremität, an der Blase und am Darm können daher auf Grund der Lage und der Größe der Zele vorhergesagt werden (Abb. 20.4).

Meningo- und Meningomyelozelen sind bereits im Mutterleib für einen erfahrenen Ultraschalldiagnostiker in der frühen Schwangerschaft erkennbar. Wie bei allen Spaltbildungen steigt das α-Fetoprotein nach der 16. Woche im Blut der Mutter und in der Amnionflüssigkeit an. Die spinalen Dysplasien

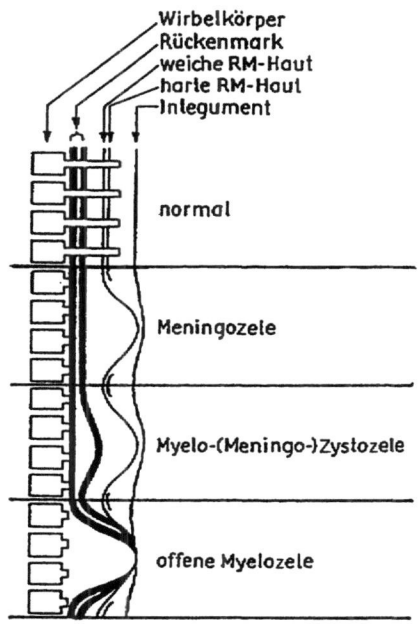

Abb. 20.4. Schematische Darstellung der offenen Myelodysplasien. (Mod. nach Joppich 1975)

gehen mit zahlreichen assoziierten Fehlbildungen einher. Ein Hydrozephalus entwickelt sich bei bis zu 80 % der Kinder. Grund dafür ist die Arnold-Chiari-Malformation, d.h. die Verdrängung des Kleinhirns und der Medulla oblongata durch das große Hirnhautloch in Richtung Wirbelkanal mit okklusiver Wirkung auf den 4. Ventrikel. Fußdeformitäten findet man in fast der Hälfte und Hüftdysplasien bei 20 % der Kinder. Kyphoskoliosen entstehen in der Wachstumsphase. Angeborene Harnstauungsnieren sind ganz offensichtlich seltener als bisher angenommen. In der Neugeborenenphase sind sie oft temporär und entwickeln sich erst später als Folge der Blasenentleerungsstörung. Hier gibt es sowohl obstruktive wie refluxive Harntransportstörungen. Die Gefahr für den oberen Harntrakt geht von einem permanent erhöhten Blasenfüllungsdruck (leak point >40 cm H_2O) aus.

Durch den frühzeitigen Verschluß der Zelen und die Implantation eines Ventilmechanismus zur Vermeidung des erhöhten Hirndrucks werden die möglichen urologischen Komplikationen zum vordringlichen Problem.

Die Kinder benötigen wegen der neurologischen Ausfälle an der unteren Extremität (Paraplegie, Paraparese, Gangstörungen), der möglichen Ventilkomplikationen und der bereits erwähnten orthopädischen Störungen eine interdisziplinäre Betreuung von Pädiatern bzw. durch Kinderneurologen, Neurochirurgen, Kinderorthopäden und nicht zuletzt Kinderurologen.

Geschlossene Myelodysplasien

Während die offenen Formen leicht zu erkennen sind und oft durch die Lähmungen an der unteren Extremität auffallen, ist die Diagnostik bei geschlossenen spinalen Dysrhaphien meist schwierig. Das Auftreten dieser okkulten Dysrhaphien ist vergleichsweise selten. Mit der Möglichkeit der Kernspintomographie werden die okkulten Dysrhaphien heute häufiger als früher diagnostiziert. Davon zu unterscheiden ist die Spina bifida occulta, die nicht zwangsläufig mit neurologischen Ausfällen einhergeht. Ein Zusammenhang zwischen Enuresis und Spina bifida occulta ließ sich nicht sichern. Die Lipomyelomeningozele, die Lipome, der Dermalsinus und das defekte Filum terminale finden sich in dieser Reihung mit abnehmender Häufigkeit. Die Diastematomyelie (durch einen Knochensporn gespaltenes Myelon) und die ventrale Meningozele sind sehr seltene Ereignisse.

Die Lipomyelomeningozele bzw. die intra- oder extraduralen Lipome stellen raumfordernde Prozesse dar, die einerseits Druck auf das Myelon ausüben, andererseits aber dasselbe im Spinalkanal fixieren und Zug ausüben (Abb. 20.5). Der Dermalsinus kann eine offene Verbindung zum Myelon haben oder als Hautkanal blind vor dem Rückenmark enden (Abb. 20.6) Diese Störungen sind gelegentlich mit Mißbildungstumoren (Epidermoid- bzw. Dermoidtumoren) vergesellschaftet, die ihrerseits zu Druckerscheinungen Anlaß geben (Abb. 20.7). Die Symptomatik der okkulten Dysrhaphien ist diskret. Hautveränderungen und Klumpfüße, auffällige Zehen oder einseitige Muskelatrophie der Wade sind manchmal die einzigen Hinweise. Die Hauterscheinungen können als Fettgeschwulst, Haarbüschel, Sinus pilonidalis oder nur als kleiner

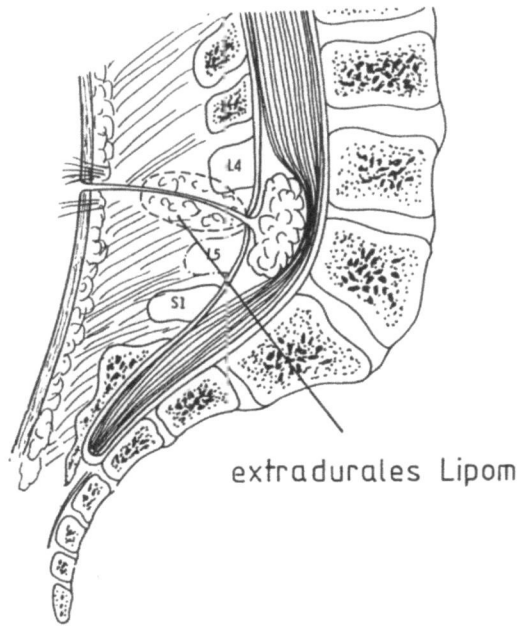

Abb. 20.5. Lagebeziehungen zwischen Cauda equina und einem intra- wie extraduralen Lipom sowie einem Dermalsinus

Naevus oder Gesäßfaltenasymmetrie erkennbar sein. Später können Stolpern, häufiges Fallen, Kreuzschmerzen und Sensibilitätsstörungen in den Beinen und am Damm hinzukommen. Als Hinweis auf eine Beteiligung des Harntraktes tritt bei fast der Hälfte der Kinder eine Inkontinenz auf, die häufig und oft lange Zeit als persistierende Enuresis (mit oder ohne Stuhlschmieren) verkannt und als solche behandelt wurde.

Nach der klinisch-neurologischen Untersuchung und der konventionellen Röntgendiagnostik ist heute eine MRT-Untersuchung die Methode der Wahl. Die Computertomographie des Spinalkanals und die Myelographie haben an Bedeutung verloren, müssen aber gelegentlich bei therapeutischen Entschei-

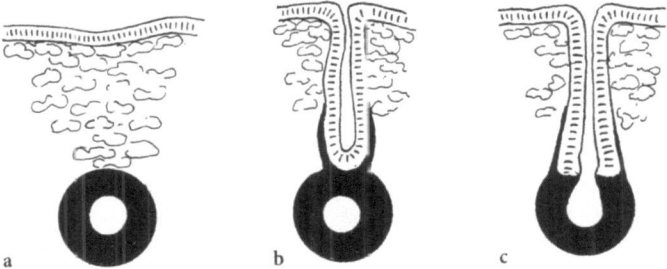

Abb. 20.6a–c. Schematische Darstellung des Dermalsinus im Vergleich zum normalen. **a** Normale Entwicklung, **b** blinder Hautkanal, **c** offene Verbindung zum Myelon

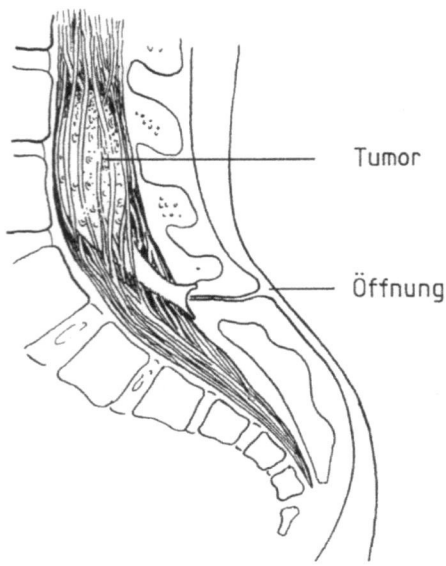

Abb. 20.7. Mißbildungstumor mit Dermalsinus im Bereich der Cauda equina

dungen herangezogen werden. Das defekte Filum terminale ist ein Störungskomplex, der isoliert ohne andere Rückenmarkpathologie oder im Zusammenhang mit bereits operierten Myelodysplasien oder mit der Lipomyelomeningozele auftreten kann. Entscheidender pathogenetischer Faktor ist der Zug am aufstrebenden Myelon, so daß dieser Mißbildungskomplex allgemein als „tethered cord syndrome" bezeichnet wird (Abb. 20.8). Die Symptome treten meist in den Perioden raschen Wachstums auf, mitunter können erste Symptome noch im Erwachsenenalter (bei extremer Beugung, z. B. bei der Gebärenden) auftreten.

Kreuzbeinaplasie

Während das Fehlen von 1 oder 2 Kreuzbeinwirbelkörpern durchaus symptomlos bleiben kann, führt das Fehlen von 3 Segmenten zu Blasen- und Mastdarmstörungen. Da sich die Dysplasien jedoch auf den Conus medullaris und die Meningen fortsetzen können, läßt sich die auftretende neurologische Sekundärpathologie nicht abschätzen. Die Ursache der Störung ist unklar. Interessanterweise treten Kreuzbeinaplasien bei Kindern diabetischer Mütter auf. Diese Störung wird öfter übersehen. Charakteristisch ist eine zu kurze Glutealfalte. Weil die Kreuz-Steißbein-Region in der antero-posterioren Röntgenaufnahme durch Darmgas überdeckt ist, empfehlen erfahrene Untersucher eine seitliche Röntgenexposition. Urodynamische Studien zeigen zu gleichen Teilen Läsionen des unteren und des oberen Neurons.

Ätiologie und Pathomorphologie neurogener Blasenfunktionsstörungen

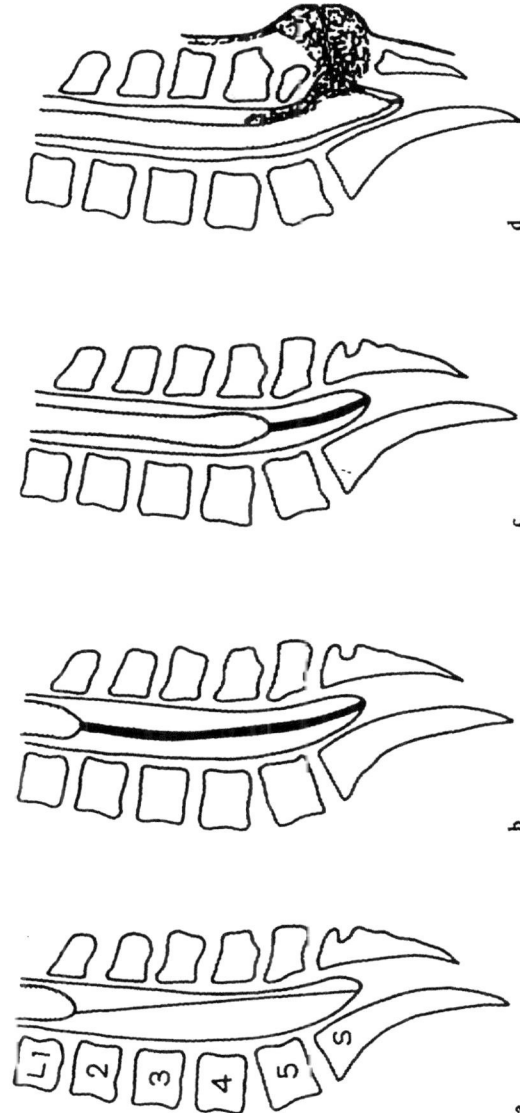

Abb. 20.8a–d. „Tethered cord syndrome". (Nach Kondo et al. 1986). a Normale Verhältnisse, b verdicktes Filum, c verdicktes und verkürztes Filum, d Lipomyelomeningozele mit Fixierung des Rückenmarks

Erworbene Störungen

Erworbene Ursachen für neurogene Blasenentleerungsstörungen im Kindesalter sind im Vergleich zu den angeborenen wesentlich seltener anzutreffen. Wie beim Erwachsenen werden aber auch hier Entzündungen, Traumen, Tumoren und Operationsfolgen dafür verantwortlich gemacht. Zu den Entzündungen zählen z. B. die Masernenzephalitis, die Poliomyelitis, die Myelitis transversa und die Wirbelkörperosteomyelitis, die mit Blasen- und Mastdarmstörungen einhergehen können. Traumen der Wirbelsäule toleriert das Kind besser als der Erwachsene. Trotzdem kommen Blasenstörungen sowohl nach Wirbelfrakturen mit Querschnittlähmung als auch nach Zertrümmerung des Beckenringes mit expansiver Hämatombildung vor. Tumoren der Wirbelsäule können – gleichgültig ob extra- oder/und intradural gelegen – Verdrängungserscheinungen am Rückenmark bewirken. Die Palette reicht von Gliomen, Astrozytomen, Ependymomen, Immunoblastomen bis zu Metastasen beim Neuroblastom. Die ausgedehnte Chirurgie im Becken, z. B. bei Teratomen oder anorektalen Fehlbildungen, kann zur Schädigung des Plexus pelvicus Anlaß geben. Subklinische neurogene Blasenstörungen kommen gelegentlich nach einzeitiger doppelseitiger Harnleiterneuimplantation vor, weshalb viele Kinderurologen davor warnen und den Eingriff in 2 Sitzungen vornehmen.

Literatur

Anderson FM (1975) Occult spinal dysraphism. A series of 73 cases. Pediatrics 55: 826
Baur SB (1993) Neurogenic vesical dysfunction in children. In: Campbell's Urology, 6th edn, Saunders, Philadelphia London Toronto, pp1634–1668
Foster LS, Kogan BA, Cogan PH, Edwards MSB (1990) Bladder function in patients with lipomyelomeningocele. J Urol 143: 984
Hammer R (1984) Klinik und Therapie der dysrhaphischen Fehlbildungen und des Hydrocephalus. In: Dietz H, Umbach W, Wüllenweber R (Hrsg) Klinische Neurochirurgie, Bd II. Thieme, Stuttgart New York, S 12ff
Kondo A, Kato K, Kanai S, Sakakibara R (1986) Bladder dysfunction secondary to tethered cord syndrome in adults: Is it curable? J Urol 135: 313
Madersbacher H, Ebner A (1992) Neurogene Blasenentleerungsstörungen bei gedeckter Dysrhaphie. Urologe A 31: 347
Pang D (ed) (1995) Disorders of the pediatric spine. Raven Press, New York

KAPITEL 21

Normale und neurogen gestörte Funktion des unteren Harntraktes bei Kindern mit Myelomeningozele und posttraumatischer Querschnittlähmung: die urodynamisch orientierte Behandlung

D.A. Bloom

Die normale Harnblasenfunktion des Kindes

Die normale Harnblase ist ein Wunder an Technik. Dies Fähigkeit, zunehmende Volumina praktisch ohne Druckzunahme zu speichern, ist ein Kraftakt, der sich in anderen biologischen Systemen oder in der Technologie kaum zeigt. Speicherung ohne Druckzunahme ist das Ergebnis einer fein abgestimmten und kontinuierlichen Wechselwirkung zwischen der sich füllenden Blase bzw. ihrer Detrusorpropriorezeption, dem Sakralmark und dem Gehirnstamm. Die Blase füllt sich, und der Druck ändert sich nicht wesentlich, bis sie die Grenze ihrer funktionellen Blasenkapazität erreicht. Erst dann tritt der Miktionsreflex ein, gleichzeitig relaxieren sich die Blasenauslaßmechanismen, und die Detrusorkontraktion führt zu einer vollständigen Harnentleerung. Die Füllung der Blase mit Harn wird nicht nur durch eine mühelose Speicherung, sondern auch durch die Hemmung des Miktionsreflexes bis zum Moment der Entleerung erreicht. Beim Fetus finden Füllung und Entleerung genau nach den gleichen Regeln statt. Durch den Harn wird das Amnionvolumen erhalten. Die Geburt ändert diese Regeln insofern, als sehr bald das Bewußtsein die Blasenfunktion mitbeeinflußt. Das kleine Kind wird sich der vollen Blase bewußt und lernt im Alter zwischen 2 und 3 Jahren, bewußt den Miktionsreflex zu hemmen und diesen Reflex auch bewußt auszulösen.

Angeborene Ursachen für eine neurogene Blasenentleerungsstörung im Kindesalter: die Myelomeningozele

Die Inzidenz einer Spina bifida mit Myelodysplasie und ihrer Varianten liegt bei 1-3 pro 1000 Lebendgeburten. Sie sind somit die wichtigsten Anomalien, die eine kindliche neurogene Blasenentleerungsstörung verursachen.

Der Knochendefekt führt zur neurologischen Anomalie, der dann Ursache der Blasendysfunktion ist. Die meisten Säuglinge mit diesen Defekten werden mit normalem oberen Harntrakt geboren. Erst durch die andauernde Dysfunktion des unteren Harntraktes kommt es im Laufe der Zeit auch zu einer Schädigung des oberen Harntraktes. Im Anfang ist diese Schädigung des oberen Harntraktes morphologischer Art, es kommt zur Ureterdilatation und Hydronephrose, später stellt sich dann auch eine Dysfunktion der Niere ein.

Bereits Matson [11] führt aus, daß die Hauptursache der Morbidität und Mortalität bei Kindern mit Spina bifida über 3 Jahren das Nierenversagen ist, obwohl – wie wir heute wissen – sich diese Komplikation bei der Mehrzahl der Kinder vermeiden läßt. In den 60er Jahren wurde viel die Harnableitung über ein Ileumconduit propagiert, um so Schäden am oberen Harntrakt zu korigieren oder zu stabilisieren und die Harninkontinenz zu beseitigen. Es zeigte sich aber, daß auch diese Darmableitung kein Wundermittel war, weil sich trotzdem – wenn auch zeitlich verzögert – ein Schaden am oberen Harntrakt einstellte und diese Form der Harnableitung andere wesentliche Probleme, wie z. B. mit dem Stoma (Stomastenose) mit sich brachte. Blocksum schlug deshalb die Harnableitung aus dem unteren Harntrakt in Form der Vesikostomie vor, sie wurde auch durch Duckett [5] geschlossen befürwortet. Die Vesikostomie minimierte zwar Schäden am oberen Harntrakt, als Langzeitbehandlung eignete sie sich jedoch nur suboptimal, vor allem wegen Schwierigkeiten mit der Inkontinenzmittelversorgung und der Stomaabdeckung im mittleren und unteren Adbominalbereich. Der von Bloom u. Lapides [2] eingeführte saubere intermittierende Katheterismus (s. auch Kap. 13) garantiert für fast alle Patienten mit Myelomeningozele eine ausreichende Blasenentleerung und war im wesentlichen die Ursache dafür, daß Harnableitungen weitgehend an Bedeutung verloren. Gleichzeitig war er der Schlüssel für andere Therapiemaßnahmen wie der Blasenaugmentation.

Noch vor 20 Jahren war es „state of the art" und von der American Academy of Pediatrics anerkannt, die Behandlung der Myeomeningozelenpatienten durch bildgebende Verfahren zu überwachen [17]. Die Kinder wurden mit Hilfe von i. v.-Urogrammen und Miktionszystogrammen überwacht. Morphologische Verschlechterung des Harntraktes, Wunsch nach Verbesserung der Inkontinenz, aber auch weiderholte symptomatische Harnwegsinfektionen waren i. allg. Anlaß für die Änderung der Therapie.

Der nächste wichtige Schritt auf dem Weg zu einer Verbesserung in der Überwachung und Behandlung dieser Kinder war die Erkenntnis von McGuire et al. [14] vom Prinzip des „leak point-pressure". Die meisten Kinder mit Myelomeningozele haben eine areflexive (oder hyporeflexive – Anmerkung der Herausgeber) Blase, einen offenen Blasenhals und einen konstant erhöhten Widerstand am Sphinkter externus. Während die normale Harnblase praktisch keine Druckerhöhung zeigt, wenn sie sich zunehmend mit Harn füllt, kommt es beim Spina-bifida-patienten mit zunehmender Füllung zu einem vermehrten Druck in der Blase. Sobald der Blaseninnendruck den Druck am Blasenauslaß überschreitet, kommt es zum unfreiwilligen Harnabgang. Der Druck zum Zeitpunkt des unfreiwilligen Harnabganges in der Blase wird als „leak point-pressure" bezeichnet. Dieser Druck ist weder identisch mit dem Kontraktionsdruck während der Miktion noch mit jenen Drucken, die bei plötzlichen Drucksteigerungen im Abdomen bei Blasenhalsinsuffizienz zum unfreiwilligen Harnabgang führen [15]. McGuire stellte fest, daß ein passiver „leak point pressure" über 40 cm/H_2O zum Schaden am oberen Harntrakt und damit klinisch zu Problemen führt. Dieses völlig neue Konzept wat aber äußerst logisch, weil man kaum erwarten konnte, daß das Glomerulum, das Nierenbecken und der harnleiter, die normalerweise Niederdrucksysteme darstellen, ausreichend funktionieren, wenn der Reservoirdruck gleich oder höher ist als der Pumpendruck. Andererseits konnte man erwarten, daß ein „leak point pressure" im sicheren Bereich Schäden am oberen Harntrakt durch wiederholte Pyelonephritis verhindert [22]. Es hat sich gezeigt, daß dies tatsächlich der Fall ist, so daß die Überwachung des unteren Harntraktes durch die Urodynamik die Mithilfe bildgebender Systeme in den meisten Zentren in den Hintergrund drängte.

Der „leak point pressure" kann durch verschiedene Therapien wie intermittierender Katheterismus, Anticholinergika, Harnableitung und Blasenaugmentation abgesenkt werden. Johnston u. Kathel [11] fügten diesem therapeutischen Armentarium die Urethradilatation hinzu: Sie bemerkten, daß sich bei einer kleinen Gruppe von Kindern mit Myelomeningozele mit dem Verschluß des neurokutanen Defektes Harnretention mit Verschlechterung des oberen Harntraktes einstellt. Die Dilatation der Harnröhre „bis zu den Grenzen ihrer Ausdehnbarkeit" stellte den Abfluß wieder her und verbesserte oder normalisierte die Morphologie des oberen Harntraktes.

Wir übernahmen diese Idee und stellten fest, daß sich dadurch tatsächlich der „leak point pressure" dauerhaft senken und sich so die klinische Problematik lösen ließ. So wie in Liverpool zeigte sich auch in unserem Krankengut, daß dieses Phänomen vor allem bei Mädchen auftrat [22]. In unserer Abteilung hat seither die Dehnung des äußeren Schließmuskels die Vesikostomie bei Myelomeningozelepatienten verdrängt.

Das Phänomen der Blasencompliance wurde in der Folge für uns besonders interessant: 1989 untersuchten Ghoneim et al. [7] in Ann Arbor anhand der Füllungskurven von Kindern mit Meningomyelozele 2 Compliancephasen und verglichen diese mit enuretischen Kindern ohne Neuropathie. Die Compliance – das Gegenteil von Steifheit – ist im Grunde ein augenblickliches Phänomen, das sich während der Füllung dauernd ändert. Trotzdem lassen sich 2 Phasen, eine Anfangs- und eine Endcomplaince, differenzieren.

Die Anfangscompliance betrug bei Patienten mit Myelomeningozele 17 ml/cm H_2O, bei der Kontrollgruppe durchschnittlich 32 ml/cm H_2O. Die Endcompliance betrug bei Patienten mit Myelodysplasie 3 ml/cm H_2O, bei der Kontrollgruppe durchschnittlich 11 ml/cm H_2O. Beschreibt man die Compliance als Druckveränderung für eine Volumenzunahme von 100 ml, dann betrug diese bei Enuresiskindern am Anfang 3,2 cm H_2O, am Ende 9,4 cm H_2O, bei Kindern mit Myelodysplasie zeigte sich initiale Druckveränderung von 5,8 cm H_2O und am Ende von 29 cm H_2O. Darauf basierend haben wir den Effekt der Dehnung des Sphincter externus auf die Blasencompliance untersucht. Von 350 Kindern mit Myelomeningozele wurden 18 mit einem erhöhten „leak point pressure" (16 Mädchen und 2 Jungen) dilatiert und 1–5 Jahre nachverfolgt. Die Verlaufsbeobachtung der Blasencompliance zeigte eine Dauerbesserung. Die „leak point pressures" betrugen durchschnittlich 56 cm H_2O vor und 19 cm H_2O nach der Dilatation, gleichzeitig wurden die Blasenvolumina größer. Die Anfangscompliance stieg von 12 auf 27 ml/cm H_2O an, die Endcompliance con 0,5 auf 1,8 ml/cm H_2O. Offensichtlich führen andauernd hohe Speicherdrucke zu einer Verschlechterung der Blasencompliance. Andererseits kann eine frühzeitige Korrektur langfristig die Blasenspeicherkapazität verbessern [3].

Die Schädigung des oberen Harntraktes, die wichtigste Bedrohung des Lebens bei neurogener Blasendysfunktion, kann demnach durch eine „druckorientierte Behandlung" verhindert werden, wenn man den „leak point pressure" als Kriterium benützt.

In 27 % unseres Krankengutes zeigte sich ein persistierender Reflux, der aber zu keinem Schaden am oberen Harntrakt führt und auch keine Antirefluxeingriffe erfordert, wenn die Druckwerte in den sicheren Bereich abgesenkt werden [6]. Wenn auch mit diesen Erkenntnissen die wichtigsten, langfristig zum Tode führenden Ursachen beseitigt werden können, so ist der Lebensweg der Kinder mit Myelodysplasie nach wie vor kein leichter. Harninkontinenz, Harninfekte, Katheterisierungsprobleme sowie das Management der Darmfunktion sind nach wie vor große Hürden für diese Kinder. Für die Harninkontinenz gibt es z. Z. keine einfache Lösung, und manchmal sind die angebotenen Lösungen Pyrrhussiege. Auch die Implantation des artifiziellen Sphinkters, ein technisches Meisterwerk, hat bei Kindern typische Schwierigkeiten, einschließlich nachfolgender Dilatation des oberen Harntraktes [17].

Das Young-Dees-Verfahren zur Wiederherstellung der Kompetenz des Blasenhalses hat weltweit wenig befriedigende Ergebnisse gezeigt. Das Kropp-Verfahren sowie jenes nach Mitrofanoff erfordern den dauernden Katheterismus, dessen Durchführung beim präpubertären Patienten nicht immer garantiert ist. Die Blasenaugmentation hat denselben Nachteil, aber zusätzlich noch das Risiko der Ruptur. Pubovaginale Schlingen haben bei postpupertären Mädchen durchaus eine Berechtigung, der Katherterismus kann aber dadurch erheblich erschwert werden [8]. Injektionstechniken mit z.B. Kollagen („glutaraldehyde cross-linked collagen") können hilfreich sein, sind aber bei weitem nicht perfekt und führen nur in 63 % zu befriedigenden Frühergebnissen [19].

Ein weiteres Problem sind die Harnwegsinfektionen. Daß eine fieberhafte Pyelonephritis eine aggressive antimikrobielle Behandlung erfordert, ist einsehbar, anders ist die Situation bei minimal symptomatischen oder asymptomatischen Infektionen. Patienten mit neurogener Blasenentleerungsstörung haben häufig eine asymptomatische Bakteriurie, die sicherlich keine aggressive Behandlung benötigt. Zwischen der fieberhaften Pyelonephritis und der asymptomatischen Bakteriurie liegt die chronische Zystitis mit dem therapeutischen Dilemma, ob man behandeln soll oder nicht. Eine niedrigdosierte Langzeiginfektprophylaxe, oral oder intravesikal, bewirkt eine Verringerung der Bakterien [20]; sie könnte eine symptomatische Infektion oder asymptomatische Bakteriurie abwenden. (Anmerkung der Herausgeber: Es ist zu diskutieren, ob in solchen Fällen nicht die nur gering aufwendigere, aber zu weniger Infektionen führende sterile Form des intermittierenden Selbstkatheterismus, wie in Kap. 13 beschrieben, sinnvoller ist, da sich dadurch die antibiotische Prophylaxe bzw. Therapie erübrigen läßt.)

Erworbene Ursachen der neurogenen Blasenentleerungsstörung bei Kindern: das Rückenmarktrauma

Die Querschnittlähmung ist bei Kindern die häufigste Ursache einer erworbenen neurogenen Blasenentleerungsstörung.

Der erste dokumentierte Patient mit einer neurogenen Blasenentleerungsstörung (Fall Nr. 31 im Edwin-Smith-Papyrustext) war ein Mann mit Überlaufinkontinenz und Priapismus nach einer Halswirbelsäulendislokation. Letztlich waren es Kriege, Waffen und die Zunahme des Straßenverkehrs im 20. Jahrhundert, die eine erhebliche Zunahme der Patienten mit posttraumatischen Querschnittlähmungen verursachten. Im 1. Weltkrieg standen intermittierender Katheterismus, Dauerkatheter und suprapubische Harnableitung im Wettstreit, ohne daß sich bei den damaligen Materialien eine deutliche Behandlungspriorität für die eine oder andere Methode ergab. Mit der Entwicklung der Antibiotika in den 40er Jahren wurde die Anwendung dieser Techniken sicherer. 1966 empfahlen Guttmann u. Frankel [9] aufgrund ihrer mehr als 20jährigen Erfahrung den sterilen intermittierenden Katheterismus für die Frühbehandlung der posttraumatischen Paraplegie. 1970 hat dann Lapides die Technik des sauberen, aber nicht sterilen intermittierenden Katheterismus publiziert. Obwohl heute die meisten Kliniken den sauberen, aber nicht sterilen intermittierenden Katheterismus bevorzugen, werden Vor- und Nachteile der einen und der anderen Methode – lediglich Bequemlichkeit und Ersparnis sprechen eindeutig für die saubere Technik – weiterhin lebhaft diskutiert.

In den USA kommen auf 1 Mio. Einwohner im Jahr 30–32 frische Querschnittlähmungen; für die Hälfte davon sind Kraftfahrzeugunfälle verantwortlich [18]. 2 % dieser Querschnittgelähmten sind Kinder unter 15 Jahren, wobei Halsmarkläsionen überwiegen [10]. Die häufigste Ursache für eine Querschnittlähmung bei Kindern sind demnach Kraftfahrzeugunfälle, wobei wir derartige tragische Unfälle schon bei Kleinkindern im Alter von nur einigen Monaten gesehen haben. Sie treten vor allem dann auf, wenn Säuglinge und kleine Kinder nicht in einem entsprechenden Kindersitz gesichert werden. Schußwunden an der Wirbelsäule als Ursache von Querschnittlähmungen nehmen leider zu. Weitere erworbene Ursachen für die neurogene Blasenentleerungsstörung im Kindesalter sind Hyperextensionsschäden nach hoher Zangengeburt, iatrogene Schäden im Zusammenhang mit Wirbelsäulenchirurgie, außerdem Enzephalitis, Querschnittmyelitis, Schäden durch intrathekale Behandlung sowie neurogene Schädigungen der Blase im Rahmen von Beckenfrakturen oder bei Blasenüberdehnungen.

Wirbelsäulenverletzungen bei Kindern haben einige Charakteristika, die sie von solchen bei Erwachsenen unterscheiden, vor allem im Hinblick auf die Wachstumserwartung der Wirbelsäule und des Rückenmarks beim Kind. Beim Fetus wachsen Wirbelsäule und Neuralanlage asynchron, so daß Rückenmark in bezug auf die Wirbelsäule aszendiert. Bei Geburt liegt der Konus des Rückenmarkes etwa in Höhe LWK 3, im Alter von 2 Monaten in Höhe von LWK 2 oder 1. In der Folge aszendiert das Rückenmark weiter, so daß letztlich das Sakralmark mit den so wichtigen Schaltstellen für Blase und Schließmuskel in Höhe von TH 12/L 1 zu liegen kommt.

Eine suprasakrale Querschnittlähmung kann beim Kind sowie beim Erwachsenen eine Vielfalt von Speicher- und/oder Entleerungsstörungen verursachen. Läsionen oberhalb der sakralen Segmente S 2–S 4 führen zur sog. „upper motor neuron lesion", die normalerweise mit einer Hyperreflexie des Destrusors und des quergestreiften Sphinkteranteils einhergeht. Läsionen des Sakralmarkes führen zur sog. „lower motor neuron lesion" mit Niederdruckspeicherung, aber gestörter Harnentleerung. Im Rahmen des spinalen Schockes, unmittelbar nach dem Trauma, ist die Blase areflexiv. Sie füllt sich, kann sich aber nicht entleeren; eine Harnverhaltung ist die Folge.

Viel wurde über die primäre Harnableitung, ob Zystostomie, Dauerkatheter oder intermittierender Katheterismus diskutiert. Heute ist der intermittierende Katheterismus – so früh wie möglich – die Methode der Wahl. Sobald der Patient seine Blase spontan entleeren kann und der kontrollierte Restharn tolerabel ist (Anmerkung der Herausgeber: ca. unter 20 % der Blasenkapazität), kann eine Miktion „nach der Uhr" versucht werden. Die Frühdiagnostik umfaßt eine einfache Bilddiagnostik, in der Regel eine Ultraschalluntersuchung des Harntraktes. Nach dem spinalen Schock, der bei Kindern oft nur einige Wochen dauert, sind urodynamische Untersuchungen zur Beurteilung der Blasenfunktion sowie wiederholte Ultraschalluntersuchungen zur Beurteilung von oberem und unterem Harntrakt angezeigt. Bei kompletten und inkompletten suprasakralen Läsionen erfordern erhöhte Miktionsdrücke, vesikoureteraler Reflux und wiederholte Infektionen besondere Aufmerksamkeit. Die autonome Dysreflexie ist eine andere, ernsthafte Komplikation, besonders wenn die Läsion oberhalb von T 5, also oberhalb der sympathischen Versorgung für die Bauchorgane liegt. Läsionen der sakralen Segmente führen zur Detrusorareflexie, die in ihrer Problematik der bei Myelodysplasie ähnlich ist. Das Verhaltensmuster der Dysfunktion des unteren Harntraktes kann sich jedoch im Laufe der Zeit, einmal durch Veränderungen am Rückenmark, zum anderen durch anatomische und funktionelle Veränderungen am unteren Harntrakt, durch Fibrose, Reflux oder chronische Entzündung, verändern. Deshalb ist eine laufende Kontrolle mittels bildgebender Verfahren und urodynamischer Untersuchungen, insbesondere bei kleinen Kindern, obligatorisch. Entsprechend dem Läsionstyp bleibt bei vielen Kindern die Blaseninervation irreversibel geschädigt, so daß man mit den Therapiemaßnahmen, speziell dem intermittierenden Katheterismus, fortfahren muß. Im übrigen erfolgt die Behandlung der querschnittgelähmten Blase bei Kindern größtenteils den Methoden bei Erwachsenen.

Zusammenfassend ist die Mortalität bei Myelomeningozele in den letzten 50 Jahren durch Antibiotika, Verbesserung der pädiatrischen Anästhesie, durch Anlage ventrikuloperitonealer Shunts, durch entsprechende urologische Maßnahmen und zuletzt auch über die Erkenntnisse bezüglich Latexallergien wesentlich zurückgegangen. Die Morbidität konnte durch eine adäquate urologische Behandlung verbessert werden. Die nächsten Herausforderungen finden sich in den Bereichen der Integration in die Gesellschaft und der Sexualität - Erwartungen, die jedem jungen Menschen zuzubilligen sind. Auf diesem Gebiet liegen noch zu wenig wissenschaftliche Erkenntnisse vor. Bomalaski et al. [4] untersuchten diese Punkte bei einer Gruppe von jungen

Erwachsenen mit Spina bifida und verglichen die Ergebnisse mit einer Gruppe der normalen Lokalbevölkerung. Sie konnten feststellen, daß sich Schulbildung und berufliche Entwicklung der Spina-bifida-Gruppe wenig von normalen Gleichaltrigen unterschieden. Frauen hatten anscheinend ein günstigeres Ergebnis in bezug auf berufliche Tätigkeit und sexuelle Beziehungen. In übrigen konnten sie auch feststellen, daß die intestinale Harnableitung langfristig den Nierenschaden nicht verhindern kann. Die gute Nachricht in bezug auf Spina bifida ist, daß viele Fälle durch Folsäurevitaminzusatz in der Schwangerschaft [10] zu verhüten sind. Vielleicht kommt der Tag, an dem die Myelodysplasie eine Krankheit mit nur noch historischer Bedeutung ist.

Literatur

1. Bloom DA, Lapides J (1994) A brief history of urethral catheterization. J Urol 151: 317-325
2. Bloom DA, Knechtel JM, McGuire EJ (1990) Urethral dilation improves bladder compliance in children with myelomeningocele and high leak point pressures. J Urol 144: 430-433
3. Bolmalaski MD, Teague JL, Brooks B (1995) The long-term impact of urologic management on the quality of life in children with spina bifida. J Urology
4. Duckett JW Jr (1975) Cutaneous vesicostomy in childhood; the Blocksum technique. Urol Clin North Am 1: 485-495
5. Flood HD, Ritchey ML, Bloom DA, McGuire EJ (1984) Outcome of reflux in children with myelodysplasiea managed by bladder pressure monitoring. J Urol 152: 1574-1577
6. Ghoneim GM, Bloom DA, McGuire EJ, Stewart KL (1989) Bladder compliance in myelomeningocele children. J Urol 141: 1404-1406
7. Gormley A, Bloom DA, McGuire EJ, Ritchey ML (1992) The treatment of urinary incontinence in children using glutaraldehyde cross-linked collagen. J Urol 148: 127-130
8. Guttmann L, Frankel H (1966) The value of intermittent catheterization in the early treatment of traumatic paraplegia and tetraplegia. Paraplegia 4: 63-83
9. Henrys P, Lyne ED, Liflon C, Salciccioli G (1977) Clinical review of cervical spine injuries in children. Clin Orthop 129: 172
10. Johnston JH, Kathel BL (1973) The obstructed neurogenic bladder in the newborn. Brit J Urol 43: 206-210
11. Matson DD (1969) Neurosurgery of infancy and childhood, 2nd edn. Thomas, pp 52-60
12. McGuire EJ, Woodside JR, Borden TA, Weiss RM (1981) Prognostic value of urodynamic testing in myelodysplasitic patients. J Urol 126: 205
13. McGuire EJ, Bloom DA, Ritchey ML (1993) Stress leak point pressure: a diagnostic tool for incontinent children. J Urol 150: 700-702
14. Oakley GP Jr.(1993) Folic acid - preventable spina bifida and anencephaly. JAMA 269: 1269-1293
15. Ridlon HC, Markland C, Grovan DE et al. (1975) Myelomeningocele: suggested minmal urological evaluation and surveillance. Pediatrics 56: 477-478
16. Roth DR, Vyas PR, Kroovand RL, Perlmutter AD (1986) Urinary tract deterioration associated with the artifical urinary sphincter. J Urol 135: 528-530
17. Stover SL, Fine PR (1987) Epidemiology and economics of spinal cord injury. Paraplegia 25: 225
18. Wan J, McGuire EJ, Bloom DA, Ritchey ML (1992) The treatment of urinary incontinence in female adolescents. J Urol 148: 127-130
19. Wan J, Kozminski M, Wang SC et al. (1994) Intravesical instillation of gentamicin sulfate: in vitro, canine, an human studies. Urology 43: 531-536
20. Wang SC, McGuire EJ, Bloom DA (1988) A bladder pressure management system for myelodysplasiea - clinical outcome. J Urol 140: 1499-1502
21. Wang SC, McGuire EJ, Bloom DA (1989) Urethral dilation in the management of urologic complications in myeloplasia. J Urol 142: 1054

KAPITEL 22

Spezielle Aspekte neurogener Blasenentleerungsstörungen bei Kindern

H. Madersbacher

In den vorangegangenen Kapiteln wurden die Ätiologie und die Morphologie sowie die Pathophysiologie und Aspekte zur urodynamisch kontrollierten Therapie abgehandelt, weiterhin wurde auf die Bedeutung der urologischen Frühbehandlung von Kindern mit Myelomeningozele(MMC) hingewiesen. Bereits 1975 konnten wir bei Neugeborenen mit Myelomeningozele feststellen, daß nur in 10 % abnorme Befunde am oberen Harntrakt vorhanden waren; bei einer 2. Gruppe, bei denen in den ersten Lebensjahren keine adäquate urologische Behandlung stattgefunden hatte, waren bereits in 20 % und bei einer Gruppe von Erwachsenen mit unregelmäßiger Therapie und Überwachungen in 75 % ausgeprägte Veränderungen festzustellen (Madersbacher 1975). Analog zur Forderung, daß bei posttraumatisch Querschnittgelähmten die urologische Behandlung am Tage des Unfalles einsetzen müsse, sollte sie auch bei diesen Kindern unmittelbar nach der Geburt beginnen.

Neurogene Funktionsstörungen des unteren Harntraktes sind bei Kindern überwiegend durch angeborene, seltener durch erworbene Innervationsstörungen bedingt. Häufigste Ursache war bisher die Myelomeningozele. Durch die Kernspintomographie werden jedoch zunehmend häufig geschlossene, von Haut bedeckte Läsionen als Ursache kindlicher Blasenentleerungsstörungen aufgedeckt, bei uns ist derzeit ihre Zahl pro Jahr größer als die der Neugeborenen mit MMC. Klinisch ist die neurogene Blasenentleerungsstörung auch bei Kindern durch Restharn, rezidivierende Harnwegsinfekte und Harninkontinenz gekennzeichnet. Zur Erkennung der Dysgenesie des Kreuzbeines genügt ein einfaches „Nierenleerbild" mit Darstellung der unteren Wirbelsäule und des Sakrums. Darauf sollte auch im Zeitalter der Sonographie bei entsprechender Symptomatik nicht verzichtet werden. Trotzdem werden Malformationen des Kreuzbeines auch gern radiologisch übersehen, wenn die Sakrumgegend bei der Befundung durch Darmgas und Darminhalt überlagert ist bzw. an diese Anomalie nicht gedacht wird. Die Untersuchung der Wahl zur Diagnostik gedeckter Dysraphien ist die Kernspintomographie. Je früher derartige Fehlbildungen als Ursache von Blasenfunktionsstörungen erkannt werden, desto größer ist die Chance auf Erholung. Derzeit ist die Situation so, daß bei 80 % der Kinder die jahrelang bestehende Innervationsstörung, bedingt durch den Zug am Konus, bereits zu irreversiblen Schädigungen von Blase und Schließmuskel geführt hat. Gerade bei den gedeckten Dysrhapien sind es meist die urologischen Symptome, welche auf die Fehlbildung aufmerksam machen. Dies betrifft in besonderen die sakrale Dysgenesie. Häufig ist es eine als persistierende Enuresis verkannte Harninkontinenz, die um das 4. bis 5. Lebensjahr Anlaß zu einer eingehenden Untersuchung gibt. Eine gründliche Harn- und Stuhlanamnese sowie eine klinische neurourologische Untersuchung mit. Sensiblitätsprüfung und Reflexanalyse sollten die weitere Abklärung in die richtige Bahn lenken. Treten bei Kindern und heranwachsenden Jungendlichen Blasensymptome wie Enuresis nocturna et diurna, gehäufter imperativer Drang oder Harnträufeln auf, die häufig mit Stuhlbeschwerden (Stuhlschmieren, Obstipation) kombiniert sind, sollte man immer an die Möglichkeit einer gedeckten angeborenen Fehlbildung, insbesondere an ein „tethered cord syndrome" denken, vor allem, wenn Auffälligkeiten der gedeckten Sakralhaut vorhanden sind. Die neurourologische Untersuchung kann den Verdacht einer neurogenen Genese verstärken, die urodynamische Abklärung die funktionelle Störung beweisen und weiterführende Untersuchungen wie Skelettröntgen und Kernspintomographie die Ursachen aufdecken.

Behandlungsziel bei diesen Kindern ist in erster Linie die Erhaltung der Nierenfunktion durch adäquate Blasenentleerung sowie das Erreichen einer Harnkontinenz oder zumindest des Zustandes „socially dry" (trocken bis zu 3 h bei regelmäßiger Blasenentleerung) durch konservative oder operative Maßnahmen. Diese dürfen jedoch nicht zu Lasten der Nierenfunktion gehen. Die Art der Dysfunktion von Detrusor und Sphinkter sowie die individuelle Situation des Betroffenen bestimmen Art und Ausmaß der Therapie. Die Innervationsstörung trifft ja i. allg. Blase und Schließmuskel und führt motorisch entweder zu einer Hyperreflexie oder zu einer Hypo- bzw. Areflexie von Detrusor und Sphinkter. Beide können in ihrer Art und in ihrem Ausmaß gleichartig oder unterschiedlich von der Läsion betroffen sein. Aus den möglichen Kombinationen ergeben sich 4 wichtige neurogene Blasentypen (s. Abb. 22.1). Wenn auch dabei die Sensibilität nicht berücksichtigt ist, so handelt es sich dabei um eine problemorientierte Einteilung, die Rückschlüsse auf die Speicher- und Entleerungsfunktion und die damit verbundenen Risiken erlaubt.

Im folgenden sind die Therapien bei diesen 4 häufigsten neurogenen Blasentypen kurz zusammengefaßt:

1) Ist eine *Hyperreflexie des Detrusors mit einer Hyperreflexie (Spastizität) des Sphinkters/Beckenbodens* kombiniert, führt die Detrusor-Sphinkter-Dyssynergie (DSD) zu Restharn, die Detrusorhyperreflexie zur Harninkontinenz und ein hyperkontraktiler Detrusor bzw. eine erniedrigte Compliance zu Reflux und Stauung. Auf die Bedeutung des „leak-point pressure" wird im Kap. 26 eindringlich hingewiesen. Die Behandlung einer DSD ist indiziert bei hyperkontraktilem Detrusor, vesikoureterorenalem Reflux sowie bei rezidivierenden Harnwegsinfektionen infolge Restharn oder massivem Reflux in die Prostata. Die medikamentöse Relaxation des quergestreiften Sphinkters ist wenig erfolgreich, bei Mädchen kann eine forcierte Harnröhrendehnung, bei Jungen eine Sphinkterotomie zu einer dramatischen Besserung der Blasenentleerungssituation führen. Die Sphinkterotomie ist jedoch irreversibel, die Harnkontinenz persistiert.

Wenn wir jedoch als Behandlungsziel neben der Erhaltung der Nierenfunktion auch die Erlangung von Harnkontinenz ansehen, so stellt heute der

Abb. 22.1. Die häufigsten neurogenen Blasentypen aus der Sicht der motorischen Funktion von Detrusor und Sphinkter: *dick ausgezogene Linien* symbolisieren Hyperreflexie bzw. spastische Lähmung, *dünn ausgezogene Linien* Areflexie bzw. schlaffe Lähmung

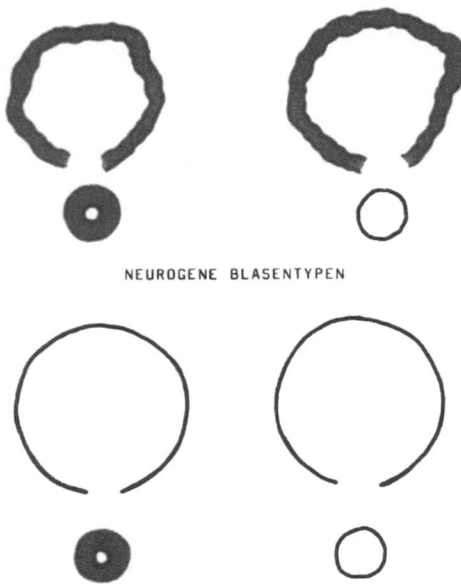

NEUROGENE BLASENTYPEN

intermittierende Katheterismus bei diesem neurogenen Blasentyp die Methode der Wahl zur Blasenentleerung dar. Er hat sich auch beim Kind zur Langzeittherapie bewährt und führt i. allg. zu einer Relaxation der Blase. Durch den Katheterismus bessern sich Hyperkontraktilität, Hyperaktivität sowie eine pathologische Compliance.

Bleiben trotz Katheterismus ein hyperkontraktiler Detrusor und/oder eine „Low-compliance-Blase" bestehen, so sind weitere Therapiemaßnahmen notwendig. Sie beruhen auf einer Umwandlung des hyperreflexiven in einen hyporeflexiven Detrusor, konservativ-medikamentös oder operativ. Zur Relaxation des spastischen Detrusors stehen uns heute gute Medikamente zur Verfügung, die allerdings nur dann voll wirken, wenn der Harn steril ist. Deshalb ist ggf. eine niedrig dosierte Langzeitinfektprophylaxe notwendig. Eigene Untersuchungen (Madersbacher u. Jilg 1991; Madersbacher u. Knoll 1995) sowie die anderer Autoren (Brendler et al. 1989; O'Flynn u. Thomas 1993) zeigen, daß auch durch die Instillation von z. B. Oxybutynin in die Blase eine Spasmolyse des Detrusors erzielt werden kann. Bei der intravesikalen Anwendung sind die Nebenwirkungen deutlich geringer als bei oraler Applikation. Durch die medikamentöse Relaxation des Detrusors in Verbindung mit Katheterismus konnten wir bei diesem Blasentyp in 44 % Harnkontinenz erreichen.

Operativ kann man die Detrusorhyperreflexie bei diesen Patienten durch die Blasenaugmentation beherrschen, die durch die Autoaugmentation (s. Kap. 16) eine neue, interessante Facette erhalten hat.

2) Ist eine *Areflexie des Detrusors mit einer schlaffen Beckenboden- bzw. Sphinkterlähmung* kombiniert, werden zur Harnentleerung Credé und Bauch-

Spezielle Aspekte neurogener Blasenentleerungsstörungen bei Kindern

presse empfohlen, ohne zu bedenken, daß es trotz der schlaffen Beckenbodenlähmung dabei durch Abquetschen der Harnröhre am Durchtritt durch den Beckenboden zu einer infravesikalen Obstruktion kommt, so daß gefährlich hohe Entleerungsdrucke notwendig werden können (s. Abb. 22.2). Bei einem notwendigen intravesikalen Entleerungsdruck von über 40 cm H2O sowie bei bestehendem vesico-uretero-renatem Reflux ist diese Art der Blasenentleerung kontraindiziert. Als Alternative bietet sich der Katheterismus an. Die Harninkontinenz ist bei diesen neurogenen Blasenentleerungsstörungen in erster

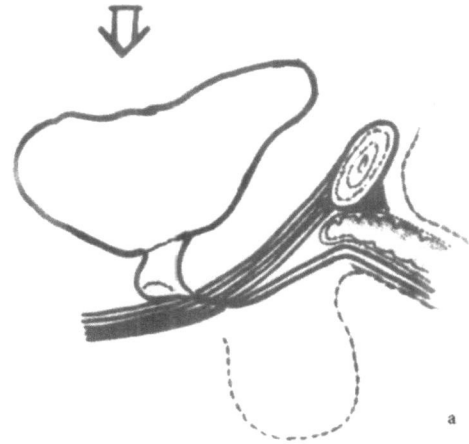

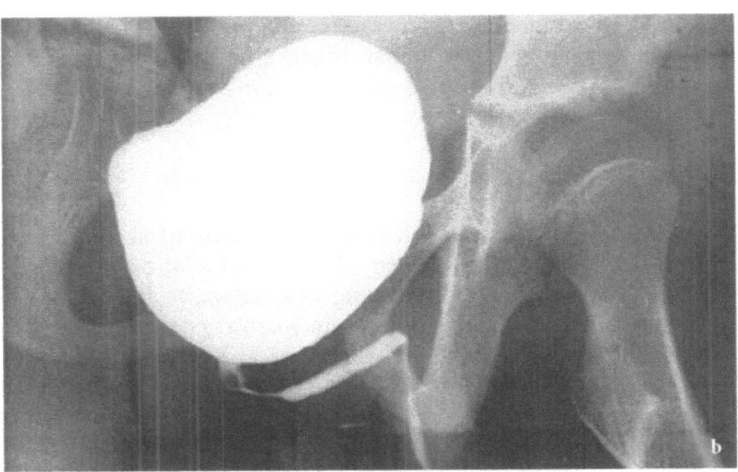

Abb.22.2a,b. Passive Blasenentleerung durch Bauchpresse/Credé. **a** nach Rotation und Tiefertreten von Blase und hinterer Harnröhre (gefördert durch die schlaffe Beckenbodenlähmung) bei gleichzeitiger Fixation der Urethra im Symphysenbereich kommt es zum Abquetschen der Harnröhre am Durchtritt durch den Beckenboden. **b** Im Miktionszystourethrogramm ist die Harnröhre dort während der Betätigung der Bauchpresse auf einer Länge von etwa 1 cm verengt und nur fadenförmig dargestellt.

Linie durch die Sphinkterschwäche bedingt. Die Chancen, mit konservativen Behandlungsmethoden trocken zu werden, betragen etwa 30 % und sind dann gegeben, wenn die Blase durch Katheterismus entleert wird. Therapie der Wahl bei der neurogenen Harnstreßinkontinenz ist heute die Implantation des Scott-Sphinkters, der Harninkontinenz garantiert, ohne obstruktiv zu wirken (s. Kap. 18).

Eine Alternative ist die Okklusion des Blasenhalses durch maximale Anhebung mittels Suspensionsplastik und in der Folge die Blasenentleerung durch Katheterismus, die Frühergebnisse sind zufriedenstellend, Langzeitergebnisse sind abzuwarten.

3) Ist ein *schwacher Detrusor mit einem spastischen Sphinkter* kombiniert ist ebenfalls der Katheterismus die Methode der Wahl zur Blasenentleerung. Die Chancen, dabei kontinent zu bleiben, liegen bei 70 %.

4) Ist ein *spastischer Detrusor bzw. eine „Low-Compliance-Blase" mit einem schlaffen Beckenboden* kombiniert, steht die Harninkontinenz infolge Detrusorhyperreflexie bei gleichzeitiger Sphinkterschwäche im Vordergrund des klinischen Bildes. Das Behandlungskonzept besteht darin, die Hyperreflexie des Detrusors medikamentös oder operativ in eine Hypo- oder Areflexie umzuwandeln. Die Chancen, mit konservativen Maßnahmen trocken zu werden liegen unter 10 %, durch Implantation eines Scott-Sphinkters liegt die Erfolgsrate bei etwa 90 %. Allerdings sind bei etwa 50 % der Kinder flankierende Eingriffe prä- oder peroperativ notwendig, weiterhin muß man bei etwa 30 % mit 1 oder mehreren Reparaturoperationen rechnen.

Da es sich bei diesen Kindern häufig um inkomplette neurogene Läsionen handelt, sollte man versuchen, vorhandene Restfunktionen voll auszuschöpfen. Dies gelingt durch die intravesikale Elektrotherapie nach Katona. Gerade bei Kindern mit kongenitalen Störungen, die nie das Gefühl für Harndrang oder Blasenentleerung erfahren haben, kann eine Elektrotherapie in Kombination mit einem externen Feedback die Situation wesentlich bessern.

Grundlagen und Technik

Durch die intravesikale Elektrostimulation kommt es, wie Ebner et al. (1993) experimentell beweisen konnten, zu einer Stimulation der Mechanorezeptoren der Blase, durch deren Aktivierung über afferente Bahnen im Laufe der Therapie letztlich so starke Impulse zum Kortex gelangen, daß die Blasenfüllung verspürt und eine zentral induzierte bzw. kontrollierbare Miktion in Gang kommen kann. Durch die Beobachtung eines zugeschalteten Steigrohrmanometers kann der Patient am Anstieg der Flüssigkeitssäule auftretende Detrusorkontraktionen erkennen und sie mit dem für ihn neuen Gefühl assoziieren (s. Abb. 22.3). Weiterhin kann er den Erfolg seiner Mitarbeit etwa beim Erlernen der Willkürsteuerung kontrollieren. Bei Kindern mit kongenitalen Blasenentleerungsstörungen konnten wir in ca. 70 % Blasengefühl induzieren, bei ca. 60 % ist eine positive Beeinflussung der Detrusorkontraktilität und bei ca. 40 % eine klinisch relevante aktive Kontrolle der Blase, überwiegend im Sinne einer neurogen enthemmten Blase, erreichen.

Theorie der vegetativen Afferentierung zur Blasenkontrolle durch intravesikale Elektrostimulation

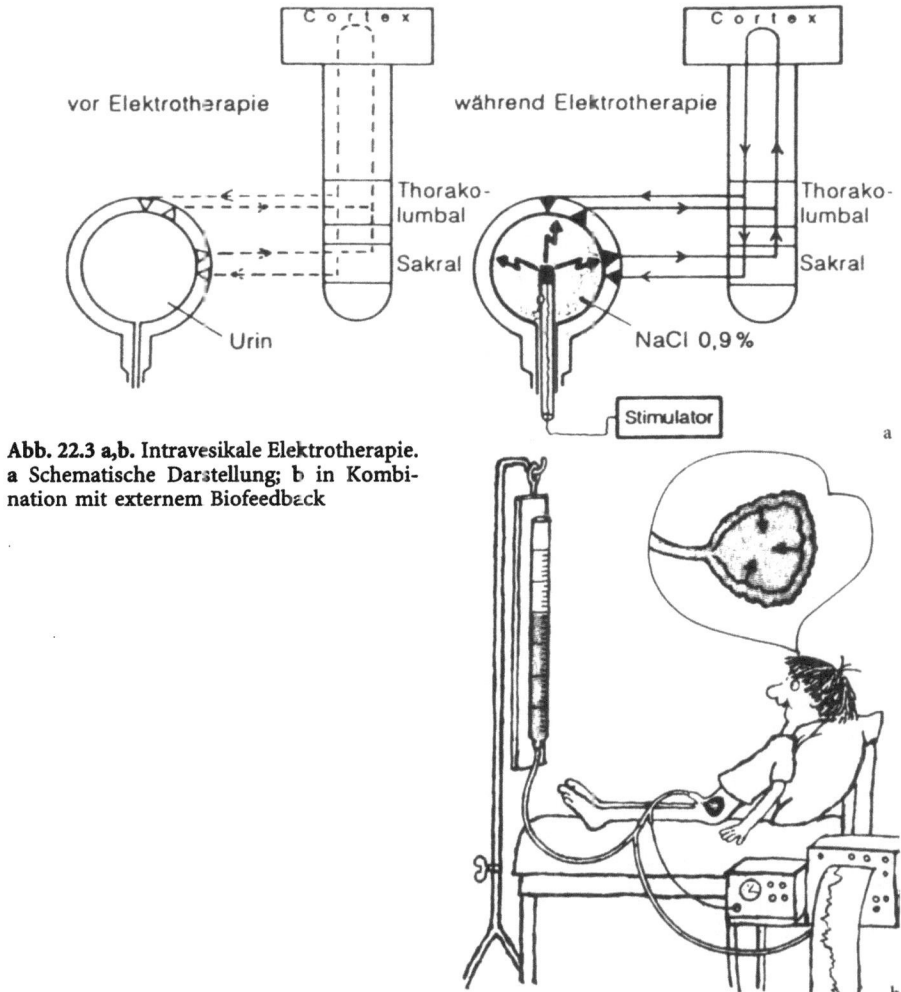

Abb. 22.3 a,b. Intravesikale Elektrotherapie.
a Schematische Darstellung; b in Kombination mit externem Biofeedback

Durch die intravesikale Elektrostimulation ist in vielen Fällen eine Verbesserung der Situation, aber i. allg. keine Restitutio ad integrum möglich, was auch durch die kürzlich veröffentlichten Untersuchungen von Shapiro et al. (1991) verständlich wird: Diese Autoren konnten anhand stereologischer Analysen der Blasenwand zeigen, daß bei myelodysplastischen Kindern, und zwar bereits beim totgeborenen Fetus, der Bindegewebsanteil der Blasenwand 3 mal so hoch ist wie bei Blasengesunden. Die Faktoren, die zur normalen Entwicklung der glatten Muskulatur und der Blasenwand führen, sind ebensowenig bekannt wie die Ursache, die bei der Myelodysplasie zur Störung dieser Entwicklung führen. Weitere Untersuchungen in dieser Richtung sind notwendig, um die zugrundeliegende Pathophysiologie zu erfassen und vielleicht therapeutische Maßnahmen daraufhin abzustimmen.

In den letzten 25 Jahren wurden große Fortschritte bei der Behandlung von Patienten mit dysrhaphischen Fehlbildungen erzielt. Über die vielfältigen Auswirkungen und Folgen, die die Dysfunktion der Harnblase, des Mastdarmes und der Sexualfunktion bei Jugendlichen und jungen Erwachsenen mit sich bringt, sowie ihre Auswirkungen auf Sozialstatus und partnerschaftliche Beziehungen gibt es in der Literatur vergleichsweise wenige und z. T. kontroverse Berichte. Nur wenige Veröffentlichungen beschäftigen sich mit der Frage, ob und wie Betroffene mit ihren vielfältigen Behinderungen und hinsichtlich der sich daraus ergebenden Folgen später im Leben fertig werden.

Wir haben 30 Jugendliche und junge Erwachsene mit Myelomeningozele, Durchschnittsalter 22,4 Jahre, untersucht (Holossi u. Madersbacher 1994). Die Art der neurogenen Blasenentleerungsstörung, sich daraus ergebende Folgen, die neurogene Stuhlentleerungsstörung sowie die Störung der Sexualfunktion wurden dabei erfaßt und zum schulischen und beruflichen Werdegang, zu ihrem Sozialstatus und zur partnerschaftlichen Situation in Beziehung gesetzt. Besonderes Augenmerk galt bei den Männern der Fertilität.

Derartige Untersuchungen zeigen, daß die Beherrschung der Harninkontinenz, etwa durch die Implantation eines Scott-Sphinkters, die Anbahnung partnerschaftlicher Beziehungen offensichtlich wesentlich erleichtert. Andererseits ist eine persistierende Harninkontinenz der häufigste Grund für Unzufriedenheit über die Blasenentleerungssituation. Weiterhin zeigen die Untersuchungen, daß auch Inkontinente, wenn der unfreiwillige Harnabgang durch Hilfsmittel adäquat beherrscht wird, einen Beruf erlernen und ausüben können. Der intermittierende Katheterismus wird i. allg. akzeptiert, wobei die Tatsache, daß er nicht überall und jederzeit ausgeführt werden kann, gewisse Einschränkungen der täglichen Aktivitäten und eine erhöhte Selbstdisziplin im Hinblick auf die Flüssigkeitszufuhr erfordert. Die Tatsache, daß 24 von 30 beidseitig morphologisch und funktionell intakte Nieren hatten, bei 4 auf einer Seite eine leichte und nur bei 2 bei langdauerndem und nicht adäquat behandeltem Reflux eine erhebliche Nierenfunktionseinschränkung besteht, zeigt, daß unter Ausnützung der heutigen Therapiemöglichkeiten die Erhaltung der Nierenfunktion und das Erreichen von Harnkontinenz durchaus möglich sind. Ein Viertel der Nachuntersuchten klagt über unfreiwilligen Stuhlabgang, wodurch eine erhebliche Einschränkung der Aktivitäten der Betroffenen gegeben ist.

Die Evaluierung der Sexualfunktion ergab zunächst, daß pathologische Hormonwerte selten sind: In 16,7 % war das FSH, in 6,7 % das LH erhöht. Die Menarche trat bei 73 % der Frauen zeitgerecht zwischen dem 10. und 12. Lebensjahr ein, eine Sonographie des Genitaltraktes zeigte bei allen Frauen altersentsprechende unauffällige Befunde. Eine Patientin (mit Scott-Sphinkter) ist Mutter eines gesunden Kindes.

Obwohl alle Männer das Vorhandensein von Erektion und Ejakulation angaben, konnte letztlich nur bei der Hälfte Ejakulat für ein Spermiogramm gewonnen werden: Bei 1 Patienten fand sich eine Normozoospermie, bei 4

Patienten eine Oligozoospermie, bei 2 eine Azoospermie. Nur 2 der Nachuntersuchten, 1 Mann und 1 Frau, waren verheiratet und 6 hatten einen eigenen Haushalt.

Im Gegensatz zur Literatur leben die Patienten in einer einigermaßen zufriedenstellenden sozialen Situation. Die Schulbildung und der berufliche Werdegang zeigen eine überraschend positive Bilanz. Die Tatsache, daß heute ein Kind, auch wenn es rollstuhlgebunden und inkontinent ist, Aufnahme in eine Normalschule finden kann, geschützte Werkstätten sowie gesetzlich geregelte Behindertenarbeitsplätze sind der Grund dafür, daß sowohl die schulische Ausbildung als auch letzlich die beruflichen Aussichten weit besser sind als früher.

Die Nachuntersuchungen zeigen, wie wichtig es ist, bei Erstellung eines Therapiekonzeptes neben der Erhaltung der Nierenfunktion auch die Beherrschung der Harninkontinenz, wenn möglich die Wiederherstellung der Kontinenz, als Behandlungsziel im Auge zu behalten.

Literatur

Brendler CB, Radebaugh LC, Mohler JL (1989) Topical oxybutynin chloride for relaxation of dysfunctional bladders. J Urol 141: 1350-1352

Ebner A, Chonghe J, Lindström S (1992) Intravesical electrical stimulation – an experimental analysis of the mechanism of action. J Urol 148: 920-924

Holossi P, Madersbacher H (1994) Urogenitale Dysfunktion und soziale Eingliederung junger Erwachsener mit op. Myelomeningocele. Abstracts des Kongresses der Deutschen Gesellschaft für Urologie 1994. Urologe [A] [Suppl 1]: 114

Madersbacher H (1975) Development of the upper urinary tract in myelomeningocele and consequent urological care. Int Urol Nephrol 7: 13-22

Madersbacher H, Jilg G (1991) Control of detrusor hyperreflexia by the intravesical instillation of oxybutynine hydrochloride. Paraplegia 29: 84-90

Madersbacher H, Kroll M (1995) Intravesical application of oxybutynine: mode of action in controlling detrusor hyperreflexia, preliminary results. Eur Urol 28: 340-344

O' Flynn KJ, Thomas DG (1993) Intravesical instillation of oxybutynin hydrochloride for detrusor hyperreflexia J Urol 72: 566-570

Shapiro E, Becich MJ, Perlman E, Lepor H (1991) Bladder wall abnormalities in myelodysplastic bladders: A computer assisted morphometric analysis. J Urol 145: 1024-1029

KAPITEL 23

Urologische Versorgung bei Myelomeningozele

M. Goepel und F. Noll

Neurogene Blasenentleerungsstörungen im Kindesalter sind in der Mehrzahl der Fälle Folgen dysrhaphischer Hemmungsmißbildungen [19, 20].

Die urologische Funktionsdiagnostik zielt in erster Linie auf die Feststellung der mit der Grunderkrankung verbundenen Blasen- und Sphinkterfunktion sowie assoziierter Störungen am oberen Harntrakt. Therapeutisches Hauptziel bleibt neben dem Erhalt der Nierenfunktion das Erreichen der Harnkontinenz und eine individuell angepaßte Form der Blasenentleerung, die auch den übrigen körperlichen Behinderungen sowie der sozialen und persönlichen Situation des Betroffenen Rechnung trägt.

Pathophysiologie der Myelodysplasie

Nach der Differenzierung von Ento-, Meso- und Ektoderm induzieren die Zellen des Mesoderms in der Frühphase der Embryogenese im Bereich der Chorda die Bildung der Neuralplatte, welche sich durch Proliferation zur Neuralrinne entwickelt.

Dieses Neuroepithel bildet in der weiteren Entwicklung das gesamte zentrale Nervensystem. Eine Fehlentwicklung beim Verschluß bzw. eine neue Spaltung nach vollzogener Fusion wird als Ursache der Neuralrohrdefekte angesehen. Dabei ist die Myelomenigozele die häufigste Spaltmißbildung. Hierbei wird das Rückenmark geformt, ohne daß ein vorheriger Verschluß der Neuralrinne zum Neuralrohr stattfand. Die dorsale Apertur der Wirbelsäule wird nicht ausgebildet, und auch die muskulären Strukturen sind nur rudimentär vorhanden. Eine mögliche Erklärung ist das Fehlen einer geeigneten Induktion zum Verschluß des Neuralrohrs

Der unvollständige Verschluß des Neüralrohrs führt zur Malformation der begleitenden mesenchymalen Strukturen, was die Defekte der Wirbelsäule und der Muskulatur erklärt.

Eine der wichtigsten Klassifikationen der neurogenen Blasenentleerungsstörung nach traumatischer Querschnittlähmung stammt von Bors u. Comarr [3]. Die Autoren beschreiben die polaren Blasentypen der „upper motor neuron lesion" und der „lower motor neuron lesion".

Die „upper motor neuron lesion" bezeichnet dabei den Lähmungstyp einer kompletten Querschnittlähmung oberhalb des sakralen Miktionszentrums S 2-4. Der Detrusor ist über seinen spinalen Regelkreis neurogen innerviert und kontrahiert sich unkontrolliert und von der jeweiligen Füllung unabhängig (spastische Blase). Gleichzeitig ist der quergestreifte Beckenboden zur spastischen Kontraktion befähigt. Beide Systeme arbeiten bei einer Miktion nicht mehr zusammen, sondern dyssynerg, d. h., bei einer Detrusorkontraktion kommt es gleichzeitig zu einer Sphinkterkontraktion und so zu abnorm hohen Blaseninnendrucken bei schlechtem Harnfluß und unvollständiger Miktion.

Die „lower motor neuron lesion" ist das genaue Gegenteil: Bei kompletter Lähmung unterhalb des sakralen Miktionszentrums liegt eine schlaffe Parese des Detrusors und des Beckenbodens vor (schlaffe Blase).

Zwischen diesen beiden an den Enden einer breiten Skala liegenden Funktionstypen von neurogenen Blasenstörungen liegt die Vielzahl von Mischtypen, die den klinischen Alltag darstellen.

„Spastische" Blase (Reflexblase)

Das Niederdrucksystem der normalen Blase wird durch die „upper motor neuron lesion" in ein Hochdrucksystem mit all den fatalen Folgen für den oberen Harntrakt verwandelt. Zusätzlich zu der Erhöhung des infravesikalen Widerstandes wird die Detrusorkontraktion nicht beibehalten, bis die Blase vollständig entleert ist, und es kommt zur Restharnbildung.

Alle Mechanismen zusammen führen zu einer Blasenentleerungssituation, die gekennzeichnet ist durch unzureichende Miktionen mit schlechtem Harnfluß, hohem Restharn und hohen Blaseninnendrucken. Der Zeitpunkt der Miktionen ist nicht beeinflußbar; die Patienten sind deshalb inkontinent.

Wird dieser Pathomechanismus nicht unterbrochen, kommt es zur Ausbildung der klassischen spastischen Blase. Diese hat ein kleines Volumen, eine ausgeprägte Blasenwandverdickung und eine erheblich verringerte Compliance. Dadurch und durch die morphologischen Blasenwandveränderungen wird die Ausbildung eines vesikorenalen Refluxes begünstigt. Die hohen Speicherdrucke und die geringe Compliance verschlechtern die Druckdifferenz zwischen distalem Harnleiter und Blase, so daß auch die freie Urinabgabe in die Blase behindert wird, was zur Stauung der oberen Harnwege führen kann.

„Schlaffe" Blase (areflexive Blase)

Eine Störung der Schaltstellen des Detrusorreflexes im Sakralmark oder unterhalb bzw. peripher davon führt zu einer „schlaffen" Blase und ggf. gleichzeitig zu einer Beckenbodenschwäche. Der Detrusor vesicae wird inaktiv und areflexiv, was eine Erhöhung der Blasencompliance bedingt: Die Blasenkapazität erhöht sich durch die fehlende Eigenaktivität der Blasenwand, und der Blasenverschlußdruck ist erniedrigt. Dies gilt sowohl für die Blasenhalsregion als auch für den äußeren Blasenschließmuskel. Die Blasenentleerung kann nur durch intermittierenden Katheterismus, Bauchpresse (Valsalva-Manöver) oder manuellen Druck von außen auf die Harnblasenregion (Credé-Handgriff) meist unter Erzeugung unphysiologisch hoher intravesikaler Drücke erfolgen.

Zusätzliche Störungen in der sympathischen Innervation des Blasenhalses führen über ein Absinken des Blasenverschlußdruckes zur Streßinkontinenz. Bei dieser Form der Blasenentleerungsstörung wird die Blase gegen einen zwar geschwächten, aber nicht relaxierten äußeren Schließmuskel entleert.

Mischtypen

Die Mischtypen, wie sie Bors u. Comarr [3] beschrieben, entstehen durch inkomplette Läsionen der betroffenen Neurone. Dabei unterscheidet man grob klinisch die 4 in Abb. 23.1 dargestellten Lähmungstypen. Zieht man bei dieser Einteilung die Sensibilität von Blase und Harnröhre mit hinzu, ergibt sich eine Vielzahl von Kombinationsmöglichkeiten. Zur Therapie dieser Mischtypen sind wiederholte urodynamische Untersuchungen notwendig, da in dieser Patientengruppe mit zunehmendem Alter und Längenwachstum Veränderungen des Blasenentleerungstyps vorkommen können.

Besonderheiten der Blasenfunktion bei Myelomeningozele

Grundsätzlich können bei der Myelomeningozele alle vorher beschriebenen Blasenlähmungstypen auftreten; bedingt durch die frühe Anlage der Störung und der konsekutiven Blasenwandveränderungen bestehen jedoch einige Besonderheiten, die auch in der Therapie berücksichtigt werden müssen. Zudem ist bei den Patienten mit Myelomeningozele der neurale Defekt meist ausgedehnter und umfaßt mehrere Rückenmarksabschnitte. Zur urodynamischen Klassifizierung und Risikoabschätzung benutzt McGUIRE [13] den „leak point pressure" (LPP), d. h. den Druck, bei dem sich die Blase spontan entleert. Er unterteilt die Patienten in solche mit einem LPP < 40 cm H_2O und solchen mit einem LPP > 40 cm H_2O.

Wichtig in der Therapie und für das Verständnis der besonderen Blasenfunktion bei MMC-Patienten ist, daß bei fast allen ein funktionsloser Blasen-

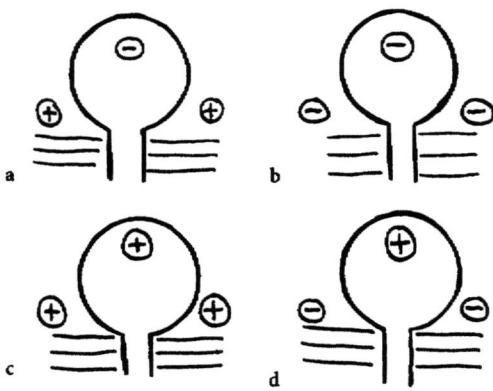

Abb. 23.1. „Formen der neurogenen Blase". *kursiv* (-) schlaffe Lähmung, (+) spastische Lähmung. a,d Mischformen. b Komplette infranukleäre Läsion, schlaffe Lähmung, des Detrusormuskels mit schlaffer Lähmung des Beckenbodens. c Komplette supranukleäre Läsion, spastische Lähmung des Blasenmuskels mit spastischer Lähmung des Sphinktermuskels und Detrusorsphinkterdyssynergie

hals vorliegt. Dieser Bereich der Harnblase generiert im Gegensatz zu neurogenen Blasen bei traumatischer Querschnittlähmung keinen eigenständigen Verschlußdruck, was die theoretisch möglichen Situationen der neurogenen Blasenentleerungsstörungen bei MMC-Patienten auf im wesentlichen 4 Typen beschränkt (s. Abb. 23.1; vgl. Kap. 22).

1. Der Detrusor ist areflexiv und der Beckenboden/Sphincter externus schlaff.
2. Der Detrusor ist areflexiv und der Beckenboden/Sphincter externus ist spastisch (sphinklev-Dyssynergie).
3. Der Detrusor ist reflexiv und der Beckenboden/Sphincter externus schlaff.
4. Der Detrusor ist reflexiv und der Beckenboden/Sphincter externus spastisch (Detrusor-Sphinkter-Dyssynergie).

Diagnostik

Eine wichtige Voraussetzung zur Versorgung von Myelomeningozelenkindern ist eine interdisziplinäre Arbeitsgruppe. Alle beteiligten Fachgruppen (Pädiatrie, Neurochirurgie, Orthopädie, Urologie) untersuchen die Patienten, wenn möglich, gemeinsam und leiten sie dann weiteren diagnostischen oder therapeutischen Maßnahmen zu. Dies gilt sowohl für die postpartale Primäruntersuchung, die in der Regel nach operativem Verschluß der Myelomeningozele stattfindet, als auch für die nachfolgenden Untersuchungen.

Primärdiagnostik

Die urologische Primärdiagnostik umfaßt neben der körperlichen Untersuchung Urinanalysen und die sonographische Beurteilung der Nieren, der ableitenden Harnwege und der Blase vor und nach einer Miktion. Aus diesen Informationen können erste Schlüsse auf die Form der neurogenen Blasenentleerungsstörung gezogen werden. Ergänzt wird die Untersuchung durch ein Miktionszysturethrogramm, das einen assoziierten Reflux als zusätzlichen Risikofaktor nachweisen oder ausschließen soll, idealerweise in Kombination mit einer urodynamischen Untersuchung als Videourodynamik [18]. Dabei ist eine reproduzierbare Untersuchung mit Beschreibung bzw. Einhaltung bestimmter Rahmenbedingungen unabdingbar [1].

Hierbei werden Funktionsdaten der Harnblase erfaßt, die die zum Untersuchungszeitpunkt vorhandene Form der neurogenen Blasenstörung festlegt. Diese Untersuchung muß bei den Folgeuntersuchungen je nach Verlauf in größeren Abständen wiederholt werden, da die primär festgestellte Form der Störung sich z. B. durch zunehmendes Größenwachstum des Kindes ändern kann. Auch zur Feststellung der Effektivität therapeutischer Interventionen ist die urodynamische Untersuchung unerläßlich.

Empfehlenswert erscheint die genaue Feststellung der Nierenfunktion durch Kreatinin-Clearance oder DMSA-Uptake auch bei primär normalem oberen Harntrakt, da der Serumkreatininwert dies nur unzureichend erlaubt. Der Zeitpunkt dieser Untersuchung muß individuell festgelegt werden, um der

Tabelle 23.1. Urologische Primärdiagnostik bei Myelomeningozele

Obligat:
- Körperliche Untersuchung
- Urinsediment/Urinkultur
- Blutbild, Differentialblutbild, Serumkreatinin, Serumelektrolyte
- Sonographie: Nierengröße, Parenchymdicke, Hohlraumektasie, Blasenfüllung, Blasenwanddicke, Restharnmenge
- Videourodynamik:

a) urodynamisch:	Erfassung von Blasendruck, Abdominaldruck, Differenzdruck (Blasendruck minus Abdominaldruck=effektiver Detrusordruck) bei langsamer Füllung der Blase (z B. 5–10 ml/min) in der Füllungs- u. Entleerungsphase, Blasenkapazität, Detrusordruck bei Miktionsbeginn („leak point pressure")
b) radiologisch:	Blasenform, Refluxnachweis, Refluxgrad, Form des Blasenhalses, Restharn, Morphologie der Harnröhre
c) Kombination:	Intravesikaler Druck bei Refluxbeginn Intravesikaler Druck bei Öffnung des Sphincter internus

Fakultativ:
- i. v.-Urogramm
- Isotopennephrogramm
- Isotopenclearance (MAG-3, DMSA-Uptake)

Ausreifung der Nierenfunktion postpartal und der Situation des einzelnen Kindes Rechnung zu tragen.

Zeigen sich im Rahmen der sonographischen Primäruntersuchung Auffälligkeiten am oberen Harntrakt, wird ein i. v.-Urogramm durchgeführt. Ergeben sich hierbei Hinweise auf eine Abflußstörung des oberen Harntraktes, sollte ein Isotopennephrogamm (ING) bei liegendem Blasenkatheter, ggf. mit Gabe eines Diuretikums („Lasix-ING"), vorgenommen werden, um zusätzliche Pathologien aufzudecken (s. Tabelle 23.1).

Folgeuntersuchungen

In Abhängigkeit von der bei der Primäruntersuchung festgestellten Form der neurogenen Blasenstörung und der anschließend eingeleiteten Therapie bzw. Art der Blasenentleerung (s. Therapie) müssen die Folgeuntersuchungen eine sichere Beurteilung der Funktion des oberen und unteren Harntraktes erlauben.

Hierzu kann bei guter Urindrainage (spontan, Einmalkatheterismus) und unauffälligem Verlauf (keine Harnwegsinfekte, kein Reflux, gutes Gedeihen, normaler oberer Harntrakt) eine Basisuntersuchung durch erneute Sonographie und Harnuntersuchung ausreichend sein.

Zeigen sich hier oder im klinischen Verlauf vor dieser Folgeuntersuchung Auffälligkeiten, muß auch die urodynamische Untersuchung wiederholt werden. Im weiteren Verlauf der Untersuchung kann in Abhängigkeit von der

Tabelle 23.2. Urologische Folgeuntersuchungen

Obligat:
- Genaue Verlaufsanamnese (Blasenentleerung, Infekte)
- Urinsediment, ggf. Urinkultur
- Sonographie des oberen und unteren Harntraktes

Fakultativ:
- Urodynamik, ggf. Videourodynamik (mindestens 1mal pro Jahr)
- Isotopennephrogramm
- Nierenfunktionsuntersuchung
- Magnetresonanztomographie

Therapieplanung (z. B. vor erneuten operativen Interventionen) eine genaue Beurteilung der Morphologie des Rückenmarks und der Wirbelsäule sinnvoll sein. Dies wird am besten durch die Magnetresonanztomographie (NMR) erreicht.

Tritt eine morphologische Veränderung am oberen Harntrakt ein, oder haben fieberhafte Harnwegsinfekte stattgefunden, so muß dies als Signal für eine inadäquate Therpie der neurogenen Blasenstörung gewertet werden. Das Ausmaß der eingetretenen Nierenfunktionsschädigung wird durch Wiederholung der Clearanceuntersuchung festgestellt.

Konservative Therapie

Die konservative Therapie zielt zunächst auf den Erhalt der Nierenfunktion. Wird bei der Primäruntersuchung ein Reflux nachgewiesen, muß eine Harnwegsinfektdauerprophylaxe eingeleitet werden. Kommt es trotz effektiver Blasenentleerung unter Dauerprophylaxe zu fieberhaften Harnwegsinfektionen, ist eine Antirefluxoperation notwendig. Hierbei werden Erfolgsraten von bis zu 95 % beschrieben [7]

Wichtigster Faktor ist aber die Reduzierung des Blasenauslaßwiderstandes („leak point"), der auch bei hyperaktivem Detrusor und Vorhandensein eines Refluxes aszendierende Infektionen durch „Auslaufen" der Harnblase mit verhindert. Dabei hat sich im Essener Patientengut die Anwendung eines α-Rezeptorenblockers (Phenoxybenzamin 0,5 mg/kg KG) bewährt [25].

Andere Behandlungskonzepte sehen in solchen Fällen eine primäre medikamentöse Spasmolyse mit Blasenentleerung durch intermittierenden Fremdkatheterismus vor [2]. Soll nach der „inkontinenten" Versorgung der Patienten im Alter von 5–8 Jahren Kontinenz erreicht werden, muß nach Ausschleichen des α-Blockers zunächst die Blasenfunktion erneut urodynamisch untersucht werden. In Abhängigkeit von den Ergebnissen dieser Untersuchung sowie der übrigen körperlichen Situation des Kindes wird eine geeignete Form der Blasenentleerung gewählt, die auch die soziale Situation der Patienten berücksichtigt.

Dabei wird bei kompetentem Beckenboden und hyperaktivem Detrusor („upper motor neuron lesion") eine Detrusordämpfung durch Gabe eines

Parasympatolytikums (z. B. Oxybutininhydrochlorid/Tropiverinhydrochlorid/ Trospiumhydrochlorid) herbeigeführt und die Blasenentleerung durch sauberen Selbst- oder Fremdkatheterismus erreicht. Hierbei ist zu berücksichtigen, daß die neu gewonnene Speicherfunktion der Harnblase begrenzt ist und nach Überschreiten dieser Grenze weiterhin neurogene Kontraktionen des Detrusors auftreten. Wichtig erscheint deshalb die urodynamische Feststellung dieses „Reflexievolumens", um daran orientiert, unter Berücksichtigung der täglichen Diuresemenge, die zeitlichen Katheterisierungsintervalle festzulegen. Voraussetzung für diese Form der Blasenentleerung ist die Fähigkeit der Patienten, den Katheterismus grundsätzlich selbst auszuführen und die notwendigen Rahmenbedingungen zu verstehen.

Zeigt sich bei der Urodynamik ein schlaffer Detrusor bei kompetentem Beckenboden, wird die Blase ebenfalls über sauberen Selbstkatheterismus entleert.

Bei Vorliegen eines schlaffen oder nur teilkompetenten Beckenbodens und Blasensphinkters kann eine ausreichende Kontinenz allein auf konservativem Weg nicht erreicht werden. Hier ist, in Abhängigkeit von der Situation des Kindes (Rollstuhlfahrer, Para-bzw Tetraplegiker, Intelligenzdefekt), eine operative Konstruktion eines Speicherorgans unter Verwendung der Harnblase oder die Implantation eines artefiziellen Sphinkters nach Scott anzustreben.

Operative Therapie

Die Beherrschung der Blasenspastik, die Wiederherstellung der Speicherfunktion der Blase und der kontrollierten Blasenentleerung sind das Ziel der operativen Therapie der neurogenen Blasenentleerungsstörung. Führt die medikamentöse Therapie nicht zur Entstehung einer ausreichenden Blasenkapazität, sollen die Folgen der Blasenspastik operativ gemindert werden. Ein Weg führt über die Reduktion des Blasenauslaßwiderstandes. Tanagho u. Linker [12] beschreiben die Sphinkterotomie als gezielte Maßnahme zur Reduzierung des Blasenauslaßwiderstandes. Daneben gibt es die Möglichkeit der Blasenhalsinzision, wie 1973 von Turner-Warwick beschrieben [26], die bei MMC-Patienten heute jedoch nur in Ausnahmefällen Anwendung findet. Wenn konservativ ein niedriger Blasenauslaßwiderstand nicht zu erreichen ist, und der Schutz der Nierenfunktion im Vordergrund steht, kann als temporäre Maßnahme eine Vesikostomie angelegt werden. Dabei wird der Blasendom als Stoma unterhalb des Nabels in die Haut eingenäht. Das Stoma liegt im Windelbereich und ist bei Kindern einfach zu versorgen. Später können Stomabeutel für eine „trockene" Urinableitung sorgen. Andere Verfahren haben die Appendix als Interposition zwischen Blase und Haut verwendet und ein Appendixstoma angelegt [15]. Die Blasenentleerung erfolgt hier über Selbst- oder Fremdkatheterismus. Die operative Unterstützung der Blasenhals- und Sphinkterfunktion ist eine Möglichkeit, die Harnkontinenz im Rahmen der weiteren Versorgung wiederherzustellen. Dabei sind grundsätzlich 2 verschiedene Ansätze möglich: Operationen, die den Blasenhals vollständig okkludieren und den intermittierenden Katheterismus als Entleerungsform nach sich ziehen und Operationen, die die Funktion des Blasenhalses unterstützen, aber eine Miktion ermöglichen. Während von der 1. Art viele Varianten existieren [4, 9, 14, 17], gibt es z. Z. nur den artefiziellen Blasensphinkter, der die zweitgenannten Bedingungen erfüllt. Zur Behandlung der Harninkontinenz bei neurogenen Blasenentleerungsstörungen in der frühen Adoleszenz wird der artefizielle Sphinkter häufig angewendet. In etwa 90 % der Fälle kann Kontinenz erreicht werden, wobei 30-40 % der Patienten innerhalb der ersten 5 Jahre 2mal operiert werden mußten. Eine andere Möglichkeit zur Erhöhung des Blasenauslaßwiderstandes besteht im Verschluß des Blasenhalses. Bei der Faszienzügelplastik wird der Blasenhals nach Durchzug von Streifen der Rektusfaszie angehoben und so von dorsal her okkludiert. Dabei wird operationstechnisch wie bei den bekannten Eingriffen zur Behandlung der Harnstreßinkontinenz vorgegangen. Der wesentliche Unterschied besteht darin, daß durch den Zügel nicht eine Repositionierung des Blasenhalses, sondern eine definitive Okklusion erreicht werden soll [14].

Bei einem hyperaktiven Detrusor, der medikamentös nicht beeinflußt werden kann, bietet sich eine Blasenerweiterungsoperation zur Kapazitätsvergrößerung und Druckminderung an [4, 5, 8, 11, 16]. Dabei kann durch Augmentation der Blase mit Darmsegmenten auch dann noch eine stabile Rekonstruktion des unteren Harntraktes erreicht werden, wenn zuvor schon supravesikal abgeleitet wurde [6]. Falls zusätzlich eine Sphinkterschwäche vorliegt, ist die Implantation eines artefiziellen Blasensphinkters am Blasenhals zu erwägen. Neue Aspekte ergeben sich durch die Autoaugmentation der Harnblase, die gerade bei neurogener Blasendysfunktion gute Ergebnisse gezeigt hat [25]. Falls eine Harnableitung mit kontinentem Stoma indiziert ist, verwenden wir meist den Ileozökalpouch mit Appendixstoma [21]. Das Stoma des Ileozökalpouches kann im Nabelbereich positioniert werden, was zum einen parastomalen Hernien vorbeugt und zum anderen kosmetisch gute Ergebnisse ergibt. Es ist dort auch im Rollstuhl katheterisierbar.

Literatur

1. Abrams P, Blaivas GJ, Stanton SL, Anderson JT (1988) The standardization of terminology of lower urinary tract function. Scand J Urol Nephrol [Suppl 114]: 5-19
2. Bauer SB (1988) Early evaluation and management of children with spina bifida. In: King LR (ed): Urologic surgery of neonates and young infants. Saunders, Philadelphia, pp 252-264
3. Bors Comarr, Comarr AE (Hrsg) (1971) Neurological urology. Physiology of micturition, its neurological disorders and sequelae. Karger, Basel München Paris New York
4. Cartwright PC, Snow BW (1989) Bladder autoaugmentation: partial detrusor excision to augment the bladder without use of bowel. J Urol 142: 1050-1053
5. Green D, Mitcheson HD, McGuire EJ (1983) Management of the bladder by augmentation ileocystoplasty. J Urol 130: 133
6. Hendren WH, Hendren RB (1990) Bladder augmentation: experience with 129 children and young adults. J Urol 144: 445
7. Kaplan WE, Firlitt CF (1983) Management of reflux in myelodysplastic children. J Urol 129: 1195
8. Kass EJ, Koff SA (1983) Bladder augmentation in the pediatric neuropathic bladder. J Urol 129: 552

9. Kropp KA, Angwafo FF (1986) Urethral lengthening and reimplantation for neurogenic incontinence in children. J Urol 135: 533
10. Laurence KM (1989) A declining incidence of neural tube effects in U.K. Z Kinderchir 44 [Suppl 1]: 51
11. Linder A, Leach GE, Raz S (1983) Augmentation cystoplasty in the treatment of neurogenic bladder dysfunction. J Urol 129: 491
12. Linker DG, Tanagho EA (1975) Complete external sphincterotomy: correlation between endoscopic observation and the anatomic sphincter. J Urol 113: 348
13. McGuire EJ, Woodside JR, Borden TA, Weiss RM (1981) Prognostic value of urodynamic testing in myelodysplastic patients. J Urol 126: 205
14. McGuire EJ, Wang C, Usitalo H, Savastano J (1986) Modified pubovaginal sling in girls with myelodysplasia. J Urol 135: 1055
15. Mitrofanoff P (1980) Cystostomie continente trans-appendiculaire dans le traitement des vessies neurologiques. Chir Ped 21: 297
16. Nasrallah PF, Alibadi HA (1991) Bladder augmentation in patients with neurogenic bladder and vesicoureteral reflux. J Urol 146: 563
17. Nill TG, Peller PA, Kropp KA (1990) Management of urinary incontinence by bladder tube urethral lengthening and submucosal reimplantation. J Urol 144: 559, 1990.
18. Pannek J, Goepel M, Rübben H (1993) Video-Urodynamik. Kontinenz
19. Pompino HJ, Groh V (1989) Neurogene Blase. In: Pädiatrie in Klinik und Praxis, Band 2. Fischer Thieme, Stuttgart New York, S 220–223
20. Renshaw TS (1978) Sacralagenesis. J Bone Joint Surg Br 60-A: 373
21. Riedmiller H, Bürger R, Müller St, Thüroff J, Hohenfellner R (1990) Continent appendix stoma: a modification of the Mainz pouch technique. J Urol 143: 1115
22. Scarff Tb, Fronczak S (1981) Myelomeningocele: A review and update. Rehabil Lit 42: 143
23. Seiferth J (1976) Das Spina bifida Kind unter besonderer Berücksichtigung der urologischen Krankheitsbilder. Schattauer, Stuttgart
24. Stein S, Feldman JG, Freidlander M et al. (1982) Is myelomeningocele a disappearing disease? Pediatrics 69: 511
25. Stöhrer M, Kramer A, Goepel M, Löchner-Ernst D, Kruse D, Rübben H (1995) Bladder auto-augmentation-an alternative for enterocystoplasty: preliminary results. Neurourol Urodyn 14: 11–24
26. Stratmann-Baltes C (1990) Nierenfunktionsentwicklung bei Spina bifida Kindern mit neurogener Blasenentleerungsstörung. Diss, Essen
27. Turner-Warwick RT, Whiteside CG, Worth PHL, Milroy EJG, Bates CP (1973) A urodynamic view of the clinical problems associated with bladder neck dysfunction and its treatment by endoscopic incision and transtrigonal posterior prostatectomy. Br J Urol 45: 44

Monitoring und follow-up bei neurogener Blasenstörung

Kommentar

H. Palmtag

Die lebenslange urologische Führung und Überwachung von Patienten mit einer neurogenen Blasenstörung hat sich als ein wesentliches und dringendes Erfordernis herausgestellt, um eine erfolgreiche Rehabilitation dieser Patienten zu gewährleisten. Die frühzeitige Einbeziehung des Urologen in das Behandlungskonzept einer erworbenen neurogenen Störung garantiert, daß sich Komplikationen am Harntrakt weitgehend vermeiden lassen und die renal bedingte Mortalität nur noch eine untergeordnete Bedeutung bei einer neurogenen Blasenstörung besitzt. Da der Patient Risikofaktoren am Harntrakt häufig erst dann subjektiv erfaßt, wenn daraus irreversible Veränderungen und Komplikationen entstanden sind, ist die regelmäßige Kontrolle nach einem festen Schema unabdingbar.

Eine angepaßte Flexibilität des Untersuchungsprogramms im Rahmen eines solchen Patientenmonitorings ist heute allgemein akzeptiert und anerkannt. Die videourodynamische Untersuchung bleibt allerdings fester Bestandteil dieses Nachsorgekonzeptes, denn nur diese Untersuchungstechnik erlaubt es, frühzeitig Risikofaktoren quantitativ und qualitativ zu erkennen und eine genaue Klassifikation der neurogenen Störung vorzunehmen. Die Forderung muß deshalb darin bestehen, daß das urologische Behandlungskonzept bereits in der Frühphase nach einer Querschnittlähmung zum Einsatz gebracht wird. Dies kann nur effektiv geschehen, wenn das Fach Urologie fest integrierter Bestandteil in der Rehabilitation Querschnittgelähmter wird. Neurourologie als eine Subspezialität des Fachgebietes Urologie hat heute bereits eine große Bedeutung erlangt und wird nur erfolgreich bleiben können, wenn spezialisierte Urologen an solchen Zentren auch zukünftig tätig sein werden.

KAPITEL 24

Monitoring und Follow-up in der Frühphase der Querschnittlähmung

U. Bersch

Unmittelbar mit Eintritt einer akuten, kompletten Querschnittlähmung fallen alle Leitungs- und Reflexfunktionen des Rückenmarkes unterhalb des Schädigungsniveaus aus. Das gilt sowohl für die somatische als auch für die viszerale Steuerung. Diese Phase der Aktionslosigkeit wird als „spinaler Schock" bezeichnet und dauert Wochen bis Monate. Sind unterhalb des Lähmungsniveaus funktionelle Einheiten im Rückenmark erhalten geblieben, so kommt es danach zu einer allmählichen Reflexaktivität und Spastik. Bezogen auf die Blasenfunktion läßt sich diese Zeit in eine Akutphase und eine anschließende Differenzierungsphase unterteilen, an deren Ende die definitive Blasenlähmung steht.

Spinaler Schock

Akutphase

Die klinische Untersuchung bei Aufnahme frischverletzter Querschnittgelähmter umfaßt bei traumatisch bedingten Lähmungen die Suche nach Begleitverletzungen an Nieren und Harntrakt. Die Sonographie deckt Kapsel- oder retroperitoneale Hämatome auf sowie Erweiterungen des Nierenhohlsystems bei Abflußbehinderungen. Eine transurethrale Blutung weist auf eine Harnröhrenverletzung, möglicherweise einen Harnröhrenabriß bei vorderer Beckenringfraktur hin. Die Hämaturie kann ihre Ursache im gesamten Harntrakt haben, wobei zu deren Aufspüren Röntgenuntersuchungen wie IVP, Urethrogramm und Zystogramm und ggf. die Computertomographie erforderlich sind.

Neben der Suche nach Begleitverletzungen gilt die Aufmerksamkeit der aktuellen Harnableitung. Wurde bereits ein Katheter eingelegt? Fördert dieser klaren Urin? Kann die Harnableitung für die weitere Akutphase belassen werden, oder ist sie zu ersetzen? Wenn keine Harnableitung besteht und keine Anzeichen auf Harnröhrenverletzungen hinweisen, wird zunächst ein transurethraler Dauerkatheter eingelegt. Der abfließende Urin wird mikroskopisch und bakteriologisch untersucht.

Bei der anschließenden neurologischen Untersuchung wird die Lähmungshöhe ermittelt und dokumentiert, ob es sich um eine sensibel oder motorisch komplette oder inkomplette Lähmung handelt. Von besonderer

Wichtigkeit ist die Überprüfung der sakralen Reflexe wie Bulbocavernosusreflex, Analhautreflex und Hustenreflex. Geprüft werden ferner der Tonus des Sphincter ani sowie dessen willkürliche Kontraktion und die Sensibilität im Versorgungsgebiet der Sakralnerven auf die Qualitäten Berührungsempfindung und Schmerz. Die Ergebnisse dieser Untersuchung werden vorteilhaft in einem graphischen Schema dokumentiert. Bei wiederholten Kontrollen können so leicht Veränderungen festgestellt werden.

Die Akutphase ist gekennzeichnet von intensivmedizinischer Behandlung und hoher Methylprednisolondosierung zur Reduktion des Rückenmarködems. Häufig sind nach traumatischer Lähmung zusätzlich unfallchirurgische, orthopädische oder neurochirurgische Eingriffe erforderlich. Exakte Flüssigkeitsbilanzierung des Patienten machen daher eine kontinuierliche Ausscheidungsüberwachung in den ersten Tagen notwendig.

Da die Harnblase in den ersten Wochen schlaff gelähmt ist und weder willentlich noch reflektorisch entleert werden kann, ist eine instrumentelle Harnableitung erforderlich. Der Pressentleerung mit Credé - Handgriff setzt der erhaltene Tonus des Blasenhalses sowie beim Mann die prostatische Harnröhre und die Fixation der Harnröhre im Beckenboden soviel Widerstand entgegen, daß mit Druckschäden im Bereich des unteren und gegebenenfalls auch des oberen Harntraktes gerechnet werden muß.

Wenn abzusehen ist, daß die Harndauerableitung 72 h nicht überschreitet, kann diese mittels transurethralem Silikondauerkatheter von 12–14 Charr. erfolgen. Danach ist der sterile, intermittierende Katheterismus die Methode der Wahl. Ist wegen ausschließlich medizinischer Gründe eine längere Harndauerableitung erforderlich, so sollte diese über einen suprapubischen Blasenfistelkatheter durchgeführt werden.

Als Folgen längerer transurethraler Dauerkatheterableitung drohen neben dem sicheren Harnwegsinfekt Harnröhrenstrikturen, Divertikel oder Fisteln.

Geringerer Pflegeaufwand ist keine Indikation für längere Liegedauer eines transurethralen oder suprapubischen Katheters!

Nach Überwinden der Akutphase sollen alle ParaplegikerInnen den sterilen, intermittierenden Selbstkatheterismus erlernen. Dies gilt auch für TetraplegikerInnen, die über noch ausreichende Handfunktion zur Durchführung des Katheterismus verfügen. Die Forderung an die Gelähmten, frühzeitig nach Eintritt einer so schwerwiegenden Körperveränderung eine vollständig ungewohnte Art der Blasenentleerung zu erlernen, erfordert vom Pflegepersonal neben Sicherheit und Erfahrung Einfühlungsvermögen und Geduld beim Einüben des Selbstkatheterismus. Auch hierbei muß die Intimsphäre soweit wie möglich gewahrt werden.

Aus der Palette der kommerziell angebotenen Katheter- und Kathetersets muß das Optimum für den jeweiligen Patienten herausgefunden werden.

Sichere Desinfektion der Harnröhrenmündung, steriles Einführen des Katheters in die Urethra mit geringster Traumatisierung und bester Gleitfähigkeit sind unabdingbar. Bei mangelhaftem Gleitmitteleinsatz besteht die Gefahr schwerwiegender Harnröhrenstrikturen (Abb. 24.1).

In der ersten Zeit des Selbst- bzw. Fremdkatheterismus hat sich ein zeitliches Raster von ca. 4 h bewährt. Auf lange Sicht ist allerdings eine Blasen-

Abb. 24.1. Langstreckige Harnröhrenstriktur bei unzureichender Gleitmittelanwendung

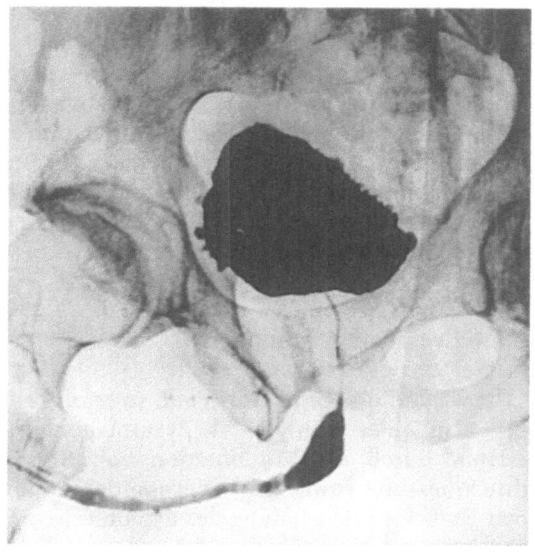

entleerung entsprechend dem Füllungszustand sinnvoller als nach einem Zeitrhythmus. Es gilt also, ein Gefühl für das Blasenvolumen zu entwickeln, das bei fehlendem Harndrang aus anderen Kriterien abgeleitet werden muß. Hilfreich ist dabei ein Miktionsbuch, das vom Patienten unter Anleitung der Pflege geführt werden soll. Hierbei interessiert weniger die Gesamtbilanz von Ein- und Ausfuhr, viel mehr sollen die Patienten lernen, welches Getränk in welcher Zeit ausgeschieden wird. Auch die Auswirkungen der täglichen Aktivitäten wie Krankengymnastik, Stehtraining, Rollstuhlsport sowie von Ruhephasen im Liegen auf die Urinausscheidung sollen dokumentiert werden, um die Sicherheit in der Einschätzung des jeweiligen Blasenvolumens zu erhöhen. Die durchschnittliche Blasenfüllmenge von 500 ml beim Erwachsenen sollte nicht häufig wesentlich überschritten werden.

Differenzierungsphase

Im Zeitraum zwischen ca. 6 Wochen und 3 Monaten nach Lähmungseintritt kristallisiert sich die definitive Blasenlähmung heraus. Lähmungen, bei denen das Sakralmark und die Sakralnerven intakt geblieben sind (supranukleäre Schädigung, UMNL) lassen die Ausbildung einer reflexaktiven Harnblase erwarten. Bei Schädigung des Sakralmarkes und/oder der Sakralnerven (infranukleäre Schädigung, LMNL) wird die schlaffe Blasenlähmung persistieren. Eine frühzeitige Aufklärung der Patienten über pathophysiologische Zusammenhänge und die voraussichtlich zu erwartende Blasenlähmung ist wichtig, um ein Konzept für die Art der Blasenentleerung auf lange Sicht zu erstellen.

Solange keine Reflexaktivität der Blase, also kein wiederholter unfreiwilliger Harnabgang (Spontanurin) auftritt, wird der intermittierende Katheterismus fortgesetzt. Dies gilt auch, wenn entsprechend der Lähmungshöhe und - dauer eine Reflexaktivität zu erwarten wäre.

Das früher regelmäßig durchgeführte „Blasentraining" sollte durch Beklopfen der Blasenregion den Miktionsreflex bahnen. Den gleichen Effekt versucht man, durch intravesikale Elektrostimulation zu erreichen [1, 2]. Im Laufe der letzten Jahre hat sich die Tendenz mehr zur Beibehaltung des intermittierenden Katheterismus, ggf. auch mit primärer medikamentöser Unterdrückung der Reflexaktivität, entwickelt [3]. Dadurch sollen den Patienten verschiedene Möglichkeiten späterer definitiver Blasenentleerungsformen offengehalten werden.

Definitive Blasenlähmung

Tritt wiederholt Spontanurin auf, so erfolgt eine urodynamische Untersuchung in Form einer Röntgen-TV-Zystomanometrie. Diese Untersuchungstechnik erlaubt durch die Kombination von Röntgendurchleuchtung und Blasendruckmessung sowie Registrierung des Abdominaldrucks und des Beckenboden-EMG eine Beurteilung der dynamischen Abläufe an Harnblase, Blasenhals, prostatischer Harnröhre und Harnröhrenschließmuskel. Neben einer Videodokumentation können die Untersuchungsergebnisse auch auf digitalen Datenträgern gespeichert werden. Wird in einer solchen urodynamischen Untersuchung die Reflexaktivität der Harnblase nachgewiesen, so kann diese gefördert werden, um die Reflexentleerung als definitive Blasenentleerung zu etablieren. Dabei ist allerdings zu beachten, daß sich in den allermeisten Fällen eine Detrusor-Sphinkter-Dyssynergie (DSD) entwickelt, indem der Beckenboden und der Sphincter externus urethrae synchron mit dem Detrusor innerviert werden und somit der Blasenentleerung einen oft erheblichen Widerstand entgegen setzen. Daraus resultieren Druckschäden der Harnblase, vesikoureteraler Reflux und beim Mann der Influx in die Adnexe. Wegen geringerer Ausprägung des Sphincter externus urethrae bei der Frau ist die Dyssynergie hier weniger intensiv ausgeprägt.

Die vollständige Blasenentleerung wird durch wiederholte Restharnbestimmungen mittels Ultraschall kontrolliert.

Soll die Reflexentleerung auf Dauer beibehalten werden, müssen regelmäßig Miktionszystourethrogramme (MCU) angefertigt werden, um bei Anzeichen von Druckschäden Druckentlastung durch Sphinkterotomie zu erreichen. Operative Manipulationen am Blasenhals sind extrem zurückhaltend zu indizieren, da der Blasenhals als eigentliche Kontinenzstruktur der Harnblase erhalten bleiben sollte, um bei evtl. späterer Versorgung der PatientInnen mit Sakralnervendeafferentierung und Implantation eines Sakralnervenvorderwurzelstimulators [4] sichere Kontinenz erzielen zu können. 3 Monate nach Sphinkterotomie wird das Ergebnis mit einem retrograden Infusionsurethrogramm und Miktionszystourethrogramm kontrolliert. Liegt der retrograde Einlaufdruck, der zur Überwindung des Sphincter externus erforderlich ist, unter 60 cm H2O, so ist erfahrungsgemäß eine unbehinderte Reflexmiktion möglich.

In der Mehrzahl der Fälle wird man versuchen, durch anticholinerge Therapie die Detrusorhyperreflexie zu unterdrücken und die Blasenentleerung weiterhin durch intermittierenden Katheterismus fortzusetzen. Der Erfolg der anticholinergen Behandlung wird 3 Wochen nach Beginn mit einer Zystomanometrie kontrolliert. Wenn sich dabei Kontraktionswellen über 20 cm H_2O finden, sollte die Dosis des Anticholinergikums erhöht werden.

Von besonderer Bedeutung sind die bei UMNL und Lähmungshöhen oberhalb Th 3-4 auftretenden vegetativen Dysregulationen, die mit Blutdrucksteigerungen bis weit über 200 mm Hg und Pulssenkung bis unter 40/min einhergehen können zu massiven Kopfschmerzen führen und durch die Möglichkeit von Blutungen, speziell im Gehirn, eine Gefahr darstellen.

Diese Dysregulationen werden am häufigsten durch eine Detrusorspastik bei DSD ausgelöst, können aber auch durch Manipulationen zur Stuhlentleerung provoziert werden. Mit sofortigem Katheterismus, sublingualer Gabe von Nifedipin, unblutigem Aderlaß durch Blutdruckmanschetten an allen 4 Extremitäten und ggf. der Injektion eines Lokalanästhetikums in den Sakralkanal können akute Anfälle kupiert werden. Auf lange Sicht kann durch anticholinerge Therapie, Sphinkterotomie oder am wirkungsvollsten durch Sakralnervendeafferentierung die Dysregulation ausgeschaltet werden.

Bei fortbestehender schlaffer Blasenlähmung ist der intermittierende Katheterismus die Methode der Wahl. Spätestens 3 Monate nach dem Lähmungseintritt erfolgt auch in diesen Fällen eine Röntgen-TV-Zystomanometrie zur Bestätigung der Areflexie und zur morphologischen Beurteilung des unteren Harntraktes. Bei Patienten mit infranukleären Schädigungen kommt es in vielen Fällen auch zum Tonusverlust am Blasenhals und damit zur Blasenhalsinsuffizienz, die zur Streßinkontinenz führt.

Therapeutisch kann hier der Einsatz von Alpha-Sympathomimetika (z. B. Midorin) versucht werden. Bei nachgewiesener, sicherer Detrusorareflexie kann durch Implantation eines alloplastischen Sphinkters nach Scott die Inkontinenz beherrscht werden.

Bei der Festlegung der definitiven Blasenentleerungsform muß neben medizinischen Gegebenheiten und urodynamischen Meßergebnissen auch der Rehabilitationsstand und der Grad der Selbständigkeit der PatientInnen, die Abhängigkeit von Hilfspersonen, das soziale Umfeld und die Patientencompliance berücksichtigt werden. So kann es z. B. unmöglich sein, bei TetraplegikerInnen die Blase durch intermittierenden Katheterismus zu entleeren.

Bei allen Überlegungen und Maßnahmen betreffend die Blasenfunktion Querschnittgelähmter hat die Bewahrung der Blase als Niederdruckreservoir Priorität.

Infektprophylaxe

Während der Akutphase ist die Gefahr von Harnwegsinfekten bei Dauerkatheter, Cortisontherapie und oftmals antibiotischer Behandlung aus nichturologischen Gründen besonders groß. Bereits in dieser Zeit kann es zur Infektion mit Problemkeimen kommen. Die beste Infektprophylaxe besteht in kürzestmöglicher Liegezeit eines Dauerkatheters, dem sicher sterilen intermittierenden Katheterismus, ausreichender Urinmengen (2 l/Tag) und der Anleitung der PatientInnen zu sinnvoller und effektiver Körperhygiene, besonders im Genitalbereich. Die Urinansäuerung scheint ebenfalls einen positiven Effekt auf die Infektminderung zu haben. Durch Einnahme von Preiselbeersaft, Ammoniumchlorid, L-Methionin oder anderer Ansäuerungsmittel sollte der Urin-pH in einen Bereich zwischen 5,5 und 6,2 gebracht werden. Zusätzlich desinfizierend wirkt im sauren Urin Methenamin.

Urinuntersuchungen bei klinischem Verdacht auf Infekt (Urintrübung, Geruch, Pollakisurie, Harninkontinenz, Schmerz, erhöhte Spastik, Fieber) sind sinnvoller als in festen Zeitabständen. Die routinemäßige Urinentnahme zur Laboruntersuchung ist die Blasenpunktion. Die Urinselbstkontrolle durch die Patienten mittels Teststreifen ist eine einfache Methode, führt jedoch bei positiver Anzeige einzelner Indikatoren gelegentlich zu erheblicher Verunsicherung. Die Anzeige von pH, Leukozyten, Nitrit und spezifischem Gewicht ist ausreichend. Im Urin Querschnittgelähmter, insbesondere bei unausgeglichener Blasenfunktion, sind häufig Bakterien nachweisbar, ohne daß solche „Urininfekte" antibiotisch behandelt werden müssen. Bei klinischen Infektzeichen und Leukozytenzahlen über 100/µl im Nativurin oder 10-20/Gesichtsfeld im Schleudersatz ist eine antibiotische Therapie entsprechend der Resistenzbestimmung erforderlich. Finden sich im Urin mehr als 2 verschiedene Keime, sollte die Untersuchung wiederholt werden.

Sexualfunktion

Bereits in der Erstrehabilitation sollen Gespräche über die zu erwartenden Störungen der Sexualfunktion angeboten werden. Während bei Frauen mit kompletten Lähmungen „nur" die genitale Sensibilität verloren ging, hängen beim Mann darüber hinaus Erektions- und Ejakulationsfähigkeit von der Lähmungshöhe ab und sind bestenfalls reflektorisch auslösbar. Zu Beginn der Erstrehabilitation sind über die Information hinaus selten Maßnahmen erforderlich.

Fragen hinsichtlich unzureichender Erektion, Fertilität und Kinderwunsch tauchen meist gegen Ende der Erstrehabilitation auf und werden dann ausführlich behandelt.

Literatur

1. Katona F (1975) Stages of vegetative afferentation in reorganization of bladder control during intravesical elektrotherapy. Urol Int 30: 192-203
2. Madersbacher H (1990) Intravesical electrical stimulation for the rehabilitation of the neuropathic bladder. Paraplegia 28: 349
3. McGuire EJ (1991) Immediate management of the inability to void. Practical urology in spinal cord injury. Springer, Berlin Heidelberg New York Tokyo, pp 5-10
4. Brindley GS, Rushton TN (1990) Long-term follow up of patients with sacral anterior root stimulator implants. Paraplegia 28: 469-475

KAPITEL 25

Ambulantes Monitoring als Langzeitkonzept

R. Richter und H. Palmtag

Patienten mit einer neurogenen Blasenstörung haben ein besonderes Risiko, eine Nierenfunktionsstörung zu entwickeln [3]. Nierenfunktionsstörungen waren lange Zeit Hauptmorbidität und -mortalität querschnittgelähmter Patienten (s. Übersicht). Vor 70 Jahren betrug die Mortalität noch etwa 80% [2]. Diese Mortalität konnte gesenkt werden durch eine Verbesserung der Blasenentleerung, früher durch Einführung des heute obsoleten transurethralen Dauerkatheters während des 2. Weltkrieges, später durch Anlage einer suprapubischen Harnableitung oder, wie dies heute bevorzugt wird, durch den intermittierenden Selbstkatheterismus. Aber auch die Einrichtung spezieller Zentren für rückenmarkgeschädigte Patienten konnte die Mortalität dieser Patienten drastisch senken, parallel dazu hat eine konsequente Patientenüberwachung und die Einführung neuer diagnostischer wie therapeutischer Verfahren das Risiko einer Nierenfunktionsschädigung erheblich reduziert.

Risikofaktoren, die zur Niereninsuffizienz führen:

1. Chronische Pyelonephritis
2. Vesikorenaler Reflux
3. Harnstauung
4. Urolithiasis
5. Amyloidose

Erkenntnisse, die mit videourodynamischen Untersuchungen gewonnen wurden, führten zu einem völlig neuen Verständnis der neurogenen Blasenfunktionsstörung. Nachdem lange Zeit die Ausscheidungsurographie als Basisinformation für die Beurteilung der Funktion des oberen, teilweise auch des unteren Harntraktes angesehen wurde, haben Untersuchungsverfahren, die eine funktionelle Beurteilung der Blasenstörung zulassen (Urodynamik) eine neue Möglichkeit der Risikoeinschätzung geschaffen. Sonographische Untersuchungen zur Restharnbestimmung und bildlichen Darstellung des oberen und unteren Harntraktes konnten die Frequenz von Röntgenuntersuchungen deutlich senken.

Zielsetzung der urologischen Betreuung nach Überwindung der Akutphase ist es, daß ein Niederdrucksystem hergestellt wird und daß eine ausgeglichene Blasenentleerung, Infektfreiheit und Kontinenz erreicht werden.

Damit stellt sich die Frage, mit welchen Untersuchungen und welcher Untersuchungsfrequenz es gelingt, bei einer neurogenen Störung in der Langzeitüberwachung dieses Ziel zu erreichen.

Da die Frage der Drucksituation im Bereich des unteren Harntraktes für die Klassifikation und die Risikoeinschätzung ganz dominierend ist, können nur durch die Zystometrie als Basisuntersuchung in der urodynamischen Verlaufskontrolle und Überwachung dieser Patienten druckbedingte Risikofaktoren frühzeitig erkannt werden. Angepaßt an das individuelle und sehr spezifische zystometrische Muster wird die Frequenz zukünftiger Untersuchungen bestimmt. Die Risiken einer Areflexie bzw. eines Niederdrucksystems sind anders einzuschätzen als diejenigen einer Hyperreflexie oder eines Hochdrucksystems. (s. Übersicht).

Neurogene Blasenstörung:

Definition „Niederdrucksystem"
Compliance > normal
Breakvolumen > 300 ml
Areflexie
Hyperreflexie – max. Detrusordruck < 40 cm H_2O, geringe phasische Aktivität
Geringer subvesikaler Widerstand
Druckfreie Entleerung (Katheterentleerung)

Definition „Hochdrucksystem"
Compliance < normal
Breakvolumen < 200 ml
Hohe Ruhedrucke > 30 cm H_2O
Hyperreflexie: Druckanstieg >100 cm H_2O, hohe phasische Aktivität

Während bei der Areflexie in der Füllungsphase der Bestimmung der Compliance eine besondere Bedeutung zukommt, ist die Entleerungsphase beim intermittierenden Selbstkatheterismus druckfrei und stellt ein geringes prognostisches Risiko dar. Wird die Entleerung jedoch passiv durch Einsatz der Bauchpresse oder durch Credé-Handgriff vorgenommen, ist die Drucksituation während der Entleerungsphase als ein Risikomoment für die Beckenbodenfunktion und für die Entwicklung sekundärer Veränderungen im Bereich des unteren und oberen Harntraktes bedeutsam.

Bei der Hyperreflexie ist in der Füllungsphase außer der Compliance das sog. „Breakvolumen" interessant, d. h. derjenige Punkt, bei dem die Compliance sich deutlich verschlechtert. Zystometrische Untersuchungen mit einer künstlichen Füllung haben im Vergleich zu zystometrischen Untersuchungen mit einer Spontanfüllung der Blase, die über mehrere Stunden abläuft, gezeigt, daß das Phänomen der „low compliance", wie es sich bei einer künstlichen Füllung mit einer langsamen Füllungsgeschwindigkeit von etwa 20 ml/min darstellt, in der Langzeitmessung in ein Phänomen umwandelt, bei dem eine erhöhte phasische Aktivität auftritt, eine erhöhte Restharnmenge festzustellen war und erhöhte Ruhedrücke während der gesamten Messung in der Blase nachzuweisen sind [4].

Die Entwicklung der Ultraschalltechnik mit den Möglichkeiten der verschiedenen Anwendungsformen (transabdominal, transrektal, perineal, vaginal) hat die Aussagekraft dieser Untersuchung wesentlich erweitert. Vorteilhaft dabei ist, daß in Abhängigkeit von der angewandten Technik sich auch periurethrale Strukturen darstellen lassen, das Ausmaß der Beckenbodenspastik oder Detrusor-Sphinkter-Dyssynergie aufgezeigt und diese Messung somit konkurrierend als bildgebendes Verfahren in der morphologischen Darstellung eingesetzt werden kann.

Damit läßt sich der Vorschlag für ein ambulantes Monitoring bei neurogener Blasenstörung auf ein Konzept zurückführen, bei dem zwar die Videourodynamik und die Ausscheidungsurographie unverändert notwendig sind, die Wiederholungsfrequenz dieser Untersuchungen jedoch durch die Sonographie ganz wesentlich eingeschränkt werden kann. In Abhängigkeit von den urodynamisch festgestellten Risikofaktoren (s. Übersicht) sollte jedoch auf eine Funktionsmessung mit einer röntgenologischen bildlichen Darstellung des unteren Harntraktes nicht verzichtet werden (Videourodynamik), da nur diese Untersuchungstechnik eine präzise prognostische Einschätzung zuläßt und nichtinvasiven Untersuchungsverfahren, wie der Sonographie, deutlich überlegen ist.

Neurogene Blasenstörung Risikofaktoren:

- Unausgeglichene Blasenentleerung
- „low compliance"
- Erhöhter Auslaßwiderstand
- Pathomorphologische Veränderungen (z. B. Reflux, Divertikel, Influx Prostata)

Videourodynamik ist und bleibt fester Bestandteil des ambulanten Monitorings (Tabelle 25.1) Wie bereits dargestellt, sollte demnach der Aufwand und die Frequenz für ein sog. Niederdrucksystem unterschiedlich sein im Vergleich zu einem Hochdrucksystem. Allgemein läßt sich jedoch feststellen, daß zumindest 4- bis 6-wöchentlich der Urinstatus einschließlich Urinkultur, 1/2 jährlich eine sonographische Untersuchung und in Abhängigkeit von den festgestellten Veränderungen bzw. der Klassifikation der Funktionsstörung die Videourodynamik in einem Rhythmus von 1-3 Jahren vorgenommen werden sollte.

Ganz entscheidend für die Untersuchungsfrequenz ist auch, ob die zugrundeliegende neurogene Störung stabil und konstant oder instabil und progredient ist. Das Ziel einer ambulanten Kontrolluntersuchung bei neuro-

Tabelle 25.1. Ambulantes Monitoring (neurogene Blasenstörung)

1. Check-up 6 Monate	2. Check-up 1 Jahr	1/2jährlich	Fakultativ nach Verlauf
Videourodynamik	Videourodynamik		Videourodynamik
Sonographie	Sonographie	Sonographie	Sonographie
Harntrakt	Harntrakt (AUG)	Harntrakt	Harntrakt
Labor	Labor	Labor	Labor
Urinstatus 1- bis 3-monatlich			Nierenfunktion? AUG/NLA?

gener Blasenstörung muß sein, den Funktionszustand genau zu definieren, den Entleerungsmodus festzulegen, Risikofaktoren prognostisch einzuschätzen, eine adjuvante Therapieform zu definieren sowie die Untersuchungsfrequenz für die Zukunft festzulegen.

Literatur

1. Galloway NTM (1989) Management of neurogenic bladder in spinal cord injury. Probl Urol 3: 40
2. Kennedy RH (1946) The new viewpoint toward spinal cord injuries. Ann Surg 124: 1057
3. Thomson Walker J W (1917) The bladder in gunshot and other injuries of the spinal cord. Lancet I: 173
4. Webb RJ, Griffiths CJ, Ramsden PD, Neal DE (1992) Ambulatory monitoring of bladder pressure in low compliance neurogenic bladder dysfunction. J Urol 148: 1477-1481

Neurogene Sexualstörung

Kommentar

D. Löchner-Ernst

> "It is the aim of everyone concerned with the social resettlement of spinal cord sufferers to return as many of them as possible to their homes to live a near-normal life within the community".
> (Sir Ludwig Guttmann, 1964).

Es ist deshalb gut, daß im Teil „Neurogene Sexualstörung" neben den somatischen Folgeproblemen einer Querschnittlähmung die *psychische Situation* von Patient, Angehörigen und Therapeut sowie der Umgang mit ihr in erfreulich praxisnaher Klarheit zur Sprache gebracht wird. Die Unterteilung der Beratung in die „Frischverletzten- und Spätphase" ist logisch und die Integration dieser Beratungstätigkeit in den klinischen Alltag ist wünschenswert.

Die *Schwangerschaft* einer querschnittgelähmten Frau bedingt nicht automatisch die Indikation zur Entbindung per Kaiserschnitt. Die Fehlgeburtenrate entspricht der nichtgelähmter Frauen, je nach Lebensalter. Dennoch ist unserem Dafürhalten nach eine sorgfältige Überwachung während der Schwangerschaft notwendig, insbesondere bei gesteigerter Spastizität. In vielen Fällen kann die Blase bis zur Geburt durch Selbstkatheterismus entleert werden. In Einzelfällen muß doch eine vorübergehende transurethrale Dauerableitung appliziert werden. Die autonome Hyperreflexie bei Lähmungen oberhalb Th6 kann zu einer frühzeitigeren Hospitalisierung zwingen. In diesen Fällen ist eine Epiduralanästhesie während der Wehen und Geburt hilfreich. Laut Literatur kann in Fällen extremer Dysregulation die kontinuierliche, intrathekale Zufuhr von Baclofen über ein Portsystem unbeschadet durchgeführt werden.

Jeder Therapie sollte eine Diagnostik vorausgehen. Trotzdem ist es bei der Therapie der *erektilen Dysfunktion* beim Querschnittgelähmten im Regelfall legitim, ex iuvantibus zu behandeln. Zuvor sollte der Patient in einem Gespräch vorurteilsfrei über sämtliche Therapiemöglichkeiten informiert werden. Ist die SKAT-Therapie indiziert, beginnt man sinnvollerweise mit Papaverin bis zu einer Höchstdosis von 25 mg. Prostaglandin E 1 wird erst bei Non-Respondern eingesetzt. Die Beschaffung des in Österreich zugelassenen Substanzgemisches Papaverin-Phentolamin ist in Deutschland nur über die internationale Apotheke möglich.

Im Falle einer operativen Therapie sollte wegen der besseren Funktion und geringen Druckbelastung des Gewebes ausschließlich ein hydraulisches Implantat zum Einsatz kommen. Semirigide Implantate sind nur selten in Ausnahmefällen indiziert.

Die orale Therapie könnte durch das derzeit noch nicht erhältliche Sildenafil eine Wende erfahren. Die Ergebnisse der bislang durchgeführten klinischen Prüfung scheinen vielversprechend zu sein.

Zur *Samengewinnung* ist bei entsprechender Lähmungshöhe die Vibrostimulation der Glans Therapie der Wahl. Sie ist einfach durchführbar und liefert den besseren Samen. Die Indikation der rektalen Elektrostimulation beschränkt sich auf infranukleäre Läsionen oder Vibro-Versager. Bei der operativen Samengewinnung ist die Implantation des Spermareservoirs nach Brindley in den Ductus deferens mit anschließender IVF einfacher und erfolgreicher als die aufwendige mikroskopische Spermienaspiration aus den Nebenhoden (MESA) mit IVF. Die operativ einfachste Technik ist die Gewinnung von Samenzellen aus einem Hodenbiopsat (TESE), die Fertilisation ausschließlich durch Mikronisemination (ICSI) möglich. MESA ist bei neurogener Samenemissionsstörung eher selten indiziert.

KAPITEL 26

Neuroanatomie der Sexualfunktion und Pathophysiologie der Sexualstörung

L. Nusselt und C.G. Stief

Biologisch betrachtet bedeutet Sexualität eine entwickelte Form der Fortpflanzung. Auf subjektiver Ebene entspricht sexuelle Reaktion einer intensiven, lustvollen Erlebnisqualität. Im interpersonalen und soziokulturellen Bereich ist Sexualität Ausdruck einer Beziehung und Interesse sowie Appetenz am anderen Menschen, wobei sich diese in einem Wunsch nach geborgener Offenheit manifestiert. Im folgenden wird Sexualität nicht anthropologisch, ganzheitlich betrachtet. Es wird die Neuroanatomie kurz dargestellt, um die Struktur sexueller Funktionen und deren Pathophysiologie erfassen zu können.

Die Sexualfunktion als eine Teiläußerung jedes Lebewesens folgt in seiner Organisation dem morphologischen Aufbau des Nervensystems. Die funktionelle Organisation des Nervensystems ist zum einen auf die Interaktion des Individuums mit seiner Umwelt ausgerichtet, zum anderen auf die innere Koordination spezialisierter Organfunktionen.

Das Nervensystem besteht aufgrund seiner Lokalisation aus 2 Teilen. Gehirn und Rückenmark, die durch die knöchernen Hüllen des Schädels und Wirbelkanals geschützt sind, werden als zentrales Nervensystem bezeichnet. Der andere Teil des Nervensystems, der sich aus Nervenfasern und Anhäufungen von Nervengewebe zusammensetzt und sich im gesamten Organismus verzweigt, stellt das periphere Nervensystem dar. Diese peripheren Nerven ziehen regelhaft mit Blut- und Lymphgefäßen in einem Gefäßnervenbündel zu den verschiedenen Organsystemen.

Das Nervensystem basiert auf neuronalen Funktionsverbänden in Form von Bahnen. Die Richtung der Erregungsleitung des Neurons ist primär nicht determiniert. Unter experimentellen Bedingungen kann die elektrische Leitung in jeder Richtung des Axons erfolgen. Im Nervensystem sind jedoch jeweils mehrere Neurone zu sog. Bahnen zusammengeschlossen, womit der Ort der Erregungsbildung festgelegt wird und entsprechend eine Leitungsrichtung besteht. Das grundlegende Prinzip der Leitungsbögen beruht darauf, daß sich die elektrischen Phänomene über die Nervenfasern vom Ort der Erregungsentstehung wegbewegen.

Unter funktionellen Gesichtspunkten werden die Fasern, die vom zentralen Nervensystem in die Peripherie zu einem Erfolgsorgan verlaufen, als efferent bezeichnet, und die Fasern, die von einem Rezeptor zum zentralen System hin verlaufen, als efferent.

Besonders übersichtlich sind diese Systems auf der segmentalen Ebene des Rückenmarkes geordnet. Die motorischen Fasern, die quergestreifte Musku-

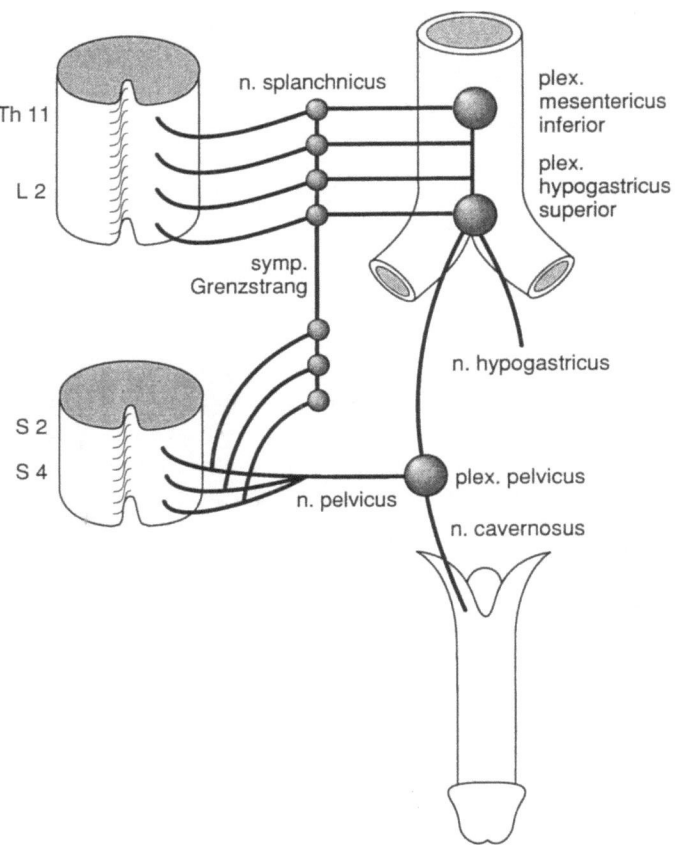

Abb. 26.1. Innervation der Sexualorgane

latur innervieren, entspringen Kerngruppierungen in den Vorderhörnern des Rückenmarks. Diese Efferenzen werden als somatomotorische Fasern bezeichnet; sie innervieren die Willkürmotorik. Vom Ort der Erregungsbildung am Rezeptor ziehen die sensiblen Fasern als Afferenzen zum Rückenmark und treten dort über die Hinterwurzeln in die Rückenmarkstruktur ein. Diese efferenten und afferenten Schenkel des sensomotorischen Leitungsbogens sind unter funktionellen Gesichtspunkten gleichwertig, wobei die Sensomotorik dem Bewußtsein und damit einer willkürlichen Beeinflussung zugänglich ist. Der sensomotorische Teil des Nervensystems ist auf die Interaktion mit der Umwelt ausgerichtet.

Jener Elementarteil des Nervensystems, der auf die Koordination innerer Funktionen regelnd einwirkt, wird vegetatives Nervensystem genannt. Der zerebrale Anteil des zentralvegetativen Systems ist u. a. im limbischen System, im Hypothalamus und im Hirnstamm lokalisiert. Auf Rückenmarkebene können sympathische und parasympathische Kern- und Bahnensysteme topographisch unterschieden werden. Im peripher-vegetativen System steht das efferente Geschehen im Vordergrund. Erregungsbildungen der zentralen Steuerungszentren geschehen überwiegend spontan, und die Erregungszuflüsse sind zur Peripherie hin ausgerichtet. Das vegetative Nervensystem ist einer bewußten Kontrolle weitgehend entzogen.

Während in der Körperperipherie das somatische und das vegetative System anatomisch und auch funktionell weitgehend getrennt sind, bestehen im Zentralnervensystem enge Verknüpfungen zwischen diesen beiden Teilsystemen.

Die Anatomie des weiblichen und männlichen Sexualsystems (Tabelle 26.1) basiert auf einem einheitlichen Grundmuster, das auf der identischen Sexualorgananlage während der Embryonalphase beruht. Es entwickeln sich beim weiblichen und männlichen Embryo analoge Organe, die entsprechend dem strukturellen Prinzip der Metamerie analog innerviert sind (Tabelle 26.2).

Die somatosensible Innervation der Sexualorgane wird über den N. pudendus gewährleistet. Die efferenten und afferenten Anteile des N. pudendus entspringen aus den Segmenten S 2–S 4. Von der A. pudenda begleitet, verläuft der N. pudendus durch den Alkock-Kanal und dann unterhalb des Diaphragma urogenitale. Die sensiblen Anteile versorgen die analogen Sexualorgane von

Tabelle 26.1. Geschlechtsorgane

Weiblich	Männlich
Labia maiora	Glans Penis
Labia minora	Corpus spongiusum
Klitoris	Corpora cavernosa penis
Vagina uterus	Utriculus prostaticus
Tubea uterina	
Ep-Paroophoron	Epididymis
Gartner-Gang	D. deferens, Gland. vesiculosa
	D. ejaculatorius
Ovaria	Testis

Tabelle 26.2. Periphere Nervenversorgung der Sexualorgane

Nervenwurzeln	S 2–S 4
Nerv	N. pudendus
Sensibles Versorgungsgebiet	weiblich : Klitoris, Analhaut, Urethra, Skrotum
	männlich: Glans penis, Penis, Analhaut, Skrotum, Urethra
Motorisches Versorgungsgebiet	Weiblich : M. Sphincter ani ext.
	Männlich: M. ischiocavernosus
	M. bulbocavernosus
	M. Spincter ani ext.

Frau und Mann und das Perineum. Die motorische Innervation ist entsprechend der differenten weiblichen und männlichen Anatomie unterschiedlich.

Die vegetative Regulation der Sexualorgane wird durch das Zusammenspiel der beiden annähernd antagonistisch wirkenden Teilsysteme des vegetativen Systems, nämlich dem Sympathikus und dem Parasympathikus, gewährleistet. Auf Rückenmarkebene laufen die zentralen sympathischen Anteile als umschriebene Bahn vom Hirnstamm an abwärts, die in der sympathischen Seitensäule, die sich von Segment C 8–L 2 erstreckt, endet. Die sympathischen Efferenzen der Sexualorgane entstammen vorwiegend den unteren thorakalen (Th 11/Th 12) und den oberen lumbalen (L 1/L 2) Segmenten.

Die vegetativen Fasern verlassen das Rückenmark mit den Vorderwurzeln der Spinalnerven und ziehen über die Rami communicantes albi zum Grenzstrang, wobei ein Teil der Fasern umgeschaltet und bei der Frau als Plexus ovaricus zu den Ovarien und Tuben zieht. Andere sympathische Fasern werden erst im Plexus hypogastricus inferior umgeschaltet und versorgen über die Nn. hypogastrici Uterus, Vagina und Klitoris (Tabelle 26.3). Beim Mann entspricht dem Plexus ovaricus der Frau der Plexus testicularis, der mit seinen Efferenzen Hoden, Nebenhoden und Ductus deferens innerviert. Die Umschaltung vom 1. auf das 2. sympathische Neuron erfolgt in den Ganglien des sympathischen Grenzstranges: Ein Teil dieser Ganglien liegt in Höhe von Th 11/L 2, von wo aus Verbindungen zum auf den großen Gefäßen liegenden Plexus hypogastricus superior bestehen; dieser teilt sich nach kaudal in die beiden Nn. hypogastrici, die ihrerseits Verbindungen zum Plexus pelvicus halten. Eine 2. Lokalisation sympathischer Ganglien findet sich im kaudalen, lumbalen und im sakralen Bereich; von hier kommunizieren diese mit den Vorderwurzeln von S 2–S 4, um dann als sympathische Nervenfasern innerhalb der Nn. erigentes (Synonym: Nn. cavernosi) zu verlaufen. Weitere sympathische Nerven des Schwellkörpers verlaufen parallel mit den Gefäßen sowie dem N. pudendus (Tabelle 26.4).

Die parasympathischen Fasern der Sexualorgane entstammen den Segmenten S 1–S 4, wobei der Verlauf der parasympathischen Bahnen auf Rückenmarkebene bislang nur ansatzweise zugeordnet werden kann. Die parasympathischen Fasern verlassen das Rückenmark wie die sympathischen Fasern über die Vorderwurzeln, wobei die Efferenzen über die Nn. splanchnici pelvici und teilweise über den N. pudendus die Sexualorgane erreichen. Die parasympathische Innervation der weiblichen Sexualorgane ist in Tabelle 26.5 dargestellt.

Beim Mann ist das parasympathische „Erektionszentrum" im Sakralmark in der Höhe von S 2 S 4 lokalisiert. Die präsynaptischen parasympathischen Fa-

Tabelle 26.3. Sympathische Innervation der weiblichen Sexualorgane

Nervale Struktur	Organ	Funktion
Plexus ovaricus	Tuben, Ovarien Blase	Harnverhaltung
Nn. Hypogastrici	Uterus, Vagina, Klitoris	Uteruskontraktion

Tabelle 26.4. Sympathische Innervation der männlichen Sexualorgane

Nervale Struktur	Organ	Funktion
Plexus testicularis	Hoden, Nebenhoden Samenleiter, Blase	Harnverhaltung Ejakulation
Nn. Hypogastrici	Corpus cavernosus, Utriculus prostaticus	Kontraktion der Prostata

sern verlaufen zuerst als Nn. pelvici und dann als Nn. erigentes über das Rektum und den dorsolateralen Bereich der Prostata. In dieser Region findet sich der Plexus pelvicus, in dem u. a. ein Teil der parasympathischen Verschaltung stattfindet. Am Apex der Prostata liegen die Nn. erigentes unmittelbar in der Nähe der Urethra bei 3 und 9 Uhr. Nach dem Durchbrechen des Diaphragma urogenitale treten die Nn. erigentes zusammen mit A. und V. profunda penis bei 1 und 11 Uhr in die Crura penis ein (Tabelle 26.6).

Hämodynamik der Erektion

Der Erektionsvorgang wird heute als nerurovaskuläres Phänomen angesehen. Der Vorgang selbst wird klassischerweise in die 4 Phasen „Flakzidität – Tumeszenz – Rigidität – Detumeszenz" unterteilt.

In der Darstellung erektiler Dysfunktion wird in vielen Lehrbüchern noch postuliert, daß der Erektionsvorgang mit einer dramatischen Steigerung des arteriellen Einstromes beginne. Aufgrund sorgfältiger Interpretation von Messungen an verschiedenen Spezies kann jedoch von einer zur arteriellen Einstromerhöhung synchronen kavernös-muskulären Relaxation ausgegangen werden.

Im Vergleich zur Flakzidität wird der arterielle Einstrom zu Beginn der Tumeszenz um das 8- bis 60fache gesteigert. Im Gegensatz zum flakziden Stadium, in dem der Großteil des arteriellen Blutes über ein Kapillarsystem an

Tabelle 26.5. Parasympathische Innervation der weiblichen Sexualorgane

Nervale Struktur	Organ	Funktion
Aus S 1–S 4 über Nn. splanchnici und N. pudentus	Tuben, Uterus, Vagina, Klitoris, Blase	Erektion

Tabelle 26.6. Parasympathische Innervation männlichen der Sexualorgane

Nervale Struktur	Organ	Funktion
Aus S 1–S 4 über Nn. splanchnici und N. pudentus	Hoden, Nebenhoden, Samenleiter, Prostata, Corpus cavernosus, Penis	Erektion

den Sinusoiden vorbeigeleitet wird, erfolgt nun der Verschluß dieser arteriovenösen Shunts und die arterielle Füllung der kavernösen Räume.

Die Hypothese von Valentin u. Herberg (1838), daß die Kontraktion der glatten kavernösen Muskelzellen eine Erektion induziere, wurde schon 1852 von Kölliker widerlegt.

Dennoch wurde auch noch zu Beginn der 80er Jahre unseres Jahrhunderts gelegentlich die Ansicht vertreten, daß eine Kontraktion der glatten kavernösen Muskelzellen mit einer Erektion einhergehe. Neuere experimentelle Arbeiten an Hunden mit Fixation des erektilen Gewebes in Flakzidität und während sympathischer sowie parasympathischer Stimulation bewiesen nun auch morphologisch nachvollziehbar die Relaxation der kavernösen glatten Muskelzellen während der Erektion.

Erregungsübertragung im vegetativen Nervensystem

Im Sympathikus wird die Erregungsübertragung durch Noradrenalin und im Parasympathikus durch Acetylcholin gewährleistet. Entsprechend wird der Sympathikus auch als adrenerges System und der Parasympathikus als cholinerges System bezeichnet. Diese Regel hat beim Sympathikus Ausnahmen, da sämtliche präganglionären Fasern des Sympahtikus cholinerg und lediglich die postganglionären Fasern noradrenerg sind. Die postganglionären sympathischen Fasern der Schweißdrüsen der Haut sind ebenfalls cholinerg. Bei manchen Organen besteht zwischen Sympathikus und Parasympathikus ein deutlich ausgeprägter Antagonismus (z. B. Herzfunktion). Andere Organe werden wiederum durch Veränderung des Tonus eines vegetativen Anteiles im Sinne einer Erhöhung oder Minderung gesteuert.

Insgesamt ist die nervale Funktion weiblicher Sexualorgane bis heute nur unzureichend erforscht, so daß im weiteren der aus geschichtlichen Gründen erklärbare breitere Wissensstand über Vorgänge erektiler Funktion beim Mann dargestellt wird.

Mögliche Neurotransmitter der Erektion

Eckhardt zeigte schon 1863, daß die Stimulation parasympathischer Nerven im kleinen Becken eine Erektion induziert. Diese Ergebnisse konnten an vielen Spezies reproduziert werden. Entsprechend der klassischen Neurotransmittertheorie sollte Acetylcholin als postganlionär parasympathischer Neurotransmitter angenommen werden. So veröffentlichte Nikolsky bereits 1879, daß die penile Erektion durch Atropin hemmbar sei. Doch schon wenige Jahre später (1884) behaupteten Anrep und Cybulsky, der Erektionsvorgang sei gegenüber Atropin resistent. Neuere In-vivo-Studien belegten diese Atropinresistenz der Erektion. Als weitere mögliche parasympathisch-postganglionäre Neuromodulatoren werden „calcitonin gene-related peptide" (CGRP) und vasointestinales Polipeptid (VIP) diskutiert. In den letzten Jahren konnte schließlich gezeigt werden, daß der zur Erektionsinduktion und Erektionserhaltung entscheidende Neurotransmitter Stickoxid (NO) ist. Im Gegensatz zur Gefäßwandmuskulatur, in der die NO-Freisetzung über das Endothel geschieht, erfolgt die NO-Freisetzung im kavernösen Gewebe direkt an oder innerhalb der glatten Muskelzellen.

Während die Rolle des Parasympathikus zur Induktion und Unterhaltung des Erektionsvorganges schon seit mehr als 100 Jahren bekannt ist, wurde erst vor wenigen Jahren gezeigt, daß der Sympathikus Detumeszenz induzieren bzw. die Entstehung einer Erektion unterdrücken kann. Es konnte auch gezeigt werden, daß ein gering erhöhter Serumadrenalinspiegel, wie er z. B. bei Streß vorkommt, eine Erektionsantwort auf die Neurostimulation der Nn. erigentes schon beeinträchtigt bzw. aufhebt, ohne daß die Kreislaufparameter Puls und Blutdruck signifikant verändert wurden. Dieses Phänomen könnte man als eine mögliche Ursache psychogener Erektionsstörungen (z.B. bei Versagensängsten) ansehen.

Der klassische sympathische postganglionäre Neurotransmitter ist nur Adrenalin, dessen Rolle die oben aufgeführten sowie weitere Untersuchungen belegen. In Studien an Hunden konnte ebenfalls gezeigt werden, daß die Wirkung des Sympathikus auch durch höchste Dosen von α-Rezeptorenblockern nicht vollständig aufgehoben werden konnte. Hieraus kann, ähnlich dem parasympathischen System, gefolgert werden, daß außer Noradrenalin noch andere sympathische post-ganglionäre Neurotransmitter vorhanden sein müssen. Bei In-vivo-Studien an Hunden konnte gezeigt werden, daß das Neuropeptid Y möglicherweise ein sympathischer postganglionärer Transmitter ist.

Klinisch-neurologische Diagnostik

Die somatische Diagnostik sexueller Funktionsstörungen beinhaltet neben anthrologischen und urologischen Methoden auch eine vollständige neurologische Untersuchung. Unter neuroanatomischen Gesichtspunkten angemessen ist vor allem die gezielte Sensibilitätsprüfung und die Untersuchung von Reflexen, die spezifische Leistungen jener nervalen Strukturen erfassen, die die Grundlage sexueller Funktionen sind (Tabelle 26.7). In dieser Tabelle sind die relevanten physiologischen Reflexe und deren lokalisatorische Zuordnung auf segmentaler Ebene eingetragen. Diese Untersuchung ist mit geringem Aufwand

Tabelle 26.7. Klinischer Untersuchungsgang

Reflex	Segmentale Höhenlokalisation
Bauchhautreflexe	Th 6–Th 12
Cremasterreflex	L 1–L 2
Adduktorenreflex	L 2–L 4
Tricepssuraereflex	S 1–S 2
Analreflex	S 3–S 5
Bulbocavernosusreflex	S 3–S 4

jedem Kliniker möglich. Weitergehende neurophysiologische Untersuchungsmethoden, wie z. B. Beckenboden-EMG und somatosensibel evozierte Potentiale, bleiben dem Spezialisten vorbehalten.

Literatur

Chusid IG (1976) Correlative neuroanatomy and functional neurology. Lange, Los Altos
Dail WG, Manzarnares K, Moll MA, Minorsky N (1985) The hypogastric nerve innervates a population of penile neurons in the pelvic plexus. Neuroscience 16: 1041
Duus P (1980) Neurologisch-topische Diagnostik. Thieme, Stuttgart New York
Groat WC de, Steers WD (1988) Neuroanatomy and neurophysiology of penile erection. In: Tanagho EA(ed) Contemporary management of impotence and infertility. Williams Wilkins, Baltimore
Holmquist F, Hedlund H, Andersson KE (1991) L-N^G-nitro arginine inhibits non-adrenergic, non cholinergic relaxation of human isolated corpus cavernosum. Acta Physiol Scand 141: 383
Holmquist F, Stief CG, Jonas U, Andersson E (1991) Effects of the nitric oxide synthase inhibitor N^G-nitro-L-arginine on the erectile response to cavernous nerve stimulation in the rabbit. Acta Physiol Scand 143: 299
Kim N, Azadzoi KM, Goldstein I, de Tejada SI (1991) A nitric oxide-like factor mediates non-adrenergic non-cholinergic neurogenic relaxation of penile corpus cavernosum smooth muscle. J Clin Invest 88: 112
Langley JN, Andersen HK (1896) The innervation of the pelvic and adjoining viscera. J Physiol 20: 372
Lue TF (1987) The mechanism of penile erection in the monkey. Sem Urol 4: 217
Lue TF, Zeineh S, Schmidt RA, Tanagho EA (1984) Neuroanatomy of penile erection: Its relevance to iatrogenic impotence. J Urol 131: 273
Lue TF, Takamura T, Schmidt RA, Tanagho EA (1983) Hemodynamics of erection in the monkey. J Urol 130: 1237
Lue TF, Takamura T, Umraya M, Schmidt RA, Tanagho EA (1984) Hemodynamics of canine corpora cavernosa during erection. Urology 24: 347
Morgan C, de Groat WC, Nadelhaft I (1986) The spinal distribution of sympathetic preganglionic and visceral primary afferent neurons that send axons into the hypogastric nerves of the cat. J Comp Neurol 40: 243
Rohen IW (1985) Funktionelle Anatomie des Nervensystems. Schattauer, Stuttgart New York
Schiffter R (1985) Neurologie des vegetativen Systems. Springer, Berlin Heidelberg New York Tokyo

Diagnostik der erektilen Dysfunktion – allgemeine Aspekte

C.G. Stief

Mit dem Begriff „erektile Dysfunktion" werden chronische, über mindestens 6 Monate andauernde Erektionsstörungen bezeichnet. Zumeist werden von dem Patienten noch Tumeszenzzunahmen berichtet, die volle Rigidität würde aber nicht mehr, oder nur noch sehr kurzzeitig, erreicht. Die Indizien der erektilen Dys- funktion zeigen einen stetigen Anstieg mit zunehmendem Lebensalter (ca. 30 % im 65. Lebensjahr) und eine hohe Prävalenz in bestimmten Risikogruppen: so finden sich bei 50 % der männlichen Diabetiker nach 5 Jahren und bei 25–30 % der Hypertoniker unter medikamentöser Therapie eine erektile Dysfunktion. Bei Patienten mit neurogenen Grunderkrankungen ist eine erektile Dysfunktion häufig anzutreffen. Bei querschnittgelähmten Patienten werden aber, in Abhängigkeit von der Höhe der Läsion, von vielen Patienten noch volle reflexogene Erektionen berichtet, die oft sogar einen Verkehr ermöglichen [3].

Diagnostik von Erektionsstörungen

Voraussetzung für eine individuelle Therapie ist die möglichst präzise ätiologische Zuordnung der Erektionsstörung. Zur Einleitung der Therapie ist aber nicht bei allen Patienten das Durchlaufen der gesamten diagnostischen Kaskade vonnöten. So kann z. B. bei einem querschnittgelähmten Patienten in der klinischen Routine auf die meisten der unten aufgeführten Untersuchungen verzichtet werden, da die therapeutischen Optionen von vornherein limitiert sind. Zur rationellen Abklärung der erektilen Dysfunktion hat sich eine Teilung der Diagnostik in der Praxis bewährt. Die Basisuntersuchungen werden vom Hausarzt durchgeführt. Dann erfolgt die Durchführung des andrologischen nicht- bzw. geringinvasiven diagnostischen Programms durch den andrologisch geschulten Urologen. Im Anschluß an diese 2. diagnostische Stufe können die meisten Patienten schon der Therapie zugeführt werden. Nur bei Vorliegen bestimmter Indikationen wird der Patient in dafür eingerichteten Zentren invasiven und aufwendigen, zumeist radiologischen, Untersuchungen zugeführt. Die wesentlichen Elemente der *Basisdiagnostik* sind Anamnese, körperliche Untersuchung und Labor. Neben der Allgemeinanamnese sollte das Augenmerk auf mögliche stattgehabte Operationen im kleinen Becken, Unfälle, Rückenmarks- bzw. Wirbelsäulenerkrankungen gerichtet werden. Die klassischen internistischen Risikofaktoren „Nikotinabusus, Diabetes, Hypercholesterinämie, Makroangiopathie" sind in Eigen- und Familienanamnese zu erheben. Situatives und partnerabhängiges Erektionsverhalten sowie das Auftreten nächtlicher und morgentlicher Erektionen sind zu erfragen. Je nach Befund sollte der Patient zu einem in dieser Problematik erfahrenen Psychotherapeuten, Psychologen oder Psychiater überwiesen werden [4].

Neben der körperlichen Untersuchung wird in der urologischen Statuserhebung besonders nach Veränderungen der Corpus cavernosa (Induratio penis plastica, Trauma?) oder der Hodengröße und -konsistenz gefahndet. An Laborparametern sollte neben den Routinewerten Glukose, GPT, GOT, α-GT, Kreatinin und Testosteron bestimmt werden. Erst die wiederholte Bestimmung eines pathologischen Testosteronwertes rechtfertigt – bei ansonsten unauffälliger Anamnese und normalem Befund – eine eingehendere endokrinologische Abklärung.

Die *androlologische Diagnostik* von Erektionsstörungen besteht im wesentlichen aus nicht- bzw. wenig-invasiven Methoden wie der SKAT-Testung (standardisierte intrakavernöse Injektion vasoaktiver Substanzen [13]), der Dopplersonographie [8] sowie SPACE (Corpus cavernosum-EMG, synonym CC-EMG [2, 14, 16]). Diese Untersuchungen ermöglichen eine Beurteilung der funktionellen penilen Hämodynamik, der penilen autonomen Innervation sowie Rückschlüsse auf den Zustand der kavernösen glatten Muskulatur. Um die Rate falsch-positiver Ergebnisse möglichst niedrig zu halten, muß auf eine entspannte Atmosphäre während der Untersuchungen geachtet werden; Aufregung oder Streß des Patienten gehen mit einer Erhöhung des Sympathikotonus einher, was eine Kontraktion der kavernösen glatten Muskeln nach sich zieht [1]. Diese Kontraktion äußert sich dann (trotz ggf. normaler Verhältnisse) z. B. in einer negativen SKAT-Testung, einer pathologischen Dopplerkurve oder einem venösen Leck in der Kavernosometrie.

SKAT-Testung

Die SKAT-Testung ist eine wenig aufwendige Methode zur globalen Beurteilung der kavernösen Funktionsfähigkeit. Die Erektionsantwort auf die wiederholte, standardisierte intrakavernöse Injektion erlaubt Rückschlüsse auf die penile arterielle Versorgung, den Zustand der glatten kavernösen Muskulatur und die kavernös-venösen Verschlußmechanismen. Da zum jetzigen Zeitpunkt keine Substanz vom Bundesgesundheitsamt (BGA) für diese Indikation zugelassen ist, muß vor dieser Anwendung der Patient ausführlichst aufgeklärt werden (s. unten). Zur intrakavernösen Injektion hat sich die Kombination aus Papaverin (15 mg/ml) und Phentolamin (0,5 mg/ml) bewährt, allerdings wurde Phentolamin auch in Deutschland vom Markt genommen und ist nur noch über die internationalen Apotheken zu erhalten. Der Zusatz des α-Blockers bewirkt zum einen eine wesentliche Wirkungsverstärkung des Papaverins, zum anderen eine Reduktion des (möglichen) Sympathikotonus durch die Blockade der α-Rezeptoren des Schwellkörpergewebes. Zur Sicherung der Diagnose sollten mind. 3 Injektionen (höchstens 1/Tag !) durchgeführt werden. Die Gefahr bei der SKAT-Testung stellen die prolongierten Erektionen (> 6 h) dar, die bei bis zu 10% der Patienten auftreten können. Die Möglichkeit der Behandlung dieser Komplikation durch Aspiration und gleichzeitige Injektion von adrenergen Substanzen, wie z. B. Ephedrin, ist unabdingbare Voraussetzung der SKAT-Testung.

Komplikationen wie die prolongierte Erektion bei der Verwendung von Papaverin-/Phentolamin sowie die Schmerzrate (20–30 %) bei der Applikation von Prostaglandin E1 (PGE1) haben die Forschung auf diesem Gebiet weitergetrieben und zum Einsatz des NO-Donors SIN 1 geführt.

SPACE/CC-EMG

Während das EMG der quergestreiften Muskulatur seit Jahrzehnten eine zentrale Rolle in der (neuro)myogenen Diagnostik spielt, konnte das EMG glatter Muskelzellverbände keine größere klinische Bedeutung erlangen. Dies war zum einen auf die noch nicht in ihrer Bedeutung erkannten autonomen Funktionsstörungen, zum anderen auf die schlechte Zugänglichkeit der Organe (Magen, Darm, Harnleiter) zurückzuführen. Die Ableitung des penil-kavernösen EMG (= SPACE) erlaubt nun zum ersten Mal eine elektromyographische Beurteilung eines glattmuskulären Organes in der klinischen Routine.

Die SPACE-Untersuchung („single potential analysis of cavernosus electric activity") dient der Registrierung der kavernösen elektrischen Aktivität. Normalerweise läßt diese im flakziden Zustand bestimmte Muster erkennen: Phasen ausgeprägter elektrischer Aktivität, sog. „Potentiale" von 12–18 s Dauer und einer Frequenz von ca. 0,4–2,5/min, werden von Phasen elektrischer Ruhe gefolgt (Abb. 27.1). Bei Patienten mit neurologisch definierten Läsionen oder einer kavernösen Myopathie zeigen sich spezifische Änderungen dieser Erregungsmuster (Abb. 27.2). In jüngster Zeit wurden computergestützte Analyseprogramme zur Auswertung dieser elektrischen Aktivitätsmuster entwickelt, die die Interpretation wesentlich erleichtern. Sowohl in Form der analogen

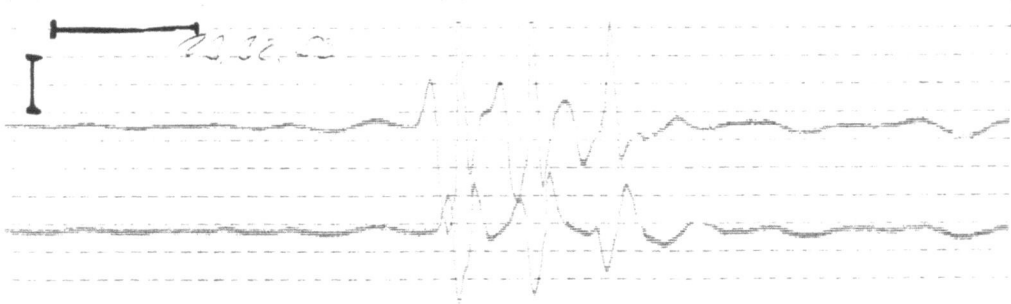

Abb. 27.1. 26jähriger Mann mit normaler erektiler Funktion (Kontrollkollektiv). Das CC-EMG zeigt ein synchrones Potential von ca. 450 µV maximaler Amplitude und ca. 9 s Dauer. Während der elektrischen Ruhe keine abnorme elektrische Aktivität. *Vertikale Markierung* 100 µV, *horizontale* 5 s

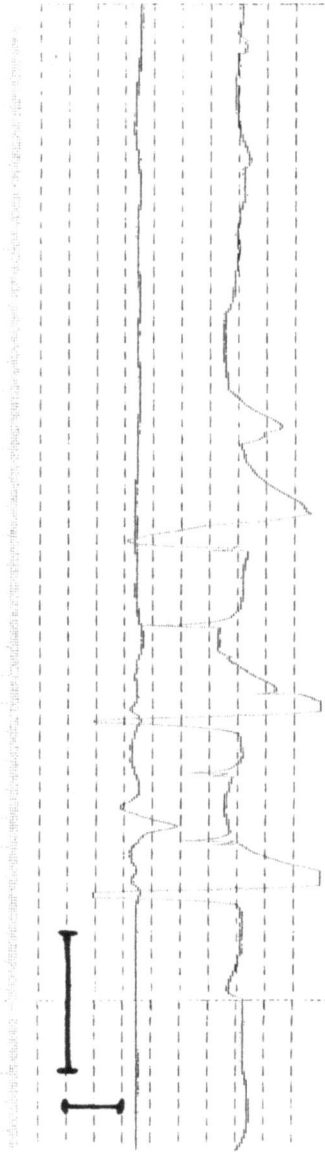

Abb. 27.2. 22jähriger Mann mit autonom-neurogener erektiler Dysfunktion bei Zustand nach Beckenringfraktur mit Symphysen- und SI-Gelenksprengung. Das CC-EMG zeigt pathologische, nichtsynchrone elektrische Aktivität mit abnormaler Form. *Vertikale Markierung* 100 µV, *horizontale* 5 s

Registrierung als auch der computergestützten Aufarbeitung ermöglicht SPACE die Diagnose von neurogen-autonom und/oder kavernös-myopathisch bedingten Erektionsstörungen, was eine entscheidende therapierelevante Bedeutung besitzt.

Doppler-Sonographie

Die Doppler-Sonographie dient der Beurteilung der funktionellen Kapazität der penilen Arterien. Im flacciden Zustand wird ein großer Teil des arteriellen kavernösen Blutes an den Schwellkörperkavernen vorbeigeshuntet. Nur im Stadium der Tumeszenz kommt es zu einem maximalen Einstrom in die kavernösen Sinus bei gleichzeitigem Verschluß der av-Shunts. Aus diesem Grunde ist die Doppler-Untersuchung der penilen Gefäße nach intrakavernöser Injektion von SKAT nicht nur wesentlich vereinfacht, sondern überhaupt erst aussagekräftig.

Invasive andrologische Diagnostik

Die invasive andrologische Diagnostik besteht im wesentlichen aus der selektiven Pharmakophalloarteriographie (radiologische Darstellung des penilen Einstromes) sowie der Pharmakokavernosometrie und -Kavernosographie (Quantifizierung und Darstellung des kavernösen Abstroms). Diese Untersuchungsverfahren dienen der Vorbereitung der operativ rekonstruktiven Maßnahmen. Auf Grund ihrer Invasivität sollten sie nur notwendigerweise bei Bereitschaft des Patienten zur operativen Therapie durchgeführt werden, die aber bei gesicherter neurogener (Ko-)Ätiologie der erektilen Dysfunktion nicht möglich ist.

Literatur

1. Diederichs W, Stief CG, Lue TF, Tanagho EA (1991) Sympathetic inhibition of papaverine induced erection. J Urol 146: 195
2. Gerstenberg TC, Nordling J, Hald H, Wagner G (1989) Standardized evaluation of erectile dysfunction in 95 consecutive patients. J Urol 141: 857
3. Groat WC de, Steers WD (1988) Neuroanatomy and neurophysiology of penile erection. In: Tanagho EA (ed) Contemporary management of impotence and infertility. Williams & Wilkins, Baltimore
4. Hartmann U (1991) Erectile dysfunction. In: Jonas U, Thon WF, Stief CG (Hrsg) Erectile Dysfunction. Springer, Berlin Heidelberg New York Tokyo
5. Holmquist F, Hedlund H, Andersson KE (1991) L-N^G-nitro arginine inhibits non-adrenergic, non cholinergic relaxation of human isolated corpus cavernosum. Acta Physiol Scand 141: 383
6. Holmquist F, Stief CG, Jonas U, Andersson KE (1991) Effects of the nitric oxide synthase inhibitor N^G-nitro-L-arginine on the erectile response to cavernous nerve stimulation in the rabbit. Acta Physiol Scand 143: 299
7. Ishii N, Watanabe H, Irisawa C (1989) Intracavernous injection of Prostaglandin E1 for the treatment of erectile impotence. J Urol 141: 323

8. Jevtich MJ (1983) Non-invasive vascular and neurogenic tests in use for evaluation of angiogenic impotence. Int Angiol 3: 964
9. Jünemann KP, Alken P (1989) Pharmacotherapy of erectile dysfunction. Int J Impot Res 1: 71
10. Kim N, Azadzoi KM, Goldstein I, de Tejada SI (1991) A nitric oxide-like factor mediates non-adrenergic non-cholinergic neurogenic relaxation of penile corpus cavernosum smooth muscle. J Clin Invest 88: 112
11. Meyer MF, Taher A, Krah H et al. (1993) Intracavernous application of SIN-1 in rabbit and man: Functional and toxicological results. Ann Urol 27: 179-182
12. Steers WD (1990) Neural control of penile erection. Sem Urol 8: 66
13. Stief CG, Bähren W, Gall H, Scherb W (1988) Functional evaluation of penile hemodynamics. J Urol 139: 734
14. Stief CG, Djamilian M, Schaebsdau F et al. (1990) Single potential analysis of cavernous electric activity. World J Urol 8: 75-83
15. Stief CG, Holmquist F, Djamilian M, Krah H, Andersson KE, Jonas U (1992) Preliminary results with the nitric oxide donor linsidomine choralhydrate in the treatment of human erectile dysfunction. J Urol 148: 1437-1440
16. Wagner G, Gerstenberg T, Levin RJ (1989) Electrical activity of corpus cavernosum during flaccidity and erection of the human penis. J Urol 142: 723
17. Zorgniotti AW, Lefleur RS (1985) Auto-injection of the corpus cavernosum with a vasoactive drug combination for vasculogenic impotence. J Urol 133: 39

# KAPITEL 28

Nichtoperative Therapie der neurogenen Erektionsstörung

D. Löchner-Ernst

Es ist unbestritten, daß Sexualität und Lebensqualität in einer engen Wechselbeziehung stehen. Wie für andere Körperfunktionen gilt auch für die Sexualität, daß sie erst in ihrer Störung – ihrer Dysfunktion – Beunruhigung hervorruft [11].

Querschnittgelähmte evtl. leben wie Nichtbehinderte ihre Sexualität durch ihre Vergangenheit und ihre hinzugewonnenen Erfahrungen. Teilweise gelingt es ihnen, bei der Anwendung sexueller Praktiken traditionelle Hemmungen abzubauen und mit den verbliebenen Möglichkeiten ein ausgeglichenes Sexualleben zu führen.

Es ist deshalb für den Therapeuten unverzichtbar, in einem vorausgehenden Gespräch die individuellen Bedürfnisse des Betroffenen *und* des Partners zu erfragen. Therapiemaßnahmen müssen an diesen Bedürfnissen orientiert und ohne persönliche Präferenzen vorurteilsfrei vorgeschlagen werden.

Bei querschnittgelähmten Männern ist die erektile Funktion abhängig von Art und Höhe der Rückenmarkverletzung. *Neurophysiologisch* sind die spinalen Segmente Th 11-L 2 (Sympathikus) und S 2-S 4 (Parasympathikus) bedeutsam. Querschnittgelähmte mit einer Läsion des oberen motorischen Neurons behalten die Fähigkeit, reflektorische Erektionen auf taktile genitale Reize herbeiführen zu können, jedoch nicht auf psychogene. Durch psychogene Stimulation können nur Querschnittgelähmte mit einer Verletzung des unteren motorischen Neurons eine Erektion erreichen. Liegt die Läsionshöhe zwischen den Zentren, sind beide Stimulationen möglich [4]. Im allgemeinen ist es für Querschnittgelähmte weniger schwierig, eine Erektion auf taktile Reize zu induzieren, als die Erektion lange genug aufrecht zu erhalten.

Allgemeine Maßnahmen

Deshalb sollte sich der Querschnittgelähmte zunächst durch eine eingehende Selbstbeobachtung über die verbliebenen Möglichkeiten Klarheit verschaffen und vorhandene Reflexe ausnutzen. Einem Teil der querschnittgelähmten Männer gelingt es, mit Hilfe klassischer Berührungsreize eine Erektion herbeizuführen und durch Auslösen einer Spastik, beispielsweise bei Einnehmen einer bestimmten Sitzposition oder Lage, die Qualität und Zeitdauer der Erektion so weit zu verbessern, daß sie für den Geschlechtsverkehr genutzt werden kann.

Medikamentöse Therapie

Die auch von querschnittgelähmten Männern häufig geäußerte Frage nach „Tabletten" führt immer wieder zu medikamentösen Therapieversuchen mit Aphrodisiaka. Unserer Erfahrung nach ist diese Therapie beim querschnittgelähmten Mann erfolglos. Lediglich 3 Patienten berichteten nach Gabe eines handelsüblichen Aphrodisiakums, das zusammen mit einem α-Blocker verabreicht wurde, vorübergehend von einer Besserung der Erektionsqualität. Da es sich in diesen Einzelfällen ausschließlich um infranukleäre, inkomplette Lähmungen handelte, ist eine Placebowirkung nicht auszuschließen.

Mit *Sildenafil*, einem oral verabreichbarem Phosphodiesterasehemmer, befindet sich erstmals eine Substanz in der klinischen Prüfung, die die orale Therapie ernsthaft bereichern könnte. Die ersten Ergebnisse sind vielversprechend. Die Wirksamkeit bei der neurogenen Erektionsstörung wird derzeit geprüft. Die Zulassung dieser Substanz wird allerdings noch Jahre benötigen.

Auch beim querschnittgelähmten Mann ist eine endokrinologische Störung möglich. Eine gezielte medikamentöse Therapie entsprechend den laborchemisch veränderten Parametern ist dann selbstverständlich indiziert.

Technische Hilfen

Um einen verfrühten Blutabfluß aus den Schwellkörpern zu verhindern, kann nach eingetretener Erektion ein elastischer *Schnür-* oder *Erektionsring* an der Peniswurzel angelegt werden. Nachteil dieser Methode ist, daß es einmal bei zu strenger und/oder zu langer Applikation im meist sensibilitätsgestörten Genitalbereich zu Hautläsionen kommen kann.

Eine weitere mechanische Erektionshilfe ist das sog. *Stützkondom*, das aus einer penisähnlich geformten Silikonhülse besteht, die über das Glied gestülpt wird. Über einen fest am unteren Ende angebrachten Silikonschlauch wird durch Sog ein Unterdruck zwischen Penishaut und Innenfläche der Hülse erzeugt, der das Abgleiten der Silikonhülse verhindern soll.

Nachteil dieser Methode ist, daß dieses Hilfsmittel während des Verkehrs getragen und meist mit einer Creme gleitfähig gemacht werden muß. Vereinzelt wird diese Erektionshilfe zur eigenen und zur Zufriedenheit des Partners getragen [14].

Technisch aufwendiger ist das Herbeiführen einer „passiven Erektion" durch Anwendung einer *Vakuumpumpe*. Hierbei wird ein am unteren Ende luftdicht abschließender Akrylzylinder über das Glied gestülpt. Über eine mechanische oder elektrische Pumpe wird ein Unterdruck erzeugt, der eine Längen- und Dickenzunahme des Gliedes im Zylinder verursacht. Um einen Rückfluß des Blutes zu verhindern, muß vor Abnahme des Zylinders auch hier ein Gummiring an der Peniswurzel appliziert werden. Trotz speziell hergestellter Ringe sollten diese nach 30 min entfernt werden, um Hautschäden zu vermeiden.

Nachteile dieser Technik liegen im logistischen Bereich. Zum luftdichten Abschluß muß das Schamhaar um die Peniswurzel entfernt und die körpernahe Zylinderöffnung dick mit einer Creme ausgekleidet werden. Die apparative Einrichtung setzt eine strategische Planung voraus, die der Erotik nicht eben dienlich ist.

Von den Patienten selbst wird zum einen ein ästhetisches Problem beklagt, nämlich die lividbläuliche Verfärbung des Gliedes und zum anderen Schwierigkeiten beim Ausüben des Verkehrs. Aufgrund der Taillierung des Gliedes unter dem Schnürring an der Peniswurzel wird an dieser Stelle das Glied instabil und knickt beim Verkehr leicht ab.

Bei eigenen Versuchen mit querschnittgelähmten Patienten kam es zudem während des Pumpvorganges zum störenden Harnabgang in den Zylinder. Im Gegensatz zu einer anderen Arbeitsgruppe [6] ist die Akzeptanz dieses Hilfsmittels bei unseren Patienten gering.

Pharmakoerektion

Durch lokale Applikation von *Nitroglyzerin* in Form eines Pflasterstreifens am Penisschaft konnte Sonksen [10] bei 5 von 17 Patienten eine vollständige Erektion induzieren, die zum Verkehr nutzbar war. Bei eigenen Versuchen mit Nitroglyzerinspray auf die Glans konnten wir hingegen in keinem Fall eine komplette Erektion erreichen. Vier der 9 Patienten klagten über heftige Kopfschmerzen, die ca. 2 h anhielten. Möglicherweise liegt dies an der unterschiedlichen Applikationsform.

Die *Injektion vasoaktiver Substanzen in die Schwellkörper* (SKIT/SKAT) hat sich zur bedeutendsten Therapiemaßnahme der neurogenen Erektionsstörung entwickelt.

In zahlreichen Studien wurden die Effektivität und Nebenwirkungsarmut der Substanzen Papaverin, des Substanzgemisches Papaverin/Phentolamin und Prostaglandin E 1 bei der Anwendung am querschnittgelähmten Mann berichtet [1-3, 5, 7, 9, 12]. Da bei diesen Patienten in der Regel die Gefäßversorgung des Genitale nicht beeinträchtigt ist, kann eine Erektion bereits mit niedriger Dosierung der derzeit erhältlichen, aber in Deutschland noch nicht zu dieser Therapie zugelassenen, Substanzen induziert werden.

Entsprechend hoch ist die Ansprechrate. So konnten wir seit 1986 bei insgesamt 332 Patienten mit neurogener Erektionsstörung in 277 Fällen (83 %) eine Erektion erzeugen. 239 Patienten (86 %) verwenden Papaverin als Monosubstanz in einer Dosierung von 12,5-25 mg (0,5-1 ml), 38 Patienten Prostaglandin E 1 überwiegend in einer Dosierung von 5-15 µg, lediglich ein Paraplegiker benötigt 40 µg.

Prolongierte Erektionen traten nur in der Anfangsphase in 6 Fällen auf, iatrogen verursacht durch eine zu hohe Einstiegsdosis mit dem heute in Deutschland nicht mehr ohne weiteres erhältlichen, in Österreich aber zugelassenen, hochwirksamen Substanzgemisch Papaverin/Phentolamin. Eine Infektion oder Fibrosierung der Schwellkörper war bisher in keinem Fall zu beobachten. Lediglich ein Paraplegiker war uns extern mit einer Fibrose nach einer prolongierten Erektion von 14 h zugewiesen worden. Wir geben deshalb in Einzelfällen zuverlässigen Patienten unter entsprechenden Kautelen Etilefrin als Antidot mit.

Nach eigenen Erfahrungen, bestätigt durch die Ergebnisse einer neu erschienenen Studie in den USA [13], empfehlen wir heute bei der SKIT/SKAT-Therapie der neurogenen Erektionsstörung folgendes Vorgehen:

Wir beginnen die Testphase mit *Papaverin* mit einer Einstiegsdosis von 12,5 mg (0,5 ml). Entsprechend der klinischen Antwort wird die Dosis behutsam im Teilstrichbereich angepaßt, wobei wir nach oben die Grenze bei 25 mg (1 ml bzw. 1/2 Ampulle) festsetzen. Erst bei Nichtansprechen oder eines zu hohen Dosisbedarfes verwenden wir *Prostaglandin E 1* mit einer Startdosis von 10 µg, die dann entsprechend angepaßt wird, wenn notwendig bis 40 µg.

Da beide Präparate in den hier verwendeten Dosierungen sich durch eine vergleichbare Verträglichkeit auszeichnen, dürfen bei der Präparatewahl Aspekte der Wirtschaftlichkeit und der Handhabung nicht außer Acht gelassen werden. Immerhin benötigen ca. 2/3 der Patienten nicht die volle Substanzmenge. Der nichtverwendete Teil muß aus Sterilitätsgründen verworfen werden. Über die pharmakologisch interessante Substanz *SIN A1* liegen keine eigenen Erfahrungen vor. Größere Studien sind notwendig, werden aber vom Hersteller derzeit nicht avisiert.

Übereinstimmend berichtet ein großer Teil der querschnittgelähmten Männer über eine verstärkte Erektionsbereitschaft noch über Stunden nach der Injektion, d. h., Erektionen lassen sich im weiteren Verlauf leichter durch taktile Reize herbeiführen. Da von Detumeszenzphasen unterbrochen, ist dieses Phänomen ungefährlich.

Kreuter et al. [8] beklagt in einer Untersuchung, daß die meisten Arbeiten vorwiegend die therapeutischen Probleme des Behinderten im Auge haben und nur in seltenen Fällen die Akzeptanz beim Partner erfragen. Wir möchten deshalb abschließend auf die gegenseitige Verantwortlichkeit beider Partner hinweisen, in aller Offenheit ihre individuellen, sexuellen Bedürfnisse wertfrei miteinander zu besprechen, zumindest in festen Beziehungen. Nicht zuletzt auch, weil bei entsprechender Behinderung ohne die Mithilfe des Partners ein Großteil der oben erwähnten Therapievorschläge nicht zu verwirklichen ist. Der Geschlechtsakt betrifft nur einen kleinen Teil der Sexualität. Partnerbezogene Konflikte lassen sich per coitum nur selten lösen.

Literatur

1. Beretta G, Zanollo A, Fanciullacci F et al. (1986) Intracavernous injection of papaverine in paraplegic males. Acta Europaea Fertilitatis 17: 283–284
2. Bodner DR, Lindan R, Leffler E, Kursh ED, Resnick MI (1987) The application of intracavernous injection of vasoactive medications for erection in men with spinal cord injury. J Urol 138: 310–311
3. Bodner DR, Leffler B, Frost F (1992) The role of intracavernous injection of vasoactive medications for the restoration of erection in spinal cord injured males: A three years follow up. Paraplegia 30: 118–120

4. Courtois FJ, Charvier KF, Leriche A, Raymond DP (1993) Sexual function in spinal cord injury men I. Assessing sexual capability. Paraplegia 31: 771–784
5. Earle CM, Keogh EJ, Ker JK, Cherry DJ, Tulloch AGS, Lord DJ (1992) The role of intracavernosal vasoactive agents to overcome impotence due to spinal cord injury. Paraplegia 30: 273–276
6. Heller L, Keren O, Aloni R, Davidoff G (1992) An open trail of vacuum penile tumescense: Constriction therapy for neurological impotence. Paraplegia 30: 550–553
7. Hirsch IH, Smith RL, Chancellor MB, Bagley DH, Carsello J, Staas WE (1994) Use of intracavernous injection of prostaglandin E1 for neuropathic erectile dysfunction. Paraplegia 32: 661–664
8. Kreuter M, Sullivan M, Siösteen A (1994) Sexual adjustment after spinal cord injury (SCI) focussing of partner experiences. Paraplegia 32: 225–235
9. Sidi AA, Caberon JS, Dykstra DD, Reinberg Y, Lange PH (1987) Vasoactive intracavernous pharmaco-therapy for the treatment of erectile impotence in men with spinal cord injury. J Urol 138: 539–542
10. Sonksen J, Biering-Sorensen F (1992) Transcutaneous nitroglycerin in the treatment of erectile dysfunction in spinal cord injury. Paraplegia 30: 554–557
11. Winter-Klemm B (1984) Bedeutung der Sexualfunktion für die Regulation des Selbstwertgefühles. In: Stöhrer A, Palmtag H, Madersbacher H (Hrsg) Blasenlähmung. Thieme, Stuttgart New York, S 157–163
12. Wyndaele JJ, De Meyer JM, De Sy WA, Claessens H (1986) Intracavernous injection of vasoactive drugs, an alternative for treating impotence in spinal cord injury patients. Paraplegia 24: 271–275
13. Yarkony GM, Chen D, Palmer J, Roth EJ, Rayner S, Lovell L (1995) Management of impotence due to spinal cord injury using low dose papaverine. Paraplegia 33: 77–79
14. Zasler HD, Katz PG (1989) Synergist erection system in the management of impotence secondary to spinal cord injury. Arch Phys Med Rehabil 70: 712–716

KAPITEL 29

Behandlung der erektilen Dysfunktion mit alloplastischen Implantaten

F. Noll, J. Kutzenberger, D. Löchner-Ernst und M. Stöhrer

Einleitung

Die operative Behandlung der erektilen Dysfunktion beginnt mit der Verfügbarkeit alloplastischer Implantate. Diese erreichten in den 30er Jahren erstmals eine Qualität, die erste Implantationen beim Menschen ermöglichten. Durch stete Weiterentwicklung der Materialien, der Operationstechnik und der Prothesen selbst sind jetzt Implantate verfügbar, die hohen Komfort mit guter Zuverlässigkeit bieten. Insbesondere durch die Einführung hydraulischer Implantate, die eine nahezu perfekte Simulation der Erektion und Erschlaffung des Penis ermöglichen, ist die Akzeptanz bei den Patienten gewachsen. Erst durch diese Erfolge ist es möglich geworden, alloplastische Implantate in größerem Umfang auch Patientengruppen zukommen zu lassen, die bedingt durch ihre Grunderkrankung höhere Risiken tragen [1]. Dazu gehören auch querschnittgelähmte Patienten, die bedingt durch die gestörte Gewebetrophik ein größeres Risiko einer Infektion am Implantat oder der Penetration der Systemanteile nach außen tragen [4].

Implantate

Die Implantate teilt man sinnvollerweise in 3 verschiedene Typenklassen ein.
- Rigide und semirigide Implantate
- Hydraulische, einkomponentige Implantate (semiflexibel)
- Vollhydraulische, mehrkomponentige Implantate (flexibel)

Die rigiden Implantate werden heute nicht mehr eingesetzt, da sie vom kosmetischen Standpunkt aus untragbar geworden sind. Nach Einsetzen semirigide Implantate ist der Penis auch stets erigiert, das Implantat kann jedoch seitlich abgewinkelt werden, was den Tragekomfort erträglich werden läßt. Bekannte Modelle sind die Modelle von Small-Carrion und Jonas. Das Small-Carrion Implantat besteht aus Silikonkautschukstäben, die den anatomischen Gegebenheiten der Schwellkörper angepaßt sind. Während das proximale und das distale Implantatende relativ fest ist, ist der mittlere Anteil aus einer biegsameren Mischung hergestellt. Jonas versucht, durch die Verwendung von in sich verdrillten Silberdrähten sowohl Festigkeit als auch Abknickbarkeit zu erreichen. Alle semirigiden Implantattypen werden heute nur noch wegen ihres deutlich geringeren Preises eingesetzt. Ihrer Aufgabe, Erektion und Erschlaffung des Penis zu imitieren, kommen sie nur unvollkommen nach. Bei querschnittgelähmten Patienten, die einer Dauerversteifung des Penis bedürfen, um die sichere Fixierung des Kondomurinals zu gewährleisten, sind in der Vergangenheit häufiger semirigide Implantate verwandt worden [5]. Mit der Verbesserung der hydraulischen Implantate hat sich aber auch hier in den letzten Jahren ein Wandel vollzogen.

Dem physiologischen Vorgang einer natürlichen Erektion folgend entwickelte Timm 1973 das erste funktionierende vollhydraulische Penisimplantat. Durch Flüssigkeitstransport aus einem Reservoir in 2 Zylinder, die in die Corpora cavernosa implantiert werden, ermöglichte er die nahezu perfekte Imitation der natürlichen Erektion. Die Prothese wurde erstmals durch Scott implantiert. Ständige Verbesserungen des Materials der einzelnen Komponenten führten jetzt zu einem zuverlässigen Implantat. Andere Firmen inaugurierten ähnliche Implantate, die jedoch bis auf geringe Materialunterschiede der Timm-Prothese entsprechen. Zur Zeit werden von verschiedenen Firmen hydraulische Implantate angeboten; wir beschreiben hier exemplarisch das Implantat der Fa. AMS. Die IPP-700-Ultrex besteht aus 4 Teilen. Zwei Zylinder, die aus Silikonkautschuk und eingearbeiteten synthetischen Fasern bestehen, werden in die Corpora cavernosa implantiert. Zur genauen Größenanpassung gibt es Zylinder in verschiedenen Längen und Durchmessern. Die Zylinder werden mittels einer Pumpe, die subkutan ins Skrotum implantiert wird, gefüllt. Dabei ist konstruktionsbedingt sowohl eine Längenausdehnung als auch eine Durchmesservergrößerung der Zylinder möglich, so daß eine Erektion perfekt imitiert werden kann. Die zur Füllung nötige Flüssigkeit (isoosmolares Kontrastmittel-Wasser-Gemisch) entstammt einem Reservoir von 100 ml Volumen, welches entweder im paravesikalen Raum oder intraperitoneal zu liegen kommt. Alle Systemanteile sind durch knickfeste Schläuche miteinander verbunden (s. Abb. 29.2).

Wegen des komplizierten Aufbaus dieser mehrkomponentigen Implantate versuchte man, frühzeitig einfachere, hydraulische Modelle zu entwerfen, die

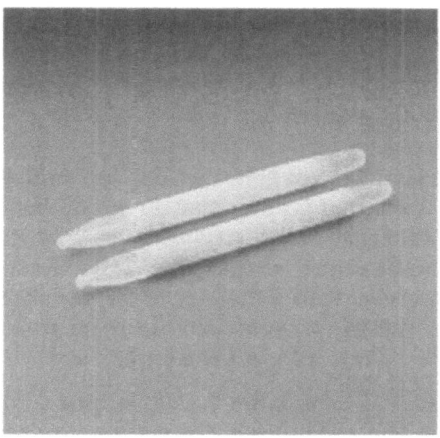

Abb. 29.1. Einteiliges, hydraulisches Implantat Dynaflex der Fa. AMS

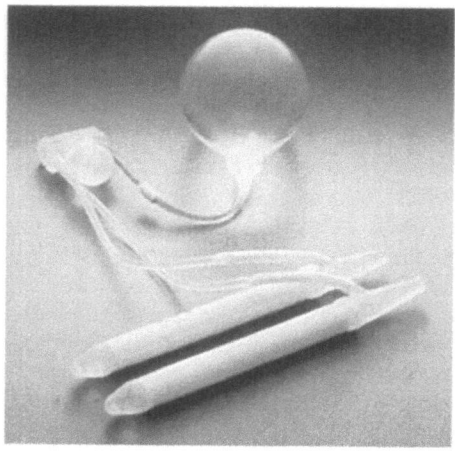

Abb. 29.2. Dreiteiliges, hydraulisches Implantat IPP 700 Ultrex der Fa. AMS

alle Vorteile der mehrkomponentigen Implantate hatten. So entstanden Modelle mit 2 Komponenten, bei denen Reservoir und Pumpe zu einem großen Pumpreservoir zusammengelegt wurden. Diese sind aber wegen der übergroßen Pumpe selten zur Anwendung gekommen, insbesondere nicht bei Patienten, die bedingt durch die neurogene Störung Sensibilitätsausfälle im Skrotalbereich haben. Erst jetzt ist ein Implantat verfügbar geworden, welches bei relativ kleiner Pumpe und guter Bedienbarkeit auch problemlos bei Querschnittgelähmten eingesetzt werden kann. Hiermit müssen aber erst einschlägige Erfahrungen gesammelt werden (s. Abb. 29.3).

Die nächste Stufe war die Integration aller Funktionen eines hydraulischen Implantates in die Implantatzylinder. Das Reservoir wurde im hinteren Teil der Zylinder realisiert, wohingegen die Pumpe direkt an die Zylinderspitze verlagert wurde (s. Abb. 29.3). Leider ist jedoch die Menge der Flüssigkeit, die innerhalb des Zylinders verschoben werden kann, sehr gering, so daß der Unterschied zwischem voller Erektion und Erschlaffung systembedingt klein ist. Außerdem ist die Bedienung dieser „Selfcontained"-Implantate schwierig, insbesondere für Patienten mit schlechter Handfunktion.

Indikationen

Heute gibt es eine Vielzahl von suffizienten Methoden zur Verbesserung oder Wiederherstellung der Erektion bei Patienten mit neurogenen Störungen. Zunächst sollte stets versucht werden, alle konservativen und reversiblen Maßnahmen anzuwenden [1](s. Kap. 28). Sind diese nicht praktikabel oder werden vom Patienten nicht gewünscht, ist erst eine operative Intervention indiziert. Bei neurogen bedingter erektiler Dysfunktion gibt es im wesentlichen 2 Gründe für ein Penisimplantat:

- der Wunsch des Patienten, eine zuverlässige Erektion zu erzielen, um primär den GV mit der Partnerin vollziehen zu können,

Abb. 29.3. Neues zweiteiliges Implantat mit kleiner Pumpe Amphicor, der Fa. AMS

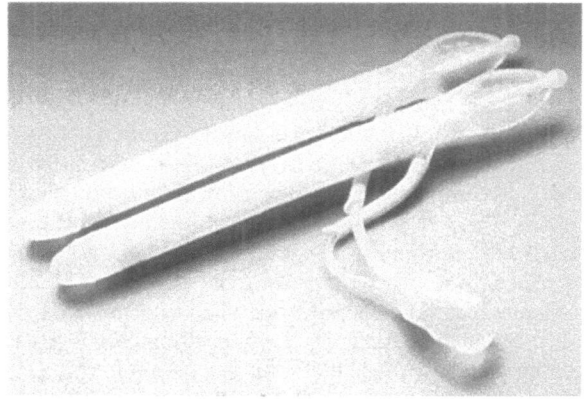

- eine Versteifung des Penis herbeizuführen, damit ein Kondomurinal zuverlässig geklebt werden kann.

Früher war die Harnableitung bei Männern mit Blasenlähmung in ein Kondomurinal [7] eine vielfach praktizierte Methode, weshalb die 2. Indikation wesentlich häufiger zutreffend war, als dies heute der Fall ist [2, 6]. Da die meisten Patienten heute intermittierend katheterisieren oder andere kontinente Formen der Harnableitung protegiert werden, wird nur noch selten, meist bei tetraplegischen Patienten, ein Implantat, eingesetzt, um den retrahierten Penis zu strecken und somit eine sichere Befestigung eines Kondomurinals zu ermöglichen. Da dabei ein dauererektionsähnlicher Penis erwünscht ist, wurde früher vielfach ein einfaches halbstarres Implantat eingesetzt. Leider üben halbstarre Implantate einen nicht adaptierbaren Dauerdruck auf die Corpora cavernosa aus, weshalb es mehrfach zur Penetration der Implantatschenkel durch die Tunica albuginea nach außen kam. Dies kann im distalen Anteil, aber auch an den Crura der Corpora cavernosa geschehen. Während ersteres zur Explantation des Implantates zwingt, wird durch die hintere Penetration der Aufrichteffekt der Implantate zunichte gemacht. Aus diesem Grunde implantieren wir jetzt auch bei Patienten, die nur eine sichere Fixierung eines Kondomurinals wünschen, hydraulische Implantate. Hierbei bieten sich die einkomponentigen, „Selfcontained"-Implantat an. Die Zylinder werden nur soweit aufgepumpt, bis eine sichere Aufrichtung des Penis zur Befestigung des Kondomurinals möglich ist. Dadurch kann der Dauerdruck auf die Tunica albuginea auf erträgliche Maße gesenkt werden, und Penetrationen sind selten geworden. Falls außerdem zusätzlich der Wunsch nach GV besteht, kann der Penis leicht maximal erigiert werden. Ein Problem ist die mäßige Bedienbarkeit dieser Modelle, die insbesondere bei Tetraplegikern die Hilfe von Fremdpersonen nötig macht. Hier bieten sich ggf. die neuen Implantate der Fa. AMS (s, Abb. 29.3) u. der Fa. Mentor als Alternative an. Transurethrale Manipulationen sind nach Einsetzen eines einkomponentigen, hydraulischen Penisimplantates weiter möglich.

Wenn immer die primäre Indikation für ein Penisimplantat die Wiedererlangung der erektilen Funktion ist, empfehlen wir unseren Patienten die vollhydraulischen mehrkomponentigen Modelle. Hier ist eine sehr gute Erschlaffung mit einer exzellenten Erektion kombiniert. Bei manchen Modellen vergrößert sich nicht nur adäquat die Penislänge, sondern auch noch der Penisdurchmesser. Die Pumpe ist meist leicht zu bedienen, die Zuverlässigkeit der Implantate ist nach den zahlreichen Modifikationen in der Vergangenheit hoch. Trotz der zahlreichen Schlauchverbindungen treten mechanische Defekte sehr selten auf. Da vollständige Erschlaffung erzielt wird, ist eine transurethrale Manipulation immer möglich. TUR-P und TUR-B sind ohne Schwierigkeiten durchführbar. Dauerkatheterbehandlungen sind trotzdem hier und besonders auch bei den semiflexiblen Penisimplantaten streng kontraindiziert, da es sehr leicht zu Arrosionen mit nachfolgender Penetration des Implantates vor allem in die Fossa navicularis kommen kann.

Operationstechnik

Da die Implantation der Zylinder und der Pumpe auch bei den Implantaten mit weniger als 4 Teilen gleich ist, beschränken wir uns auf eine kurze Beschreibung der Technik bei vollhydraulischen Prothesen. Im wesentlichen stehen 4 Implantationswege zur Verfügung:

- perineal,
- penoskrotal,
- infrapubisch,
- subkoronar.

Der perineale Implantationsweg kann wegen des höheren Infektionsrisikos nicht zur Erstimplantation empfohlen werden. Subkoronar können nur starre, halbstarre und die einkomponentigen, hydraulischen Prothesen implantiert werden. Bei Querschnittgelähmten besteht jedoch bei diesem Operationszugang ein erhöhtes Penetrationsrisiko [5]. Wir bevorzugen den infrapubischen Implantationsweg, da er keinerlei Schnitt am Penisschaft notwendig macht und durch die natürliche Schambehaarung vollständig verdeckt wird. Dabei ist die quere Inzision der geraden vorzuziehen. Die Corpora cavernosa werden freigelegt und zwischen Haltefäden möglichst tief und lateral eröffnet. Dann erfolgt eine vorsichtige Bougierung mit Hegar-Stiften bis 12/13 mm. Dabei muß sowohl in distaler als auch in proximaler Richtung bis in die Enden der Corpora cavernosa bougiert werden, damit die Prothese überall der Tunica albuginea anliegt. Nur so ist ein korrekter Sitz der Zylinder erreichbar. Insbesondere bei Patienten, die vorher vasoaktive Substanzen intrakavernös gespritzt haben, kann es zu einer Fibrosierung der Schwellkörper kommen, die besonders vorsichtiges, teils sogar scharfes Bougieren bedingen kann. Die innere Länge der Corpora cavernosa wird gemessen und Prothesenzylinder entsprechender Größe eingezogen. Auch dabei ist insbesondere auf korrekten Sitz der distalen Enden zu achten. Die Inzision der Tunica albuginea wird mit fortlaufender Naht verschlossen. Die Pumpe wird subkutan in das rechte oder linke Skrotalfach gelegt und das Reservoir entweder ins Cavum retzii oder, was wir bevorzugen, intraperitoneal über eine zusätzlich Inzision plaziert. Das Risiko einer ungewollten Dauererektion kann mit der intraperitonealen Plazierung des Reservoirs sicher vermieden werden. Nach Füllen der Prothese mit der erforderlichen Menge eines isoosmolaren Kontrastmittel-Wasser-Gemisches werden die Schlauchverbindungen hergestellt und die Funktion überprüft. Zur besseren Anpassung des Implantates an die Corpora cavernosa und zur Blutstillung werden die Prothesenzylinder für 24 h im erigierten Zustand belassen. Während dieser Zeit wird der Urin über einer dünnen Dauerkatheter abgeleitet oder intermittierend katheterisiert. Die gesamte Operation findet unter maximal-sterilen Kautelen statt. Gründliche präoperative Hautdesinfektion, perioperative Antibiotikaprophylaxe und sorgfältigste Vermeidung einer Kontamination der Prothesenflüssigkeit mit Blut sind die Voraussetzungen für ein Gelingen der Operation. Dabei ist Staph. epidermidis und Staph. aureus der eigentliche Problemkeim, der auch noch relativ spät das Implantationsergebnis gefährden kann. Trotz strengster Einhaltung der sterilen Kautelen sind immer noch Infektraten von 5 % in vielen Zentren durchaus normal.

Besonderheiten bei neurogenen Blasenentleerungsstörungen

Bei Patienten mit neurogen bedingter erektiler Dysfunktion liegen gehäuft zusätzliche Bedingungen vor, die die Implantation von Prothesen erschweren. Nicht selten ist die Gewebetrophik in der gelähmten Region so gestört, daß sowohl die Infektionsgefahr als auch die Perforationstendenz des Implantates erhöht ist. Aus diesem Grund sind besondere Vorsichtsmaßnahmen bei der Prothesenwahl erforderlich; zudem ist eine ausführliche, auf diese Besonderheiten gerichtete Aufklärung des Patienten unerläßlich. Er muß über die Gefahren der Druckschädigung an der Pumpe der Prothese genauso unterrichtet werden wie über die möglichen Symptome einer Entzündung des Implantates. Da meist Staphylokokken die führenden Keime der Infektion am Implantat sind, ist die Infektion meist schleichend und nicht immer mit den akuten Infektzeichen behaftet.

Bei der Implantation ist besonders auf Harnwegsinfekte zu achten. Hier müssen sterile Verhältnisse vorliegen. Postoperativ ist manchmal die übliche Entleerungsart nicht sofort wieder möglich, so daß eine Urindrainage mittels eines 10-Charr. -Katheters transurethral nötig ist. Eine suprapubische Ableitung empfiehlt sich nicht, da dadurch ein zusätzlicher Infektherd nahe der Schläuche der Prothese entsteht.

Ergebnisse mit vollhydraulischen Implantaten

Die Ergebnisse der Implantation von hydraulischen Penisprothesen stammen aus einem Patientengut, welches in der Zeit von 1983–1993 in der Urologischen Klinik der Universität Witten/Herdecke in Schwelm (Prof. Dr. F. Schreiter), 1993 in der Urologischen Klinik und Poliklinik der Universität Essen und danach in der Urologischen Klinik des Knappschafts-Krankenhauses Bardenberg operiert wurde, sowie aus dem Patientengut der BG-Unfallklinik Murnau (1978-1995). Die Hauptindikation war bei unseren Patienten die Beseitigung der neurogen bedingten Erektionsstörung. Dies erklärt den hohen Anteil 3teiliger Implantate. Hauptkomplikation waren Infektion und Arrosion des Implantates wobei das einteilige hydraulische Implantat schlechter abschneidet. Nur bei einem Patienten mußten wir das Implantat entfernen, weil er mit der Bedienung nicht zurechtkam und er zudem erhebliche Mißempfindungen hatte. Die Ergebnisse der semirigiden und semiflexiblen Penisimplantate stammen überwiegend aus dem Department III Neuro-Urologie der Werner-

Tabelle 29.1. Patienten und Indikationen

	Anzahl	%
Patienten	52	
Paraplegisch	32	62
Tetraplegisch	20	38
Darunter MMC	24	46
Darunter MS	5	9,6
Altersgrenzen	19-53 Jahre (28,7 Jahre)	
Follow-up	1-12 Jahre, (4,8 Jahre)	
Grund Erektion	32	62
Grund Kondomurinal	12	23
Beides	8	15
Patienten und Indikationen aus Bad Wildungen	Anzahl	%
Patienten	209	
Paraplegie	160	76,5
Tetraplegie	49	23,5
Traumatische Querschnittlähmung	166	79,4
Andere Ursachen (Neoplasie, entzündlich, Neuralrohrdefekt, MS)	43	20,6
Zeitangaben	Jahre	
Alter	39,9(16-72)	
Lähmungsalter	11,5(0,5-52)	
Follow-up n = 179	4,8(0,5-11,4)	85,6
Kein Follow-up n = 30 (Patient verstorben oder Verbleib ungeklärt)		14,4
Explantation n = 14	entgültig	6,7
Penisprothesen in Funktion n = 165	5,0(0.6-11,4)	78,9
Indikationen	Anzahl	
Erektion	49	23,5
Penisretraktion	113	54,1
Erektion und Penisretraktion	47	22,4
Implantate	209	
Semirigid	143	68,4
1teilig hydraulisch (semiflexibel)	59	28,2
3telig hydraulisch (flexibel)	7	3,3

Tabelle 29.2. Prothesen und Ergebnisse

	Anzahl	%
3teilige hydraulische Prothese	44	84
Erfolg	41	93
Infektion	2	4
Arrosion	1	2
Zufrieden	38	86
1teilige hydraulische Prothese	8	16
Erfolg	4	50
Infektion	1	12
Arrosion	2	24
Keine Bedienung möglich	1	12
Zufrieden	3	37
Follow-up-Ergebnisse (Bad Wildungen) n = 179		
Implantate	Anzahl	%
Semirigid	117	65,4
Infektion	7	6,0
Arrosion	11	9,4
Semiflexibel	56	31,3
Infektion	3	5,4
Arrosion	1,5	2,7
Flexibel	6	3,4
Infektion	0	0
Arrosion	0	0
Nach 24 die Funktion verbessernden und/oder erhaltenden (Prothesenwechsel) oder wiederherstellenden Reoperationen	165	92,2
(Reimplantation) befinden sich in Funktion		
Semirigid	92	51,3
Semiflexibel	66	36,8
Flexibel	7	3,9
Indikationen im Follow-up		
Erektion	39	
Penisretraktion	82	
Erektion und Penisretraktion	44	
Funktionsverlust auf Dauer	14 von 179	7,8
Perforation oder Reperforation	3	1,7
Infektion	7	3,9
Andere Gründe	4	2,2
Operationsziel erreicht		
Indikation: Penisretraktion (n = 82) und Erektion + Penisretraktion (n = 44)	126	
Sichere Kondomurinalbefestigung	116	92,1
Verbesserte Kondomurinalbefestigung	10	7,9
Zufrieden (Patient würde sich wieder für die Operation entscheiden)	124	98,4
Indikation: Erektion (n = 39) und Erektion + Penisretraktion (n = 44)	83	
Ausübung von Geschlechtsverkehr	70	84,3
Zufrieden (Patient würde sich wieder für die Operation entscheiden)	66	79,5

Tabelle 29.3. Schwellkörperimplantate (n = 122) (BG-Unfallklinik Murnau 1978–1995)

	Anzahl	(%)
Hydraulische Implantate	106	87
Aktuell in Funktion	84 (von 98)	86
Ersatzlos explantiert	8	7
Revisionen (31 Pat., 15 mehrfach)	48	45
Leakage	38	79
Kinking/Bulging	7	15
Arrosion	3	6
Indikationen		
Erektion	75	71
Retractio penis	7	6
Beides	24	23
Semirigide Implantate	16	13
Revisionen (6xPerf./2xInfektion)	8	
Explantiert + Ersatz d. hydraul. PI)	4	
Ersatzlos explantiert	3	
Aktuell in Funktion	9	
Indikationen		
Erektion	0	
Retractio penis	16	

Wicker-Klinik Bad Wildungen (Dr. med. D. Sauerwein) aus der Zeit von Januar 1980 bis Juni 1992, sowie aus der urologischen Abteilung der BG-Unfallklinik Murnau.

In der Zeit von Januar 1980 bis Juni 1992 wurde bei 209 querschnittgelähmten Patienten in Bad Wildungen die Indikation zur Implantation von Penisprothesen gestellt, 49mal aus sexueller Indikation, 113mal wegen Penisretraktion (Schlupfpenis) und 47mal aufgrund der erektilen Dysfunktion und des Schlupfpenisproblems. Das durchschnittliche Alter betrug knapp 40 Jahre, das Lähmungsalter 11,5 Jahre. In der Zeit von 1980–1988 wurde den semirigiden Implantaten (143mal) der Vorzug gegeben. Seitdem zunehmend zuverlässige hydraulische Implantate zur Verfügung standen, insbesondere auch die semiflexiblen einteilig hydraulischen seit ca. 1986, wurden die semirigiden Prothesen zugunsten der hydraulischen Implantate verlassen.

Von den 209 operierten Patienten konnten 179 nachuntersucht werden und befinden sich im Follow-up. 30 Patienten standen für eine regelmäßige Nachuntersuchung nicht zur Verfügung, da mittlerweile aus verschiedenen Gründen 13 verstorben waren, bei 17 Patienten konnte der Verbleib nicht geklärt werden. Bei 165 der 179 nachuntersuchten Patienten befanden sich die Implantate seit durchschnittlich 5 Jahren in Gebrauch. Bei 14 Patienten erfolgte aus verschiedenen Gründen die Explantation auf Dauer. Infolge dieser Explantationen und infolge von Reoperationen, die zur Verbesserung, zum Erhalt oder auch zur Wiederherstellung der Funktion nach vorausgegangener Explantation durchgeführt wurden, befanden sich zuletzt noch 92 von 117 semirigiden Penisimplantate in Funktion. Bei 56 semiflexiblen Implantaten von 179 im Follow-up befindlichen Patienten waren zuletzt 66 Penisimplantate in Funktion, davon 7 flexible.

Das Operationsziel „sichere Kondomurinalbefestigung" wurde bei 165 Patienten mit in Funktion befindlichen Penisimplantaten in 92 % der Fälle erreicht, 8 % erreichten zumindest eine wesentliche Verbesserung im Vergleich zum präoperativen Zustand. 98 % der Patienten, die sich wegen der Kondomurinalbefestigung zur Operation entschieden hatten, würden sich erneut für die Operation entscheiden. Bezüglich der sexuellen Indikation gaben 84 % die Ausübung des Geschlechtsverkehrs an. Knapp 80 % waren mit dem Operationsergebnis auch so zufrieden, daß sie sich erneut für diese Operation entscheiden würden.

Schwerwiegende Komplikationen wurden in einem Implantverlust durch Infektion oder Arrosion gesehen. Implantatabhängig fand sich bei den semirigiden Implantaten eine Perforationsrate von 9,4 % gegenüber einer Perforationsrate von 2,7 % bei den semiflexiblen Implantaten. Die Infektionsrate war bei beiden Implantaten mit etwa 6 % insgesamt gleich, konnte aber seit Einführung einer konsequenten Ganzkörperdesinfektion mit einer 0,5%igen Chlorhexidinlösung an 3 Tagen präoperativ auf unter 3 % gesenkt werden [5]. Ein Vergleich mit dem flexiblen hydraulischen Implantaten ist aufgrund der kleinen Fallzahl nicht sinnvoll. Ein dauerhafter Funktionsverlust infolge von Perforation, Infektion und Explantation aus anderen Gründen trat bei 8 % der Patienten (14 von 179) ein.

In der Murnauer Gruppe waren nach 1–17 Jahren von 106 hydraulischen Implantaten noch 84 in Funktion, wobei Hauptindikation zum Eingriff die Wiederherstellung der erektilen Dysfunktion war (s. Tabelle 29.3).

Diskussion

Bei neurogen bedingter erektiler Dysfunktion hat der Einsatz eines Penisimplantates einen festen Stellenwert in der Therapie. Wenn konservative Maßnahmen nicht zum gewünschten Ziel führen, bleibt als einzige verläßliche Maßnahme die Wiederherstellung der erektilen Funktion mittels eines Implantates. Bei der Wahl des Implantates ist neben dem Wunsch des Patienten für ein bestimmtes Modell auch die unterschiedliche Eignung der verschiedenen Modelle zu beachten. Liegt vornehmlich eine Korrektur der erektilen Funktion zugrunde, sind vollhydraulische dreikomponentige Implantate vorzuziehen, da sie den größten Tragekomfort bieten bei bester Imitation einer natürlichen Erektion. Steht die Aufrichtung des Penis zur besseren Applikation eines Kondomurinals im Vordergrund, kann auch ein etwas einfacheres Implantat einkomponentig ausreichend sein. Völlige Erschlaffung ist in diesem Fall nicht gewünscht, außerdem wird die bezüglich Arrosionen gefährdete Implantation der Pumpe im Skrotum vermieden. Die Ergebnisse in der Literatur bestätigen, daß bei korrekter Indikation die Komplikationsrate gering ist bei guter bis sehr guter Akzeptanz des Implantates durch Patient und Partner. So berichtet Kimoto 1992 über seine Erfahrungen mit 90 Patienten, die er über durchschnittlich 4,8 Jahre nachuntersuchte. Dabei wurden 62 % der Implantate wegen der besseren Kondomurinaldrainage implantiert, zur alleinigen Behebung der erektilen Dysfunktion 12 %, und beide Indikationen waren gleichwertig bei 26 % seiner Patienten. Insgesamt lag seine Komplikationsrate bei 13,3 %, was insbesondere durch Infekte und Arrosionen der Implantate bedingt war. Bei unserem Patientengut ist die Indikationsstellung deutlich zugunsten der Behebung der Erektionsstörung verlagert. Dies liegt auch daran, daß wir als Form der Blasenentleerung den intermittierenden Katheterismus mit gleichzeitiger Gabe eines Anticholinergikums bevorzugen.

Die psychosoziale Situation dieser Patienten wird durch die Implantation deutlich verbessert und stabilisiert, was die hohe Akeptanzrate von nahezu 90 % in unserem Patientengut bestätigt.

Literatur

1. Hanson RW, Franklin MR (1976) Sexual loss in relation to other functional losses for spinal cord injured males. Arch Phys Med Rehabil 57(6):291-293
2. Jameson RM (1982) The long term results of transurethral division of the external urethral sphincter in the neuropathic urethra with reference to potency. Paraplegia 20(5):299-303
3. Kimoto Y, Iwatsubo E (1994) Penile prostheses for the management of the neuropathic bladder and sexual dysfunction in spinal cord injury patients: long term follow up. Paraplegia 32(5):336-339
4. Klein FA, Hackler RH, Brady SM (1981) Penile implants in spinal cord injury patients for maintaining external appliances. J Urol 126(3):331-332
5. Kutzenberger J (1995) Penisprothese und Querschnittlähmung: Elf Jahre Erfahrung mit der operativen Behandlung der erektilen Dysfunktion und der Penisretraktion (Schlupfpenis) bei Querschnittlähmung. Med Diss Göttingen
6. Morrow JW, Scott MB (1978) Erections and sexual function in post-sphincterotomy bladder neck patients. J Urol 119(4):500-503
7. Smith AD, Sazama R, Lange PH (1980) Penile prosthesis: adjunct to treatment in patients with neurogenic bladder. J Urol 124(3):363-364

KAPITEL 30

Fertilität bei neurogener Funktionsstörung des Mannes

H.-J. Vogt

Als Folge einer Verletzung des Rückenmarks sind sexuelle Funktionsstörungen häufig. Diese Störungen sind je nach Höhe der Rückenmarkschädigung und je nachdem, ob die Läsion des zentralen oder des peripheren Neurons komplett oder inkomplett besteht, unterschiedlich ausgeprägt. Demzufolge können Erektions- und Ejakulationsvermögen einzeln oder gemeinsam gestört sein – mit entsprechendem Einfluß auf die Zeugungsfähigkeit (Stöhrer 1980).

Ist eine Beischlaffähigkeit nicht möglich, besteht auch keine Zeugungsfähigkeit auf natürlichem Wege. Ist eine Ejakulation durch Selbstbefriedigung oder Partnerstimulation möglich, muß das Ejakulat nach den allgemein anerkannten Regeln untersucht werden. Die andrologische Diagnostik bei Paraplegikern unterscheidet sich nicht grundsätzlich von der bei anderen Männern mit bisher unerfülltem Kinderwunsch.

Andrologische Diagnostik

Anamnese
Klinischer Befund
Spermatologische Untersuchung
Hormonanalysen
Hodenbiopsie

In der Anamnese muß herausgearbeitet werden, ob es sich um einen aktuellen Kinderwunsch bei Bestehen einer soliden Partnerschaft handelt oder ob im Rahmen der Lebensplanung bei bestehender Paraplegie sozusagen prophylaktisch Information über die eigene Zeugungsfähigkeit oder eine entsprechende Störung gewünscht wird. Da in aller Regel keine Kenntnis über die Fertilität vor dem schädigenden Ereignis besteht, konzentrieren sich die Fragen auf alle Begebenheiten und Krankheiten, die ggf. einen negativen Einfluß auf die Samenproduktion nehmen können.

Bei der klinischen Untersuchung wird besonders auf Größe und Beschaffenheit der Hoden sowie der Nebenhoden und der Samenleiter geachtet. Kann ein Ejakulat beigebracht werden, wird dieses nach den Kriterien der WHO untersucht. Kann kein Ejakulat zur Verfügung gestellt werden, erfolgt genau wie in den Fällen, in denen eine Minderung der Zeugungsfähigkeit bei der Ejakulatuntersuchung festgestellt wird, eine Hormondiagnostik.

Hormondiagnostik

Basal: FSH, LH, Testosteron, Prolaktin
  FSH erhöht – keine Therapie
FSH im Normbereich:
GnRH-Test: < 100 % – Chancen gut
  > 100 % – Chancen gemindert

Die basalen Werte vermitteln erste Hinweise. Ist FSH auch bei Kontrolle erhöht, liegt eindeutig eine Schädigung des samenbildenden Gewebes vor. Bei einem follikelstimulierenden Hormon (FSH) im Normbereich wird ein GnRH-Test angeschlossen. Ist die Stimulation über 100 % erhöht, liegt eine Schädigung des samenbildenden Gewebes vor. Bei geringerer Stimulation kann man davon ausgehen, daß die spermiogenetische Funktion der Samenkanälchen erhalten ist. Weitere Hormonanalysen werden bei pathologischen Werten von LH, Testosteron oder Prolaktin angeschlossen.

Durch die z. T. recht komplizierten Hormonanalysen ist es in der Mehrzahl der Fälle möglich, eine verläßliche Aussage über die Spermiogenese auch bei Paraplegikern zu machen. Sind die Befunde nicht sicher interpretierbar oder bestehen Diskrepanzen zwischen den körperlichen, spermatologischen und hormonellen Ergebnissen, kann eine Hodenbiopsie erforderlich werden. Bei Besonderheiten müssen Zusatzuntersuchungen angeschlossen werden.

Hodenhistologie

bei diskrepanten somatischen/spermatologischen/hormonellen Befunden
zum Ausschluß eines „Sertoli-cell-only-Syndroms"
zum Nachweis restlicher spermiogenetischer Aktivität

Durch die beschriebene Untersuchungstechnik kann in praktisch allen Fällen eine sichere Diagnose gestellt werden. Selbstverständlich können alle Ursachen, die bei gesunden Männern eine Zeugungsunfähigkeit hervorrufen oder eine Einschränkung der Zeugungsfähigkeit bewirken können, auch bei einem Paraplegiker vorliegen (Vogt 1984). So haben wir z. B. bei unseren Untersuchungen auch ein Klinefelter-Syndrom aufgedeckt.

Doch über die ätiopathogenetischen Gründe hinaus, die einen jeden Mann treffen können, sind bei einem querschnittgelähmten Mann zusätzlich Besonderheiten zu bedenken. Eine Vielzahl von Autoren (Hayes et al. 1980; Kikuchi et al. 1976; Leriche et al. 1977; Madduri et al. 1979; Matsumoto et al. 1970; Mizutani et al. 1972; Morley et al. 1979; Naftchi 1985; Naftchi et al. 1980; Phelps et al. 1983; Talbot 1955; Thomas 1979) hat sich mit den unterschiedlichen Einflußgrößen auf die Fertilität nach Querschnittlähmung beschäftigt. Insbesondere zu den Störungen der Spermiogenese gibt es eine umfangreiche Literatur.

Störungen der Fertilität bei Querschnittlähmung

Hemmung der Spermiogenese
Störungen des Samentransportes
Impotentia coeundi
Partnerprobleme

Störungen der Spermiogenese

Störungen des Hormonregelkreises
Unterbrechung spinaler Verbindungen zwischen Hypothalamus und Testes
Denervierung des Keimepithels
Druckschäden bei fehlender Sensibilität
Trophische Störungen durch Nervenschäden
Chronische Überwärmung durch gestörte Gefäßinnervation
Orchitis-Epididymitis-Harnwegsinfekte
Langzeittherapie mit Harnantiseptika/Antibiotika
Psychosomatische Reaktionen

Die ätiopathogenetischen Überlegungen wurden deshalb angestellt, weil gelegentlich ein Rückgang des Hodenvolumens, insbesondere auch Störungen des Hormonregelkreises beobachtet bzw. postuliert wurden. Bei diesen Untersuchungen wurde in aller Regel nicht unterschieden zwischen der sog. spinalen Schockphase, die in der Regel bis ca. 12 Wochen nach dem Unfallereignis anhält, der Rehabilitationsphase und der Spätphase. Die Rehabilitationsphase ist i. allg. 1 Jahr nach dem Unfall abgeschlossen (Gerner et al. 1979) Nach Rückkehr des Verunfallten in die häusliche Umgebung entsteht aber Kinderwunsch am häufigsten.

In der Spätphase, ca. 8–15 Jahre nach dem Unfall, kommt es zu typischen Veränderungen bei Querschnittsgelähmten an Nieren und ableitendem Hohlsystem, an der Muskulatur der unteren Extremitäten und zu typischen Hautveränderungen wie Dekubitalgeschwüren (Stöhrer 1980). Theoretisch könnte man in allen Phasen unterschiedliche Reaktionen im Hinblick auf eine Verschiebung des hormonellen Gleichgewichtes erwarten. In gleicher Weise wäre – wenn es denn überhaupt zu einer regelhaften Schädigung des Hodengewebes kommt – zunächst mit einer Störung der spermiogenetischen Aktivität bis hin zum Untergang der Tubuli seminiferi zu rechnen, die auf unterschiedlichste Schädigungen sehr viel früher mit einer Hemmung der Spermiogenese bis hin zur vollständigen Depletion des Keimepithels sowie einer Degeneration der Tubuluswandungen reagiert als mit einer Involution der Leydig-Zwischenzellen. Bislang wurde in der Literatur lediglich eine Untersuchung erwähnt, die im Vergleich zu einer Spermaanalyse 16 Monate vor der Querschnittlähmung, 8 Monate nach dem Unfallereignis eine deutliche Verschlechterung belegt (Sonksen u. Biering-Sörensen 1994).

Eigene (unveröffentlichte) Untersuchungen belegen, daß in allen Phasen keinerlei Korrelation zwischen den Hormonwerten und dem Trauma – unabhängig von der Höhe der Rückenmarksverletzung – besteht. Dies bezieht sich auf Testosteron und LH und auch auf FSH. Die FSH-Werte in der Spätphase waren sogar im Vergleich zu den Werten in der Stabilisierungsphase mit $P = 0{,}0007$ signifikant niedriger. Hieraus ist abzuleiten, daß im Verlauf der Zeit eine Schädigung oder gar ein irreparabler Schaden der samenbildenden Tubuli keinesfalls regelhaft zu erwarten ist. Dies konnte durch die histologische Beurteilung nach Hodenbiopsie bei querschnittgelähmten Patienten mit bestehendem Kinderwunsch bestätigt werden.

Für eine Samengewinnung wäre der günstigste Zeitraum theoretisch die Frischverletztenphase, weil schon wenige Wochen nach einem Wirbelsäulentrauma durch sekundäre (temporäre) Schädigungen eine Oligozoospermie eintreten kann. Als Ursache hierfür müssen Einflüsse intensivmedizinischer Maßnahmen sowie notwendiger Medikamente diskutiert werden.

Wegen erheblicher psychischer Barrieren dürfte die Samengewinnung in der Frischverletztenphase nicht in Frage kommen. Zunächst muß eine ausreichende psychische Verarbeitung des gesamten Geschehens erreicht werden, zumal in der Frischverletztenphase eine genaue Vorhersage über das bleibende Ausmaß der Behinderung nicht gemacht werden kann. Der spinale Schock beim Rückenmarkverletzten betrifft nicht nur die Blasen-, sondern auch die Sexualfunktion. So wie der Miktionsreflex trainiert werden kann, ist theoretisch auch zu überlegen, ob der Ejakulationsreflex evtl. durch Vibromassagen des Penis im Frühstadium nach dem Trauma zur Förderung des prograden Ejakulationsreflexes und somit auch der Potentia generandi auf natürlichem Wege geübt werden kann (Mandalka 1990). Wöchentliche Übungen mit einem Vibrator auch 1–23 Jahre nach dem Unfall (Siosteën et al. 1990) führen zwar zu einem Anstieg des Ejakulatvolumens sowie des Fruktosespiegels und der sauren Phosphatase als Ausdruck einer Funktionsverbesserung der Prostata und der Bläschendrüsen, doch die Spermatozoenmotilität nimmt eher ab.

Die Rückenmarkverletzten sind 1–2 Jahre nach dem Unfallereignis sowohl psychisch als auch physisch stabilisiert, so daß sie in diesem Sinne durchaus einem nichtverletzten Normalkollektiv vergleichbar sind. Falls Kinderwunsch besteht, sollte in diesem Zeitraum die Gewinnung von Sperma vorgesehen werden (s. Kap. 33). In späteren Jahren ist möglicherweise mit vermehrten psychosomatischen Reaktionen zu rechnen. Im Zuge verbesserter und neuer Methoden im Rahmen der assistierten Reproduktionsmedizin genügt theoretisch ein einziges Spermatozoon, das z. B. durch Vibromassage gewonnen wird, für eine intrazytoplasmatische Spermatozoeninjektion (ICSI). Falls die Gewinnung eines Ejakulates nicht möglich ist, ist hodenbioptisch zu sichern, ob eine spermiogenetische Aktivität vorhanden ist. Auch wenn nur eine Restaktivität besteht, kann gegebenenfalls durch Inkubation eines zusätzlich gewonnenen Hodengewebsstückes versucht werden, einen Samenfaden für eine ICSI zu gewinnen.

Die Prognose ist abhängig von der Ausgangssituation. In jedem Fall setzt der Erfolg eine intensive Kooperation zwischen Urologen, Andrologen und Gynäkologen voraus.

Bei einem Informations- und Aufklärungsgespräch mit beiden Partnern ist es sinnvoll, einen diagnostisch-therapeutischen Stufenplan zu erarbeiten. Kann ein Ejakulat gewonnen und können in diesem Spermatozoen nachgewiesen werden, ist eine Intensivdiagnostik nach gynäkologischer Vorgabe anzustreben. Falls kein Ejakulat gewonnen werden kann oder aber in diesem keine Samenfäden enthalten sind, ist vor einer gynäkologischen Intensivdiagnostik eine Hodenbiopsie zum Nachweis oder Ausschluß spermiogenetischer Aktivität erforderlich. Erst das vorliegen der Untersuchungsergebnisse von beiden Partnern erlaubt dem Paar, sich für oder gegen reproduktionsmedizinische Maßnahmen zu entscheiden. Insgesamt haben die neuen technischen Möglichkeiten für ein Paar mit unbedingtem Kinderwunsch wesentlich bessere Erfolgsaussichten gebracht. Andererseits ist die Entscheidung schwieriger geworden, ob sich das jeweilige Paar den „Hightech-Methoden" unterziehen will. Die partnerschaftliche Auseinandersetzung auch mit diesem Thema hat zumindest den Vorteil, daß das gegenseitige Verständnis vertieft wird.

Besonderer ärztlicher Einsatz ist erforderlich, wenn man beiden Partnern mitteilen muß, daß eine Wiederherstellung der Zeugungsfähigkeit und/oder der Beischlaffähigkeit nicht möglich ist (Vogt 1984). Alternative Methoden bis hin zur heterologen Insemination sollten besprochen werden, damit der einzelne oder das Paar auch aus dieser Sicht ärztliche Hilfe erfahren kann.

Literatur

Gerner HJ, Rauda DW, Witterstaetter K (1979) Die soziale Situation von Querschnittgelähmten – eine empirische Untersuchung. Rehabilitation Bd18. Thieme, Stuttgart, S 135–149

Hayes P, Krishnan K, Diver M, Hipkin L, Davis J (1980) Testicular endocrine function in paraplegic men. Clin Endocrinol (Oxf) 11: 549–552

Kikuchi TA, Skowsky WR, El-Toraei I, Swerdloff R (1976) The pituitary – gonadal axis in spinal cord injury. Fertil Steril 27: 1142–1145

Leriche A, Berard E, Vauzelle JL, Miniare P, Girard R, Archimbaud JP, Bourett J (1977) Histological and hormonal testicular changes in spinal cord patients. Paraplegia 15: 347–379

Madduri S, De Salvo E, Seebode JJ (1979) Plasma androgenes and estrogenes in paraplegic men. J Urol 13: 179–181

Mandalka B (1990) Der Einfluß von Rückenmarkläsionen auf die Sexualhormone. Diss Techn Univ München

Matsumoto K, Takeyasu K, Mizutani S, Hamanaka Y, Vozumi T (1970) Plasma testosterone levels following surgical stress in male patients. Acta Endocrinol 65: 11–17

Mizutani S, Sonoda T, Matsumoto K, Iwasa K (1972) Plasma testosterone concentration in paraplegic men. J Endocrinol 54: 363–4

Morley JE, Distiller LA, Lissos I et al. (1979) Testicular function in patients with spinal cord damage. Horm Metab Res 11: 679–682

Naftchi NE (1985) Alternations of neuroendocrine functions in spinal cord injury. Peptides 6 [Suppl 1]: 85–94

Naftchi NE, Viau AT, Sell GH, Lowman EM, (1980) Pituitary – testicular axis dysfunction in spinal cord injury. Arch Phys Med Rehabil 61: 402–405

Phelps G, Brown M, Chen J et al. (1983) Sexual experience and plasma testosterone levels in male veterans after spinal cord injury. Arch Phys Med Rehabil 64: 47–52

Siosteen A, Forssman L, Steen Y, Sullivan L, Wickstrom I (1990) Quality of semen after repeated ejaculation treatment in spinal cord injury men. Paraplegia 28: 96–104

Sonksen J, Biering-Sörensen F (1994) Semen quality in the same man before and after spinal cord injury. Case report. Paraplegia 32: 117–119

Stöhrer M (1980) Sexualität der Behinderten. In: Eicher W (Hrsg) Sexualmedizin in der Praxis. Fischer, Stuttgart, S 490–512

Talbot HS (1955) The sexual function in paraplegia. J Urol 73: 91–100

Thomas DC (1979) Genitourinary complications following spinal cord injury. Practitioner 223: 339–346

Vogt HJ (1980) Andrologie. In: Eicher W (Hrsg) Sexualmedizin in der Praxis. Fischer, Stuttgart S 117–195

Vogt HJ (1984) Sexualfunktion des querschnittgelähmten Mannes. In: Stöhrer M, Palmtag H, Madersbacher H (Hrsg) Blasenlähmung. Thieme, Stuttgart, S 177–191

WHO (1992) Handbuch zur Untersuchung des menschlichen Ejakulates und der Spermien-Zervixschleim-Interaktion, 3. Aufl. Springer, Berlin Heidelberg New York Tokyo

KAPITEL 31

Der Einfluß von Antibiotika auf die Fertilität

D.E. Neal

Seit mehr als 30 Jahren ist bekannt, daß Antibiotika einen schädlichen Einfluß auf die Spermatogenese und auf die Spermafunktion haben [21]. Ebenso ist bekannt, daß zahlreiche Krankheiten, aber auch deren Behandlung, nachteilige Folgen für die Fertilität haben können [9]. Da etwa 15 % aller Ehepaare ein Fertilitätsproblem haben und 50 % davon auf männliche Ursachen zurückgeführt werden, ist es wichtig, diese Ursachen zu untersuchen [13], vor allem, wenn Therapien zur Verfügung stehen.

Die Häufigkeit der Harnwegsinfektion (HWI) bei querschnittgelähmten Patienten kann bis zu 65 % betragen [6]. Zweifellos haben HWI ebenso wie jede systemische Infektion einen schädlichen Einfluß auf die Spermatogenese. Außerdem sind sowohl akute als auch chronische Genitalinfektionen mögliche Infertilitätsursachen [9]. Neben dem schädlichen Einfluß durch die Infektion selbst können die Folgen der Infektion wie Ödem und/oder Narbenbildung in Prostata, Ductus ejaculatorius, Vas deferens oder Nebenhoden zur obstruktiven Oligospermie führen [9].

Es ist bekannt, daß der Entzündungsprozeß selbst durch die Anwesenheit weißer Blutkörperchen und ihrer möglicherweise toxischen Zytokine die Fertilität beeinflußt [14]. Der schädliche Einfluß von weißen Blutkörperchen im Ejakulat, die Leukozytospermie, auf die männliche Fertilität ist bekannt.

Wir wissen, daß Männer mit dieser Pathologie häufiger hypofertiler sind als solche ohne Leukozytospermie. Die Vermehrung mononuklearer Zellen im Sperma wird mit verstärkter Spermadestruktion und Phagozytose der Spermien durch diese Zellen in Verbindung gebracht. Aber auch die Bakterien selbst sind toxisch für Spermatozoen, sie können ihre Agglutination verursachen und durch Festsetzen an Kopf, Mittelteil oder Schwanz zur Immobilität bzw. zu einer verringerten Fähigkeit, die Eizelle zu penetrieren, führen. Letztlich kann es im Rahmen der Harnwegsinfektion durch Entzündung oder Obstruktion auch zu einem Zusammenbruch der Blut-Testis-Schranke kommen, wodurch Spermaantigene dem Körperimmunsystem ausgesetzt werden [25]. Dies hat die Produktion von Spermaantikörpern zur Folge, die, nach der Literatur in unterschiedlichem Ausmaß, zur Fertilitätsverminderung führen. Die Bindung der Spermatozoen an die Antikörper kann zu ihrer Phagozytose führen. Darüber hinaus führt diese Bindung an die Antikörper zu einer verminderten Motilität und Penetrationsfähigkeit der Spermien.

Während die Folgen der Infektion wohl dokumentiert sind, ist der Einfluß der Antibiotika auf Spermatogenese und Fertilität noch wenig geklärt. Einige - allerdings schlecht kontrollierte - Untersuchungen zeigen, daß die Antibiotikabehandlung der Leukozytospermie die Fertilität verbessern kann [2, 14]. Die Befunde sind jedoch schwierig zu interpretieren, zumal die Differenzierung zwischen Ursache und Folge problematisch ist. Dennoch ist man heute der Meinung, daß man bei unfruchtbaren Paaren die Leukozytospermie mit antimikrobiellen Substanzen behandeln sollte, auch wenn die Dokumentation des auslösenden Pathogens schwierig ist. Dies ist deshalb sinnvoll, weil zahlreiche ursächliche Organismen, wie das Ureoplasma ureolyticum, Chlamydia trachomatis und Mycoplasma hominis, nur durch spezielle Tests, die nicht allen Labors zur Verfügung stehen, identifiziert werden können. Die Antibiotikabehandlung ist daher gerechtfertigt [5, 8]. Da die Behandlung des HWI tatsächlich die Samenqualität verbessern kann, ist es wichtig, ein antimikrobielles Agens zu wählen, das die Spermatogenese und die Spermatozoen nicht schädigt.

Die erste antimikrobielle Substanz, von der gezeigt wurde, daß sie eine nachteilige Wirkung auf die Spermatogenese hat, war Nitrofurantoin [17, 18]. Von diesem Medikament ist bekannt, daß es eine hemmende Wirkung auf die Spermatogenese hat und sogar zum Stopp der Spermatogenese führen kann. Diese Hemmung spielt sich auf dem Niveau des primären Spermatozyts ab [17, 22]. Biochemisch behindert das Medikament den Carbohydratmetabolismus und den Sauerstoffverbrauch, weiterhin verarmt die Zelle an Desoxyribonukleinsäure (DNS) und an Ribonukleinsäure (RNS). Diese Wirkungen sind so gut belegt [19], daß in der Vergangenheit Nitrofurantoin und ähnliche Substanzen sogar zur Behandlung von Hodentumoren angewandt wurden [20]. Nitrofurantoin hat auch eine Wirkung auf die Spermatozoen in vitro. Dennoch ist die durch dieses Medikament verursachte Immobilisation der Spermien klinisch unerheblich, da die benötigte schädigende Konzentration weit höher ist als die normalerweise erreichte [17]. Trotzdem wird Nitrofurantoin auch heute noch gegeben, um nach Vasektomie die Zeit bis zur Sterilität zu verkürzen [21].

Die meisten Untersuchungen bezüglich Nitrofurantoin und seine Wirkung auf die Spermatogenese wurden mit einer Dosierung von 10 mg/kg/Tag durchgeführt. Allerdings gibt es nur wenige Indikationen, das Medikament so hoch zu dosieren. Die aktuell empfohlene Dosis für Nitrofurantoin liegt bei 5 mg/kg/Tag. Zur Prophylaxe werden Dosen um 1-2 mg/kg/Tag angewandt. Bei diesen niedrigeren Dosierungen wurden allerdings die Einflüsse auf die Fertilität bisher nicht untersucht. Wegen der niedrigen Gewebskonzentration kann Nitrofurantoin nur sehr beschränkt bei der Prostatovesikulitis bzw. bei Infektionen der ableitenden Samenwege angewandt werden. Seine Nützlichkeit liegt vor allem in der Prophylaxe und Therapie von Hohlrauminfektionen sowie in der Kurzzeitbehandlung bei unkomplizierter Zystitis. Ob und welchen Einfluß Nitrofurantoin bei diesen niedrigen Dosierungen nach welcher Zeitdauer auf die Spermatogenese hat, ist bisher nicht geklärt.

Ein anderes Agens, das häufig zur Behandlung einer ideopathischen Infertilität verwendet wird, ist die Gruppe der Tetrazykline. Grund für ihre Anwendung ist ihre ausgezeichnete Wirkung gegen Organismen wie Ureoplasmen, Mykoplasmen und Chlamydien. Verschiedene Untersuchungen haben gezeigt, daß diese Antibiotikagruppe nur in geringem Ausmaße für das

Germinalepithel toxisch ist [10, 17]. Durch die Gabe von Tetrazyklinen kommt es – wie histologische Untersuchungen gezeigt haben – zu einem geringen Rückgang des spermatogenetischen Index und zu einer geringfügigen Reduktion des RHA-Volumens der Zellen. Allerdings haben Tetrazykline eine unmittelbar schädigende Wirkung auf die Spermien selbst [7, 24]. Die Tetrazykline verbinden sich mit dem Spermienkopf und beeinflussen so die Motilität und Lebensfähigkeit der Spermien. Die verschiedenen zur Anwendung gelangenden Tetrazykline, wie z. B. die Gruppe der Doxyzykline, wurden bisher nicht umfassend untersucht; nur in einem einzigen Bericht wird z. B. Minozyklin als toxisch für bovine Spermien angeführt [1].

Zur Behandlung einfacher HWI werden auch heute noch in erster Linie die Sulfonamide eingesetzt. Auch sie verringern die Spermienzahl sowie die Spermienmotilität, weiterhin vermehren sie möglicherweise die Zahl abnormaler Formen [16]. Sulfasalazin, verwendet zur Behandlung von Darmentzündungen, wird am häufigsten mit Infertilität in Zusammenhang gebracht [4, 12]. Der schädigende Effekt dieses Medikamentes auf die Fertilität, der unabhängig von der Schädigung durch den Krankheitsprozeß selbst zu beobachten ist, ist völlig reversibel und unabhängig vom Zeitraum, in dem das Medikament verabreicht wurde [23].

Andere häufig verwendete Medikamente dieser Gruppe, insbesondere Sulfamethoxazol und Trimethoprim, haben keinen wesentlichen Effekt auf die Spermatogenese. Allerdings basieren diese Untersuchungen auf Spermaanalysen mit großer Streubreite. Wie die Medikamente der Sulfatgruppe die Spermatogenese schädigen, ist bisher nicht gesichert, wahrscheinlich über das metabolische Produkt Sulfapyridin [4]. Patienten, die Tetrazykline nicht einnehmen können, bei denen aber Chlamydien, Mykoplasmen oder Ureoplasmen als Ursache von Genitalinfektionen vermutet werden, erhalten häufig Makrolidantibiotika. Diese sind für die Spermien ausgesprochen toxisch und können tatsächlich spermatozid sein [24]. Zusätzlich reduzieren diese Medikamente die Meiose und hemmen durch ihren Einfluß auf das Ribosom die Proteinsynthese [11]. Exakte Untersuchung über die Auswirkung dieser Medikamentengruppe auf die Samenqualität fehlen, aber sie kann wegen ihrer Wirkung auf die Spermatogenese und auf die Spermafunktion in vivo zur Minderung der Fertilität führen.

Penicilline werden heute zur Behandlung von Genitalinfektionen, insbesondere von Gonorrhoe und Syphilis verwendet. Es gibt nur wenige Daten, die eine schädigende Wirkung der Penicilline auf die Spermatogenese bzw. eine die Fertilität beeinflussende Interaktion mit Spermien beweisen können. Im Tierversuch wurde, allerdings inkonstant, die Beeinträchtigung der Motilität und damit der Fertilitätskapazität festgestellt. Beim Menschen sind bisher keine nachteiligen Wirkungen bekannt. Nicht zuletzt deshalb werden sie routinemäßig im Rahmen der Kryopräservierung der Spermien zur Verringerung der Bakterienverunreinigung angewandt. Nach übereinstimmender Meinung ist ihre Wirkung auf die Fertilität ohne klinische Relevanz.

Im Gegensatz zu den Penicillinen führen die Substanzen der Aminoglykosidgruppe definitiv zu einer Hemmung der Spermiogenese [22]. Darüber hinaus schädigen diese Medikamente auch den primären Spermatozyten. Es kommt dadurch zu einer Verringerung von Spermienzahl und -motilität. Bei Ratten wurde eine Verringerung des DNS- und RNS-Volumens im Germinalepithel festgestellt [24]. Bei Menschen ist die Hemmung der Spermiogenese durch schädigenden Einfluß auf die Meiose bedingt. Eine klinisch relevante Wirkung auf die Spermien selbst wurde jedoch nicht nachgewiesen. Weder Motilität noch Lebensfähigkeit und Penetrabilität wurde durch die Inkubation von Spermien mit hohen Konzentrationen dieser Antibiotika verändert. Ein Medikament dieser Gruppe, nämlich Streptomycin, wird ebenfalls im Rahmen der Kryopräservierung verwendet, um die Haltbarkeit des Samens zu verlängern. Auch dies beweist die fehlende Toxizität dieser Substanz auf die Spermien selbst.

Eine andere Gruppe von Medikamenten, die immer mehr bei Genital- und Harnwegsinfektionen angewandt wird, sind die Quinolone. Diese Substanzen verbinden sich mit der DNS-Gryrase und hemmen ihre Wirkung. Sie beeinträchtigen die Zellteilung und die Proteinsynthese. Bisher liegen keine Untersuchungen über die Unschädlichkeit dieser Substanz für die Spermiogenese vor; allerdings wurde bisher auch noch kein schädigender Einfluß bekannt. Lediglich bei einem Medikament dieser Gruppe, Novobiocin, wurde ein toxischer Effekt auf intakte Spermien nachgewiesen [3]. Dieses Medikament wird klinisch nicht mehr verwendet. Für die anderen Quinolone fehlen derartige Untersuchungen. Da gerade diese Medikamente weltweit angewandt werden, sind weitere Untersuchungen notwendig, um ihre Wirkung sowohl auf den Reifungsprozeß der Spermien als auch auf die reifen Spermien zu prüfen, zumal man annehmen muß, daß diese Antibiotika wegen ihres breiten Wirkungsspektrums und der ausgezeichneten Gewebepenetration möglicherweise noch mehr als bisher Verwendung finden.

Zusammenfassend sei darauf hingewiesen, daß Antibiotika tatsächlich toxische Wirkung sowohl auf die Spermatogenese als auch auf intakte Spermien haben können. Durch den Einfluß auf beiden Ebenen können sie den Fertilitätsprozeß hemmen. Langzeitdaten, die einen Überblick über diese Einflüsse geben, sind allerdings nicht vorhanden; weitere Untersuchungen sind daher notwendig. Beim querschnittgelähmten Patienten wird die Fertilität durch mehrere Faktoren beeinträchtigt, nicht zuletzt auch durch Infektionen und, wie gezeigt, durch ihre Behandlung. Diese Patienten bekommen daher Antibiotika sowohl zur Behandlung des akuten Infektes als auch zur Langzeitinfektprophylaxe. Wenn bei diesen Patienten die Fertilität zur Diskussion steht, ist u. a. auch die Gonadentoxizität des gewählten Antibiotikums zu beachten. Da es z. B. keine Untersuchungen über die Wirkung einer Langzeitinfektprophylaxe auf die Spermatogenese und auf die Spermienfunktion selbst gibt, sind zukünftig diesbezüglich noch Untersuchungen notwendig.

Literatur

1. Ahmad K, Foote RH (1986) Postthaw survival and fertility of frozen bull spermatozoa treated with antibiotics and detergent. J Dairy Sci 69: 535
2. Berger RE, Krieger JN, Dessler D et al. (1989) Case control study of men with suspected chronic idiopathic prostatitis. J Urol 141: 328

3. Berndtson WE, Foote RH (1976) Survival and fertility of antibiotic-treated bovine spermatozoa. J Dairy Sci 59: 2130
4. Cosentino MJ, Chey WY, Takihara H, Cockett ATK (1984) The effects of sulfasalazine on human male fertility and seminal prostaglandins. J Urol 132: 682
5. Desai S, Cohen MS, Kratamee M (1980) Ureaplasma urealyticum (T-mycoplasma) infection: Does it have a role in male fertility? J Urol 124: 469
6. Dietrick RB, Russi S (1958) Tabulation and review of autopsy findings in fifty-five paraplegics. JAMA 166: 41
7. Ericsson RJ, Baker VF (1967) Binding of tetracycline to mammalian spermatozoa. Nature 214: 403
8. Fowlkes DM, MacLeod J, O'Leary WM (1975) T-mycoplasmas and human infertility: correlation of infection with alterations in seminal parameters. Fertil Steril 26: 1212
9. Hellstrom WJG, Neal Jr DE (1992) Diagnosis and therapy of male genital tract infections. Reprod Fertil Clin 3: 399
10. Kushniruk YI (1976) Influence of certain antibacterial preparations on the nucleic acid content in cells of the spermatogenic epithelium. Tsitol Genet 10: 342
11. Lastikka L, Virsu ML, Halkka O, Eriksson K, Estola T (1954) Goniomitosis in rats affected by mycoplasma or macrolides. Med Biol Eng Comput 54: 146
12. Levi AJ, Fisher AM, Hughes L, Hendry WF (1979) Male infertility due to sulphasalazine. Lancet II: 276
13. Lipshultz LI, Howards SS (1964) Evaluation of the subfertile man. Sem Urol 2: 273
14. Marvuyama DK, Hale RW, Rogers BJ (1985) Effects of white blood cells on the in vitro penetration of zona-free hamster eggs by human spermatozoa. J Androl 6: 127
15. Monga M, Kaack MB, Roberts JA (1996) Sperm agglutination by bacteria. Receptor specific interactions. J Andrology (in press)
16. Murdia A, Mathur V, Kothari LK, Singh KP (1978) Sulphatrimethoprim combinations and male fertility. Lancet II: 375
17. Nelson WO, Bunge RG (1957) The effect of therapeutic dosages of nitrofurantoin (furadantin) upon spermatogenesis in man. J Urol 77: 275
18. Nelson WO, Steinberger E (1952) The effect of furadroxyl upon the testis of the rat. Anat Rec 112: 367
19. Paul MF, Paul HE, Hopko F, Bryson MJ, Harrington C (1954) Inhibition by furacin of citrate formation in testis preparations. J Biol Chem 206: 491
20. Politano VA, Leadbetter GW, Leadbetter WF (1958) Use of furacin in treatment of testicular tumors: a case report. J Urol 79: 771
21. Schlegel PN, Chang TSK, Marshall FF (1991) Antibiotics: potential hazards. Fert Steril 55: 235
22. Timmermans L (1974) Influence of antibiotics on spermatogenesis. J Urol 112: 348
23. Toovey S, Hudson E, Hendry WF, Levi AJ (1981) Sulphasalazine and male infertility: Reversibility and possible mechanism. Gut 22: 445
24. White IG (1954) The toxicity of some antibacterials for bull, ram, rabbit and human spermatozoa. Aust J Exp Biol Med Sci 32: 41
25. Witkin SS, Toth A (1983) Relationship between genital tract infections, sperm antibodies in seminal fluid, and infertility. Fertil Steril 40: 805

KAPITEL 32

Elektroejakulation bei neurogenen Samentransportstörungen

J. Denil und D.A. Ohl

Bereits 1948 wurde die transrektale Elektrostimulation bei querschnittgelähmten Männern beschrieben[17]. Über die ersten Schwangerschaftserfolge nach Elektroejakulation wurde in den 70er Jahren berichtet[10, 28]. Die in Europa wahrscheinlich am weitesten verbreitete Apparatur ist die von Brindley, die von einem Fingerling aus Kunststoff und knopfförmigen Elektroden Gebrauch macht[4]. Verschiedene amerikanische Zentren behandelten inzwischen große Patientenkollektive mit transrektaler Elektrostimulation unter Verwendung einer zylindrischen rektalen Sonde mit streifenförmigen Elektroden [1, 12, 15, 23]. Erst in den letzten Jahren konnten auch bei nichtquerschnittgelähmten Männern mit neurogenen Ejakulationsstörungen erfolgreiche Elektroejakulationen gemeldet werden [20, 22, 27].

Männer mit Ejakulationsverlust erhalten noch zu oft widersprüchliche Aussagen über ihre Chancen auf eigenen Nachwuchs. Neben der Adoption oder der heterologen Insemination steht heute die Elektroejakulation mit homologer Insemination als alternative und vielversprechende Behandlungsmethode zur Verfügung. Sie ist aber außer in Querschnittzentren kaum bekannt, weshalb wir nachfolgend Indikationen, Technik, Ergebnisse und Limits dieser Behandlungsmethode darlegen möchten.

Indikationen

Mit Abstand die häufigste Indikation ist die Querschnittlähmung, vorwiegend die komplette obere neuromotorische Läsion [14]. In den „alten" Ländern der Bundesrepublik wird die Zahl der jährlich neu auftretenden Querschnittlähmungen auf etwa 1000 geschätzt; 70 % davon sind traumatischer Genese[9]. Drei von 4 Verletzten sind Männer, die Mehrzahl im reproduktiven Alter[3]. Der Verlust der Samenemission nach radikaler retroperitonealer Lymphadenektomie bleibt die zweithäufigste Indikation für eine Elektroejakulation. Etwa 10–15 % der Patienten haben postoperativ eine Ejakulationsstörung [29]. Durch die supraselektive nervenschonende Lymphknotendissektion wird diese Komplikation heute weniger häufig beobachtet [8]. Die diabetische Neuropathie führt in etwa 32 % der Fälle zu Ejakulationsstörungen. Obwohl wahrscheinlich die retrograde Ejakulation überwiegt, besteht bei Diabetes öfters eine Anejakulation [25]. Eher seltene Indikationen sind: die therapieresistente idiopathische Anejakulation, die multiple Sklerose, manche Meningomyelozelepatienten mit Kinderwunsch sowie der Ejakulationsverlust nach ausgedehnten Bauch- und Beckentraumata oder beckenchirurgischen Eingriffen.

Wirkungsprinzip

Wie in Kap. 26 ausführlicher besprochen ist, steht die Emission von Samen in die hintere Harnröhre unter adrenergem Einfluß des spinalen Zentrums Th 11–L 3. Die meisten efferenten Nervenfasern verlaufen über den Grenzstrang, den Plexus und N. hypogastricus zu den Ejakulationsorganen. Eine Synapse erfolgt immer in der Tunica adventitia des Ductus deferens, der Ampulla, den Samenbläschen und der Prostata [2]. Nachgewiesen wurde, daß gerade diese kurzen postsynaptischen adrenergen Fasern in der Tunica adventitia durch die elektrische Energie gereizt werden. Darum induziert die Elektrostimulation auch bei einem unterbrochenen ejakulatorischen Reflexbogen eine Samenemission [24].

Diagnostik

Bei Querschnittlähmung und bei einem Hodentumor in der Vorgeschichte ist die Diagnose einer neurogenen Samentransportstörung naheliegend, bei anderen Patienten muß die Anamnese eingehend erhoben werden. Bei fehlendem Samenerguß oder Ejakulatvolumina unter 1 ml muß eine retrograde Ejakulation durch mikroskopische Untersuchung des Urins nach Orgasmus ausgeschlossen werden. Der Fruktosetest wurde durch die transrektale Ultraschalluntersuchung weitgehend verdrängt. Die Bestimmung von LH und FSH, basal oder nach hormoneller Stimulation, kann eine tubuläre Hodenatrophie, die keine Therapiemöglichkeit hat, diagnostizieren. Vor Elektroejakulation sollten konservative Behandlungsalternativen wie Sexualtherapie bei idiopathischer Anejakulation, Vibratorstimulation bei Querschnittlähmung oder Alphasympathomimetika bei Patienten nach retroperitonealer Lymphadenektomie angeboten und angewandt werden.

Methodik

Die von uns benutzte Version 12 des „Seager-Electroejaculator" (G & S Instrument Company, c/o National Rehabilitation Hospital, Washington DC, USA) ist in der Abb. 32.1 dargestellt. Ein Transformator verwandelt die Netzspannung in einen Schwachstrom, dessen Stärke mit dem zentralen Rheostat stufenlos geregelt wird. Die rektale Sonde aus Polyvinylchlorid hat neben 3 longitudinalen Metallelektroden auch einen Temperatursensor, der über einen Regelkreis den Strom abschaltet, sobald die vorgegebene Temperatur im Rektum erreicht ist. Eine digitale Temperaturanzeige und ein Impulszähler komplettieren das Gerät.

Generell wird bei querschnittgelähmten Männern eine Infektprophylaxe verabreicht. Bestehen Hinweise auf eine autonome Dysregulation, werden vor

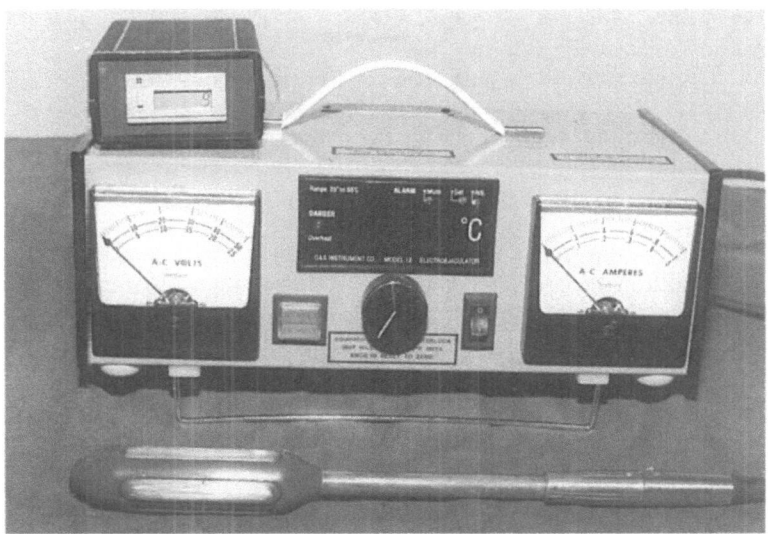

Abb. 32.1. Der „Seager-Electroejaculator" Modell 12 mit Rektalsonde

Stimulation 20 mg Nifedipin sublingual gegeben. Alle Patienten verwenden am Vorabend ein Klistier, neutralisieren ihren Urin-pH und reduzieren am Stimulationstag die orale Flüssigkeitsaufnahme.

Die transrektale Elektroejakulation wird bei kompletter Querschnittlähmung ohne Betäubung, bei allen anderen Patienten wegen der erhaltenen Schmerzempfindung in Narkose durchgeführt. Die Blase wird durch Einmalkatheterismus entleert und der Urin-pH, wenn nötig, durch Instillation von gepuffertem Kulturmedium neutralisiert. Der Patient wird dann in eine stabile Seitenlagerung gedreht. Nach Rektoskopie wird die Kunstoffsonde in die Ampulla recti eingeführt. Es wird wellenförmig, mit graduell zunehmender Stromstärke unter ständiger Kontrolle der rektalen Temperatur, der Stromstärke und der Energie stimuliert. Die bulbäre Harnöhre wird von einem Assistenten ausgestrichen und das antegrade Ejakulat in einem sterilen Becher aufgefangen. Typischerweise erfolgt der Samenaustritt sowohl antegrad als auch retrograd. Es wird bis zum Abklingen der antegraden Ejakulation oder bis zum rektalen Temperaturmaximum von 40 °C stimuliert. Während der Stimulation ist eine regelmäßige Blutdruckkontrolle notwendig. Nach rektoskopischer Kontrolle wird die Blase erneut katheterisiert und mit dem Kulturmedium ausgespült.

Wenn die Elektroejakulation beim Mann wirksam ist und sich im gesamten Nativejakulat wenigstens 10 Mio. normale, sich schnell vorwärtsbewegende Spermatozoen befinden, wird die Partnerin gynäkologischerseits vorbereitet, und es finden die weiteren Stimulationen synchron mit der Ovulation statt. Das Ejakulat wird sofort nach der Stimulation gewaschen und angereichert. Die beweglichen Samenzellen werden isoliert, und eine intrauterine oder intratubare Insemination erfolgt.

Ergebnisse

Ein adäquates Resultat, d. h. mindestens 10 Mio. Spermatozoen mit progressiver Motilität und normaler Morphologie, können wir bei 75 % der Querschnittgelähmten und bei 87 % der Patienten nach retroperitonealer Lymphadenektomie induzieren. Typischerweise findet man in der mikroskopischen Ejakulatanalyse mehrere hundert Millionen Spermatozoen, jedoch mit einer Beweglichkeit von nur 10–15 % und mit einer normalen Morphologie in bedeutend weniger als 40 % der Samenzellen. Elektroejakulate haben außerdem funktionelle Defizite: geringe Vitalität, schlechte Penetration des Zervixschleim, kürzere Überlebenfähigkeit und eingeschränkte Fertilisierungskapazität im Hamster-Oozyten-penetrationstest im Vergleich mit Ejakulaten von Spendern [7]. Die Konsequenz daraus ist, daß wir nie intrazervikal und zeitlich so früh wie möglich nach erfolgter Ovulation inseminieren.

Für die schlechte Samenqualität können der chronischer Ejakulationsverlust, eine neurogen bedingte Störung der Spermiogenese oder die Elektroejakulationstechnik selbst verantworlich sein [18, 19]. Durch Hodenbiopsien bei Querschnittgelähmten konnte vereinzelt eine Störung der Spermiogenese nachgewiesen werden [16]. Der signifikante Qualitätsunterschied zwischen Vibrator- und Elektrostimulation [11] läßt die Ursache in der Temperaturerhöhung oder in der verabreichten elektrischen Energie vermuten. Im Tiermodell konnten wir jedoch keinen signifikanten Unterschied zwischen spontaner Ejakulation und Elektroejakulation nachweisen [5]. Die Diskussion einer methodenbedingten Schädigung dürfte aber lediglich einen akademischen Wert haben, da es sich hier in der Praxis immer um Patienten handelt, bei denen alternative Behandlungsverfahren nicht wirksam waren.

Seit 1986 wurden an der Universität Michigan 257 Männer mit Ejakulationsverlust behandelt. Da 25 Paare sich nach der Geburt eines Kindes erneut vorstellten, wurden 232 neue Patienten registriert. Zur ätiologischen Verteilung der Ejakulationsstörung verweisen wir auf Tabelle 32.1. Insgesamt 162 Patienten hatten einen Kinderwunsch, 25 Paare wünschten sich ein 2. Kind. Die übrigen Männer strebten die Abklärung einer zumindest theoretisch möglichen Vaterschaft an. Mit Elektroejakulation und artefizieller Insemination konnten wir 64 Schwangerschaften induzieren. Es wurden 54 Kinder geboren, darunter 3 Zwillinge und 1mal Drillinge. Die Ergebnisse werden in Tabelle 32.1 detailliert aufgeführt. Die Schwangerschaftsrate des gesamten Programms betrug 34 % pro Paar. Bei Paaren, die durch dieses Therapieprogramm mehr als ein Kind hatten, stieg sie sogar auf 52 % an. Bei der Aufschlüsselung dieser Ergebnisse wurde auf eine Unterscheidung zwischen intrauteriner Insemination, intratubarem Spermientransfer oder In-vitro-Fertilisierung verzichtet. Die spontane Abortrate lag mit 25 % der Schwangerschaften leicht über der normalen Population, was teilweise rechnerisch erklärbar ist, da bereits eine Woche nach Ausbleiben der Regelblutung ein Schwangerschaftstest durchgeführt wird. Kongenitale Fehlbildungen sind nicht aufgetreten. Im Durchschnitt waren für eine Schwangerschaft 4 Inseminationszyklen erforderlich.

Tabelle 32.1. Patientengut und Ergebnisse des Elektroejakulationsprogramm der Universität Michigan. Die Zahlen in Klammern verweisen auf die Paare, nach 1 Kind erneut in das Therapieprogramm kamen

Indikation	Alle Patienten	Nur mit Kinderwunsch	Schwangerschaft	Kinder
Querschnittlähmung	178(+19)=197	111(+19)=130	38(+11)=49	31(+10)=41
Retroperitoneale Lymphadenektomie	34(+5)=39	34(+5)=39	8(+2)=10	7(+1)=8
Multiple Sklerose	4	3	2	2
Diabetes mellitus	4	4	0	0
Idiopathische („psychogene") Anejakulation	3(+1)=4	3(+1)=4	1	1
Myelomeningozele	2	2	1	1
Beckentrauma	4	3	1	1
Andere	3	2	0	0
gesamt	232(+25)=257	162(+25)=187	51(+13)=64	43(+11)=54

Im März 1992 wurde an der Medizinischen Hochschule Hannover (MHH) mit einem weitgehend ähnlichen Elektroejakulationsprogramm begonnen. Die Patientenzahl ist mit 23 Fällen noch gering u. a. deshalb, weil die MHH, im Gegensatz zur Universitätsklinik in Michigan, nicht über ein Querschnittgelähmtenzentrum verfügt. Männer mit einer Erhöhung des Serum-FSH und solche, bei denen eine mehr konservative Behandlungsmethode möglich war, wurden von der Elektrostimulation ausgeschlossen. Es wurden bisher 19 Männer einer Elektroejakulationstherapie zugeführt: 8 mit Querschnittlähmung, 8 nach retroperitonealer Lymphadenektomie und je 1 Patient mit Diabetes, nach Rektumprolapsoperation sowie mit idiopathischer Anejakulation. Von diesen 19 Fällen befinden sich 4 Männer noch in der Vorbereitungsphase. Sechs zeigten bei 2-3 Elektrostimulationen nicht die verlangte Mindestqualität des Ejakulates, woraufhin ihnen zur Adoption oder Donorinsemination geraten wurde. Vier Männer erfüllten die Bedingung für Inseminationsversuche, hatten aber vorläufig keinen Kinderwunsch. Lediglich 5 Paare befinden sich z. Z. in der 2. Phase der ovulationssynchronen Stimulationen, die meisten von ihnen haben erst 2 oder 3 Behandlungszyklen durchlaufen. Eine Schwangerschaft trat bisher nicht ein. Bei einer Frau kann ein sehr früher Spontanabort vermutet werden. Sie hatte, anders als sonst, erst nach 3 Wochen eine sehr starke Regelblutung. Leider wurde ein Schwangerschaftstest unterlassen.

Falls ein Patient bei 3 Elektrostimulationen nicht die minimal erforderliche Ejakulatqualität erreicht, bieten wir ihm eine Testisbiopsie an, um eine Maturationsstörung der Spermiogenese auszuschließen. Künftig wird eine Biopsie auch zweckmäßig sein, um die Chancen einer Befruchtung mittels Gametenmikromanipulation besser einschätzen zu können. Diese Methoden eröffnen für bisherige „Therapieversager" neue Perspektiven. Da sie aber sehr aufwendig und teuer sind, sollte mit allen Maßnahmen versucht werden, die Indikation möglichst eng zu stellen. Ein evtl. Einsatz der DNS-Flow-Zytometrie als nichtinvasives diagnostisches Instrument muß noch an größeren Patientenkollektiven überprüft werden [13]. Zur Zeit stehen keine einfachen und zuverlässigen Methoden zur Verfügung, um den möglichen Erfolg vorauszusagen. Für Querschnittgelähmte ist die Methode der Blasenentleerung als einzige anamnestische Gegebenheit prognostisch wichtig [21]. Die mikroskopischen Parameter der nach Stimulation untersuchten Ejakulate ließen bislang keine Vorhersagen über den zu erwartenden Erfolg zu [6].

Nebenwirkungen

Bei Querschnittlähmung oberhalb von Th 5 kann eine bedrohliche autonome Dysregulation auftreten, die mit Nifedipin weitgehend unterdrückt werden kann [26]. Dennoch muß die Stimulation bei Kopfschmerzen oder Blutdruckkrisen abgebrochen werden. Verbrennungen der perianalen Haut oder der Rektummukosa können auftreten, meist aber ist lediglich eine reaktive Schleimhauthyperämie zu beobachten. Theoretisch besteht die Gefahr einer Enddarmverletzung, doch ist diese Komplikation durch die Verwendung speziell geformter rektalen Sonden äußerst selten. Zur Infektprophylaxe nach Katheterismus geben wir bei neurogenen Blasenentleerungsstörungen immer eine kurz dauernde antibiotische Prophylaxe. Ernsthafte Nebenwirkungen waren an unseren Zentren ausgesprochen selten. Eine oberflächliche perianale Hautverbrennung trat in einem Fall auf. Bei einem Querschnittpatienten mußte wegen einer Darmperforation eine passagere Kolostomie angelegt werden. Der Patient wurde später problemlos und erfolgreich erneut elektroejakuliert. Bei einem diabetischen Patienten trat ein revertierbares Kammerflimmern auf. Da die Kardiomyopathie offenbar schon vorab bestand, verlangen wir nunmehr bei Diabetikern eine vorherige kardiologische Abklärung.

Schlußfolgerung

Die Elektroejakulation mit konsekutiver artefizieller Insemination ist eine wirksame und komplikationsarme Behandlung der neurogenen Anejakulation und kann bei jeder Form des Ejakulationsverlustes eingesetzt werden. Die häufig schlechte Qualität der Ejakulate setzt eine enge Zusammenarbeit mit einem in der artefiziellen Insemination erfahrenen gynäkologischen Team voraus. Wie bei jeder Form der assistierten Reproduktion ist mit ihr ein Verlust der Intimität verbunden. Andererseits ermöglicht diese Methode den eigenen Nachwuchs für viele Paare, für die sonst nur Adoption oder Donorinsemination zur Verfügung standen.

Literatur

1. Bennett CJ, Seager SW, Vasher EA, McGuire EJ (1988) Sexual dysfunction and electroejaculation in men with spinal cord injury: review. J Urol 139: 453-457
2. Benson GS, McConnell J (1991) Erection, emission, and ejaculation: physiologic mechanisms. In: Lipschultz, Howards (eds). Infertility in the male. Mosby Year Book, St.Louis, pp, 155-176
3. Biering-Sorensen F, Pedersen V, Clausen S (1990) Epidemiology of spinal cord lesions in Denmark. Paraplegia 28: 105-118
4. Brindley GS (1984) The fertility of men with spinal injuries. Paraplegia 22: 337-348
5. Denil J, Ohl DA, Cummins CA, Cohen K (1992) Effekt der Elektroejakulation auf die Qualität des Ejakulats. Urologe A 31 [Suppl A19]
6. Denil J, Ohl DA, Jonas U, McGuire EJ (1992) Die Elektroejakulation in der Behandlung von neurogenen Ejakulationsstörungen. Aktuelle Urol 23: 276-286
7. Denil J, Ohl DA, Menge AC, Keller L, McCabe M (1992) Functional characteristics of sperm obtained by electroejaculation in men with anejaculatory infertility. J Urol 147: 69-72
8. Donohue JP, Thornhill JA, Foster RS, Rowland RG, Bihrle R (1993) Retroperitoneal lymphadenectomy for clinical stage A testis cancer (1965 to 1989): modifications of technique and impact on ejaculation. J Urol 149: 237-243
9. Exner G (1991): persönliche Mitteilung
10. Francois N, Maury M, Jouannet D, David G, Vacant J (1978) Electroejaculation of a complete paraplegic followed by pregnancy. Paraplegia 16: 248-251
11. Grantmyre J, Witt M, Lipschultz LI (1991) Sperm survival after vibratory ejaculation. J Urol 145: 242A
12. Halstead LS, VerVoort S, Seager SW (1987) Rectal probe electrostimulation in the treatment of anejaculatory spinal cord injured men. Paraplegia 25: 120-129
13. Hellstrom WJ, Stone AR, Deitch AD, deVere WR (1989) The clinical application of aspiration deoxyribonucleic acid flow cytometry to neurologically impaired men entering an electroejaculation program. J Urol 142: 309-312
14. Higgins GEJ (1979) Sexual response in spinal cord injured adults: a review of the literature. Arch Sex Behav 8: 173-196
15. Hirsch I, Seager S, Sedor J, King L, Staas Jr W (1990) Electroejaculatory stimulation of a quadriplegic man resulting in pregnancy. Arch Phys Med Rehabil 71: 54-57
16. Hirsch IH, Jeyendran RS, Sedor J, Rosecrans RR, Staas WE (1991) Biochemical analysis of electroejaculates in spinal cord injured men: comparison to normal ejaculates. J Urol 145 73-76
17. Horne HW, Paul DP, Munro D (1948) Fertility studies in the human male with traumatic injuries of the spinal cord and cauda equina. New Engl J Med 239: 959-961
18. Linsenmeyer T, Wilmot C, Anderson RU (1989) The effects of the electroejaculation procedure on sperm motility. Paraplegia 27: 465-469
19. Linsenmeyer TA, Perkash I (1991) Infertility in men with spinal cord injury. Arch Phys Med Rehabil 72: 747-754
20. Ohl DA, Grainger R, Bennett C, Randolph J, Seager S, McCabe M (1989) Sucessful use of electroejaculation in two multiple sclerosis patients including a report of a pregnancy utilizing intrauterine insemination. Neurourol Urodyn 8: 195-198
21. Ohl DA, Bennett CJ, McCabe M, Menge AC, McGuire EJ (1989) Predictors of success in electroejaculation of spinal cord injured men. J Urol 142: 1483-1486
22. Ohl DA, Denil J, Bennett CJ, Randolph JF, Menge AC, McCabe M (1991) Electroejaculation following retroperitoneal lymphadenectomy. J Urol 145: 980-983
23. Perkash I, Martin DE, Warner H, Speck V (1990) Electroejaculation in spinal cord injury patients: simplified new equipment and technique. J Urol 143: 305-307
24. Seager SWJ, Savastano JA, Streett JW, Halstead LS, McGuire EJ (1984) Electroejaculation, semen quality, and penile erections in normal and chronic spinal non-human primates. J Urol 131: 234A
25. Shaban SF (1991) Treatment of abnormalities of ejaculation. In: Lipshultz, Howards (eds) Infertility in the male. Mosby Year Book, St.. Louis, pp 409-426

26. Steinberger RE, Ohl DA, Bennett CJ, McCabe M, Wang SC (1990) Nifedipine pretreatment for autonomic dysreflexia during electroejaculation. Urology 36: 228–231
27. Stewart DE, Ohl DA (1989) Idiopathic anejaculation treated by electroejaculation. Int J Psychiatry Med 19: 263–268
28. Thomas RJ, McLeish G, McDonald IA (1975) Electroejaculation of the paraplegic male followed by pregnancy. Med J Aust 2: 798–799
29. Winfield H, Lange P (1987) Modern concepts about fertility after treatment for nonseminomatous testicular cancer. AUA Update Series 7: 1–7

KAPITEL 33

Fertilitätsprogramm für querschnittgelähmte Männer – Übersicht und Ergebnisse

D. Löchner-Ernst und B. Mandalka

Störungen der Sexualfunktion treten in hohem Maße nach Verletzungen des Rückenmarks auf. Meist werden sie dem Verletzten erst nach Überwinden der Akutphase bewußt. Im Rahmen einer Untersuchung ist festgestellt worden, daß ein Teil der befragten querschnittgelähmten Männer mehr unter dem Verlust der Sexualfunktion leidet als unter dem Verlust der Motilität [28]. Eine Rehabilitation kann deshalb nur dann suffizient sein, wenn man dem Patienten auch im Sexualbereich bei der Lösung seiner Probleme hilft [33].

Eine zunehmende Enttabuisierung der Sexualität hat auch Querschnittgelähmte ermutigt, ihre Probleme auf diesem Gebiet zu äußern, wobei wir beobachteten, daß sich Unverheiratete überwiegend für die Fortpflanzung, Verheiratete hingegen mehr für die Erektion interessieren. Nur etwa 10 % der querschnittgelähmten Männer können durch Masturbation einen Samenerguß erzielen [4]. Es sind deshalb Verfahren zur Samengewinnung entwickelt worden, deren Einsatz durch Höhe und Ausdehnung der Rückenmarksverletzung bestimmt wird.

Neurophysiologischer Überblick

Der Samenerguß läuft in 2 Phasen ab. In der 1. Phase, der *Emission*, wird der Samen in die hintere Harnröhre durch Kontraktion der Samenleiter, der Samenblasen und des Blasenhalses bei gleichzeitiger Relaxation des äußeren Schließmuskels transportiert. Dieser Vorgang wird durch den Sympathikus über die Segmente TH 11-L 3 koordiniert. Die 2. Phase, die eigentliche *Ejakulation*, wird teils parasympathisch (Prostata), teils somatisch über den N. pudendus aus den Segmenten S 2-S 4 reguliert. Letzterer ist verantwortlich für die Kontraktion der Ischio- und Bulbocavernosusmuskeln sowie des Beckenbodens.

Die Beeinträchtigung der Zeugungsfähigkeit ist logischerweise geprägt durch Höhe und Ausdehnung der Rückenmarksverletzung. Entsprechend muß sich der therapeutische Ansatz orientieren. Conditio sine qua non ist für alle nichtoperativen Verfahren die Unversehrtheit der Segmente TH 11-L 3.

Nichtoperative Verfahren

Vibrostimulation

Die Vibrostimulation wird heutzutage vorrangig eingesetzt [23]. Eine mit einer Gummikappe geschützte Vibratorolive wird mit kräftigem Druck an der Glans appliziert (Abb. 33.1). Unabhängig vom Vorhandensein einer Erektion können somit echte Ejakulationen provoziert werden. 1970 wurde diese Stimulationstechnik zum ersten Mal am querschnittgelähmten Mann zur Samengewinnung angewandt [11]. 1980 [16] und 1981 [5] wurden die ersten Schwangerschaften publiziert. Die Anwendungsmöglichkeiten der Vibrostimulation sind allerdings eingeschränkt. Sie ist nur erfolgversprechend bei spastischen Lähmungen oberhalb TH 11.

Unterschiedliche Geräte mit teilweise erheblichem Preisunterschied und mehr oder minder aufwendiger Regeltechnik stehen zur Verfügung. Diese technischen Feinheiten sind letztlich für die Samengewinnung von untergeordneter Bedeutung. Es genügt eine konstante Frequenz von 50 Hz und eine Amplitude von ca. 3 mm. Wichtiger ist ein leistungsstarker Antrieb, da sich eine Ejakulation oft nur durch starken Druck auf die Glans herbeiführen läßt und ein schwacher Motor dann überfordert ist. Der Erwerb überteuerter Geräte ist medizinisch nicht notwendig. Zwei unserer Patienten beispielsweise stimulieren sich erfolgreich mit dem Schwingkopf eines Elektrorasierers. Leider ist das von uns verwendete Gerät aus Frankreich, ein einfaches Hautmassagegerät zu einem Preis von DM 250-, nicht mehr erhältlich.

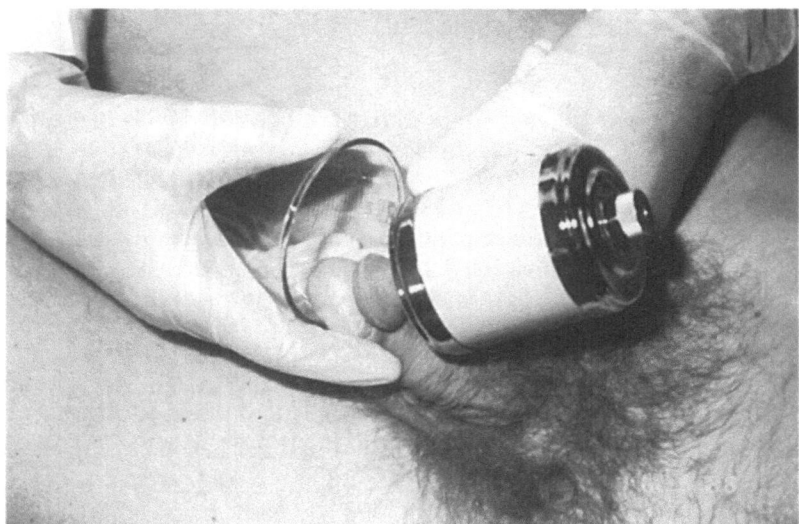

Abb. 33.1. Vibrostimulation an der Glans mit einem handelsüblichen Hautmassagegerät

Rektale Elektrostimulation

Die rektale Elektrostimulation ist die älteste Methode zur Samengewinnung. Zunächst für die Tiermedizin entwickelt, wurde sie erstmals 1948 am querschnittgelähmten Mann eingesetzt [20]. Durch rektal eingeführte Elektroden, die je nach Hersteller unterschiedlich konstruiert sind, kommt es über eine Erregung sympathischer Fasern des Plexus hypogastricus zu einer Samenemission. 1975 konnte die erste Schwangerschaft mit dieser Technik induziert werden [34]. Im Gegensatz zur Vibrostimulation ist diese Technik sowohl bei Läsionen oberhalb TH 11 als auch unterhalb L 3 anwendbar.

Medikamentöse Samengewinnung

Die intrathekale Injektion von *Neostigmin* wurde 1971 erstmals zur Samengewinnung beschrieben [17]. Weltweit wurden 4 Schwangerschaften publiziert, zuletzt 1986 [27]. Wegen schwerwiegender Nebenwirkungen (Hochdruckkrise mit der Gefahr des hämorrhagischen Insultes) ist diese Methode praktisch verlassen worden.

Nebenwirkungsärmer ist das artverwandte *Physostigmin*. Diese Substanz ist fettlöslich und kann subkutan injiziert werden. 1983 wurde zum ersten Mal von einer Schwangerschaft berichtet [9]. Als Vorsichtsmaßnahme wird eine Kombination mit Butylhyoscine empfohlen.

Beide Substanzen blockieren kompetitiv die Cholinesterase (indirekten Parasympathikomimetikums). Sie lösen eine heftige Enthemmung der Reflexe unterhalb der Läsionsebene aus.

Nebenwirkung ist eine Blutdrucksenkung, selten Übelkeit. Antidot ist Atropin.

Wir kombinieren Physostigmin mit Vibro- oder Elektrostimulation prinzipiell dann, wenn eine Samengewinnung durch die genannten Techniken nicht möglich war. Bis auf einen gut beherrschbaren Blutdruckabfall in 2 Fällen konnten keine gravierenden Nebenwirkungen beobachtet werden. Wir verzichteten deshalb in letzter Zeit auf die Kombination mit Butylhyoscine.

Ergebnisse (Abb. 33.2)

Mit den genannten Verfahren konnten wir bei 206 nichtselektionierten Patienten in 149 Fällen (72 %) Samen gewinnen. In nur 15 Fällen (7 %) war der Einsatz der rektalen Elektrostimulation notwendig. Bei den restlichen 134 Patienten (65 %) gelang die Samengewinnung durch Vibrostimulation.

Zieht man die Ergebnisse anderer Arbeitsgruppen hinzu, so ist erkennbar, daß eine Samengewinnung im Schnitt bei ca. 64 % der Patienten möglich war (Tabelle 33.1).

Abb. 33.2. Ejakulation durch Stimulation (n = 206)

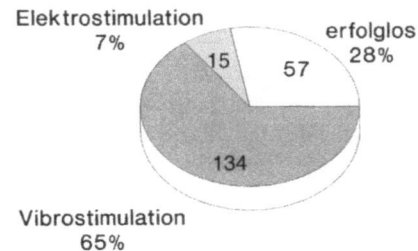

Samenqualität

Übereinstimmend mit anderen Arbeitsgruppen beobachteten auch wir eine signifikante Minderung der Samenqualität. Bei variierender Gesamtzahl lag der Anteil motiler Spermatozoen im Schnitt bei ca. 10–20 %.

Weder durch Hormonanalysen noch durch histologische Untersuchungen des Hodens konnte die Ursache gefunden werden. Vermutet wird ein Zusammenwirken mehrerer Faktoren: einmal die langdauernde *Nichtdrainage des Samens* und die *chronisch erhöhte Skrotaltemperatur* [6], des weiteren die *Lähmungshöhe* und interessanterweise die *Technik der Blasenentleerung*.

Die Abhängigkeit von der Lähmungshöhe wird kontrovers diskutiert. Eine Arbeitsgruppe fand einen trophischen Effekt der Lähmungshöhe direkt am Hoden im Sinne einer Störung der Reifephase und eine bessere Spermatogenese bei tiefen Läsionen [10]. Diese Beobachtung steht im Gegensatz zu dem Bericht einer australischen Arbeitsgruppe, nach deren Beobachtung die Anzahl motiler Spermatozoen abnahm, je tiefer die Läsionsebene lag [30]. Interessanterweise beobachtete die gleiche Arbeitsgruppe eine bessere Samenqualität in Abhängigkeit von der Entleerungstechnik. Die Anzahl motiler Spermatozoen war bei Patienten, die durch Selbstkatheterismus entleerten, deutlich höher als bei Patienten, die die Entleerungstechnik des suprapubischen Triggerns anwandten. Als Ursache wird vermutet, daß es beim suprapubischen Triggern durch zu hohe Drucke in der prostatischen Harnröhre zum ständigen Influx von Urin in die männlichen Adnexe kommt.

Tabelle 33.1 Samengewinnung durch Stimulation (Ergebnisse verschiedener Autoren)

Autor	Gesamt	Erfolgreich
Brindley (1981)[a] [5]	195	100 (51%)
Amelar (1982)[b] [1]	134	80 (60%)
François et al. (1983)[a] [16]	140	96 (68%)
Hargreave (1983)[b] [19]	92	56 (61%)
Sakarati et al. (1987)[a] [31]	34	29 (85%)
Bennett et al. (1988)[a] [2]	37	22 (59%)
Ebner et al. (1988)[a]	53	40 (75%)
Löchner et al. (1995)[a]	206	149 (72%)
Schnitt		64%

[a] Vibro/E.-Stimulation.
[b] Nur E.-Stimulation.

Die häufig geäußerte Befürchtung, daß sich die Samenqualität im Verlauf einer Querschnittlähmung verschlechtert, ist unbegründet. Übereinstimmend mit anderen Arbeitsgruppen konnten wir eine Korrelation zwischen Lähmungsdauer und Samenqualität nicht beobachten. Im Schnitt waren die von uns untersuchten Patienten zum Zeitpunkt der induzierten Schwangerschaft 11,6 Jahre gelähmt, der älteste 24 Jahre.

Eine Besserung der Samenqualität ist medikamentös nicht zu erreichen. Zahlreiche Arbeitsgruppen berichten über eine Qualitätszunahme des Samens im Verlauf fortgesetzter Stimulationen [3, 7, 15, 32]. Wir können diese Beobachtung mit anderen Arbeitsgruppen nicht stützen [13, 31].

Retrograde Ejakulation

Die retrograde Ejakulation, die gehäuft bei der rektalen Elektrostimulation oder nach Eingriffen am Blasenhals auftritt, verschlechtert die Fertilitätsaussichten beträchtlich.

Die medikamentöse Umkehr bei intaktem Blasenhals gelingt in Einzelfällen mit Imipramin oder Desipramin (Einnahme 24 h vor Stimulation) sowie Midodrin oder einer intraurethralen Instillation von Xylometazolinlösung. Vereinzelt kann durch Einlegen eines dünnlumigen Verweilkatheters, der mit seinem Ballon den Blasenhals blockiert, antegrad Samen gewonnen werden [29].

In den meisten Fällen ist ein aufwendigeres Vorgehen erforderlich. Zunächst wird die Blase mittels Einmalkatheter restharnfrei entleert und ausgiebig mit HAMS-F10-Lösung gespült. Ein Depot von ca. 30 ml dieser Lösung wird in der Blase belassen. Nach erfolgter Stimulation wird das Ejakulat wieder mittels Einmalkatheter gewonnen. Möglicherweise kann auf die Notwendigkeit einer vorausgehenden Alkalisierung des Urins verzichtet werden [27].

Vibrostimulation (VS) und rektale Elektrostimulation (RES)

In unserem Fertilitätsprogramm hat die VS als Primärtherapie vorrangige Bedeutung. Dies liegt daran, daß supranukleäre Läsionen wesentlich häufiger vorkommen als infranukleäre. Bei unseren nichtselektionierten Patienten (n = 206) betrug der Anteil tiefer Lähmungen 16 % (n = 33).

90 % der erfolgreich durchgeführten Samengewinnungen erfolgte durch VS (134 von 149). Lediglich bei 10 % (15 von 149) war die Samenentnahme nur durch RES möglich (Tabelle 33.2). Vier dieser Patienten wiesen eine supranukleäre Läsion auf, waren also im eigentlichen Sinne vibronegativ. Nur bei einem dieser Nonresponder konnte durch zusätzliche RES eine Samenemission erzielt werden.

Betrachtet man die Ergebnisse von Arbeitsgruppen [18, 26], die ausschließlich und mit Erfolg die RES anwandten, so wird deutlich, daß es sich bei den stimulierten Patienten überwiegend um solche mit supranukleären Läsionen handelt, d.h., die RES wurde mit Erfolg bei einer Lähmungshöhe angewendet, in der die unkompliziertere VS vergleichbare Ergebnisse hätte erzielen können.

Die Gefahr retrograder Ejakulationen ist mit RES signifikant höher als mit VS. Neun von 15 Patienten (60 %) emittierten den Samen bei der RES in die Blase, unter Vibrostimulation hingegen nur 7 von 134 Patienten (5,2 %). In einer anderen Untersuchung [32], war unter VS in keinem Fall eine retrograde Ejakulation aufgetreten.

Die Qualität des per RES gewonnenen Samens ist reduziert [12] und deutlich schlechter im Vergleich zu VS [21]. Diskutiert wird ein direkter Einfluß des elektrischen Stroms [22].

Die RES soll bei hoher Läsionsebene gefährlicher sein als die VS wegen der Gefahr autonomer Dysreflexie [16]. Unserem Dafürhalten nach aber sind beide Techniken in ihren Nebenwirkungen vergleichbar. Auch unter der VS kommt es bei hohen Läsionen zu Blutdrucksteigerungen und Kopfschmerzen, die sich durch die prophylaktische Gabe von Nifedipin mildern lassen. Beachtet werden sollte bei RES die Gefahr einer Darmwandschädigung bei zu intensivem Einsatz. Zum Teil wird vor und nach Stimulation zum Ausschluß von Schädigungen der Darmschleimhaut eine Rektoskopie durchgeführt [25].

Schließlich ist die Anwendung der RES wegen ihres technischen und finanziellen Aufwands stets an eine Klinik gebunden. Der Vibrostimulator erlaubt dem Patienten Samengewinnung wie Insemination in der häuslichen Intimssphäre, eine Vorgehensweise, die von über der Hälfte unserer Paare mit Kinderwunsch bevorzugt wurde.

Operative Verfahren

Ist mit den genannten Verfahren eine Samengewinnung nicht möglich, können mit zunehmendem Erfolg operative Techniken zur Anwendung kommen.

In der Anfangsphase implantierten wir zur Samengewinnung bei 9 Patienten die *alloplastische Spermatozele* nach Wagenknecht auf den eröffneten Nebenhodenkopf. Lediglich bei einem Paar konnte eine Schwangerschaft induziert werden, gefolgt von der Geburt eines gesunden Mädchens am 07.04.1985.

Die Ergebnisse sind weltweit schlecht, da sich der künstlich gesetzte Defekt am Nebenhoden fibrotisch verschließt und eine Penetration von Samenzellen in die Spermatozele unmöglich macht.

Ermutigt durch eine Publikation [8] implantierten wir im weiteren Verlauf bei konservativ nicht therapierbaren Emissionsstörungen das *Spermareservoir* nach Brindley (Abb. 33.3 u. 33.4). Dieses besteht aus einem flachen Silikonbehälter, dessen Bodenplatte aus nichtperforierbarem Material gefertigt ist. Der Kollektor selbst ist mit einem Schlauch verbunden, dessen kleinkalibriges Ende in das Lumen des Ductus deferens eingebracht wird. Der Kollektor selbst wird subkutan so plaziert, daß er von außen getastet und perkutan punktiert werden kann. Achtzehn dieser Kollektoren haben wir implantiert. Bei den ersten 11 Paaren war unter konservativer Inseminationstechnik (Fikkentscher-Semm) eine Schwangerschaft nicht zu erreichen. Erst durch Verbesserung der Inseminationstechnik (4 Paare IVF und 1 Paar ICSI) konnte eine Schwangerschaft induziert werden [14]. Drei Schwangerschaften endeten durch Geburt gesunder Kinder, 2 durch Abort.

Abb. 33.3. Spermareservoir nach Brindley

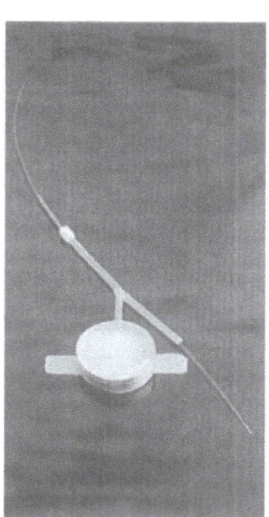

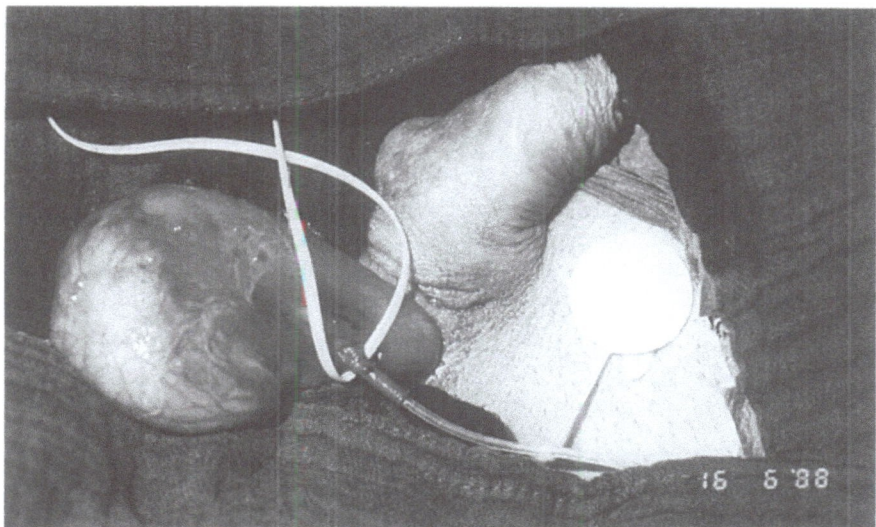

Abb. 33.4. Spermareservoir in situ vor Subkutanverlagerung des Kollektors

Der Vorteil des Spermareservoirs ist der, daß der Nebenhoden unversehrt und weitere therapeutische Optionen offenbleiben. Im Gegensatz zur mikrochirugischen Aspiration von Spermatozoen aus dem Nebenhoden (MESA) ist die Implantation des Samenkollektors technisch einfach und teilweise mit bloßem Auge durchzuführen. Er kann beliebig oft perkutan punktiert werden und erlaubt somit unproblematisch eine kontinuierliche Gefrierkonservierung der Punktate. Allerdings lassen die wenigen Langzeituntersuchungen erkennen, daß es ca. nach 5-6 Monaten zu einer Qualitätsminderung des Punktates kommen kann. Zwei Schwangerschaften, die derzeit noch bestehen, konnten durch Spermatozoen aus einem Hodenbiopsat (TESE) mit Hilfe von ICSI induziert werden.

Die Durchführung einer Hodenbiopsie ist für den Urologen sicher das einfachste Verfahren zur Samengewinnung. Die gynäkologischerseits durchgeführte Präparation der einzelnen Samenzellen aus dem Hodengewebe (TESE) und die anschließende Mikroinsemination (ICSI) hingegen ist die technisch anspruchsvollste Methode.

Anfänglich ethische Bedenken gegen dieses grenzwertige Verfahren erscheinen hinsichtlich der Erfolgs- und Mißbildungsrate unbegründet. Die Mißbildungsrate ist im Vergleich zu per coitum gezeugten Kindern nicht erhöht. Dennoch wird eine humangenetische Beratung vor ICSI empfohlen, um einem Transfer von Erbkrankheiten vorzubeugen; des weiteren wird noch zu einer fetalen Karyotypisierung (Chorionzottenbiopsie, Amniozentese) und einer Spezialsonographie (DEGUM II/ DEGUM III) geraten.

Die operativ einfachen Verfahren zur Samengewinnung - Spermareservoir und Hodenbiopsie - relativieren die Indikation zu aufwendigen Techniken wie MESA. Die Erfolgsrate von MESA *und* IVF war in Deutschland - im Gegensatz zum Spermareservoir *und* IVF [14] so gering, daß die Methode zumindest bei der Fertilisierung mittels IVF in Frage gestellt wird [35].

Bei der operativen Therapie der neurogenen Emissionsstörung hat sich folgendes Vorgehen bewährt:

1. Implantation eines *Spermareservoirs*. Anschließend Gefrierkonservierung der Punktate (Pooling) in einem Zentrum für Reproduktionsmedizin. Bei ausreichender Anzahl der gewonnenen Samenzellen, Fertilisation mittels IVF (bei Fehlschlag oder niedriger Samenzellzahl: ICSI).
2. *Hodenbiopsie* direkt im reproduktionsmedizinischen Zentrum mit anschließender *ICSI* und/oder Gefrierkonservierung der überschüssigen Samenzellen.

Ergebnisse Fertilität (Tabelle 33.2)

104 Paare haben sich bis heute mit konkretem Kinderwunsch an uns gewandt. In 82 Fällen war die Samengewinnung möglich. Bei 40 Paaren konnten 66 Schwangerschaften induziert werden, bei 14 Paaren mehrfach. 54 gesunde

Tabelle 33.2 Kinderwunsch - Ergebnisse

Paare mit Kinderwunsch	104
Samengewinnung möglich	82
Induzierte Schwangerschaften bei 40 Paaren (14 P.mehrfach)	66
Kinder(49 Geburten) (5mal Zwillinge) (29 m/25 w)	54
Aborte (1mal Zwillinge)	15
Aktuelle Schwangerschaften	2

Tabelle 33.3 Schwangerschaften durch Insemination (Ergebnisse verschiedener Autoren)

Autor	Paare	Gravidae
Brindley (1981) [5]	24	11 (45%)
Amelar (1982) [1]	14	2 (14%)
François et al. 1983	83	33 (38%)
Hargreave (1983) [19]	14	6 (43%)
Bennett et al. (1988) [2]	10	4 (40%)
Ebner et al. (1988)	8	10 (100%)[a]
Löchner et al. (1995)	104	66 (63%)
Durchschnitt		51%

[a] Selektierte Patienten

Kinder wurden geboren (5mal Zwillinge). In 15 Fällen endete die Schwangerschaft durch einen Abort (1mal Zwillinge). Zwei Schwangerschaften bestehen noch.

Einundzwanzig Paare (34 Schwangerschaften) führten die Samengewinnung und Insemination zu Hause durch. Bei 19 Paaren (32 Schwangerschaften) erfolgte die Samengewinnung in der Klinik (2mal mit Hilfe von Physostigmin). In 23 Fällen wurde die Insemination in der kombinierten Technik nach Fikkentscher-Semm durchgeführt, in 6 Fällen mittels IVF, in 3 Fällen durch ICSI (davon bei 2 Paaren mittels TESE und ICSI). Berücksichtigt man auch hier die Ergebnisse anderer Arbeitsgruppen, so wird erkennbar, daß die Erfolgsrate derzeit bei durchschnittlich 50 % liegt (Tabelle 33.3). Jedoch ist durch die Verbesserung der assistierten Fertilisationstechniken eine Steigerung dieser Erfolgsrate in Zukunft zu erwarten.

Literatur

1. Amelar RD, Dubin L (1982) Sexual function and fertility in paraplegic males. Urology 20: 62 – 65
2. Benett CJ, Seager SW, Vasher EA, McGuire EJ (1988) Sexual dysfunction and electroejaculation in men with spinal cord injury: review. J Urol 139: 453 – 457
3. Beretta G, Chelo E, Zanollo A (1989) Reproductive aspects in spinal cord injured males. Paraplegia 27: 113 – 118
4. Bors E, Comarr AE (1960) Neurological disturbances of sexual function with special reference to 529 patients with spinal cord injury. Urol Surv 10: 191
5. Brindley GS (1981) Reflex ejaculation under vibratory stimulation in paraplegic men. Paraplegia 19: 299 – 302
6. Brindley GS (1982) Deep scrotal temperature and the effect on it of clothing air temperature, activity, posture and paraplegia. Br J Urol 54: 49 – 55
7. Brindley GS (1984) The fertility of men with spinal injuries. Paraplegia 22: 337 – 348
8. Brindley GS, Scott GI, Hendry WF (1986) Vas cannulation with implanted sperm reservoirs for obstructive azoospermia of ejaculatory failure. Br J Urol 58: 721 – 723
9. Chapelle PA (1983) Grossesse obtenue grâce à un traitment ambulatoire de l'anéjaculation chez l'homme paraplégique. J Urol (Paris) 3: 165 – 168
10. Chapelle PA, Roby-Brami A, Jondet M, Piechaud T, Bussel B (1993) Trophic effects on testes in paraplegics. Paraplegia 31: 576 – 583

11. Comarr AE (1970) Sexual function among patients with spinal cord injury. Urol Int 12: 134 - 138
12. Denil J, Ohl DA, Menge AC, Keller LM, McCabe M (1992) Fractional characteristics of sperm obtained by electroejaculation. J Urol 147: 69 - 72
13. Engh E, Clausen OPF, Purvis K, Stien R (1993) Sperm quality assessed by flow cytometry and accessory sex gland function in spinal cord injured men after repeated vibration-induced ejaculation. Paraplegia 31: 3 - 12
14. Fiedler K, Löchner-Ernst D, Krüsmann G, Würfel W, Stöhrer M (1993) Two pregnancies after in vitro fertilization with spermatozoa from alloplastic spermatoceles. Hum Reprod 8: 422 - 424
15. Francois N (1981) La fonction génito-sexuelle du paraplégique. J Ergothérapie 3: 77 - 84
16. Francois N, Lichtenberg J M, Jouannet P, Dessert JF, Maury M (1980) L'éjaculation par le vibromassage chez le paraplégique à propos de 50 cas avec 7 grossesses. Ann Méd Phy 23: 24 - 36
17. Guttmann L, Walsh JJ (1971) Prostigmine assessment test of fertility in spinal man. Paraplegia 9: 39 - 43
18. Halstead LS, Vervoort S, Seager SWJ (1987) Rectal probe electrostimulation in the treatment of anejaculatory spinal cord injured men. Paraplegia 25: 120 - 129
19. Hargreave TB, (1983) Male infertility. Springer, Berlin Heidelberg New York Tokyo, S 269 - 278
20. Horne MW, Paull DP Munro D (1948) Fertility studies in the human male with traumatic injuries of the spinal cord and cauda equina. N Engl J Med 239: 956 - 961
21. Jouannet P, Francois N, Maury M (1983) Evaluation de la fertilité des hommes paraplégiques. J Urol (Paris) 89: 169 - 171
22. Linsenmeyer T, Wilmot C, Anderson RU (1989) The effects of the electro-ejaculation procedure on sperm motility. Paraplegia 27: 465 - 469
23. Löchner-Ernst D (1990) Zur Fertilität querschnittgelähmter Männer. In : Meinecke F - W (Hrsg) Querschnittlähmungen. Springer, Berlin Heidelberg New York Tokyo, S 170 - 175
24. Madersbacher H, Ebner A (1987) Neurogene Ejakulationsstörung: Neue Methoden der Samengewinnung und eigene Ergebnisse. Aktuelle Urol 18: 146 - 149
25. Ohl D, Denil J, Benett CJ, Randolph J F, Menge AC, McCabe M (1991) Electroejaculation following retroperitoneal lymphadenectomy. J Urol 145: 980 - 983
26. Ohl DA, Denil J, Fitzgerald-Shelton K, McCabe M, McGuire A, Menga AC, Randolp JE (1992) Fertility of spinal cord injured males: effect of genitourinary infection and bladder management on results of electroejaculation. J Am Para Soc 15 no 2: 53 - 59
27. Otani T, Kondo A, Takita T (1985) A paraplegic fathering a child after an intrathecal injection of neostigmine: case report. Paraplegia 23: 32 - 37
28. Preslin C (1979) Zit n. Sturm E:Rehabilitation von Querschnittgelähmten. Eine medizinisch-psychologische Studie. Huber, Bern Stuttgart Wien, S 79
29. Rawicki HB, Hill S (1991) Semen retrieval in spinal cord injured men. Paraplegia 29: 443 - 446
30. Rutkowski SB, Meddleton JW, Truman G, Hagen DL, Ryan JP (1995) The influence of bladder management on fertility in spinal cord injured males. Paraplegia 33: 263 - 266
31. Sarkarati M, Rossier AB, Bushra FA (1987) Experience in vibratory and electro-ejaculation techniques in spinal cord injury patients : a preleminary report. J Urol 138: 58 - 62
32. Siösteen A, Forssmann L, Steen Y, Sullivan L, Wickström I (1990) Quality of semen after repeated ejaculation treatment in spinal cord injury men. Paraplegia 28: 96 - 104
33. Stöhrer M (1979) Sexualität der Behinderten, In: Eicher W(Hrsg) Sexualmedizin in der Praxis. Fischer, Stuttgart, S 495 - 513
34. Thomas RJS, McLeish G, McDonald JA (1975) Electroejaculation of the paraplegic male followed by pregnancy. Med J Aust 2: 798 - 799
35. Weiske WH (1994) Infertilität beim Mann. Thieme, Stuttgart New York, S 67

KAPITEL 34

Schwangerschaft und Entbindung nach traumatischer Verletzung des Rückenmarks

M. Westgren, C. Hultling, R. Levi und N. Westgren

Verbesserte medizinische Versorgung sowie intensive Rehabilitation haben es rückenmarkgeschädigten Patienten in größerem Umfang ermöglicht, ein aktives und unabhängiges Leben zu führen. Ungefähr 20 % aller Spinalgeschädigten sind Frauen, davon befinden sich 50 % im Alter von 15–25 Jahren[2]. Für diese Altersgruppe sind die Möglichkeit einer Schwangerschaft und der Kinderwunsch von zentraler Bedeutung. Obwohl Schwangerschaft und Entbindung in dieser Gruppe während des letzten Jahrzehnts immer öfter vorkommen, sind die diesbezüglichen Erfahrungen begrenzt. Das veröffentlichte Krankengut bezüglich der Schwangerschaftskomplikationen und des Ausgangs begründet sich meist auf anekdotischen Fallbeschreibungen oder sehr begrenztes Krankenhausmaterial (Tabelle 34.1) [3, 6, 7, 9]. Um die Erfahrungsbasis weiter auszubauen, beschlossen wir, eine retrospektive Studie sämtlicher rückenmarkgeschädigter Frauen durchzuführen, die in den Jahren 1980–1991 eine Schwangerschaft mit Entbindung durchgemacht haben.

Tabelle 34.1. Übersicht zu Studien über die Entbindungsart bei Frauen nach traumatischen Schäden des Rückenmarks

Autor	Art der Studie	Patienten [n]	Geburten [n]	Kaiserschnitt quote	Frühgeburten (<37. Woche)	Perinatale Mortalität
Robertson (1972) [7]	Retrospektiv Krankenhaus Population	26	39	18/39	8/39	5/39
Turk et al. (1983) [9]	Retrospektiv Population nicht definiert	11	11	4/1	3/11	1/11
Craig (1990) [3]	Retrospektiv und prospektiv Krankenhaus Population	9	13	7/13	1/13	
Hughes et al. (1991) [6]	Retrospektiv Krankenhaus Population	15	17	3/17	4/17	
Baker et al. (1992) [1]	Retrospektiv Krankenhaus Population	11	13	3/13	1/13	

Erfahrung aus Schweden

Die Patientinnen wurden mit Hilfe des medizinischen Geburtenregisters und Umfragen an sämtlichen Frauen-, neurologischen- und neurochirurgischen Kliniken sowie an medizinischen Rehabilitationskliniken identifiziert. Die Antwortquote betrug 92 %. Außerdem wurden Nachforschungen in Zeitschriften für Behinderte angestellt. Insgesamt wurden 29 Frauen identifiziert.

Sämtliche Frauen waren damit einverstanden, daß wir Zugang zu den Aufzeichnungen der Schwangerschaftsbetreuung, der Entbindungsstation und der Kinderklinik erhielten. Von 1991-1992 nahmen alle Patientinnen an einem strukturierten Interview teil. Das Material ist detailliert veröffentlicht [11]. Deskriptive Daten über Schadensniveau, Genese sowie Blasenfunktion sind der Tabelle 34.2 zu entnehmen.

Patientinnen mit Schäden oberhalb von Th 5 sind in diesem Zusammenhang als hohe Schäden definiert, da sich diese Schäden oberhalb des Ausgangs des sympathischen Grenzstranges befinden. Obstetrisch sind diese Patientinnen mit Schäden oberhalb von Th 5 als Risikogruppe einzustufen. Über das Verhalten in diesen Fällen wird getrennt berichtet. Daten betreffend Schwangerschaft und Schwangerschaftsausfall sind der Tabelle 34.3 zu entnehmen.

Infektionen der Harnwege waren häufig und betrafen vor allem Frauen, die solche Probleme bereits vor der Schwangerschaft hatten. Symptome wie Dys-

Tabelle 34.2. Daten rückenmarksgeschädigter Frauen

	Schadensniveau	
	Oberhalb Th 5	Th 5 und unterhalb
Anzahl Frauen	12	17
Zwillinggeburten	2	1
Schadensniveau		
- Oberhalb von C 4[a].	1	
- C 4-Th 4[a]	11	
- Th 5-Th 10[b]		11
- unterhalb von Th 10[c]		6
Unfallursache		
- Verkehrsunfall	10	8
- Sportunfall	2	3
- Sturz		5
- Schußverletzung		1
Methode der Blasenentleerung		
- Eigenkatheterisierung	5	5
- Spontan	3	5
- Credé-Manöver	2	5
- Dauerkatheter	1	1
- Bricher-Operation	1	1

[a]Oberhalb des Niveaus des N. splanchnicus.
[b]Schmerzfreie Wehen.
[c]Wehen wurden wahrgenommen.

Tabelle 34.3. Antenataler Verlauf und perinataler Ausfall

	Schadensniveau	
	Oberhalb von Th 5	Th 5 und unterhalb
Anzahl Frauen	12	17
Anzahl Schwangerschaften	15	34
Zwillingsgeburten	2	1
Antenatale Komplikationen		
- Harnwegsinfektionen	9	28
- Dekubitus	3	3
- Anämie (< 11 g/dl)	1	1
- Antepartumblutung		2
- Dysreflexie (Krankenblatt)	3	
- Dysreflexie (Interview)	10	
Frühgeburt (< 37. Woche)	5	4
Art der Entbindung		
- Normal vaginal	4	8
- Ventouse	4	
- Kaiserschnitt (CS)	7	26
Indikation für CS		
- Paraplegie Tetraplegie der Mutter	2	9
- Vormals CS		5
- Breech	1	
- Beckendisproportion		4
- Erfolglose Induktion		1
- Angst vor Auslösung eines Inkontinenzproblems		3
- Befürchtete fetale Wachstumsstörung	1	
- Fetaler Distress	1	3
- Zwillingsfrühgeburt	2	1
Analgesie bei CS		
- Epidurale Analgesie	3	2
- Vollnarkose	4	19
- Lokalbetäubung	2	3
Asphyxie (< 7 bei 1 min)	1	
Perinatale Mortalität		2

[a]Episoden mit kräftigen pulsierende Kopfschmerzen

reflexie wurden selten in den Krankenblättern verzeichnet, wurden aber recht oft von den Frauen genannt. Die klassischen Symptome wie schwere pulsierende Kopfschmerzen und Schweißausbrüche sind häufig bei Frauen mit Schäden oberhalb von Th 5 festgestellt worden.

Die Mehrzahl der Patientinnen wurde mittels Kaiserschnitt entbunden. Die retrospektive Durchsicht der Krankenblätter machte deutlich, daß die Indikation für den Kaiserschnitt nicht selten unklar war. Eine klare Tendenz zum Kaiserschnitt „für alle Fälle" war abzulesen. Die wenigsten Kaiserschnitte wurden unter epiduraler oder lokaler Analgesie durchgeführt. Die Kinder hatten überwiegend ein normales Geburtsgewicht, nur 2 Kinder waren untergewichtig.

Die Frequenz der Frühgeburten war hoch und betrug 19 % im Vergleich zu 5 % in schwedischem Normalmaterial. Zwei Kinder starben perinatal. In beiden Fällen handelte es sich um eine Ablösung der Plazenta, und die Feten waren beim Eintreffen in der Entbindungsstation bereits verstorben.

Kommentar

Erfahrungen aus der Literatur sowie Resultate aus den schwedischen Fallstudien zeigen deutlich, daß bei angemessener medizinischer Versorgung eine relativ gute Schwangerschaftsprognose bei Frauen nach traumatischen Verletzungen des Rückenmarks besteht.

Harnwegsinfektionen

Infektionen der Harnwege sind ein sehr häufiges Problem bei vielen Frauen. Die hohe Prämaturitätsrate könnte in gewissem Ausmaß in Beziehung zu dieser Komplikation gesetzt werden, da mehrere Frauen mit häufigen Infektionen der Harnwege Frühgeburten hatten. Es ist äußerst wichtig, daß bei Frauen mit traumatischer Schädigung des Rückenmarks bei jedem Arztbesuch während der Schwangerschaft der Harn auf Bakterienkulturen untersucht wird. Bei wiederholten Infektionen liegt eine Indikation zur prophylaktischen Antibiotikabehandlung vor.

Autonome Dysreflexie

Bei Patienten mit hoher Schädigung des Rückenmarks kann ein exzessiver Einfluß des Sympathikus auf nozizeptiv negative Stimuli unterhalb des Schadensniveaus infolge des fehlenden Einflusses höherer Zentren vorliegen.

Ein überhöhter Einfluß des Sympathikus verursacht erhebliche Vasokonstriktion, Hypertension und sekundäre Bradykardie. Nicht selten klagen die Patientinnen auch über schwere Kopfschmerzen und Schweißausbrüche. Dieser Zustand wird bei Schäden oberhalb von Th 5-6 beobachtet. Während der Schwangerschaft kann der Zustand durch Kontraktion des Uterus, durch eine volle Blase und durch operative abdominelle and pelvine Eingriffe ausgelöst werden.

Die autonome Dysreflexie kann lebensgefährlich werden, und vereinzelt sind diese Symptome als schwere Präeklampsie bei Schwangeren mißverstanden worden [5, 10]. Bedenkt man die vital bedrohliche Situation ist es sehr bemerkenswert, daß dieses Symptom in den schwedischen Krankenblättern nicht öfter verzeichnet ist. Die Interviewuntersuchung ergab ein völlig anderes Bild mit einer Frequenz der autonomen Dysreflexie von 75 % bei Frauen mit Schäden oberhalb von Th 5. Diese Ziffer steht im Einklang mit anderem veröffentlichten Material [1].

Die beste Behandlung der autonomen Dysreflexie ist die Prophylaxe. Eine volle Blase stellt bei der Entbindung ein zusätzliches Risiko dar. Die afferenten

Impulse im Zusammenhang mit der Entbindung können mit einer epiduralen oder spinalen Blockade erfolgreich unter Kontrolle gebracht werden [4, 8]. Oft weiß die Patientin selbst, ob sie eine Tendenz zur autonomen Dysreflexie hat. In diesem Falle ist erhöhte Vorsicht bei der Entbindung geboten. Wenn sie trotz allem eine autonome Hyperreflexie entwickelt, sollte das Kopfende erhöht werden und die Patientin wegen des hohen Blutdrucks mit Nifedipin oder Nitroglyzerin behandelt werden.

Thromboseprophylaxe

Bei einer erheblichen Anzahl der Patientinnen mit traumatischen Rückenmarkschäden trat im Zusammenhang mit dem Unfall eine Thrombose auf. Es ist daher wichtig, diesen Patientinnen bei Schwangerschaft eine ausreichende Thromboseprophylaxe zu verabreichen.

Wahl der Entbindungsmethode und Analgesie

Im schwedischen Material wurde die Mehrzahl der Patientinnen mit Kaiserschnitt entbunden. Es gibt jedoch inzwischen internationale Erfahrungen über vaginale Entbindungen bei einer Vielzahl dieser Frauen. Der Kaiserschnitt sollte den Frauen vorbehalten bleiben, die den Rückenmarkschaden bereits vor der Pubertät hatten, oder den Fällen, in denen das Rückenmarktrauma mit einer Fraktur des Beckens einherging und somit gleichzeitig eine Verengung des Beckens besteht. Ansonsten ist die Indikation zur Sectio caesarea so wie bei Nichtquerschnittgelähmten.

Ist der Schaden unterhalb von L 1, werden die Wehen oft wahrgenommen. Bei Schäden im Niveau Th 5-L 1 sind die Wehen oft schmerzfrei, jedoch werden nicht selten andere sensorische Impulse verspürt. Spastizität und Klonus können in vereinzelten Fällen durch Wehen verschlimmert werden. Bei Schäden oberhalb von Th 5 ist das Beachten des Risikos der autonomen Dysreflexie im Zusammenhang mit der Entbindung von großer Bedeutung. Es wird am besten mit epiduraler Analgesie unter Kontrolle gebracht. Vor allem ist es wichtig, daß der Patientin eine ausreichende Schmerzlinderung im Zusammenhang mit der Entbindung verabreicht wird. Abhängig vom Niveau der Vorschädigung kann die Patientin evtl. bei dem Herauspressen des Kindes mithelfen. Bei Schäden, die höher im Rückenmark liegen, ist man oft gezwungen, die Saugglocke oder die Geburtszange in Anspruch zu nehmen.

Wo sollte die Patientin betreut werden, und wo sollte die Entbindung stattfinden?

Naturgemäß sind diese Frauen über ein großes geographisches Gebiet verteilt, und die Erfahrung an den jeweiligen Frauenkliniken wird gering bleiben. Für Frauen mit Schäden oberhalb von Th 5 liegt eine Vielzahl spezieller Probleme im Zusammenhang mit der Entbindung vor. Vor allem das Risiko der autonomen Dysreflexie ist Anlaß für eine Betreuung durch Personal mit Erfahrung und Einsicht in diese Art der Problematik. Daher ist eine Versorgung der Frauen mit Rückenmarkschäden oberhalb Th 5 in ausgewählten Zentren mit speziellen Einrichtungen zu empfehlen. Die übrigen Patientinnen können ohne weiteres in den lokalen Krankenhäusern betreut werden.

Was geschieht nach der Entbindung?

Patientinnen mit Schäden oberhalb von Th 5 sollte wegen des Risikos der autonomen Dysreflexie Methergin nicht verabreicht werden. Das Stillen wird empfohlen. Es funktioniert bei der Mehrheit aller Patientinnen gut. Die Risiken der Harnwegsinfektion und der Thrombose sind zu beachten.

Ein erster Eindruck der schwedischen Studie während der laufenden Kontrolle von Eltern und Kind zeigt, daß es diesen Müttern, Kindern und Familien außerordentlich gut geht. Die Scheidungsrate ist niedriger als im Durchschitt, und die Eltern kommen mit dem Elterndasein gut zurecht.

Zusammenfassung

Vorausgesetzt, daß diese Patientinnengruppe auf angemessene Art betreut wird, ist die Prognose für diese Frauen hinsichtlich Schwangerschaft und Entbindung gut. Es ist von großer Bedeutung, daß der betreuende Arzt und die Hebamme mit den speziellen Problemen und Möglichkeiten dieser Patientinnengruppe vertraut sind. Frauen mit Rückenmarkschäden oberhalb von Th 5 sollten zur Entbindung Zentren mit besonderer Kompetenz und Erfahrung zugewiesen werden. Weiterhin ist wesentlich, daß junge Frauen mit spinalen Schäden, deren Angehörige und das medizinische Personal über die sehr gute Prognose dieser Frauen im Zusammenhang mit Schwangerschaft und Entbindung informiert werden.

Literatur

1. Baker ER, Cardenas DD, Benedetti TJ (1992) Risks associated with pregnancy in spinal cord-injured women. Obstet Gynecol 80: 425-8
2. Bedbrook G (1981) The care and management of spinal cord injuries. Springer, Berlin Heidelberg New York, S 9-22
3. Craig DI (1990) The adaptations to pregnancy of spinal cord injured women. Rehab Nurs 15: 96-9
4. Desmond J (1970) Paraplegia: Problems confronting the anesthesiologist. Canad Anaesth Soc J 17: 435-51
5. Greenspoon JS, Paul RH (1986) Paraplegia and quadriplegia: Special considerations during pregnancy and labor and delivery. Am J Obstet Gynecol 155: 738-41
6. Hughes S, Short DJ, Usherwood M McD, Tebbutt H (1991). Management of the women with spinal cord injuries. Br J Obstet Gynecol 98: 513-8
7. Robertson DNS (1972) Pregnancy and labour in the paraplegic. Paraplegia 10: 219-12
8. Stirt JA, Marco A, Conklin KA (1979) Obstetric anesthesia for a quadriplegic patient with autonomic hyperreflexia. Anesthesiology 51: 560-2

9. Turk R, Turk M, Assejev V (1983) The female paraplegic and mother-child relations. Paraplegia 21: 186-92
10. Wanner MB, Rageth CJ, Zäch GA (1987) Pregnancy and autonomic hyperreflexia in patients with spinal cord lesions. Paraplegia 25: 482-90
11. Westgren N, Hultling C, Levi R, Westgren M (1993) Pregnancy and delivery in women with a traumatic spinal cord injury in Sweden 1980-1991. Obstet Gynecol 81: 926-30.

KAPITEL 35

Ärztliche Gesprächsführung bei neurogener Sexualstörung

B. Winter-Klemm

Grundsätzlich sollten wir, die Betreuer im weitesten Sinne bedenken, daß beim frisch Querschnittgelähmten und auch bei älteren, d. h. schon länger behinderten Patienten, immer von einer nicht zu unterschätzenden Informations- und Gesprächsbedürftigkeit auszugehen ist. Den Betroffenen ist für sie Unverständliches und Unfaßbares geschehen, und sie sind voll angstvoller unausgesprochener Fragen. Bedarf an Gespräch bedeutet nicht immer Gesprächs-bereitschaft – im Gegenteil, oft bleiben die Patienten verletzt und verschlossen, sprechen von Alltäglichem, meiden heikle Themen. Gerade in dieser Situation sollte vor allem der Arzt nicht nur zum Gespräch bereit sondern sogar dazu entschlossen sein und initiativ werden, um Hemmnisse zu überwinden und durch einfaches Aussprechen und Informieren die Dinge faßbar und in vielen Fällen sogar weniger furchterregend werden zu lassen.

Hemmungen hat natürlich auch der Arzt. Er ist kein ausgebildeter Psychotherapeut, hat selten „Gesprächsführung" gelernt, viel schlimmer, auch ihm macht das Elend seines Gegenübers Angst, auch er weiß, daß ihm selbst solch ein Unfall passieren könnte, und vor dieser Identifizierung würde er am liebsten in kalte medizinische Sachlichkeit flüchten, was auch oft geschieht.

Wir alle wissen, daß die Folgen der Rückenmarkverletzung nicht heilbar sind mit Ausnahme von inkompletten Läsionen, die ebensowenig „heilbar" sind, bei denen es aber über die Remission zu therapeutischen Erfolgserlebnissen kommt. Die Folge ist, daß die Störung beobachtet, behandelt und so gut wie möglich kompensiert wird. Alle diese Schritte sollten verbal begleitet werden, um den Patienten nicht seinen angsterfüllten und z. T. realitätsfremden Phantasien und dem Gerede von wohlmeinenden Mitpatienten, Freunden und Angehörigen auszusetzen.

Wir müssen davon ausgehen, daß der durchschnittliche Patient, ein „ganz normaler Mensch", zutiefst verstört ist über die plötzlichen Veränderungen seines Körpers und noch mehr über die Veränderungen seiner Funktionen. Äußerlich ist ja meist keine sichtbare Verletzung wahrzunehmen, und trotzdem fehlen so viele gewohnte und selbstverständliche Funktionen wie Motorik, Sensibilität, Wahrnehmung von Darm, Blase sowie alle gewohnten Wahrnehmungen und Funktionen am Genitale. Natürlich war dieser Mensch in der Regel in seinem Vorleben nicht daran gewöhnt, sich über körperliche Befindlichkeit, vor allem über Blasen- und Darmfunktionen, noch weniger über seine Sexualität, ihre Funktion und die ausgeübten Praktiken gegenüber Außenstehenden zu äußern, oft nicht einmal gegenüber dem Intimpartner.

Auch wenn dem Arzt angesichts dieser Not verständliche Hemmungen plagen und weil sonst alle medizinischen Maßnahmen unverständlich bleiben und als nicht hilfreich, sondern quälend und aggressiv erlebt werden, muß er von Anfang an mit dem Patienten sprechen, ihm seinen Zustand und die angewandten therapeutischen Maßnahmen erläutern. Er sollte dem Patienten alle realistischen Perspektiven erklären und auch, wie der Patient durch eigene Mitarbeit an der Verwirklichung von Perspektiven mitwirken kann. Falsche Hoffnungen sind natürlich tabu, es gibt aber auch eine kontratherapeutische Grausamkeit, gerade frisch verletzte Patienten mit dem vollen Ausmaß ihrer Behinderung zu konfrontieren und sie so zusätzlich zu ängstigen und zu kränken. Statt dessen sollte man dem Patienten Gelegenheit geben, selbst nach und nach zu erfahren, wie weitreichend seine Einschränkung ist, wo durch Reha-Maßnahmen Fortschritte zu erzielen sind, wo eben leider außer Pflege und Konservierung nichts zu erreichen ist.

Bitte bedenken Sie, der Patient braucht seinen Urologen und damit Aufklärung und Gespräche jahrelang, wenn nicht lebenslang, es entwickelt sich eine Vertrauensbeziehung über die zwar nicht permanente, aber doch in regelmäßigen Abständen stattfindende Überwachung und immer neues Überdenken von Therapie und Prophylaxe sowie immer neue Lebenssituationen wie z. B. Kinderwunsch, die auch entsprechende Beratungsgespräche erfordern. Der Arzt braucht keine langen, schon gar keine psychotherapeutischen Gespräche zu führen, er sollte nah am medizinischen Problem bleiben und trotzdem den ganzen Patienten und seine familiäre und soziale Situation im Auge behalten, dann kann eigentlich nichts schiefgehen. Die Patienten sind dankbar für eine freundlich-zugewandte Art, für das Gefühl, gekannt und persönlich angesprochen zu werden, sie brauchen das Gefühl, trotz ihrer Behinderung mit Respekt und Takt und nicht „von oben herab" behandelt zu werden.

Für den Querschnittgelähmten ist sein Urologe nicht nur ein „Medizinmann", sondern ein wichtiges Identifikationsobjekt und eine echte Bezugsperson. Der mit dem Urogenitaltrakt befaßte Arzt deckt ein emotional besonders hochbesetztes anatomisches Gebiet von vitaler Bedeutung ab, außerdem wird er sehr oft als einziger Arzt auf Dauer immer wieder benötigt, während in vielen Fällen für den Querschnittgelähmten die Beziehung zu seinem Arzt auf der Abteilung für Rückenmarkverletzte mit der Entlassung beendet ist.

Natürlich können nicht alle ehemaligen Patienten bei Bedarf in eine Abteilung mit Ambulanz zurückkehren oder dort in regelmäßigen Abständen untersucht und beraten werden, obwohl das sinnvoll und wünschenswert wäre.

Auf jeden Fall sollte jedem Verletzten eine menschliche und medizinische Bezugsperson in Gestalt eines Urologen zur Seite stehen. In der Regel muß er diesen an seinem Heimatort finden und herausfinden, ob er fachlich und menschlich mit ihm klarkommt.

Doch nun zu einem anderen Thema: Hinsichtlich des ärztlichen Gesprächs besteht ein ganz entscheidender Unterschied zwischen Frischverletzten einerseits und schon länger entlassenen „alten" Patienten mit länger zurückliegender Verletzung, die erstmals wegen urologischer und Sexual- sowie Fertilitätsberatung in die Fachabteilung kommen.

Frischverletzte

Im spinalen und psychischen Schock nach dem Unfall ist zunächst nur minimale Aufklärung möglich. Nötig ist die Aufklärung allemal, denn nichts ist ängstigender und damit verheerender, als gar nichts zu sagen - auch dies kommt leider oft vor. Der Patient ist zwar zunächst nur bedingt zugänglich, andererseits aber überflutet von Ängsten und voll von unaussprechlichen und unausgesprochenen Fragen.

Man sollte auf alle Fälle erklären, was passiert ist und wie es jetzt aussieht, den spinalen Schock erklären, vorläufige sexuelle Reaktionslosigkeit erwähnen und betonen, daß zunächst das Ende des spinalen Schocks abzuwarten ist, bevor man weiter reden und beraten wird. Man sollte betonen, daß man sich schon jetzt mit der Pflege der Blase auch darum kümmert, daß nicht via Infektion irreparable Schäden am Hodenepithel entstehen, man bemüht ist, so gut wie möglich Funktionen zu schützen und zu erhalten. All das muß ausgesprochen werden, um den Patienten durch Information zu entlasten und ihn nicht, wie schon erwähnt, seinen ängstigenden Phantasien und dem Gerede von Angehörigen und Mitpatienten, leider auch manchmal Mitarbeitern in der Klinik, zu überlassen.

Meist wird der Arzt die Initiative zum Gespräch ergreifen müssen, er sollte verständnisvoll und maßvoll offensiv sein, keinesfalls den Patienten mit zwar sachlich richtigen, aber für ihn doch sehr kränkenden Fakten bedrängen und peinigen. Man sollte vorsichtig sein und lieber mal fragen, was der Patient an sich beobachtet hat, Beobachtungen bestätigen, Perspektiven für später eröffnen.

Nach Abklingen des spinalen Schocks muß die Beratung einsetzen, und zwar unbedingt vor dem 1. Wochenendurlaub, um Enttäuschungen vorwegzunehmen und nach Möglichkeit abzumildern.

Ganz wichtig: Erheben Sie eine Sexualanamnese. Fragen Sie nach Stellenwert der Sexualität, Partnerschaft, Partnerwechsel, etc. Homosexualität, Masturbation, Bedeutung generativer vs. lustbetonter Sexualität.

Fragen Sie, was er sich vorrangig für die Zukunft wünscht, was seine größten Sorgen sind (evtl. Lebenspartner oder Ehefrau mit einbeziehen). Neue kompensierende Sexualpraktiken, die Sie empfehlen, haben nur Sinn, wenn sie von beiden Partnern akzeptiert werden, nicht, wenn sie als pervers oder unbefriedigend abgelehnt werden.

Lassen Sie sich von ersten Erfahrungen nach dem Wochenende berichten, versuchen Sie nicht, aus eigener Angst zu beschwichtigen, wenn der Patient tief enttäuscht zurückkommt. Zeigen Sie Mitgefühl, geben Sie ein bißchen realistische Hoffnung, zeigen Sie Ihre Bereitschaft, neue Wege zu suchen und sich etwas einfallen zu lassen. Wenn Sie flexibel sind, wird der Patient auch zu mehr Flexibilität bereit sein. Im Idealfall soll der Patient mit einigermaßen stabilem Selbstvertrauen weitgehend angstfrei entlassen werden mit der Gewißheit, wiederkommen zu können, z. B. zur Partnerberatung oder zu Fertilitätsmaßnahmen bei Kinderwunsch.

„Alte" Patienten neu in der Fachabteilung

Während die „Frischverletzten" mühsam aufgebaut werden müssen und Gebot der ärztlichen Gesprächsführung ist, ihre fundamentale Kränkung und Verunsicherung aufzufangen, hat der Urologe es mit den schon früher Verletzten relativ leicht. Diese kommen mit konkreten Vorstellungen, erwarten fundierte Ratschläge und Problemlösungen, haben die Kränkung der Verletzung seelisch verarbeitet und erhoffen sich jetzt substantielle Verbesserungen im Rahmen des Möglichen. Daß sie nicht mehr gesund und „wie früher" werden, haben sie längst an sich selbst erfahren. Sie sind nicht bei Ihnen „gelandet", sondern kommen aus freien Stücken, sind hochmotiviert zur Mitarbeit. Unrealistische Erwartungen sind natürlich zu dämpfen. Die „Alten" sind nicht nur im Management ihrer Lähmung erfahren, sie haben auch gelernt, sich verbal auszudrücken und ihre Anliegen zu benennen. Gespräche sind so viel leichter zu führen, auf beiden Seiten resultiert mehr Befriedigung und weniger Angst und Hemmung.

Abschließend möchte ich noch einmal betonen, wie wichtig Sie nicht nur als Arzt sondern auch als Bezugsperson sind, und zwar permanent, d. h. auf unabsehbare Zeit. Als Urologe sind Sie, wenn sie mit dem Patienten „können" und seine Geschichte kennen, eigentlich nicht austauschbar. Diese Tatsache sollte Sie nicht erschrecken, obwohl Sie mit Ihrer Rolle als Bezugsperson und Identifikationsobjekt eine nicht geringe Verantwortung übernommen haben. Es ist befriedigend, nicht nur einen „Service" zu bieten, sondern einem Verletzen und Traumatisierten auch ohne Heilung die Rückkehr in ein zufriedenes Leben zu erleichtern.

KAPITEL 36

Konzept zur integrierten Sexual- und Familientherapie

A. Bühren

Die Auswirkungen einer Querschnittlähmung beeinflussen ganzheitlich gesehen alle somatischen, psychischen und sozialen Lebensbereiche eines Menschen.

Hier wird das Konzept zur psychologischen Beratung, Betreuung und Therapie para- und tetraplegischer erwachsener Patientinnen[1] und Patienten im Rahmen der Gesamtrehabilitation kombiniert mit den speziellen Anforderungen der stationären und nachsorgend-ambulanten urologischen Behandlung dargestellt.

Anzustreben ist eine integrierte, verzahnte und kooperative Versorgung der Patienten vom Beginn ihrer Rehabilitation nach Eintritt der Lähmung.

Konkret läßt sich die Arbeits- und Vorgehensweise der Psychotherapeutin wie folgt darstellen:

Kontaktaufnahme und Informationsangebote

1. Kontaktaufnahme mit jedem „frischen" (Erstrehabilitation) und allen „alten" Patienten innerhalb der 1. Woche nach der Aufnahme, ggf. auch auf der Intensivstation:
   - Vorstellung der eigenen Person und Funktion.
   - Gesprächsangebot über Unfallhergang (häufig mit unbeantwortbaren Fragen und mit Selbstvorwürfen verknüpft) bzw. bisherigen Krankheitsverlauf und ggf. das Erleben auf der Intensivstation.
   - Anamnese zur Einordnung des familiären, sozialen und beruflichen Umfeldes. Diagnostische Abklärung der Persönlichkeitsstruktur, des prätraumatischen Umgangs mit Konfliktsituationen und der erlernten Anwendung von Bewältigungsstrategien.
   - Überreichen eines Infoblattes bezüglich der klinikinternen Gesprächsangebote für Partner und Familienangehörige. Wenn möglich, zumindest kurzes Kennenlernen der wichtigsten Angehörigen bzw. der Partnerin.

---

[1] Wegen der Überzahl männlicher Patienten in Zentren für Rückenmarkverletzte werden im folgenden Patientinnen unter dem Begriff Patient mitgemeint. Dahingegen ist der Psychotherapeut im Begriff „Psychotherapeutin" generell subsumiert.

2. Enge fachliche Zusammenarbeit und regelmäßige Rücksprache mit Pflege- und ärztlichem Personal, Physio-, Ergo- und Sporttherapeuten.
3. Therapieintegrierter 3wöchiger Informationsblock mit z.B. 12 Vorträgen (einschl. Demonstration and Diskussion) zu allen lähmungsrelevanten Aspekten. Organisation öffentlicher Informations- und Gesprächsveranstaltungen zu verschiedensten relevanten Themenbereichen, außerhalb der allgemeinen Therapiezeiten. Zielsetzungen: Durch Informationszuwachs Stärkung der Eigenverantwortlichkeit in bezug auf die Behinderung; Anregung zur Diskussion der Patienten untereinander, mit Klinikpersonal und mit interessierten Besuchern; Wiedererlangung sozialer Kompetenz; Alternative zum TV.
4. Initiierung und Unterstützung gemeinsamer abendlicher Gesprächskreise für „Alte" und „Frische" als Gelegenheit zum Erfahrungsaustausch auch für weniger kontaktfreudige Patienten. Hierzu werden frühere Patienten mit speziellen Interessensgebieten oder der Bereitschaft zur Darstellung der Chancen und Krisen der eigenen Behinderungsbewältigung eingeladen.
5. Ansprechpartnerin für Selbsthilfegruppen und Förderung von deren Kontakten zu stationären Patienten.

Allgemeines psychotherapeutisches Versorgungskonzept

Die allgemeine psychotherapeutische Versorgung im Rahmen der Gesamtrehabilitation umfaßt je nach Konzeption und personeller Ausstattung:

- Fokuszentrierte Gespräche, Krisenintervention, stützende Begleitung (z.B. Patienten mit psychiatrischer Grunderkrankung), kontinuierliche Psychotherapie, Mitbetreuung der Angehörigen, Initiierung ambulanter Psychotherapie am Heimatort im Anschluß an die klinische Rehabilitationsphase zur Stabilisierung des begonnenen Verarbeitungsprozesses.
- Bei nicht wenigen Patienten bestehen der Wunsch und die Fähigkeit der eigenständigen psychischen Verarbeitung mit Hilfe des familiären und allgemeintherapeutischen Umfeldes. Dies sollte positiv unterstützt und gleichzeitig die Bereitschaft zur psychotherapeutischen Intervention bei Bedarf signalisiert werden.
- Konstruktive interdisziplinäre Zusammen- und Gruppenarbeit, Einzelgespräche mit Mitarbeiten bei Konflikten im Umgang mit Patienten.
- Je nach Schwerpunktsetzung zusätzlich Mitarbeit im Rahmen eines umfassenden Schmerztherapiekonzeptes, Angebot von Gruppenarbeit zum Erlernen von Entspannungstechniken etc.
- Grundsätzlich ist besonders in der Frührehabilitationsphase eine große Flexibilität seitens der Psychotherapeutin erforderlich. Im Gegensatz zum fest umrissenen Setting in der ambulanten oder nachsorgenden Psychotherapie müssen im akuten klinischen Setting die jeweiligen Tageserfordernisse bezüglich der körperlichen Verfassung des Patienten, des Pflegeablaufes der jeweiligen Station, der Visiten, dringlich angesetzter diagnostischer Untersuchungen oder Operationen etc. kurzfristig berücksichtigt werden.

Spezielles sexual- und paartherapeutisches Konzept

Den Patienten wird in individuell unterschiedlicher zeitlicher Staffelung nach und nach auch emotional bewußt, wieviele Lebensbereiche eigentlich von einer Querschnittlähmung betroffen sind. Dazu gehören neben der motorischen und sensorischen Einschränkung und der Blasen- und Darmlähmung insbesondere auch die Bereiche der Sexualität und Fertilität. Mitbetroffen ist hier in den meisten Fällen eine Ehe- (Lebens-)partnerin, entweder in einer bereits bestehenden oder einer potentiellen späteren Beziehung.

Das gemeinsame Erleben von Sexualität wird erfahrungsgemäß auch in Partnerschaften von Querschnittgelähmten als wichtig angesehen und trägt zur subjektiv empfundenen Lebensqualität bei. Die Voraussetzungen für eine eigenverantwortliche und zufriedenstellende Gestaltung auch dieses Lebensbereiches können während der stationären Rehabilitation durch Informations- und Beratungsangebote gefördert werden.

Routinegesprächstermine

- Jeder Patient nimmt 2 feste Beratungstermine zu sexuellen, partnerschaftlichen und andrologischen Themenbereichen *vor* dem 1. Wochenendbesuch zuhause wahr. Besprechen der erwarteten (erwünschten, befürchteten) Partnerschaftssituation und dazu gehörender Themen wie z.B.: Selbstwertgefühl, Rollenerleben, Sexualfunktionen.
Die Gesprächstermine können allein mit dem Patienten durchgeführt werden, möglichst jedoch einmal zusammen mit der Partnerin. Grundsätzlich besteht bei allen Patienten ein umfangreiches Informations- und Gesprächsbedürfnis, was aber oft nicht artikuliert wird, sondern sich in Therapieresistenz und/oder mangelhafter Compliance ausdrücken kann. Darüber hinaus sind die Patienten oft nicht geübt in der Formulierung emotional besetzter Problembereiche. Seitens der Therapeutin ist deshalb die zwar behutsame, aber deutliche Ansprache vermutlich konfliktbehafteter Themenbereiche erforderlich. Viele Patienten empfinden es als sehr entlastend, daraufhin über scham- und angstbesetzte Themen sprechen zu können. Hat der Patient aktuell (noch) keine Partnerin, ist es genauso wichtig, Themen wie Selbstwertgefühl, Befürchtungen, Masturbation, verbliebene und kompensierbare Sexualfunktionen anzusprechen.
- Mindestens ein Termin *nach* dem 1. oder weiteren Wochenendbeurlaubungen, möglichst auch ein Gesprächtermin gemeinsam mit der (Ehe-) Partnerin. Gesprächsinhalte können folgende Themen sein: positive und negative Erlebnisse, Ängste, Tabuthemen, kulturelle Normen, Kinderwunsch, Verhütungsmittel, Auseinandersetzung mit alternativen Sexualpraktiken und Experimentierfreude, Kommunikation über sexuelle Wünsche, positive Erweiterung der Intimität, Hinterfragung der Doppelfunktion als Pflegeperson und Liebespartner, Einmischung besorgter Eltern, berufliche Reintegration und Aufrechterhaltung gewohnter Rollenmuster.

- Weitere Beratungstermine auf Wunsch.
- Bei Bedarf Beratungstermin beim urologischen Spezialisten, z.B. zur Problematik einer Dysfunktion der Erektion und Ejakulation oder bei Kinderwunsch.
- Grundsätzlich sollte das Angebot bestehen, daß die Beratungstermine auch von einem jeweils aus Patienten- oder Partnerinnensicht gleichgeschlechtlichen Therapeuten durchgeführt werden können.

Diese Aufstellung betrifft vorwiegend Patienten in der Erstrehabilitation. Alle „alten" Patienten erhalten routinemäßig einen Beratungstermin, im Rahmen dessen ebenfalls der Bedarf nach weiteren speziell urologischen oder psychotherapeutisch ausgerichteten Einzel- oder Paarterminen eruiert wird.

Zusätzliche Informations- und Rehabilitationsangebote

- Erstellung einer allgemeinverständlichen Informationsschrift über die relevanten Fragestellungen – einschließlich Selbsterfahrungsberichten Betroffener.
- Angebot von Gruppengesprächen nur für Patienten und für Patienten mit Partnerinnen.
- Bei Vorhandensein einer „Probewohnung" im Klinikbereich: Nutzung dieser Räumlichkeiten zum ungestörten und intimen Zusammensein, wenn die häuslichen und familiären Gegebenheiten dies sonst nicht zulassen.

Spezielles Paar- und familientherapeutisches Konzept

Bei jeder Querschnittlähmung sind alle Angehörigen und die Partnerin des Patienten mitbetroffen. Es besteht eine Wechselwirkung zwischen ihrem Verarbeitungsprozeß und dem phasenhaften Verlauf der Behinderungsbewältigung des Patienten.

Werden hier Problembereiche in der Sexual- und Paarberatung erkennbar, so kann versucht werden, blockierende Konflikte im partnerschaftlichen, familiären und sozialen Umfeld gemeinsam mit dem Patienten herauszuarbeiten und behutsam therapeutisch anzugehen. Hier überschneiden sich die Aufgabenbereiche der allgemeinen psychotherapeutischen Versorgung und der speziellen Betreuung aus urologischer Sicht besonders deutlich.

Ein Fallbeispiel: Die Mutter eines 38jährigen Patienten infantilisiert aufgrund eigener ungelöster Konflikte bei jedem Besuch in der Klinik durch ihre Verhaltensweisen (z.B. durch Füttern) den einzigen Sohn, dessen regressive Tendenzen dadurch verstärkt werden. Es resultiert eine Stagnation im Rehabilitationsprozeß, und die psychodynamischen Auswirkungen seines aktuellen Rollenverhaltens gegenüber seiner Ehefrau und seinen Kindern behindern seine Reintegration in die Familie als Sexualpartner und als Autoritätsperson.

Skizziert dargestellt die therapeutischen Interventionen im Rahmen der psychotherapeutischen Gesamtbetreuung:

Der paraplegische Patient kann im intensiven Einzelgespräch seine Ängste, kein vollwertiger Sexualpartner mehr zu sein und seine Frau nicht mehr befriedigen zu können, artikulieren. Allgemeine Hinweise auf wissenschaftliche Untersuchungen über die Wünsche von Frauen nach manueller und oraler Stimulation und nach verbalen Zärtlichkeiten lassen ihn aufhorchen. Übereinstimmende Äußerungen seiner Ehefrau hatte er bisher als Beschwichtigungs- und Tröstungsversuche interpretiert.

In einem gemeinsamen Gespräch zusammen mit der Ehefrau werden die gegenseitigen Wünsche und Ängste angesprochen. Als Vorteil der jetzigen Lebenssituation können beide Partner formulieren, daß sie sich noch nie so viel Zeit wie jetzt füreinander genommen hätten, sondern vor dem Unfall alle Energien in den Hausbau und die Erziehung ihrer 4 Kinder investiert hätten.

Die Mutter des Patienten wird zu einem Gespräch gebeten, in dem ganz überwiegend auf ihre eigenen Ängste und ihre Trauer eingegangen wird.

Die genannten psychotherapeutischen Arbeits- und Aufgabenbereiche können unter Absprache und entsprechend der Anzahl der Behandlungsplätze selbstverständlich auch zwischen mehreren ärztlichen und/oder psychologischen Psychotherapeutinnen und Psychotherapeuten aufgeteilt werden.

Literatur

Kreuter M, Sullivan M, Siösteen A (1994) Sexual adjustment after spinal cord injury - comparison of partner experiences in pre- and postinjury relationships. Paraplegia 32: 759–770

Nijs P (1984) Sexualität und Körperbehinderung In: Stöhrer M, Palmtag H, Madersbacher H(Hrsg) Blasenlähmung. Sexualität und Blasenfunktion bei Rückenmarkverletzten und Erkankungen des Nervensystems. Thieme, Stuttgart, S 144–156

Paeslack, V (1983) Sexualität und Sexualverhalten bei Rückenmarkgeschädigten. In: Paeslack V (Hrsg) Sexualität und körperliche Behinderung. Gesellschaft für Sexualerziehung und zur Bekämpfung der Geschlechtskrankheiten Baden-Württemberg e.v. Schriftenreihe Band2. Schindele, Stuttgart, S 57–68

Siösteen A, Lundqvist C, Blomstrand C, Sullivan L, Sullivan M (1990) Sexual ability, activity, attitudes and satisfaction as part of adjustment in spinal cord-injured subjects. Paraplegia, 28: 285–295

Winter-Klemm B (1983) Psychoanalytische Aspekte der sexuellen Rehabilitation von Rückenmarkverletzten. In: Paeslack V (Hrsg) Sexualität und körperliche Behinderung. Gesellschaft für Sexualerziehung und zur Bekämpfung der Geschlechtskrankheiten Baden-Württemberg, Schriftenreihe Bd 2. Schindele, Stuttgart, S 69–78

Sachverzeichnis

Abdominaldruck 76
Acetylcholin 130
Acimethin 147
α-adrenerge Substanzen 137
β-adrenerge Substanzen 134
β$_2$-Agonisten 20
alloplastische Implantate zur Behandlung erektiler Dysfunktion 286-296
alloplastische Spermatozele 320
ALS (s. Amyotrophe Lateralsklerose)
Amyotrophe Lateralsklerose (ALS) 25
Analreflex 58, 273
andrologische Diagnostik 297-301
Antibiotika 302
  und Fertilität 302-306
antibiotische Prophylaxe 142, 147
anticholinerge
  Substanzen 130, 131
    Nebenwirkungen 132
  Therapie 257
Anticholinergika 19, 20, 25
Antidepressiva, trizyklische 20
Antirefluxoperation 245
Antispastika 25
Apoplex 19
Areflexie 53
areflexive(r)
  Blase 241
  Detrusor 159
Arnold-Chiari-Malformation 220
Artefakte 74, 79, 80, 89
artefizielle Sphinkter 14, 204-212
Arzt als Identifikationsobjekt 333
Aufklärungsgespräch (s. auch Gesprächsführung) 334
Augmentation
  Autoaugmentation 160, 188, 247
  Blasenaugmentation durch Darm 199-203
  Blasenautoaugmentation 192 ff.
  Ileumaugmentation der Blase 210
autonome Dysreflexie 8, 11, 12, 230, 328
Azoospermie 239

Baclofen 138
  intrathekale Gabe 25
Bandscheibenvorfall 171
Barcelona-Methode 179
Basalganglien 21
Bauchdruck 77
Bauchpresse 127
Beckenboden 75
  Training, passives 166
Beinbeutel 153
Betanechol 118, 136
Biofeedback 168, 237
Biothesiometrie 70
„Bladder-Flap" 208, 211
Blase
  areflexive 241
  sakrale Deafferentierung 175-185
  schlaffe 241
  spastische 241
  Speicherung 80
Blasenaugmentation durch Darm 199-203
Blasenauslaßwiderstand 12
  medikamentöse Senkung 25
Blasenautoaugmentation 192 ff.
Blasencompliance (s. Compliance)
Blasendruck 76
Blasendysfunktion 5
Blasenentleerung 42, 45, 46, 80
  ausgeglichene 53
  dyssynerge 167
  Entleerungsblase 103
  Entleerungsfunktion 52
  Entleerungsphase 81
Blasenentleerungsstörung, Klassifikation 80, 81
Blasenfüllung 7, 75
Blasenhals 256
  Dyssynergie 93
  Inzision 186, 246
  Kerbung 159
  Obstruktion 100
Blasenhyperreflexie 76, 84
Blaseninnervation, sensorische 28

Blaseninstabilität 76
Blasenkapazität 45, 76, 80, 85
  funktionelle 45
  reduzierte 13
  totale 45
Blasenkontraktionsgefühl 50
Blasenlähmung 253, 256
  Beurteilung 54
  schlaffe 106
Blasenpunktion 258
„Blasenschrittmacher" 163
Blasensensibilität 74, 76, 80
Blasenspeicherung 42
Blasentraining 110, 256
Blasentypen, neurogene 234
Blasenverschlußinsuffizienz 42
Blasenvolumen 76
Botulinustoxin 160, 191
„Breakvolumen" 49, 260
bulbäre Harnröhre 309
Bulboanalreflex 58
Bulbocavernosusreflex 58, 65, 68, 273
  Latenzzeitmessung 169

Carbachol 118, 136
Carbacholtest 29, 117
  positiver 31
„Christbaumblase" 24
Clenbuterol 134
Colliculus seminalis 106
Compliance 7, 13, 49, 76, 77, 80, 85, 89
Corpus cavernosum,
  Einzelpotentialableitung 69
Credé 127
Cremasterreflex 273
„Cuff-Leakage" 207

Dantrolen 138
Darmblase 188
Darminkontinenz 155
Dauerharnableitung 26
Dauerkatheterableitung 5
Deafferentation 188
  der motorischen Hinterhornwurzel 160
Dekubitusbehandlung 155
Demenz 19
Denervierungshypersensibilitätstest nach
  Lapides 30
Dermalsinus 220, 221
Dermatitiden 155
Dermatome 57
Detrusor, areflexiver 159
Detrusor-Blasenhals-Dyssynergie 54
Detrusor-Sphincter-externus-
  Dyssynergie 23, 40
Detrusor-Sphinkter-Dyssynergie (DSD) 8,
  9, 11, 12, 24, 26, 54, 81, 93, 107,
  159, 187, 211, 233, 256

Detrusorakontraktilität 26
Detrusoraktivität 76, 80, 81
Detrusordämpfung, Medikamente 20
Detrusordruck 77
  Kontraktionsdruck 77
  beim maximalen Harnfluß 77
  maximaler 77
  Öffnungsdruck 77
  Prämiktion 77
Detrusorhyperreflexie 19, 21, 24, 26,
  116, 233
Detrusorhypokontraktilität 24
Detrusorinhibition 167
Detrusorinstabilität 165
  idiopathische 171
Detrusorkontraktilität 8, 21, 28
Detrusormotorik in der
  Speicherfunktion 49
Detrusormyektomie, partielle 160
Detrusorreflexie 9, 26
Detrusorstabilität 113
Detubularisierung, Darm 201
Detumeszenz 271
Diabetes mellitus 29
„diabetogene Zystopathie" 29
Diagnostik, andrologische 297 ff.
Diastematomyelie 220
Differenzdruck 89
Distigminbromid 136
„double-voiding" 30
Dranginkontinenz 77, 80
  motorisch 81
  sensorisch 81
Druck-Fluß-Diagramm 89
Druck-Fluß-Messung 77-79
Druckmessung, hintere Harnröhre 93-102
DSD (s. Detrusor-Sphinkter-Dyssynergie)
Dysreflexie
  autonome 8, 11, 12, 230, 328
  vegetative 50, 116
Dysregulationen, vegetative 257
Dysrhaphien 217, 220
Dyssynergie (s. auch Detrusor-Sphinkter-
  Dyssynergie) 7

Einmalkatheterismus, intermittierender 26
Eiswassertest 117
Ejakulation, retrograde 319
Ejakulationsreflex 300
Elektroejakulation 16, 307-314
  Indikationen 307
  Methodik 308
  Nebenwirkungen 312
  Wirkungsprinzip 308
Elektromyogramm 75
Elektromyographie 61, 169
Elektrostimulation 163, 188, 318
  intravesikale 236

Sachverzeichnis 343

rektale 307, 317
Elektrostimulator 160
Emepronium 131
EMG-Untersuchung 79
Emissionsstörung 322
Engwinkelglaukom 134
Entbindungsmethode 329
Enterozystoplastik 160, 188
Entleerung (s. Blasenentleerung)
Enuresis 81
Enzephalomyelitis disseminata 171
Ephedrin 137
erektile
  Dysfunktion (s. auch
    Erektionsstörung) 60, 275–280
  Behandlung mit alloplastischen
    Implantaten 286–296
  Impotenz 26
Erektion 271
  Neurotransmitter 272
  penile, Neuroanatomie 64
  prolongierte 277
Erektionsring 282
Erektionsstörung (s. auch erektile
  Dysfunktion) 275
  neurogene, nichtoperative
    Therapie 281–285
Erektionszentrum 270
Erregungsübertragung im vegetativen
  Nervensystem 272
evozierte Potentiale 62, 80
  motorisch 70
  pudendal 65, 67
  somatosensorisch 66
  tibial 65, 66

Familientherapie 339
„fast-twitch"-Muskelfasern 167
Faszienzügelplastik 247
Fertilität 14, 297–301
  und Antibiotika 302–306
Fertilitätsberatung 333
Flakzidität 271
Flavoxat 131, 134
Fragebogen, Urodynamik 74
FSH 298, 299
Füllmedium 77
Füllungsgefühl 50
Füllungszystometrie 76
Funktionskreise 37 ff.

Gametenmikromanipulation 311
Gesprächsführung 332–335
  Arzt als Identifikationsobjekt 333
  Aufklärungsgespräch 334
  Fertilitätsberatung 333
  „Frischverletzte" 335
  Krisenintervention 337

Sexualanamnese 334
Sexualberatung 333
  Vertrauensbeziehung 333
Gleitmittel,
  desinfektionslösungshaltiges 146
Guillain-Barré-Syndrom 29
Gummiurinale 150

Hämaturie 253
hämorrhagisch nekrotisierende
  Ganglionitis 28
Harnableitung 253
  kontinente 203
  suprapubische 149
Harnblase (s. Blase)
Harndrang 77
  ausgeprägter 77
  erster 77
  normaler 77
Harnflußmessung 75
„Home-flow-Gerät" 75
Harninkontinenz (s. Inkontinenz)
Harnröhre, hintere, Druckmessung 93–102
Harnröhrendruckprofilmessung 9
Harnröhrenfistel 15
Harnröhrenstrikturen 254
Harntrakt, unterer, urodynamische
  Untersuchung 73–83
Harnwegsinfektion 84, 302, 328
Heimtrainer 170
Herpes zoster 28
Hilfsmittel bei Inkontinenz 149–156
  Ableitungsverfahren, externe 152
  Anpassung 154
  Anwendungsschulung 154
  Aufsauggeschwindigkeit 151
  Beinbeutel 153
  Gesamtaufnahmevermögen 151
  Gummiurinale 150
  „Herrenvorlagen" 150, 155
  Kondomdurchmesser 153
  Kondome, selbstklebende 153
  Kondomfixation 154
  Kondomurinale 14
  Latexurinale 150
  Netzhosen 150
  Protokollierung 47
  Rücknässung 151
  suprapubische Harnableitung 149
  textile „Holster" 153
  urinableitende 149
  Urinableiter, externe 149
  urinaufsaugende 149
  Urindeflektor 150, 151
  Verweilkatheter 149
  vliesbeschichtete Beutel 154
  Vorlagen 150, 152

Hilfsmittelversorgung 128
Hinterwurzelganglien, Ausfall 28
„Hochdrucksystem" 260
Hodenbiopsie 298, 300
Hodendysfunktion 16
Hodenhistologie 298
„Home-flow-Gerät" 75
Homosexualität 334
Hormondiagnostik 297
Husten 115
Hydrozephalus 220
  Normaldruck- 20
Hyperreflexie 53
  autonome 100
hyperreflexive Blase, urodynamische
  Untersuchung 84-92
Hypersensibilitätstest nach Lapides 30
Hypersensitivitätstest 117
Hyporeflexie 9
Hypotonie, orthostatische 26

ICS (s. Urodynamik, Standardisierung)
idiopathische Detrusorinstabilität 171
Ileozökalpouch 247
Ileumaugmentation der Blase 210
Ileumconduit 15, 226
Imipramin 135
Implantate(n)
  alloplastische 286-296
  chronische Neuromodulation mit 170
Impotentia coeundi 298
Impotenz, erektile 26
Infektprophylaxe 128, 257, 305
Inkontinenz 6, 60, 76, 78, 80
  Darminkontinenz 155
  Dranginkontinenz 80
    motorisch 81
    sensorisch 81
  Enuresis (s. dort)
  bei neurogener Blase 37
  Pad-Test 76
  Prostatektomieinkontinenz 18
  Reflexinkontinenz 21, 81, 141, 190
  Streßinkontinenz 81, 166
    echte 81
  Überlaufinkontinenz 81
  unbewußte 81
Inkontinenzepisoden 74
Inkontinenzhilfen (s. auch Hilfsmittel)
  149
Inkontinenzvolumen 79
Insemination, heterologe 301
intermittierender Katheterismus 26, 46,
  127, 141-149, 234
intravesikale Elektrostimulation 236
IVF 321

Kalzium-Antagonisten 20, 134
Katheter, Gleitfähigkeit 143
Katheterableitung, suprapubische 128
Katheteraugen 143
Katheterfrequenz 143
Katheterismus 5
  intermittierender 26, 46, 127,
    141-149, 234
Kernspintomographie 169
Kind, neurogene
  Blasenfunktionsstörungen 217-
    224, 232-239
Kinder, myelodysplastische 13
Kinderwunsch 299, 333, 338
Kollagen 161, 228
Kolonconduit 201
Komplikationen, urologische 14
Kondome, selbstklebende 153
Kondomfixation 154
Kondomurinale 149
Kontraktionsdruck 77
  Anstieg 89
Konus-Kauda-Syndrom 168
Kosten 172
Kreuzbeinaplasie 222
Krisenintervention 337
Kryopräservierung 304

Lähmung
  inkomplette 57
  komplette 57
Lähmungshöhe 56
Lapides-Test 117
Latexurinale 150
„leak point pressure" 13, 50, 52, 201, 226,
  233, 242
Leukozytospermie 302
LH 298, 299
Lich-Gregoir, Technik nach 203
Lipom
  extradurales 221
  intradurales 221
Lipomyelomeningozele 220, 223
„Low-compliance-Blase" 21, 234, 260
„lower motor neuron lesion" 230, 241
Lues im Quartärstadium 27

magnetische Stimulation des zerebralen
  Kortex 70
Mainz-Pouch 201
Masturbation 334
MCUS (s. Ultraschallmiktionsure-
  throsonographie)
medikamentöse Therapie 129-140
Meningozele 219
MESA 322

Midodrin 137
Miktion 81
  Flow-EMG 76
  Flußmuster 75
  Harnflußrate
    Anstiegszeit 75
    Flußdauer 75
    Miktionsdauer 75
    Neuroanatomie 63
    Nomogramm 75
    Normalwerte 75
    Volumen 74, 75
Miktionsdruck 10
Miktionsfrequenz 74
Miktionsprotokoll 74
Miktionstagebuch 74, 255
Miktionsurethradruckprofil 79
Miktionszentrum, spinales 63
MMC-Patienten 207
Morbus Parkinson 21
motorische Hinterhornwurzel,
    Deafferentation 160
motorische Läsion
  obere 22
  untere 22
motorische/sensorische Läsion 18
Multiple Sklerose 22
Mundtrockenheit 133
Muskelrelaxantien 135, 138
Myektomie, partielle 192
Myelitis, segmentale transversale 26
Myelo-(Meningo-)Zystozele 219
Myelodysplasie 12, 13, 225, 248
  geschlossene 220
  offene 219
Myelomeningozele 171, 225-231
  urologische Primärdiagnostik 244
  urologische Versorgung 240-248
Myelopathie(n) 25, 27
  extensive nekrotisierende 26
Myelozele, offene 219
Myotome 58

Neodym-YAG-Laser 160, 190
Neostigmin 136, 317
Nervenleitgeschwindigkeit 61
Nervus/Nervi
  pelvici 271
  pudendus 269
    Afferenzen 170
Netzhosen 150
Neuralrohr
  Defekte 217
  Entwicklung 218
Neuroanatomie, Urogenitaltrakt 62
neurogene
  Blasenfunktionsstörungen 34 ff.

Kind 217-224, 232-239
Klassifikation 34
  nach Störungen der
    Funktionskreise 38 ff.
Klassifikationssysteme 35, 36
  neurologisch ausgerichtetes 35
  problemorientierte 36
  medikamentöse Therapie 129-140
  Risikofaktoren 261
Blasentypen 234
Blasenverschlußinsuffizienz 34
neurologische Systemerkrankungen 18-33
Neurolues 27
Neuromodulation 163-174
  chronische 164
  sakrale 25
Neuropathien 26
  periphere 18, 26
neurophysiologische
  Messungen 79
  Untersuchung 65
Neurotransmitter der Erektion 272
„Niederdrucksystem" 260
Nierenfunktionsstörungen 259
Niereninsuffizienz 6
Nitrofurantoin 303
NO-Donor SIN 1 277
Normozoospermie 238
nukleäre Atrophie 25

Obstruktion 75, 77-79, 81
Oligozoospermie 239, 300
operative Behandlungsmethoden 186-198
Orciprenalin 134
orthostatische Hypotonie 26
Oxybutynin 130, 131, 133

Pad-Test 76
Papaverin 284
Papaverin/Phentolamin 277, 283
Paraplegiker, andrologische
    Diagnostik 297 ff.
Parasympathikomimetika 120, 136
Parasympathikus 270
Parkinson-Krankheit 21
  Syndrom, atypisches 26
Parkinsonismus, progressiver 26
Parkinsonpatient, operative Therapie der
    Prostata 21
partielle Myektomie 192
Pathophysiologie 5-17
penile
  Erektion, Neuroanatomie 64
  sensorische Schwelle 70
Penis-EMG 69
Pflegebedürftigkeit 156
Pharmaka 84

Phenoxybenzamin 137
Physostigmin 317
Plexus pelvicus 270
Polyneuritis vom Typ Guillain-Barré 29
Polyneuropathie, periphere 27
Positronenemissionsspektrographie 169
„Post-stimulus voiding" 179
Potentia generandi 300
Potentiale, evozierte
   (s. evozierte Potentiale)
Prazosin 137
progressive Paralyse 27
Prolaktin 298
prolongierte Erektion 277
Propanthelin 131
Propiverin 130, 133
Prostaglandin E1 277, 284
Prostaglandinsynthesehemmer 20
Prostata 75
Prostatatherapie, operative beim Parkinsonpatienten 21
Prostatektomieinkontinenz 18
Prostraglandin-$F_{2\alpha}$ 136
Provokationsmanöver 85
Provokationstests 113–123
Psychotherapie 337
Pyramidenbahndegeneration 25
Pyridostigminbromid 136

„Reedukation" 171
Reflex(e)
   Reflexaktivität 7, 253
   sakrale 254
      Reflexzeit 66
   urethroanaler 65, 68
Reflexblase 40, 107, 111, 141, 159, 241
   operative Eingriffe 189
„Reflexievolumen" 49, 246
Reflexinkontinenz 21, 81, 141, 190
Reflexzeit, sakrale 66
Reflux 161
   vesikorenaler 196
Rektaldruck 76, 85
   Messkatheter 85, 89
   Messung 84
rektale Elektrostimulation 317
Reproduktionsmedizin, assistierte
   (s. auch IVF) 300
Restharn 46, 75
   Messung 75
   Volumina 28
retrograde Ejakulation 319
α-Rezeptorenblocker 12, 25, 122, 137
RHA-Volumen 304
Rhabdosphinkter 103, 105
Rhizotomie 175
Rigidität 271

Rückenmark 218
   Aszension 218
rückenmarksgeschädigte Frauen 326
Rückenmarksläsion (Schädigung, Verletzung) 5, 9, 297

sakrale
   Deafferentierung (SDAF) 175–185
   Neuromodulation 25
   Reflexe 254
   Reflexzeit 66
   Spinalnerven 166
Sakralforamen 154
Sakralwurzelstimulation 106
Samenerguß, Neurophysiologie 315
Samengewinnung 16, 300
   medikamentöse 317
Samenqualität 318
Samentransportstörungen, neurogene 307–314
SARS (s. Vorderwurzelstimulator, sakraler)
schlaffe Blase 241
Schließmuskel AS 800 204 ff.
Schock, spinaler (s. spinaler Schock)
Schwangerschaft und Entbindung 325–331
SDAF (s. sakrale Deafferentierung)
Selbst- oder Fremdkatheterismus 10, 246, 254
Selbsthilfegruppen 337
Sensomotorik 268
„Sertoli-cell-only-Syndrom" 298
Sexualanamnese 334
Sexualberatung 333
Sexualfunktion 14, 238, 258, 267–274, 300, 338
Sexualität 332, 338
   generative 334
   lustbetonte 334
Sexualpraktiken 334
Sexualtherapie 336–340
sexuelle Funktionsstörungen 297
Shy-Drager-Syndrom 26
SKAT 283
   Testung 276
„Slow-twitch"-Muskelfasern 167
somatisches System 269
SÖZ (s. Sphinkteröffnungszeit)
SPACE 276
Spasmolytika 19
   myotrope 20
spastische Blase 241
Speicherblase 80, 103
Speicherfunktion 54
   Detrusormotorik in der 49
Spermaantikörper 302
Spermareservoir nach Brindley 320, 321
Spermatogenese 302

Spermatozele, alloplastische 320
Spermatozoeninjektion,
   intrazytoplasmatische 300
Spermiogenese, Störungen 298, 299
Sphincter externus
   Dyssynergie 116
   Inzision 159, 190
Sphinkter, artefizielle 14, 204–212
Sphinkteraktivität 7
Sphinkterareflexie 51
Sphinkterbradykinesie 21
Sphinktereröffnungsdruck 51
Sphinkterhyperreaktivität 51
Sphinkterhyperreflexie 51
Sphinkterhypoaktivität 51
Sphinkterinkompetenz 26
Sphinkterinsuffizienz 166
Sphinkterinzision, Limitierung 160
Sphinktermechanismus, innerer 10
Sphinkteröffnungszeit (SÖZ) 190
Sphinkterotomie 6, 187, 190, 246, 256
   externe 6
   totale 10
Sphinkterpassagedruck 51
Sphinkterruhedruck 51
Spina bifida 225
Spina occulta 220
spinaler Schock 141, 230, 253, 299, 300, 334
   Akutphase 253, 254
Spontanurin 255
Steigrohrmanometer 236
Stimulationsprothesen 153, 169
Streßinkontinenz 81, 166
Streßsituation 103
Strychnin 136
Stützkondom 282
suprapubische
   Harnableitung 149
   Katheterableitung 128
Sympathikus 270

Tabes dorsalis 27
Terazosin 137
Terodilin 135
TESE 322
Testosteron 298, 299
„tethered cord syndrome" 222, 223, 233
Tetraplegiker 176
Thromboseprophylaxe 329
transrektale Elektrostimulation 307
Triggern 114, 127
„triple-voiding" 30
trizyklische Antidepressiva 20, 135
Trospiumchlorid 130, 132, 133
Tumeszenz 271
Turner-Warwick-Operation 211

Überlaufinkontinenz 81
UCN 211
Ultraschalldiagnostik 103–112
Ultraschallmiktionsurethrosonographie
   (MCUS) 104 ff.
   und Urodynamik 110
Undiversion 201, 202
„unstabile Blase" 49
Untersuchung
   neurophysiologische 65
   urodynamische 45, 47, 256
      hyperreflexive Blase 84–92
      unterer Harntrakt 73–83
   urologische 56–59
Untersuchungsergebnisse,
   Interpretation 85
„upper motor neuron lesion" 230, 240
Urethra 80
   Dilatation 227
   Druck 78
      Druckverlust 78
      kontinuierliche Messung 78
      maximaler 78
      Messung 78
      Ruhedruckprofil 78
      Streßdruckprofil 78
      Verschlußdruck 78
   funktionelle Länge 78
urethroanaler Reflex 65, 68
„urgency" 77
Urinableiter, externe 149–151
Urinsäuerung 258
Urinuntersuchungen 258
Urodynamik 73
   ambulante 79
   Langzeit 79
   Neurophysiologie 79
   nichtinvasive 74
   Provokationsmanöver 85
   Standardisierung (ICS) 80, 89
   Videourodynamik 79, 85
urodynamische
   Messungen, kombinierte 78
   Untersuchung 45, 47, 256
      hyperreflexive Blase 84–92
      unterer Harntrakt 73–83
Uroflowmetrie 75
Urogenitaltrakt, Neuroanatomie 62
urologische
   Komplikationen 14
   Untersuchung 56–59

Vakuumpumpe 282
vegetative
   Dysreflexie 50, 116
   Dysregulationen 257
   Sensationen 50

vegetatives System 269
Verschlußinsuffizienz
  hyporeaktive 42
  hypotone 42
Vertrauensbeziehung 333
Verweilkatheter 149
vesikorenaler Reflux 196
Vesikostomie 246
Vibrostimulation 316, 318, 319
Videourodynamik 79, 85
Vorderwurzelstimulator, sakraler
  (SARS) 175-185, 181-184
Vorlagen 150

„Wall-Stent" 160, 192
Windeln, Anzahl verbrauchter 74
Wirbelfehlbildungen 217
Wirbelkörperentwicklung, Störungen 218

zentraler Rheostat 308
zerebrale Erkrankungen 19
Zerebralsklerose 19, 134
zerebrovaskuläre Insuffizienz 19
Zeugungsfähigkeit 297
Zystometrie (Zystomanometrie) 76, 113
  Füllmedium 77
  Füllungszystometrie 76